DAS MEDIZIN BUCH

BIG IDEAS

DAS ASTRONOMIE-BUCH
DAS BIBEL-BUCH
DAS BUCH DER RECHTSGESCHICHTE
DAS FEMINISMUS-BUCH
DAS GESCHICHTS-BUCH
DAS ISLAM-BUCH
DAS KLASSISCHE-MUSIK-BUCH
DAS KUNST-BUCH
DAS LITERATUR-BUCH
DAS MANAGEMENT-BUCH
DAS MARVEL BUCH
DAS MATHEMATIK-BUCH
DAS MEDIZIN-BUCH
DAS MYTHOLOGIE-BUCH
DAS ÖKOLOGIE-BUCH
DAS PHILOSOPHIE-BUCH
DAS PHYSIK-BUCH
DAS PSYCHOLOGIE-BUCH
DAS RELIGIONEN-BUCH
DAS SOZIOLOGIE-BUCH
DAS *STAR WARS*-BUCH
DAS WIRTSCHAFTS-BUCH
DAS WISSENSCHAFTS-BUCH

EINFACH ERKLÄRT

DAS MEDIZIN BUCH

DK

DK London / Delhi

Lektorat
Camilla Hallinan, Kathryn Hennessy, Laura Sandford, Anna Cheifetz, Lydia Halliday, Joanna Micklem, Victoria Pyke, Dorothy Stannard, Rachel Warren Chadd, Gareth Jones, Liz Wheeler, Jonathan Metcalf, Janashree Singha, Nandini D. Tripathy, Rishi Bryan, Avanika, Soma B. Chowdhury

Gestaltung und Bildredaktion
Helen Spencer, James Graham, Lee Griffiths, Karen Self, Philip Ormerod, Ira Sharma, Vikas Sachdeva, Vinita Venugopal, Sourabh Challariya, Shipra Jain, Noopur Dalal, Anukriti Arora, Ankita Das, Bandana Paul, Adhithi Priya, Arunesh Talapatra, Ashok Kumar, Mrinmoy Mazumdar, Sumita Khatwani, Sneha Murchavade, Taiyaba Khatoon

Umschlaggestaltung
Sophia M.T.T., Suhita Dharamjit

Herstellung
George Nimmo, Nancy-Jane Maun, Balwant Singh, Pankaj Sharma

Für die deutsche Ausgabe:
Programmleitung Monika Schlitzer
Redaktionsleitung Dr. Kerstin Schlieker
Projektbetreuung Carola Wiese, Ute Heek
Herstellungsleitung Dorothee Whittaker
Herstellungskoordination Claudia Rode
Herstellung Inga Reinke

Titel der englischen Originalausgabe:
Big Ideas: The Medicine Book

Übersetzung Dr. Roswitha Harrer
Lektorat Manuela Kupfer

ISBN 978-3-8310-4354-5

Druck und Bindung Livonia Print, Lettland

MIX
Papier aus verantwortungsvollen Quellen
FSC® C018179

www.dk-verlag.de

Hinweis
Die Informationen und Ratschläge in diesem Buch sind von den Autoren und vom Verlag sorgfältig erwogen und geprüft, dennoch kann eine Garantie nicht übernommen werden.
Eine Haftung der Autoren bzw. des Verlags und seiner Beauftragten für Personen-, Sach- und Vermögensschäden ist ausgeschlossen.

AUTOREN

STEVE PARKER, FACHBERATER

Steve Parker ist Autor und Herausgeber von mehr als 300 Sachbüchern mit dem Schwerpunkt Lebenswissenschaften und Medizin. Er hat einen Bachelor-Abschluss in Zoologie, ist als Senior Scientific Fellow aktives Mitglied der Zoologischen Gesellschaft von London und schreibt für viele Altersgruppen und Verlage. Zu seinen jüngsten Auszeichnungen zählt der Preis der British Medical Association im Bereich populärwissenschaftliche Literatur für sein Buch *Kill or Cure: An Illustrated History of Medicine.*

JOHN FARNDON

John Farndon ist Wissenschaftsautor mit einem breiten Themenspektrum einschließlich der Geschichte der Medizin. Er ist Mitherausgeber oder Koautor von über 1000 Sachbüchern wie *Das Wirtschafts-Buch* und *Science Year By Year.* Für die Nobel-Foundation schrieb John Farndon die Webseiten-Texte für den Nobelpreis für Physiologie und Medizin.

TIM HARRIS

Tim Harris schreibt Sachbücher über Wissenschaft und Natur. Zu seinen über 100 Werken gehören eine Wissensenzyklopädie über den menschlichen Körper sowie Bücher zur Technikgeschichte, Raumfahrt und Wege der Wissenschaft. An vielen weiteren Büchern hat er mitgewirkt.

BEN HUBBARD

Ben Hubbard ist Erfolgsautor von Sachbüchern für Kinder und Erwachsene. Unter seinem Namen laufen mehr als 120 Titel zu so unterschiedlichen Themen wie Raumfahrt, Gift, Gladiatoren, Haustiere, Wikinger und Computer. Seine Bücher wurden in zahlreiche Sprachen übersetzt und sind in Buchhandlungen auf der ganzen Welt zu finden.

PHILIP PARKER

Philip Parker ist ein viel beachteter Autor, preisgekrönter Herausgeber und Historiker mit dem Schwerpunkt klassische Antike und Mittelalter. Zu seinen Büchern gehört *Kompakt & Visuell – Geschichte* und *Schlachten, die unsere Welt veränderten: Ursachen, Folgen, Hintergründe,* und er hat an *Medizin – Die visuelle Geschichte der Heilkunst* (alle DK) mitgewirkt. Parker, der einen Abschluss in internationalen Beziehungen an der School of Advanced International Studies der John Hopkins University hat, arbeitete früher als Diplomat für Großbritannien in Griechenland und Zypern.

ROBERT SNEDDEN

Robert Snedden ist seit über 40 Jahren im Verlagswesen tätig. Er recherchiert und schreibt Bücher für junge Leser zu so unterschiedlichen Themen wie Medizinethik, Autismus, Zellbiologie, Ernährung und menschlicher Körper, Raumfahrt, Technik, Computer, Mathematik und Internet. Für Erwachsene schrieb er Bücher über Durchbrüche in Mathematik und Medizin und die Arbeiten von Albert Einstein.

INHALT

ZELLEN UND MIKROBEN
1820–1890

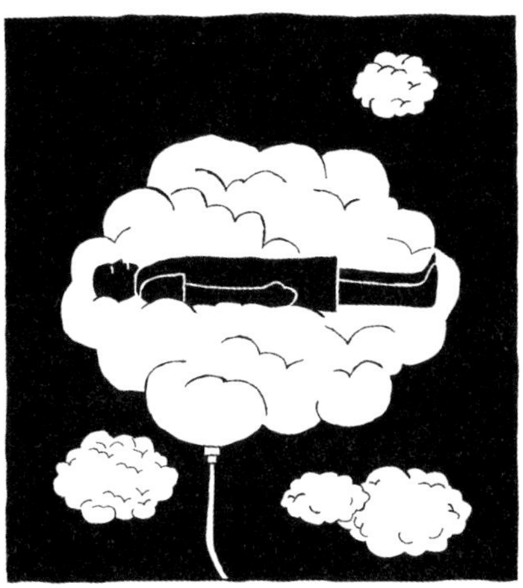

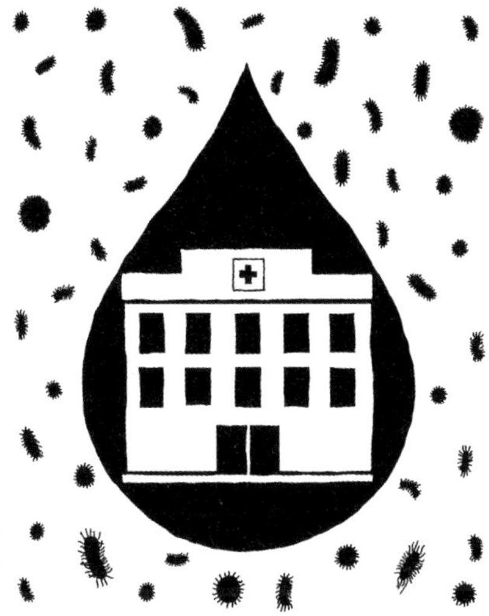

IMPFSTOFFE, SEREN UND ANTIBIOTIKA
1890–1945

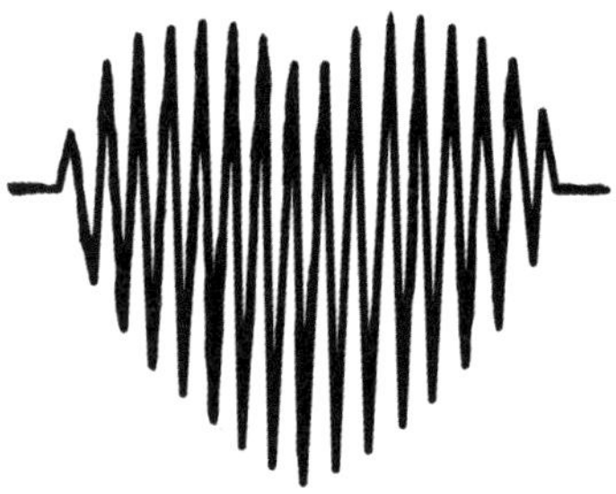

GLOBALE GESUNDHEIT
1945–1970

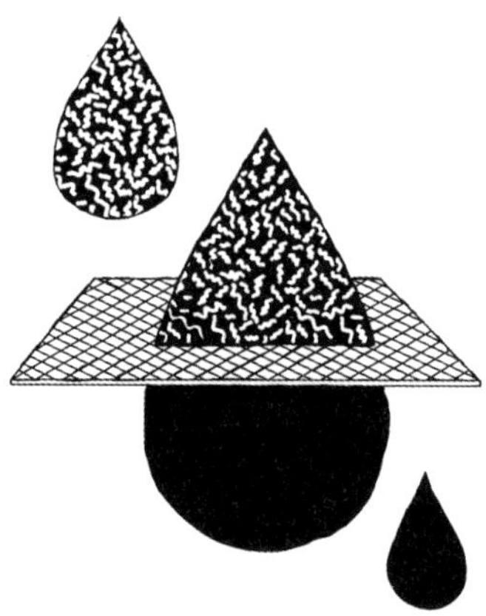

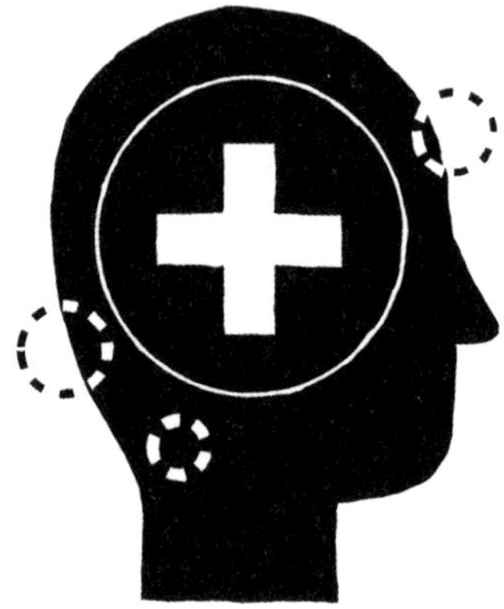

GENE UND TECHNOLOGIEN
1970 BIS HEUTE

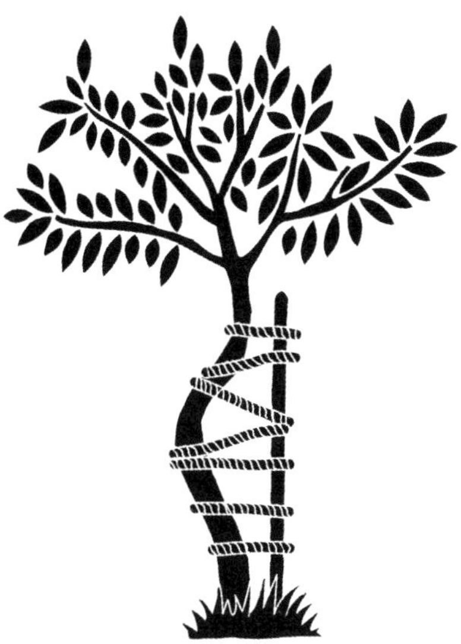

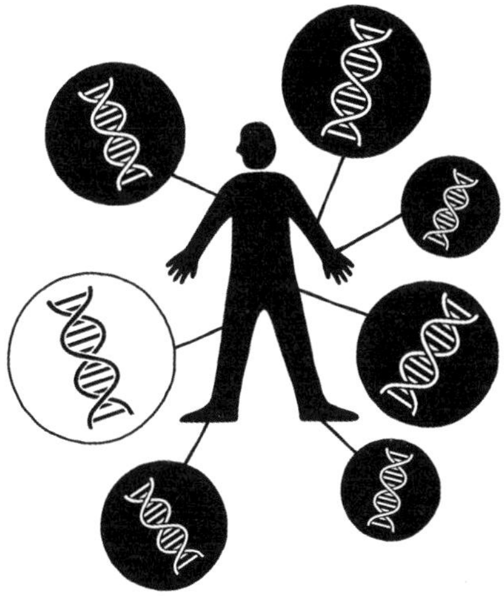

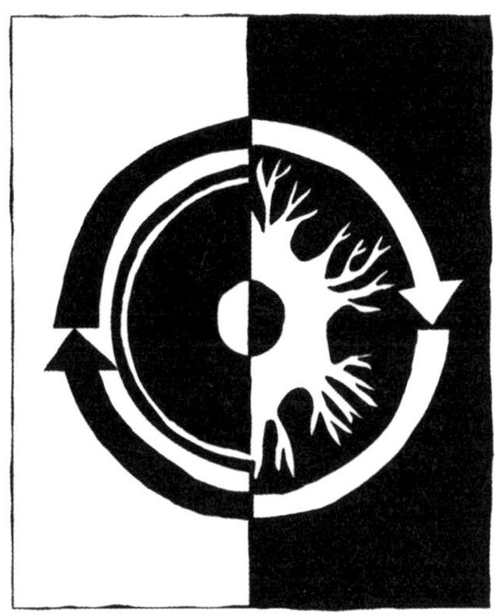

EINLEITU

NG

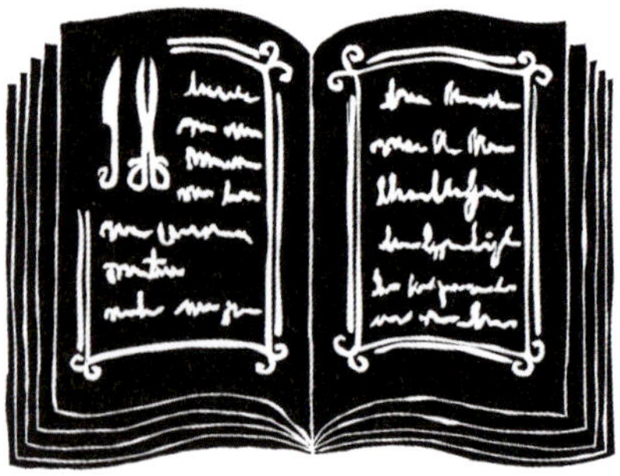

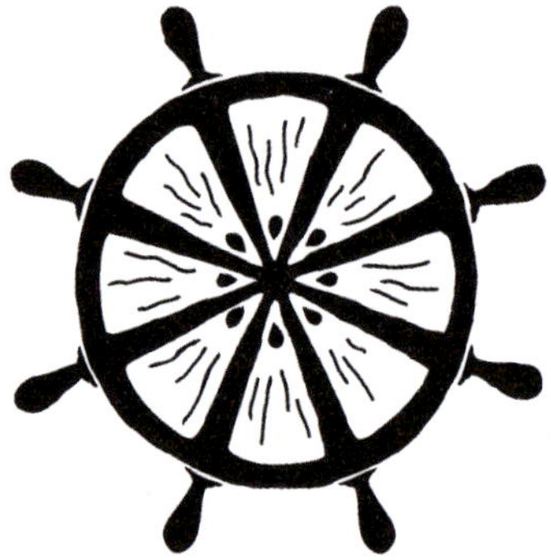

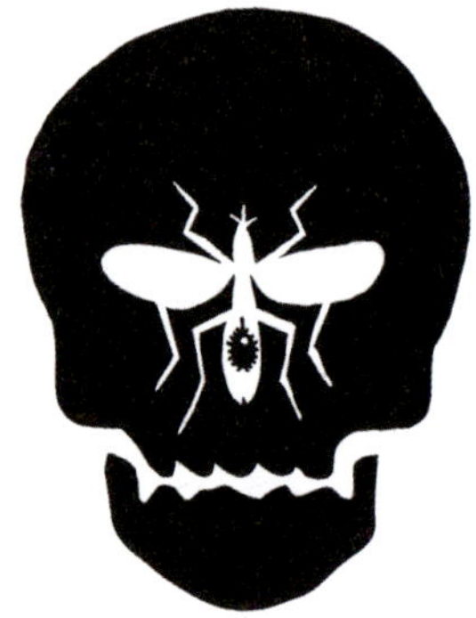

Seit jeher sind Krankheit und Leiden Begleiter des Menschen. Krankheiten zu behandeln oder ihnen vorzubeugen, entscheidet buchstäblich über Leben und Tod. Ständig wurden neue Techniken ausprobiert, manchen Erfindungen, etwa der Impfung und den Antibiotika, verdanken unzählige Menschen ihr Leben oder ihre Gesundheit.

Frühe Heilkunde

In prähistorischer Zeit waren Kranke auf überliefertes Wissen, Heilkundige oder sogar Magie angewiesen. Systematischere Ansätze begannen um 3000 v. Chr mit dem altindischen Ayurveda, das ebenso wie die traditionelle chinesische Medizin heute noch viele Anhänger hat. Die Wurzeln der wissenschaftlich begründeten modernen Medizin liegen jedoch in der griechischen Antike.

Der Ende des 5. Jahrhunderts v. Chr. lebende griechische Philosoph Hippokrates hielt Krankheiten für natürlich bedingt und daher auch mit natürlichen Mitteln heilbar. Dieses medizinische Prinzip gilt bis heute. Die Verpflichtung, Kranken zu helfen, geht ebenfalls auf Hippokrates zurück. Sie ist im Hippokratischen Eid verankert und seitdem ärztliche Ethik und Praxis.

Die Griechen hatten nur wenige Heilmittel zur Verfügung und ihr anatomisches Verständnis war wegen des Verbots der Leichenöffnung gering. In den römischen Feldzügen konnten die Ärzte jedoch ihre chirurgischen Fertigkeiten erweitern. Der berühmte römische Arzt Claudius Galen erwarb sich durch Tiersektionen und die Untersuchung von verletzten Gladiatoren erhebliche anatomische Kenntnisse.

Galen ging sorgfältig und systematisch vor und verfasste die ersten medizinischen Lehrbücher. Er beharrte jedoch auf der alten griechischen Vorstellung, dass Krankheiten durch ein Ungleichgewicht zwischen vier Körpersäften – Blut, gelbe und schwarze Galle sowie Schleim – hervorgerufen würden.

> »Heilen manchmal, lindern oft, trösten immer.«
>
> **Hippokrates**
> (um 460–375 v. Chr.)

Die Vier-Säfte-Lehre beherrschte die Medizin Europas bis ins 19. Jahrhundert.

Wissenschaftlichkeit

Nach dem Untergang des Römischen Reiches bewahrten islamische Gelehrte Galens Lehre und entwickelten neue Operationstechniken und Arzneien. Al-Razi behandelte mit chemischen Substanzen und Ibn Sina verfasste den grundlegenden *Kanon der Medizin*.

Im späten Mittelalter gelangten Galens Medizin und die islamischen Erweiterungen wieder zurück nach Europa. Städte wie Salerno und Padua errichteten an den Universitäten Medizinschulen. Die Medizin wurde erstmals als akademisches Fach anerkannt. Mit der Renaissance folgte ein Zeitalter der studien- und beobachtungsbasierten Erkenntnisse.

Mitte des 16. Jahrhunderts begründete der flämische Arzt Andreas Versalius durch detaillierte Sektionen das moderne Bild der menschlichen Anatomie. Ärzte befassten sich mit der Physiologie, der Wissenschaft von den Körperfunktionen. Ein großer Durchbruch war 1628 die Demonstration des englischen Arztes William Harvey, dass das Herz das Blut im Kreislauf durch den Körper pumpt.

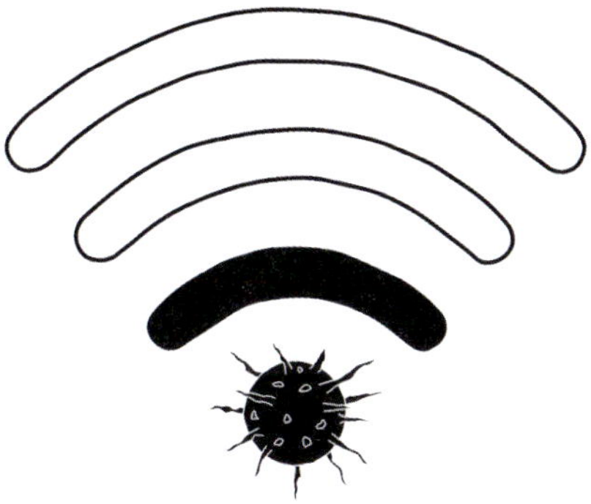

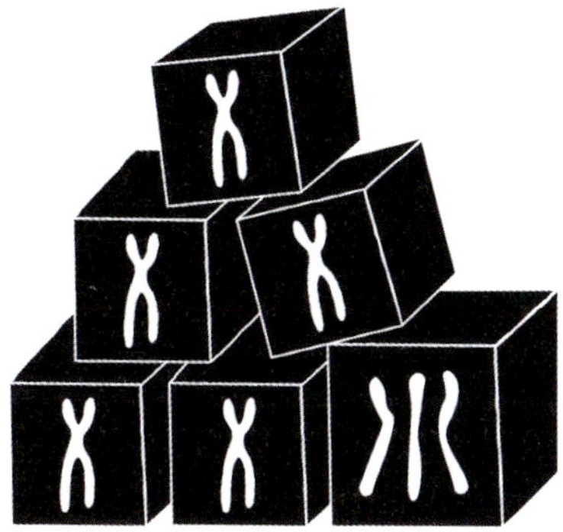

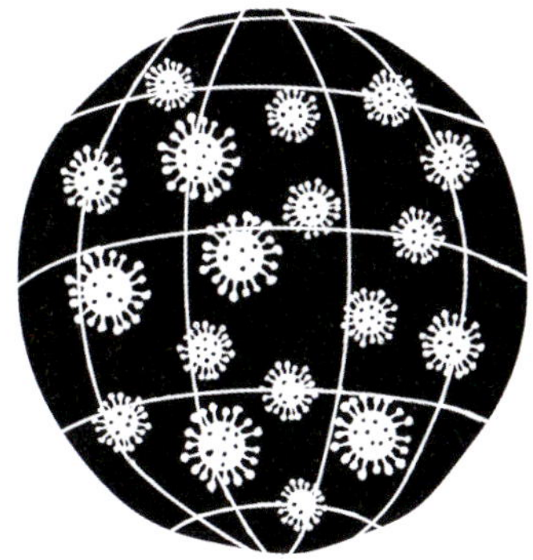

Nur langsam entwickelten sich wirkungsvolle Behandlungsmethoden. Im 16. Jahrhundert beschrieb der Arzt und Alchemist Paracelsus den Körper als chemisches System, das mit chemischen Substanzen zu heilen sei. Obwohl fast 400 Jahre lang Syphilis mit Quecksilber behandelt wurde, fanden sich Paracelsus' Prinzipien erst im 20. Jahrhundert in der medikamentenbasierten Medizin wieder.

Krankheiten bekämpfen

Die erfolgreiche Pockenimpfung des britischen Arztes Edward Jenner von 1796 erweckte das medizinische Interesse neu. Im Jahr 1881 bewies der französische Chemiker Louis Pasteur den Erfolg von Impfungen auch bei anderen Erkrankungen. Die Impfforschung ist heute eine große Teildisziplin der Medizin.

Pasteur und der deutsche Arzt Robert Koch ebneten auch den Weg für eine neue Sichtweise auf die Ursachen von Krankheiten. Mit der Keimtheorie und dem Nachweis, dass Infektionskrankheiten von mikroskopisch kleinen Organismen wie Bakterien verursacht werden, bereiteten sie der Säftelehre ein deutliches Ende. Neue Forschungsgebiete entstanden. Nach Kochs Isolierung des Tuberkuloseerregers entdeckte der russische Wissenschaftler Ilja Metschnikow Körperzellen, die Krankheitserreger ausschalten können. Die Erforschung des Immunsystems ist eine große Erfolgsgeschichte im 20. Jahrhundert.

Im 20. Jahrhundert führten auch Neuentwicklungen der Mikrobiologie und Chemie zu neuen Sichtweisen auf die Bekämpfung von Krankheiten. Der deutsche Forscher Paul Ehrlich entdeckte kleinste Teilchen des Immunsystem (Antikörper) und erforschte Medikamente, die gezielt nur den Erreger angreifen. Mit der Einführung des Syphilis-Wirkstoffs Salvarsan von 1910 ebnete er den Weg für die pharmazeutische Industrie weltweit.

Moderne Medizin

Mit der Entdeckung des Penicillins 1928 durch den schottischen Bakteriologen Alexander Fleming begann eine neue Ära der Medizin. Zum ersten Mal konnten Ärzte Krankheiten heilen, die zuvor lebensbedrohlich waren. Auch die Organtransplantation, eines der großen Wunder der Medizin, war aufgrund von Antibiotika nun möglich.

Seit 1950 brachten Entwicklungen wie die Entzifferung des genetischen Codes neue Erkenntnisse zum Krankheitsverlauf und den Möglichkeiten, heilend einzugreifen. Biomedizinische Fortschritte, beispielsweise die Gentechnik, führten zu neuen Lösungen im Gesundheitswesen und reichen von nicht invasiver Bildgebung über Roboterchirurgie bis hin zu Implantaten wie Herzschrittmachern und künstlichen Gelenken.

Neue Ideen und Erkenntnisse in der Medizin haben Millionen Menschen Leid und Tod erspart. Manche davon waren Geistesblitze eines Einzelnen, andere das Ergebnis von jahrelanger harter Arbeit in großen Forschungsteams. Innovationen der Medizin müssen jedoch mit größerer Vorsicht betrachtet und stärker reguliert werden als in vielen anderen Fachgebieten. Auf dem Spiel stehen Menschenleben. ■

»Die Fortschritte in Medizin und Landwirtschaft haben viel mehr Leben gerettet, als in der Geschichte in all den Kriegen verloren gegangen sind.«

Carl Sagan
Amerikanischer Wissenschaftler (1934–1996)

MEDIZIN IN ANTIKE UND MITTELALTER
FRÜHZEIT BIS

E UND
LTER
1600

6. Jt. v. Chr.
Europäische Schädelfunde mit Lochbohrungen belegen **Trepanationen,** wahrscheinlich zur Schmerzlinderung oder der Befreiung von »bösen Geistern«.

2700 v. Chr.
Im **alten Ägypten** gelangt der Architekt, Hohepriester, Wesir und Arzt **Imhotep** zu großem Ruhm. Hunderte Jahre später wird er zum Gott auf Erden der ärztlichen Praxis erhoben.

um 1700 v. Chr.
Im ***Papyrus Edwin Smith*** aus dem alten Ägypten sind 48 Traumaarten aufgeführt. Er stellt eine der frühesten medizinischen Schriften dar.

um 500 v. Chr.
In **Indien** stellt der Arzt Sushruta die ***Sushruta Samhita,*** eine Sammlung **ayurvedischer** Operationstechniken, zusammen. Dazu gehören auch Rekonstruktionen.

um 440 v. Chr.
Hippokrates beginnt sein Wirken als Arzt im **antiken Griechenland.** Er entwickelt einen ethischen Kodex für Ärzte, der später als Hippokratischer Eid bekannt wird.

um 300 v. Chr.
In China werden Grundsätze und Methoden der **Traditionellen Chinesischen Medizin** im ***Huangdi Neijing (Klassiker des Gelben Kaisers zur Inneren Medizin)*** niedergeschrieben.

um 70 v. Chr.
Der römische Militärarzt **Pedanius Dioskurides** verfasst die Schrift ***De materia medica (Über Arzneistoffe).*** Hunderte Heilkräuter und medizinische Präparate sind dort aufgeführt.

Prähistorische Skelett- und Werkzeugfunde sowie Felsmalereien belegen, dass bereits vor 40 000 Jahren medizinische Praktiken angewandt wurden. Die Menschen kannten gesundheitsfördernde Eigenschaften von Mineralien, Pflanzen oder Tierteilen. Das Wirken der Heilkundigen führten die Menschen auf Mythen, Magie und die Anrufung übernatürlicher Kräfte zurück.

Von vielen alten Kulturen Nord- und Südamerikas, Afrikas, Asiens und Ozeaniens sind spirituelle Praktiken bekannt, bei denen die Menschen sich in Trancezustände versetzten, um so mit den Geistern in Verbindung zu treten. Die Magier wollten die Heilkräfte der Geister kanalisieren oder die Geister bei einer Gegenleistung um Gesundheit und Erlösung von Leiden und Schmerz bitten. In manchen indigenen Gesellschaften sind solche Praktiken immer noch verbreitet.

Medizinische Versorgung

Alle alten Zivilisationen entwickelten medizinische Praktiken, häufig gepaart mit religiösen Ritualen. Die Ägypter des 4. Jahrtausends v. Chr. glaubten, dass Krankheiten eine Strafe der Götter für böse Taten – im jetzigen oder früheren Leben seien. Priester verabreichten Heilkräuter, führten Rituale aus und boten den Göttern Opfer dar. Im 2. Jahrtausend v. Chr. waren bereits Spezialisten für Augen, Magen-Darm-Trakt und Zähne tätig. Eine jahrhundertelange Erfahrung mit der Mumifizierung und Einbalsamierung von Toten hatte eine hohe Fertigkeit in der Chirurgie hervorgebracht.

In Indien entwickelte sich um 800 v. Chr. das medizinische Ayurvedasystem, das bis heute praktiziert wird. Sein Grundprinzip ist das Gleichgewicht von drei Lebenselementen, die *Doshas* genannt werden: *Vata* (Wind), *Pitta* (Galle) und *Kapha* (Schleim). Der *Vaidya* (Arzt) deckt Ungleichgewichte auf und korrigiert sie mit mineralischen und pflanzlichen Arzneien, Aderlass, Abführmitteln, Einläufen, Brechmitteln und Massage.

Im alten China galt das Prinzip, dass Gesundheit erreicht wird, wenn das Gegensatzpaar Yin und Yang, die fünf Elemente Feuer, Wasser, Erde, Holz und Metall sowie die lebenserhaltende Energie des Qi, die durch die Meridiane (Körperkanäle) fließt, im Gleichgewicht stehen. Neben vielen, andernorts bekannten Heilmitteln

162 n. Chr.

Der Arzt **Claudius Galen** geht nach **Rom**. In seiner **Vier-Säfte-Lehre** legt er großen Wert auf Beobachtung, Experiment und anatomisches Wissen.

9.–11. Jh.

In der **islamischen Welt** entwickelt sich die Medizin unter **al-Razi** in Bagdad und später **Ibn Sina** in Persien weiter.

1180

In Italien verfasst **Roger von Salerno,** Lehrer an Europas erster **Medizinschule,** die ***Practica chirurgiae (Praxis der Chirurgie).***

1242

Der islamische Arzt **Ibn al-Nafis** vermutet richtig, dass es keine Poren zwischen den Herzkammern gibt und entdeckt den **Lungenkreislauf.**

1347

Der **Schwarze Tod** erreicht Genua in Italien. Bis 1353 fallen ihm in Asien, Europa und Nordafrika bis zu **200 Mio. Menschen** zum Opfer.

1363

Der Französische Arzt und Chirurg **Guy de Chauliac** verfasst die einflussreiche Abhandlung ***Chirurgia Magna (Große Chirurgie).***

um 1530

Paracelsus behandelt Kranke mit eigens hergestellten **chemischen Präparaten** und begründet damit die **Pharmakologie** – die Lehre der Arzneimittel.

1543

Andreas Vesalius revolutioniert die Medizin mit ***De humani corporis fabrica (Über den Bau des menschlichen Körpers).***

(Heilkräuter, Ernährung und Massage) gab es auch Neuentwicklungen, etwa den Puls als diagnostisches Instrument zu nutzen oder die Akupunktur (Einstecken von Nadeln entlang der Meridiane zur Korrektur von Ungleichgewichten).

Neue Erkenntnisse

Im 1. Jahrtausend v. Chr erlebte die Medizin in Griechenland eine große Blüte. Das Patientenethos des Hippokrates von Kos und viele seiner Diagnose- und Heilverfahren sind bis heute noch gültig. Unter den Römern machte insbesondere die Chirurgie große Fortschritte. Auch die Römer glaubten, dass Gesundheit eine Frage des Gleichgewichts sei – in diesem Fall der vier Körpersäfte Blut, Schleim sowie gelbe und schwarze Galle. Um 200 n. Chr. erarbeitete sich Claudius Galen im Bereich der Anatomie einen herausragenden Ruf. Bis ins 16. Jahrhundert beriefen sich die europäischen Ärzte auf seine Arbeiten.

Mit dem Niedergang und dem Fall des Römischen Reichs 476 n. Chr. ging im nunmehr stark fragmentierten Europa viel medizinisches Wissen verloren. Die Gesundheitsversorgung des Mittelalters (um 500–1400) spielte sich größtenteils in den Klöstern ab. Dagegen entwickelte die expandierende arabische Welt Wissenschaft und Medizin stark weiter. In der Blütezeit des Islam (um 750–1258) studierten und übersetzten Gelehrte am abbasidischen Hof in Bagdad die medizinischen Texte der Antike. Al-Razi und Ibn Sina ergänzten sie durch einflussreiche eigene Arbeiten. Die Schriften wurden später ins Lateinische rückübersetzt.

Im 14. Jahrhundert begann in Italien mit der Wiederentdeckung der griechisch-römischen Kultur und Gelehrsamkeit das Zeitalter der Renaissance (»Wiedergeburt«). In ganz Europa verbreiteten sich neue Ideen in Kunst, Erziehung, Politik, Religion, Wissenschaft und Medizin.

Statt die antiken Texte zu zitieren, beriefen sich Wissenschaftler und Ärzte nun auf eigene Beobachtungen, Experimente und logische Überlegungen. Herausragende Personen waren der Schweizer Arzt Paracelsus, der die Pharmakologie begründete, und der flämische Anatom Andreas Vesalius. Dessen Meisterwerk *De humani corporis fabrica (Über den Bau des menschlichen Körpers)* veränderte das medizinische Verständnis des menschlichen Körpers grundlegend. ■

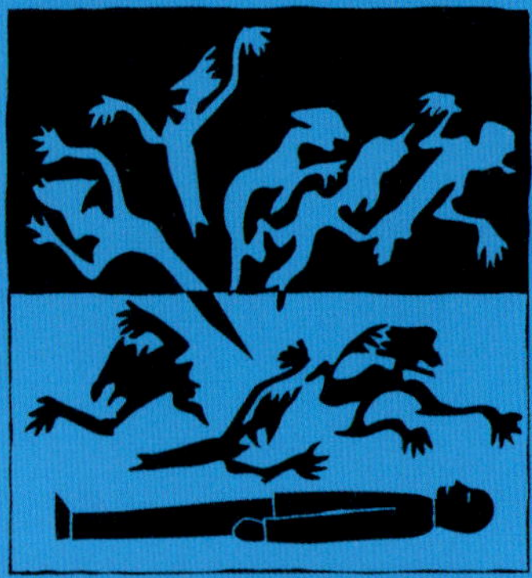

SCHAMANE GEGEN LEID UND TOD

PRÄHISTORISCHE MEDIZIN

IM KONTEXT

FRÜHER

47 000 v. Chr. Zähne von Neandertaler-Skeletten aus einer Höhle bei El Sidrón in Nordspanien verraten den Gebrauch von Heilpflanzen.

SPÄTER

7000–5000 v. Chr. Felsmalereien in Tassili n'Ajjer (Algerien) zeigen wahrscheinlich Schamanen mit psychoaktiven Pilzen der Art *Psilocybe mairei*.

Um 3300 v. Chr. Ötzi, dessen Eismumie 1991 in den Ötztaler Alpen entdeckt wurde, verwendete nachweislich Heilkräuter.

Um 1000 n. Chr. In Südwestbolivien nehmen Heiler psychoaktive Drogen einschließlich Kokain ein; chemische Spuren davon wurden 2010 auf dem Lípez Altiplano nachgewiesen.

2000 Chuonnasuan, einer der letzten praktizierenden Schamanen, stirbt in Sibirien.

Prähistorische Menschen experimentierten bereits mit Kräutern und Tonerden bei Verwundung oder Krankheiten. Ähnliches lässt sich auch bei Menschenaffen beobachten. Unglück erklärten sich die Menschen mit übernatürlichen Kräften und gaben bösen Geistern die Schuld für körperliches Leiden.

Magische Heilung

Vor 15 000–20 000 Jahren tauchte erstmals die Figur des Gestaltenwechslers auf, der als Heiler und Zauberer zugleich in die spirituelle Welt übertreten kann. Dort wirkt er auf die Geister ein, damit sie die Leidenden erlösen und Heilung und Frieden bringen.

Prähistorische Steinbildnisse in Afrika und Höhlenmalereien in Europa zeigen solche rituellen Praktiken, bei denen sich Heiler in Tierwesen verwandeln. Bei Hilazon Tachtit in Israel fand man in einem Frauengrab aus der Zeit um 11 000 v. Chr. einen goldenen Adlerflügel, Beckenknochen eines Leoparden und einen abgetrennten menschlichen Fuß. Mithilfe solcher Gegenstände sollten Geisterheiler

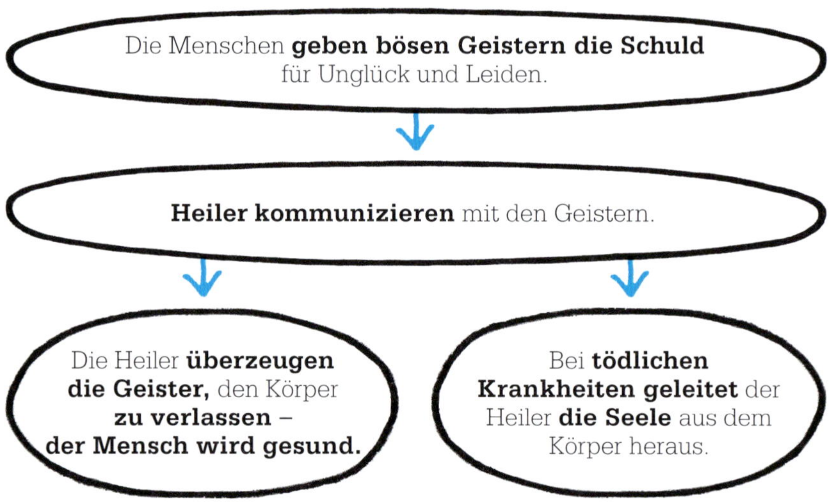
Die Menschen **geben bösen Geistern die Schuld** für Unglück und Leiden.
Heiler kommunizieren mit den Geistern.
Die Heiler **überzeugen die Geister,** den Körper **zu verlassen – der Mensch wird gesund.**
Bei **tödlichen Krankheiten geleitet** der Heiler **die Seele** aus dem Körper heraus.

Siehe auch: Altägyptische Medizin 20–21 ▪ Ayurveda 22–25 ▪ Griechische Medizin 28–29 ▪ Traditionelle Chinesische Medizin 30–35 ▪ Pflanzenheilkunde 36–37 ▪ Medizinschulen und Chirurgie im Mittelalter 50–51

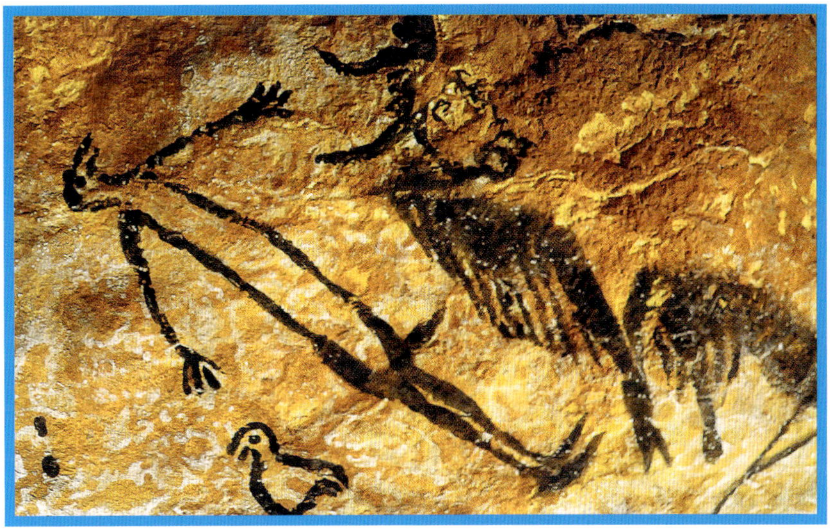

Der Vogelmann aus den Höhlen von Lascaux in Frankreich wurde um 15000 v. Chr. erschaffen. Der Kopf, die vierfingrigen Hände und die Vogeldarstellung deuten auf einen Schamanen hin.

die menschliche Existenz überwinden. Wahrscheinlich besaßen sie auch praktisches Heilwissen. Archäologen fanden nicht nur zahlreiche Belege für die Anwendung von Heilpflanzen, sondern auch Beweise für chirurgische Eingriffe wie Trepanationen und die Versorgung von Knochenbrüchen.

Bedürfnis nach Heilung

Der Glaube an übernatürliche Kräfte brachte verschiedene spirituelle und medizinische Praktiken hervor. Viele starben nie aus. Im 17. Jahrhundert trafen europäische Reisende in Sibirien Geisterheiler mit der tungusischen Bezeichnung *Šaman* (»Wissender«). Als Schamanismus wurden später allgemein spirituelle Handlungen bezeichnet.

In Sibirien nutzt immer noch eine schwindende Anzahl von Schamanen Halluzinogene, Trommeln und Gesänge, um sich in Trance zu versetzen und Visionen der Geisterwelt herzustellen. Die Menschen glauben, dass mächtige Heilkundige (oft geleitet von einem Tiergeist) in die Anderwelt übertreten können. Dort überzeugen sie den bösen Geist, den Kranken zu verlassen. Ist keine Heilung mehr möglich, führt der Schamane die Seele des Sterbenden mit ähnlichen Ritualen sicher ins Totenreich.

Spirituelle Heilpraktiken gibt es noch in Ostasien, Afrika und in den Naturvölkern Australiens, der Arktis und auf dem amerikanischen Kontinent. Sie erfüllten jahrtausende- oder jahrmillionenlang das Bedürfnis zu verstehen, warum man krank wird und warum – bei zu mächtigen oder zu widerwilligen Geistern – es keine Heilung gibt. Trotz schwindender Naturvölker lebt dieser Glauben weiter. ▪

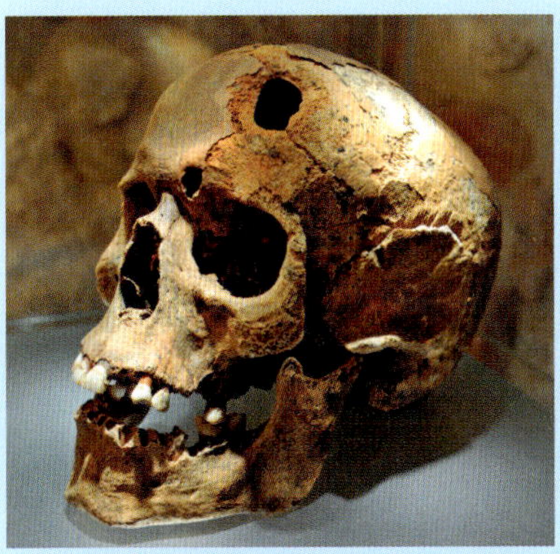

Ein Schädelfund unter dem Markt von Krakau in Polen aus dem 11. Jh. belegt eine mittelalterliche Trepanation zu therapeutischen Zwecken.

Trepanation

Bei Tausenden prähistorischen Schädeln wurde eine gesägte oder gebohrte Öffnung gefunden. Trepanationen sind seit etwa 8000 v. Chr bekannt und dienten vermutlich zur Austreibung von bösen Geistern. Manchmal trug der Patient das ausgesägte Knochenstück als Amulett mit sich. Die Schädel zeigten häufig Merkmale vergangener Verletzungen oder Krankheit, möglicherweise wurden dadurch auch Wunden und neurologische Leiden behandelt. Bei Ensisheim in Frankreich entdeckten Archäologen um 1990 einen 7000 Jahre alten Schädel, der sogar zweimal trepaniert wurde. Ein neu gewachsener Knochen beweist, dass die Patienten häufig mehrere Jahre überlebten.

Die Trepanation wurde in den alten Hochkulturen von Ägypten, Griechenland, Rom, China und Südamerika angewandt. In Europa und den USA behandelten Chirurgen damit Gehirnerschütterungen und Entzündungen und säuberten Kopfwunden (z. B. im amerikanischen Bürgerkrieg).

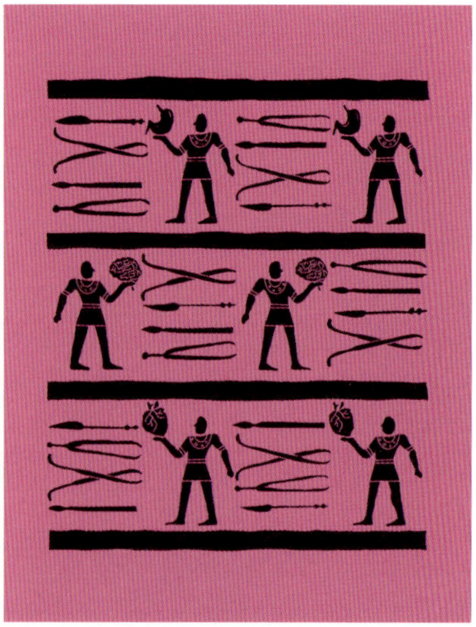

JEDER ARZT FÜR EINE KRANKHEIT, NICHT FÜR MEHR

ALTÄGYPTISCHE MEDIZIN

IM KONTEXT

FRÜHER

Um 3500 v. Chr. In Ägypten wird der Kopf durch Trepanation (Aufbohren des Schädels) von Druck entlastet.

Um 2700 v. Chr. Durch Mumifizierung der Leichen ihrer Könige erlangen die Altägypter tiefe Kenntnisse über die inneren Organe.

SPÄTER

Um 2600 v. Chr. Tod von Hesire, des ersten bekannten Zahnarzts (»Großer der Elfenbeinschneider«).

Um 1700 v. Chr. Im *Papyrus Edwin Smith* (benannt nach seinem Käufer von 1862) werden Operationstechniken für Wunden und Brüche erklärt.

Um 440 v. Chr. Herodot beschreibt die hohe Spezialisierung der ägyptischen Ärzte.

1805 n. Chr. In London eröffnet das Moorfields Eye Hospital als eine der ersten modernen Fachkliniken.

In den frühen Gesellschaften glaubten die Menschen, Krankheiten hätten übernatürliche Ursachen. Die Heilkunst lag daher in den Händen von Schamanen oder Priestern. In Mesopotamien galt jemand mit einer Geschlechtskrankheit als »geschlagen von Lilith«, dem Sturmgeist. Die ersten ägyptischen Ärzte residierten in einem Tempelbereich, der *Per-anch* (Haus des Lebens) genannt wurde.

Der erste namentlich bekannte ägyptische Arzt war Imhotep, ein hoher Beamter am Hof des Pharaos Djoser um 2700 v. Chr. Über seine medizinischen Ansichten ist wenig bekannt, aber sein Ruf war so überragend, dass er später als Heilgott verehrt wurde.

Spezialisierung

Mit Imhotep begann die medizinische Tradition, durch praktische Maßnahmen Leben zu erhalten. Priester und Ärzte übten nicht mehr die gleichen Tätigkeiten aus. Im 5. Jahrhundert v. Chr. schrieb der griechische Geschichtsschrei-

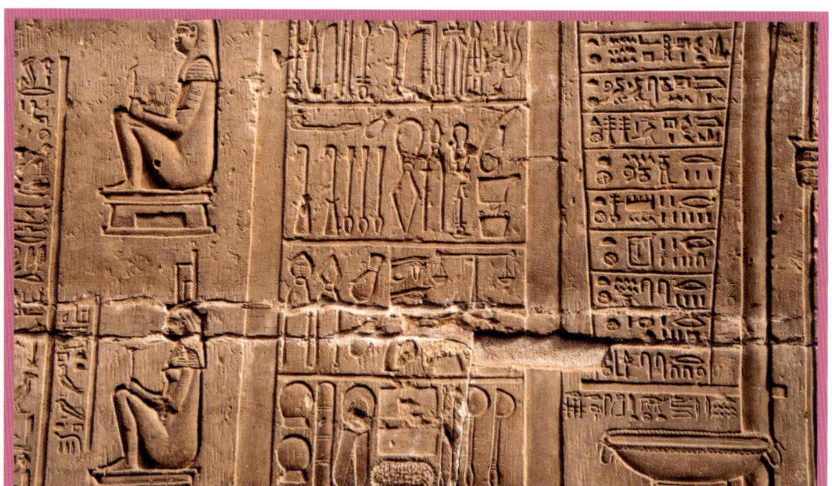

Chirurgische Instrumente, dargestellt auf einem Fries des Tempels von Kom Ombo, belegen die hohe Bedeutung der Chirurgie in Altägypten.

Siehe auch: Prähistorische Medizin 18–19 ▪ Griechische Medizin 28–29 ▪ Krankenhäuser 82–83 ▪ Orthopädische Chirurgie 260–265

Die altägyptischen **Ärzte** waren auf verschiedene Gebrechen und Körperteile **spezialisiert.**

↓

Dies bildete die ersten dokumentierten **medizinischen Fachrichtungen.**

↓

Das altägyptische Konzept der **Spezialisierung** begründete die Fachausrichtung der **modernen Medizin.**

ber Herodot, dass es in Ägypten Ärzte für verschiedene Fachbereiche gebe, darunter für Zähne, Unterleib und »versteckte Krankheiten«. Diese Darstellung findet sich auch in altägyptischen Dokumenten. So steht z. B. auf dem Grabmal von Hesire (eines ägyptischen Beamten und Zeitgenossen von Imhotep) »Großer der Elfenbeinschneider«. An anderer Stelle werden *Swnw* (Allgemeinmediziner), Augenärzte oder Spezialisten für Verdauungsbeschwerden genannt. Es gab auch Ärztinnen wie etwa Merit Ptah, die um 2700 v. Chr. lebte, sowie Hebammen und Chirurgen.

Operationskunst

Am stärksten spezialisiert waren Chirurgen. Sie legten bei äußeren Operationen (Eingriffe an inneren Organen hatten das große Risiko von tödlichen Infektionen) große Fertigkeiten an den Tag. Im *Papyrus Edwin Smith* um 1700 v. Chr., dem ältesten überlieferten Text mit Operationsbeschreibungen, sind 48 Fallstudien aufgeführt. Es gibt genaue Anleitungen, wie Brüche, Wunden und Verrenkungen zu versorgen sind. Der Praxisbezug lässt vermuten, dass sich die Schrift an praktizierende Feldärzte richtete. In anderen Dokumenten wie im *Papyrus Ebers* (um 1550 v. Chr.) werden hingegen Volkskuren und Magie angeführt, mit denen Infektionskrankheiten geheilt werden sollten.

Trotz ihrer Spezialisierung besaßen die altägyptischen Ärzte noch sehr wenig anatomisches Wissen. Dem Herz gestanden sie zwar eine zentrale Rolle für die Körperfunktionen zu, aber sie nahmen an, dass Venen, Arterien und Nerven als Teil von 46 »Kanälen« Energie durch den Körper leiten. Die fachliche Spezialisierung der Altägypter beeinflusste nachhaltig die römische, die arabische und schließlich die mittelalterliche europäische Medizin. Im 19. Jahrhundert spaltete sich das Feld rasch weiter auf. Fachkliniken wie das Moorfields Eye Hospital (1805) eröffneten und bis 1860 entstanden allein in London 60 medizinische Fachzentren. ■

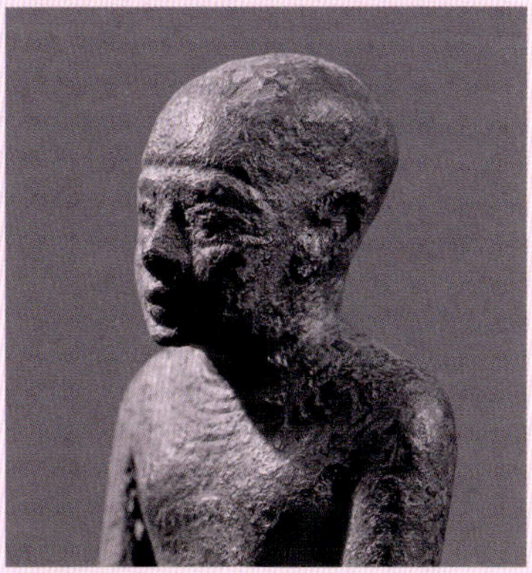

Imhotep

Die einzigen schriftlichen Zeugnisse über Imhotep stammen aus einer Zeit 1000 Jahre nach seinem Tod. Wenig gilt daher als gesichert. Imhoteps Name steht auf einer Statue des Pharaos Djoser des Alten Reichs im Museum von Kairo. Imhotep wurde um 2700 v. Chr. als einfacher Bürger geboren und stieg unter Djoser bis zum Wesir (Kanzler) auf. Er gilt als Baumeister der Stufenpyramide von Sakkara, die den ein Jahrhundert später errichteten Pyramiden von Gizeh vorausging. Er war auch Hohepriester des Gottes Re.

Imhoteps besonder Ruf als Arzt führte zur Annahme, er könne der Autor des *Papyrus Edwin Smith* oder die Quelle für die dort beschriebenen Operationstechniken gewesen sein. Dazu gibt es jedoch keinen direkten Nachweis und bis zum 4. Jh. v. Chr. wurde er auch nicht mit Medizin in Verbindung gebracht. Nach seinem Tod wurde er als Heilgott und Sohn von Sachmet, der Göttin der Heilkunst, verehrt. Gelegentlich wird er mit dem griechischen Heilgott Asklepios in Verbindung gebracht. Auch als Thot, der Gott der Architektur und Weisheit, wurde er identifiziert.

EIN GLEICH-GEWICHT DER DOSHAS IST FREI SEIN VON KRANKHEIT

AYURVEDA

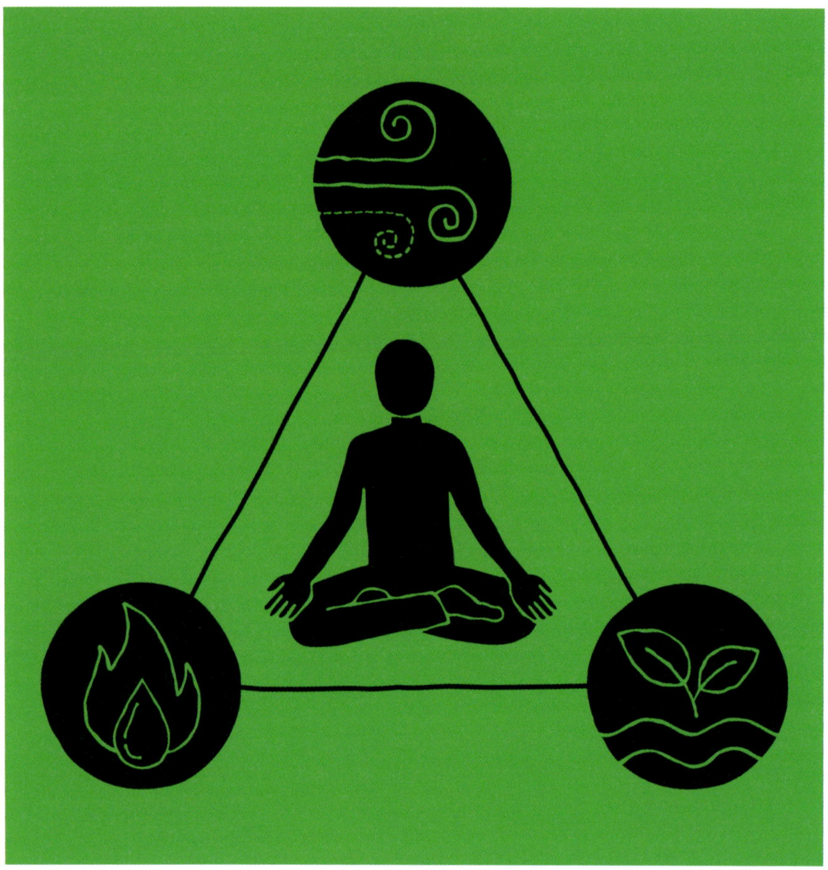

IM KONTEXT

FRÜHER

Um 3000 v. Chr. Der Legende nach schenkt der Götterarzt Dhanvantari den *Rishis* (Sehern) das Ayurveda.

Um 1000 v. Chr. Der *Atharvaveda,* eine heilkundliche indische Schrift, entsteht.

SPÄTER

13. Jh. n. Chr. Der *Dhanvantari Nighantu* wird als Lexikon der Heilkräuter und mineralischen Arzneistoffe des Ayurveda verfasst.

1971 Der Zentralrat für indische Medizin wird gegründet. Er soll die Ausbildung an anerkannten Einrichtungen überwachen und bewährte Praktiken entwickeln.

Um 1980 Die Ayurveda-Mediziner Dr. Vasant Lad und Dr. Robert Svoboda sowie der amerikanische Veda-Gelehrte David Frawley unterrichten Ayurveda in den USA.

Um 800 bis 600 v. Chr. entstand in Indien ein philosophisch begründetes Gesundheitssystem. Benannt nach den Sanskritwörtern für Leben *(Ayur)* und Wissen *(Veda)*, liegt dem Ayurveda die Lehre zugrunde, dass Krankheiten durch Ungleichgewichte von körpereigenen Elementen ausgelöst werden. Maßnahmen zur Wiederherstellung des Gleichgewichts richten sich nach den individuellen körperlichen, geistigen und spirituellen Bedürfnissen des Kranken.

Die Wurzeln des Ayurveda liegen im *Atharvaveda*, einer von vier heiligen Schriften (Veden), in denen

Siehe auch: Griechische Medizin 28–29 ▪ Traditionelle Chinesische Medizin 30–35 ▪ Pflanzenheilkunde 36–37 ▪ Römische Medizin 38–43 ▪ Islamische Medizin 44–49 ▪ Medizinschulen und Chirurgie im Mittelalter 50–51

Ein Ungleichgewicht im Körper verursacht **Störungen.**

Um eine **Diagnose** zu erstellen, **betrachtet, untersucht** und **befragt** der *Vaidya* (Arzt) den Patienten.

Der *Vaidya* findet heraus, welche der drei **Doshas *Vata*** (Wind), ***Pitta*** (Galle) und ***Kapha*** (Schleim) mit ihren verschiedenen **physiologischen Aktivitäten** das Ungleichgewicht verursachen.

Nach der **Diagnose** verschreibt der *Vaidya* eine **auf den Kranken zugeschnittene ayurvedische Behandlung,** z. B. eine **innere Reinigung** oder eine **Kräuterkur.**

Durch die Behandlung kommen die Doshas wieder ins Gleichgewicht und die Krankheit wird geheilt.

die Kernvorstellungen der indischen Zivilisation im 2. Jahrtausend v. Chr. festgehalten wurden. Das *Atharvaveda* enthält magisch-religiöse Vorschriften für das tägliche Leben, darunter die Austreibung von bösen Geistern. Erläutert werden aber auch weniger mystische Krankheitskuren wie der Gebrauch von Heilpflanzen.

In den beiden späteren Schriften, dem *Sushruta Samhita* und *Charaka Samhita*, werden die Grundprinzipien des Ayurveda weiterentwickelt. Das *Sushruta Samhita* wird dem um 500 v. Chr. im nordindischen Varanasi tätigen Arzt Sushruta zugeschrieben und enthält eine Sammlung von chirurgischen Techniken, den *Shalya Chikitsa.* Neben Hunderten von Heilpflanzen sind hier auch Anleitungen für so komplizierte Verfahren wie Kataraktoperationen und die Versorgung von Weichteil- und Knochenbrüchen beschrieben. Die *Charaka Samhita* wurde um 300 v. Chr. wahrscheinlich vom königlichen Leibarzt Charaka verfasst und behandelt mit einem eher theoretischen Ansatz die innere Medizin *(Kaya Chikitsa)* und den Ursprung von Krankheiten.

Im 5. Jahrhundert n. Chr. kamen drei weitere akademische Schriften des Ayurveda hinzu: das *Ashtanga Sangraha* und das *Ashtanga Hridaya,* die beide von Vagbhata stammen, einem Schüler von Charaka, sowie das Bower-Manuskript, das nach dem britischen Offizier Hamilton Bower benannt wurde, der es 1890 erworben hatte. Alle sechs Texte bilden die medizinische Tradition des Ayurveda ab, das seit Jahrhunderten in Asien und in jüngerer Zeit auch im Westen praktiziert wird.

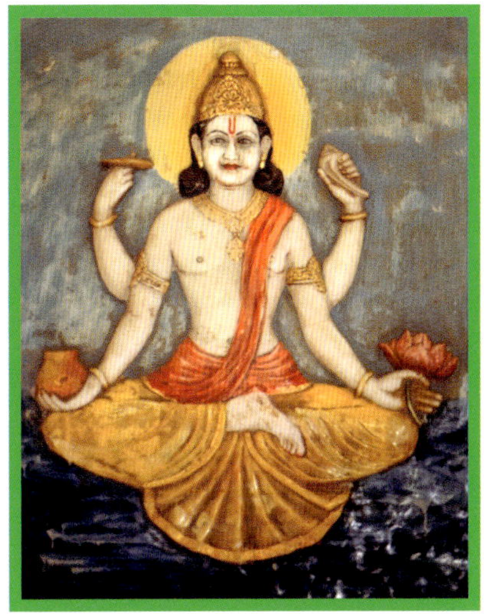

Nach der Hindu-Tradition überbrachte das Ayurveda der Schöpfergott Brahma dem Götterarzt Dhanvantari, dessen Geburtstag in Indien ein Nationalfeiertag ist.

Elemente und Doshas

Im Zentrum des Ayurveda stehen die Erlangung und Bewahrung eines harmonischen Gleichgewichts zwischen den Elementen des menschlichen Körpers. Der *Vaidya* (Arzt) hat die Aufgabe, Ungleichgewichte festzustellen und zu korrigieren. Nach der Lehre des Ayurveda ist der Körper wie auch die gesamte materielle Welt aus fünf Elementen aufgebaut: »

Akash (Raum), *Vayu* (Luft), *Jala* (Wasser), *Prithvi* (Erde) und *Teja* (Feuer). Im Körper vereinen sich diese Elemente zu drei Doshas, ähnlich den »Säften« der griechisch-römischen Tradition. Die *Tridosha* sind *Vata* (Wind), *Pitta* (Galle) und *Kapha* (Schleim). Bei ausgewogenen *Doshas* herrscht ein Zustand von Gesundheit und Wohlbefinden vor. Dabei können die einzelnen Dosha-Anteile individuell variieren. Unausgeglichene Doshas bedeuten Krankheit und Verdauungsstörungen. So verursacht zu viel *Vata* Magendrücken und Flatulenz, bei zu viel *Kapha* können Atem- und Lungenbeschwerden auftreten.

Im Ayurveda wird der Körper nicht als statisches, sondern als dynamisches System aufgefasst. Der Energiestrom durch den Körper ist genauso wichtig wie sein anatomischer Aufbau. Zu jedem Dosha gehört eine bestimmte Energieform: *Vata* steuert die Aktivität und damit Muskeltätigkeit, Atemfluss und Herzschlag, *Pitta* reguliert die Verdauung und *Kapha* steht für den Skelettaufbau und die Knochen.

Die Doshas fließen in *Srotas* (Kanälen) durch den Körper. Es gibt 16 Haupt-*Srotas*: Drei nähren den Körper durch Atem, Nahrung und Wasser, drei entsorgen ihn von den Abfallprodukten, zwei tragen Muttermilch und Periodenblut, auf einem fließen die Gedanken und sieben sind direkt mit den Körpergeweben verknüpft, den *Dhatus*.

Die *Dhatus* sind *Rasa* (Körperflüssigkeiten wie Blutplasma und Lymphflüssigkeit), *Rakta* (Blut), *Mamsa* (Muskel), *Meda* (Fett), *Asthi* (Knochen), *Majja* (Knochenmark und Nervengewebe) und *Shukra* (Fortpflanzungsgewebe). Das innere Gleichgewicht des Körpers wird dazu von *Agni* (»biologisches Feuer«) bestimmt, das die Stoffwechselprozesse antreibt. Der wichtigste Aspekt von *Agni* ist *Jatharagni*, (»Verdauungsfeuer«), das die Ausscheidung fördert. Bei zu schwachem *Jatharagni* stauen sich Urin, Kot und Schweiß an und es kommt zu Entzündungen im Harntrakt.

Die sieben *Dhatus* (Körpergewebe) bauen aufeinander auf. Eine Störung eines *Dhatu* (durch ein Ungleichgewicht zwischen den drei Doshas *Vata*, *Pitta* oder *Kapha*) wirkt sich sofort auf die Nährstoffversorgung und die Funktion des nächsten *Dhatu* aus.

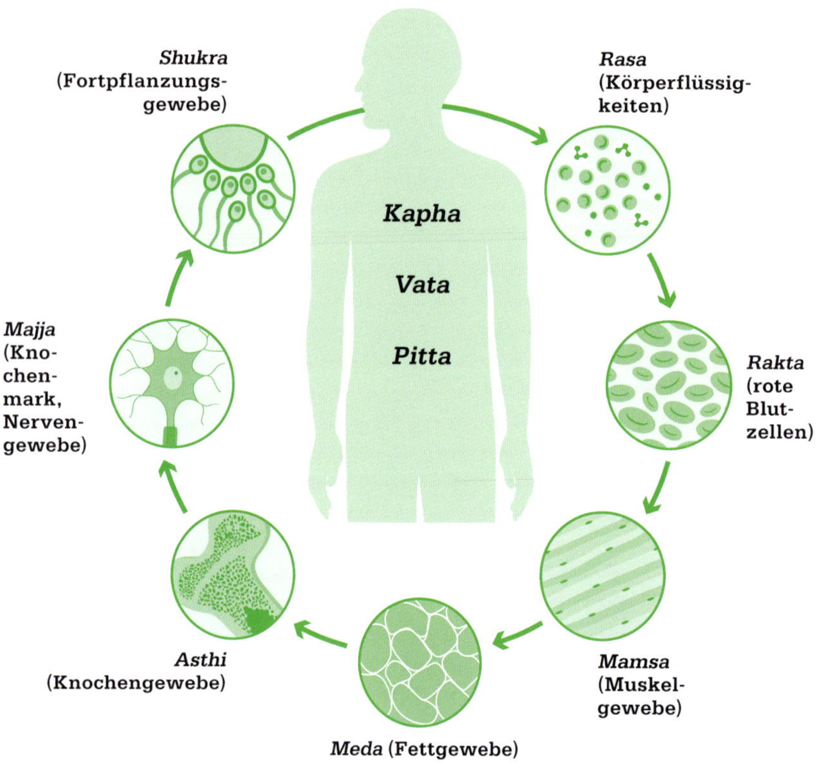

Diagnose und Behandlung

Im Ayurveda ermitteln die Ärzte Krankheitszeichen durch Beobachtung und Befragung des Patienten. Dazu messen sie den Puls, analysieren Urin und Stuhl, betrachten die Zunge, prüfen Stimme und Sprache und begutachten das gesamte Erscheinungsbild. Sie untersuchen auch die sogenannten Marmapunkte. Das sind 108 Stellen am Körper, an denen sich Körpergewebe (Venen, Muskeln, Gelenke, Bänder, Sehnen und Knochen) kreuzen. Die Marmas bilden auch die Verbindungsstellen zwischen dem

»Bei falscher Ernährung hilft keine Medizin. Bei richtiger Ernährung ist sie unnötig.«

Sprichwort aus dem Ayurveda

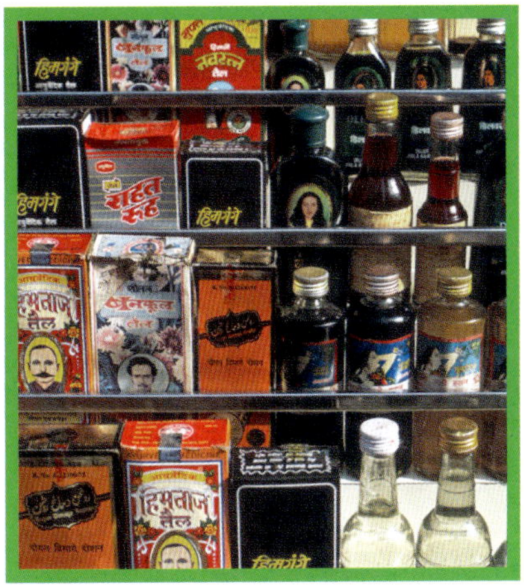

Ayurvedische Arzneimittel sind in ganz Indien in Geschäften und Apotheken erhältlich. Etwa 1500 pflanzliche Präparate fanden seit 3000 Jahren Eingang in die ayurvedische Medizin.

physischen Körper, dem Bewusstsein und der Energie, die durch den Körper fließt.

Nach der Diagnose wählt der Arzt die geeignete Behandlung aus einer Reihe von Therapien aus, um das Ungleichgewicht zwischen den Doshas oder anderen Elementen des physiologischen Systems im Ayurveda zu korrigieren. So besteht z. B. das *Panchakarma* aus einem mehrstufigen Reinigungsverfahren aus Dampfanwendung, Massage, *Virechana* (Anwendung von Abführmitteln), *Vamana* (Brechauslösung), *Raktamokshana* (Aderlass), *Basti* (Einläufen) und *Nasya* (Nasenspülungen), um den Körper von Abfallstoffen zu befreien. Verschrieben werden auch Heilkräuter, um die Doshas direkt zu beeinflussen. Unter den zahlreichen pflanzlichen, tierischen und mineralischen Produkten gilt Knoblauch als besonders leistungsstark. Mit ihm werden eine Reihe von Beschwerden wie Erkältung, Husten und Verdauungsstörungen sowie Hautreizungen und Insektenstiche behandelt.

Um den Körper bei der Heilung zu unterstützen, spielen im Ayurveda Nahrungsmittel und insbesondere Gewürze eine große Rolle. Der *Vaidya* kann in einer ganzheitlichen Medizin eine Ernährungsumstellung verschreiben, um das Gleichgewicht zwischen Körper, Geist und Umgebung wiederherzustellen. Dabei werden der körperliche und emotionale Zustand des Patienten und sein überwiegendes Dosha betrachtet. In der Ernährung sind sechs Geschmacksrichtungen ausschlaggebend: zusammenziehend (herb), sauer, süß, salzig, scharf und bitter.

»Es ist wichtiger, einer Krankheit vorzubeugen, als zu versuchen, sie zu heilen.«

Charaka Samhita

Neue Einflüsse brachten ab dem 11. Jahrhundert die islamische (einschließlich der griechisch-römischen) Medizin sowie die im 19. und 20. Jahrhundert neu gegründeten medizinisch-wissenschaftlichen Hochschulen und modernen Krankenhäuser. Dennoch spielen ayurvedische Ärzte bis heute eine große Rolle. Allein in Indien nutzen 500 Mio. Patienten Ayurveda ausschließlich oder parallel zur westlichen Medizin.

Sicherheitsbedenken

Im Westen gilt das Ayurveda als ergänzende Therapiemöglichkeit. Einigen Studien zufolge kann Ayurveda durchaus wirksam sein. Es gibt jedoch Bedenken, wie sicher die Mittel sind, denn sie weisen teilweise einen hohen Schwermetallgehalt auf. In einer Studie aus dem Jahr 2004 wurden 70 ayurvedische Arzneien von 27 südasiatischen Herstellern untersucht. 20 Prozent davon enthielten giftige Mengen an Blei, Quecksilber und Arsen. Manche Mittel wirken auch entgegengesetzt zu westlichen Medikamenten. Ayurveda-Präparate sollte daher immer nur unter Anweisung eines ausgebildeten Ayurveda-Arztes eingenommen werden. ■

Andere medizinische Traditionen in Indien

Das Ayurveda ist nicht das einzige traditionelle Heilsystem in Indien. Besonders in Südindien ist das Siddha (aus dem tamilischen Wort *siddhi* für »Perfektionieren«) stark verbreitet. Auch hier steht die Wiederherstellung eines Gleichgewichts im Mittelpunkt, aber innerhalb der Dualität von Materie und Energie. Das Behandlungssystem des Siddha besteht aus drei Zweigen: *Bala vahatam* (Pädiatrie), *Nanjunool* (Toxikologie) und *Nayan vidhi* (Ophthalmologie).

Die Unani-Medizin (vom Hindiwort für »griechisch«) steht in der klassischen griechisch-islamischen Medizintradition. Die vier Körpersäfte (Blut, Schleim, schwarze und gelbe Galle) sollen im Gleichgewicht gehalten werden. Schwerpunkt ist die Untersuchung des Patienten, wobei der Puls als Diagnoseinstrument eine besonders wichtige Rolle spielt.

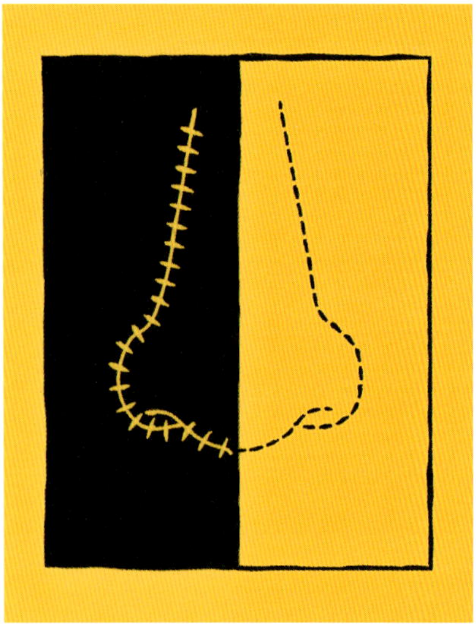

WIR BAUEN NEU AUF, WAS DAS SCHICKSAL NAHM

PLASTISCHE CHIRURGIE

IM KONTEXT

FRÜHER

Um 1700 v. Chr. Im altägyptischen *Papyrus Edwin Smith* werden narbenfreie Wundversorgungen beschrieben.

Um 950 v. Chr. Ein Holzzeh wird als erste bekannte Prothese einem ägyptischen Grab beigelegt.

SPÄTER

Um 40 n. Chr. Celsus führt in *De Medicina* das Annähen von Ohrläppchen auf.

1460 Heinrich von Pfolspeundt erläutert eine operative Nasenkorrektur (Rhinoplastik).

1814 In Europa wird eine Rhinoplastik nach der Methode von Sushutra ausgeführt.

1914–1918 Im Ersten Weltkrieg unternimmt der gebürtige Neuseeländer Harold Gillies Gesichtsrekonstruktionen.

2008 Der französische Chirurg Laurent Lantieri führt eine Gesichtstransplantation durch.

Durch **Unfall, Folter** und **Krieg** erleiden unzählige Personen **Entstellungen.**

↓

Entstellungen können **psychologische Schäden** zur Folge haben.

↓

Innovative, einfühlsame **Chirurgen** entwickeln Verfahren zur **Wiederherstellung** solcher Bereiche.

↓

Durch plastische Chirurgie lassen sich die Bereiche **verdecken** oder **neu aufbauen.**

↓

Dadurch werden körperliche und seelische Wunden **geheilt,** das **Selbstbewusstsein** gestärkt und ein **neues Leben** ermöglicht.

Den größten Teil der Menschheitsgeschichte konnten Ärzte bei Entstellungen aufgrund von Unfall, Krankheit oder Geburtsfehlern wenig ausrichten. Kleinere Makel ließen sich überschminken und verlorene Gliedmaßen durch Prothesen ersetzen, aber schlimme Verunstaltungen hatten häufig Ächtung zur Folge. Erste Hoffnung brachten diesen Menschen neue Operationstechniken, die im 1. Jahrtausend v. Chr. als Teil der medizinischen Kultur in Indien entwickelt wurden.

Ayurvedische Chirurgie

Bereits in den Vedas, den fundamentalen Texte zur hinduistischen Religion und Philosophie, finden sich chirurgische Maßnahmen – angeblich zum Wiederaufsetzen abgeschlagener Köpfe. Der erste klare Nachweis wiederherstellender Techniken stammt jedoch aus den Schriften der *Sushruta Samhita*, die um 500 v. Chr. entstanden.

Der Text in Sanskrit steht in der Tradition der ayurvedischen Operationskunst des *Shalya* und wird Sushruta zugeschrieben, einem Arzt aus dem nordindischen Varanasi. Dieser vertrat für die damalige Zeit eine sehr fortschrittliche Medi-

Siehe auch: Ayurveda 22–25 ▪ Griechische Medizin 28–29 ▪ Feldmedizin ▪ Anatomie 60–63 ▪ *Gray's Anatomy* 136 ▪ Hauttransplantation 137 ▪ Gesichtstransplantation 315

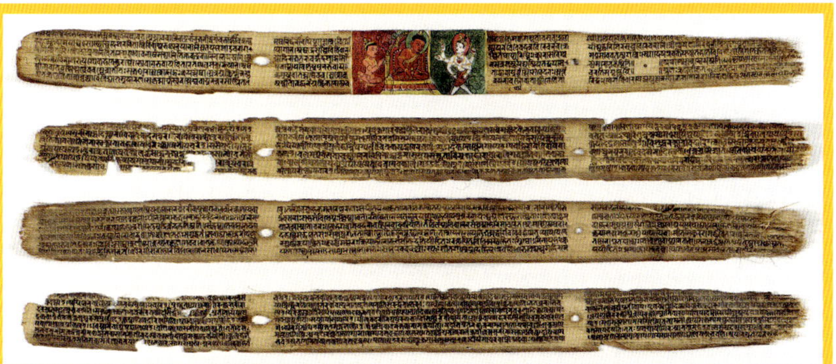

Das *Sushruta Samhita* enthält bemerkenswert moderne Ideen über die Ausbildung, Instrumente und Verfahren in der Chirurgie. Dieses Exemplar aus dem 12. oder 13. Jh. stammt aus Nepal.

zin; seine Schüler mussten Leichen sezieren, um anatomische Kenntnisse zu erwerben. Vor allem aber beschrieb er wiederherstellende Verfahren und wird deshalb auch als »Vater der plastischen Chirurgie« bezeichnet.

Unter den 300 Operationen des *Sushruta Samhita* sind auch Anleitungen zur Nasenkorrektur (*Nasa Sandhan*, eine Rhinoplastik) und zum Wiederaufbau des Ohrs (Otoplastik), dem *Ostha Sandhan*. Es wird erklärt, wie man einen Hautlappen aus der Wange ausschneidet und dann umgedreht über die Nase legt – eine abgewandelte Technik wurde später auf die Stirnhaut angewandt. Nasenversehrungen waren eine gängige Strafe, und solche Operationen wurden stark nachgefragt. Sushruta empfahl auch Wein als Betäubungsmittel.

»Der Chirurg sollte … den Patienten wie seinen eigenen Sohn behandeln.«

Sushruta
Sushruta Samhita,
6. Jh. v. Chr.

Verbreitung der Technik

Mehr als zwei Jahrtausende war die indische plastische Chirurgie der europäischen weit voraus. Im 1. Jahrhundert n. Chr. umriss der römische Arzt Aulus Celsus eine otoplastische Methode, um Schäden durch schwere Ohrringe zu korrigieren. Im 15. Jahrhundert schrieb der deutsche Chirurg Heinrich von Pfolspeundt, wie man eine »vollständig abgetrennte« Nase wiederherstellt. Erst mit der Kolonialisierung Indiens im 17. und 18. Jahrhundert lernten die Europäer die verfeinerten indischen Techniken kennen. Der britische Chirurg Joseph Carpue wandte sie 1814 zum ersten Mal an.

Es folgte ein rascher Aufschwung der plastischen Chirurgie und im Jahr 1827 wurde in den USA zum ersten Mal eine Hasenscharte operiert. Im Ersten Weltkrieg wurden angesichts schwerster Versehrungen Hauttransplantation angewandt. Um 1900 verfeinerten sich die chirurgischen Methoden und mit dem ersten Lifting 1901 kam die kosmetische Chirurgie auf. Bis 1910 stand schon eine Reihe von Optimierungen an Gesicht und Körper zur Verfügung. Im Jahr 2018 fanden mehr als 10 Mio. Schönheitsoperationen statt; im selben Jahr erhielt der durch eine Schussverletzung stark entstellte 64-jährige Kanadier Maurice Desjardins als ältester Mensch eine vollständige Gesichtstransplantation. ▪

Plastische Chirurgie im Zweiten Weltkrieg

Der gebürtige Neuseeländer und Chirurg Archibald McIndoe wurde 1938 zum Berater der Royal Air Force, der königlichen Luftwaffe Großbritanniens berufen. Im Zweiten Weltkrieg sollte er Brandverletzungen bei den Besatzungen versorgen. Die Tanninharze, die man damals verwendete, ließen das Wundgewebe stark schrumpfen und verursachten schwere Narben. McIndoe entwickelte neue Techniken, z. B. Solebäder und Hautlappenneuaufbau zur Korrektur von Gesicht und Händen. Er wusste auch, wie wichtig die Rehabilitation nach der Operation war, und gründete für die mehr als 600 Dienstleute, die an seiner Station für Verbrennungsopfer am Queen Victoria Hospital in East Grinstead operiert worden waren, den Hilfsverein »Guinea Pig Club«, den »Club der Versuchskaninchen«.

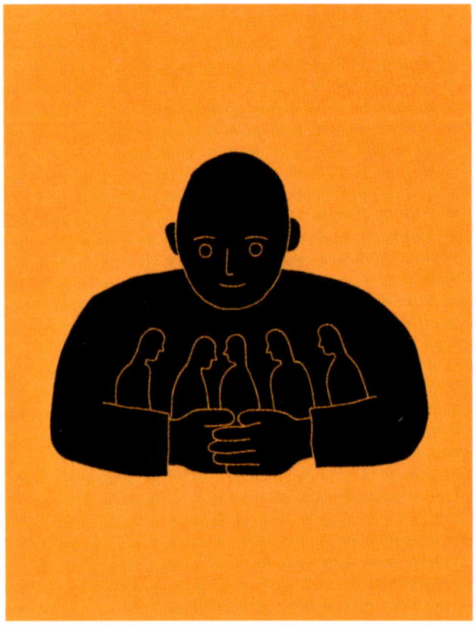

ZUERST EINMAL NICHT SCHADEN

GRIECHISCHE MEDIZIN

IM KONTEXT

FRÜHER

Um 1750 v. Chr. Im *Codex Hammurabi* werden Arzthonorare und Strafen für Fehlleistungen beschrieben.

Um 500 v. Chr. Alkmaion von Kroton sieht das Gehirn als Sitz der Wahrnehmung.

SPÄTER

4. Jh. v. Chr. Der große Philosoph Aristoteles erweitert die Säftelehre, hält aber das Herz für den Sitz der Lebenskraft, des Denkens und des Fühlens.

Um 260 v. Chr. Herophilos von Alexandria, der Begründer der Anatomie, beschreibt Nerven, Arterien und Venen.

Um 70 v. Chr. Asklepiades von Bithynien erklärt, der Körper sei aus Molekülen aufgebaut. Störungen in ihrer Abfolge hätten Krankheiten zur Folge.

Um 70 n. Chr. Dioskurides schreibt *De materia medica*, das 1600 Jahre die Schule für pflanzliche Arzneistoffe bleibt.

Die antike Medizin fußte in der Überzeugung, Krankheiten stellten die Wirkung böser Geister oder eine Bestrafung durch die Götter dar. Daher führte man Rituale aus und rief die Götter an. Es gab zwar Rezepte für pflanzliche Präparate aus der ägyptischen und sumerischen Heilkunde, aber deren Wirkung war zweifelhaft. Um 1750 v. Chr. unternahm der babylonische König einen frühen Versuch, die medizinische Praxis zu regulieren. Sein Gesetzeskodex enthielt eine Auflistung ärztlicher Honorare – z. B. zehn Schekel für die Entfernung eines Tumors bei einem Adligen. Misslungene Operationen wurden hart bestraft: Ein Chirurg konnte seine Hände verlieren, wenn er den Tod des Patienten verschuldete. In der babylonischen Medizin wurden auch Exorzisten angestellt, die üble Geister austreiben sollten.

Nach der **altgriechischen Tradition** haben Krankheiten **einen übernatürlichen Ursprung** und stellen eine göttliche **Bestrafung** dar.

→

Entgegen dem Aberglauben erkennt **Hippokrates** Krankheiten als **natürlich bedingt** an und versucht, die **Ursachen zu finden.**

↓

Mit einem **vernunftbasierten Ansatz** versucht Hippokrates, durch **Logik** und **Beobachtung** Krankheit zu ergründen.

←

Dies ebnet den Weg für eine **neue, ganzheitliche Medizin,** die sich auf **Prognose** und **Behandlung** stützt.

Siehe auch: Altägyptische Medizin 20–21 ▪ Pflanzenheilkunde 36–37 ▪ Römische Medizin 38–43 ▪ Pharmazie 54–59 ▪ Anatomie 60–63

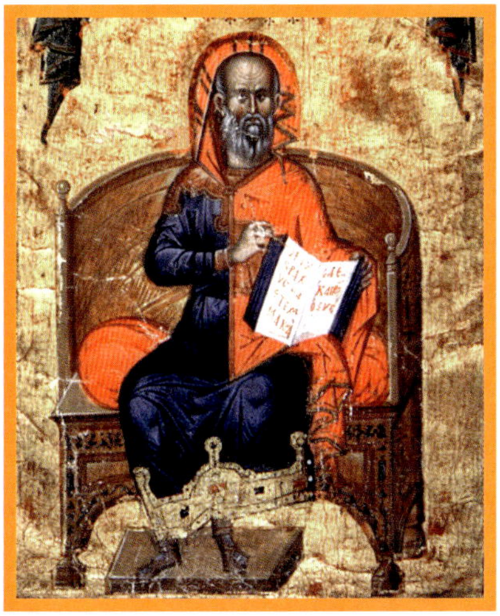

Hippokrates, der Gründervater der westlichen Medizin, mit seinem Werk in einer Miniatur aus dem 14. Jh. Seine in viele Sprachen übersetzten Schriften beeinflusste die mittelalterlichen Lehre.

Die alten Griechen begannen hingegen, das Wesen des Universums weniger in göttlichen als in philosophischen Begriffen zu denken. Erst mit diesem Wandel änderte sich auch die medizinische Praxis.

Philosophie und Medizin

Einen stärker vernunftbasierten Blick auf die Medizin hatte als einer der Ersten der Naturphilosoph Alkmaion von Kroton im 5. Jahrhundert v. Chr. Er sah das Gehirn als den Sitz der Wahrnehmung und der Erkenntnis an und führte auch wissenschaftliche Experimente durch. So sezierte er Augen und legte den Sehnerv frei. Seiner Überzeugung nach wurde der Körper von Gegensatzpaaren beeinflusst (trocken/heiß oder süß/bitter), die ins Gleichgewicht gebracht werden müssen. Sein Zeitgenosse Empedokles glaubte, dass den menschlichen Körper vier Elemente regierten: Erde, Luft, Feuer und Wasser. Hippokrates (um 460–375 v. Chr.), der größte Arzt der griechischen Antike, vereinigte beide Lehren zu einer umfassenden Theorie der menschlichen Physiologie. In seiner Heimat auf Kos gründete er eine Schule und lehrte dort die Theorie der vier Säfte (Blut, Schleim, gelbe und schwarze Galle), die in einem gesunden Körper im Gleichgewicht sein müssen. Anders als konkurrierende Schulen wie die von Knidos sah er den Körper als ein Gesamtsystem und nicht als die Summe seiner Teile. Zentral war es, die Symptome zu beobachten, um zu einer begründeten Diagnose und Behandlung zu gelangen.

Vernunftbezogener Ansatz

Die hippokratischen Schriften sind eine Sammlung von mehr als 60 Texten (einschließlich der *Epidemien* und *Über die Knochenbrüche und Gelenke*), die Hippokrates und seinen Nachfolgern zugeschrieben werden. Zusammen mit genauen Fallstudien enthalten sie eine klare Einteilung von Krankheiten, die bis heute gebräuchlich ist: epidemische, chronische und akute Erkrankungen. Hippokrates förderte die ganzheitliche Behandlung und legte neben der Verabreichung von Medikamenten großen Wert auf Ernährung, Bewegung, Massage und Hygiene. Seine Schüler mussten einen Eid ablegen, niemals einem Patienten zu schaden und Vertraulichkeit zu bewahren. Hippokrates' professioneller Ansatz bereitete späteren Ärzten wie Galen und Dioskurides den Boden, um die Medizin als angesehene und lebenswichtige Wissenschaft zu etablieren. Maßgeblich dafür war die Abkehr von obskuren Praktiken und dem Aberglauben. ▪

Eid des Hippokrates

Der Hippokrates zugeschriebene und nach ihm benannte Eid verpflichtete angehende Ärzte zu geloben, ethische Grundsätze einzuhalten. Als verehrter und weitgereister Lehrer und Arzt besaß Hippokrates großen Einfluss. Der Eid setzte hohe Standards an Erfahrung, Kenntnis und Praxis und machte den Arztberuf beim einfachen Volk glaubwürdig. Er hob Ärzte von »Heilern« ab. Eingeschlossen war das Gelöbnis, Patienten nicht zu vergiften und Vertraulichkeit zu bewahren. Hippokrates bestand auch auf einem gepflegten Erscheinungsbild, da ein Arzt, der selbst nicht in der Lage war, sich um sich zu kümmern, nicht vertrauenswürdig wäre. Laut dem Eid soll ein Arzt ruhig, aufrichtig und verständnisvoll auftreten.

Der Eid wurde in der westlichen Welt Grundlage und manche Klauseln wie Vertraulichkeit und Achtung vor dem Patienten sind weiterhin maßgeblich.

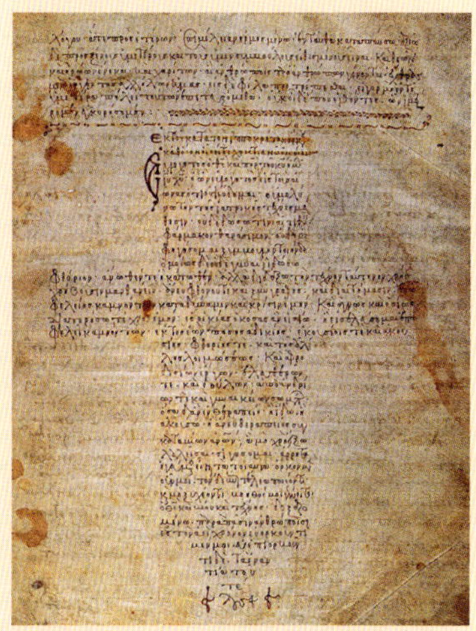

Mittelalterliche Abschrift des originalen Eids, der wahrscheinlich um 400 v. Chr. von einem Nachfolger des Hippokrates verfasst wurde.

KÖRPER IN HARMONIE

TRADITIONELLE CHINESISCHE MEDIZIN

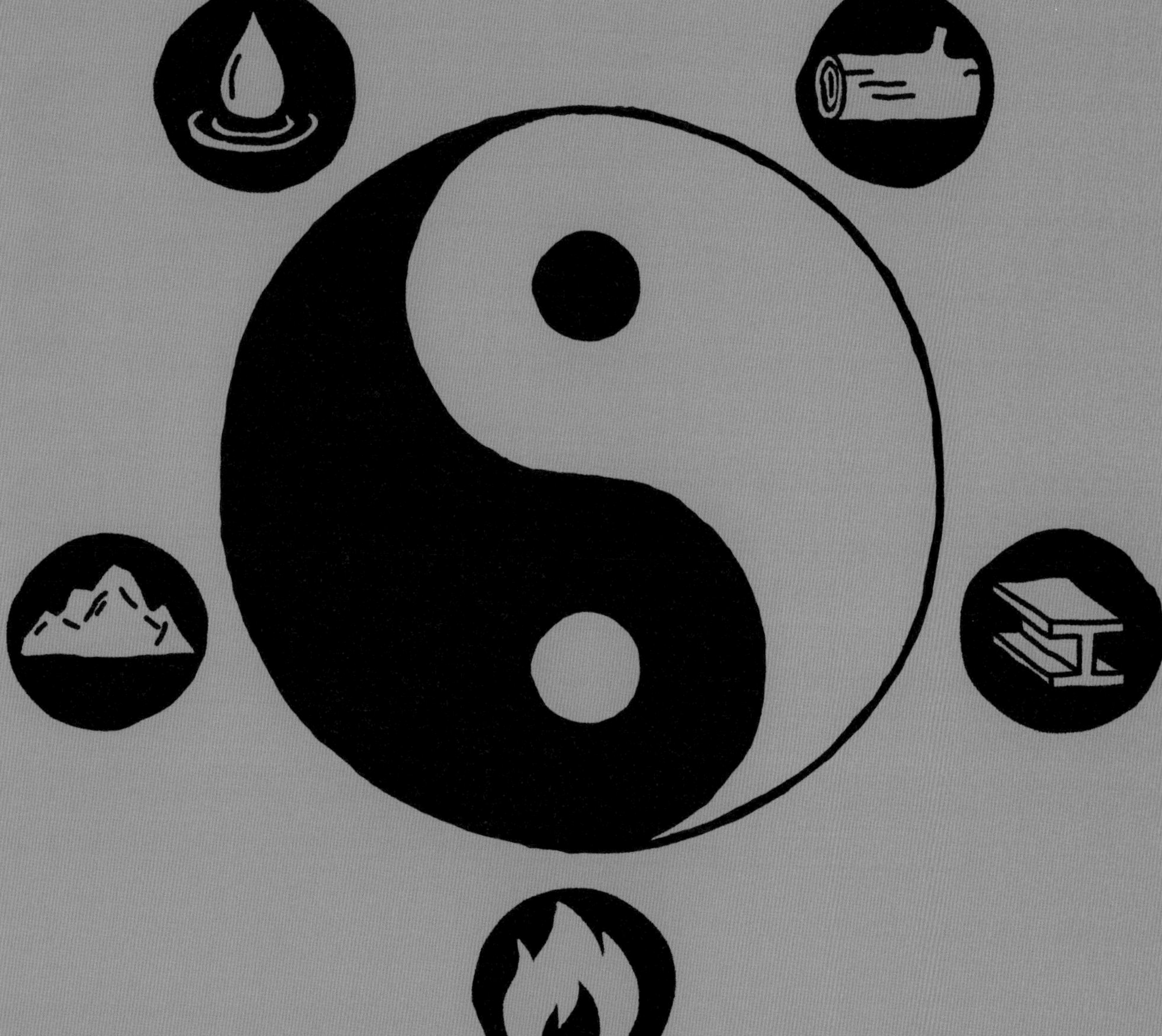

IM KONTEXT

FRÜHER

2697 v. Chr. Der Legende nach beginnt der Gelbe Kaiser Huangdi seine Regentschaft und begründet die Traditionelle Chinesische Medizin.

1700–1100 v. Chr. Auf Orakelknochen aus der Shang-Dynastie sind Krankheitsnamen, Wein als Medizin und chirurgische Messer und Nadeln eingetragen.

Um 1600 v. Chr. Der Shang-Beamte Yi Yin erfindet das Abkochen in Wasser oder Geist (Dekokt), um ein gereinigtes Konzentrat zu erstellen.

SPÄTER

113 n. Chr. Im 1968 entdeckten Grab des Prinzen Liu Sheng werden vier goldene und vier silberne Akupunkturnadeln entdeckt.

2. Jh. Hua Tuo entwickelt Betäubungsmittel, chirurgische Techniken und Übungen nach Tierbewegungen.

1929 Mit zunehmendem westlichem Einfluss drängt China die Akupunktur und andere traditionelle Behandlungsformen zurück.

Um 1950 Mao Zedong fördert die Traditionelle Chinesische Medizin und eröffnet Forschungszentren zur Akupunktur in ganz China.

2018 Die Weltgesundheitsorganisation (WHO) nimmt traditionelle Verfahren in die *11. Internationale Klassifikation der Krankheiten* auf.

Ein **Ungleichgewicht** zwischen den gegensätzlichen Kräften **Yin und Yang,** die auf die Organe wirken, bedingt **Krankheiten** oder **Störungen.**

↓

Jedes **Organ** ist einem der **fünf Elemente** (Phasen) – Feuer, Wasser, Holz, Metall und Erde – zugeordnet.

↓

Sechs Überflüsse, die mit den Elementen assoziiert sind, bewirken **Symptome.** So führt zu viel ***Huo*** (Feuer) zu **Fieber.**

↓

Der Arzt erfasst die **Symptome** und **diagnostiziert** nach **acht Prinzipien die Ursache** für das Ungleichgewicht.

↓

Mit Therapien wie **Akupunktur, Arzneien, Ernährung** oder **körperlichen Übungen** wird das **Gleichgewicht** zurückerlangt.

Die grundlegende Lehrschrift zur Traditionellen Chinesischen Medizin (TCM) ist das *Huangdi Neijing (Klassiker des Gelben Kaisers zur inneren Medizin)*. Das Werk stammt aus der Periode der streitenden Reiche um 300 v. Chr., noch vor der Vereinigung Chinas, und enthält auch frühere Ideen wie etwa die Diagnostik des legendären Arztes Bian Que aus dem *Nanjing (Klassiker der Schwierigkeiten)*.

Die Grundannahmen der Traditionellen Chinesischen Medizin sind viel älter und werden den drei mythischen Urkaisern zugeschrieben. Demnach erschuf Kaiser Fuxi die *Bagua*: acht Symbole, die für die Grundbestandteile der Wirklichkeit (Himmel, Erde, Wasser, Feuer, Wind, Donner, Berg und See) stehen. Jedes Symbol ist aus drei Linien aufgebaut, die entweder gebrochen (Yin) oder ungebrochen (Yang) sein können. Der Rote Kaiser Shennong entdeckte Heil- und Giftpflanzen und Huangdi, der Gelbe Kaiser, erfand die Akupunktur und wurde von den Göttern unterrichtet, wie magische Heilpulver und Pulsdiagnostik anzuwenden sind.

Auch wenn die Herkunft etwas unklar ist, so sind im *Huangdi*

Siehe auch: Ayurveda 22–25 ▪ Römische Medizin 38–43 ▪ Islamische Medizin 44–49 ▪ Medizinschulen und Chirurgie im Mittelalter 50–51 ▪ Pharmazie 54–59 ▪ Anästhesie 112–117 ▪ Vitamine und Ernährung 200–203

»Wenn das echte Qi leicht fließt … wie kann dann Krankheit entstehen?«

Huangdi Neijing

Neijing die Essenzen der Traditionellen Chinesischen Medizin niedergelegt: das Yin und Yang als Universalkonzept der chinesischen Philosophie, die Untersuchung und Diagnose als Heilverfahren sowie Akupunktur und Heilkräuter als Heilmittel. Die Schrift selbst ist als Unterhaltung zwischen dem Gelben Kaiser und seinen Ministern angelegt. Huangdi stellt medizinische Fragen und die Antworten seiner Berater beinhalten die Grundsätze des medizinischen Wissens.

Grundprinzipien

Im *Huangdi Neijing* sind das Gegensatzpaar Yin und Yang, die fünf Elemente Feuer, Wasser, Holz, Metall und Erde und die auf Leitungsbahnen (Meridianen) durch den Körper fließende Lebensenergie Qi beschrieben. Der Text enthält auch die Pulsabnahme und die Inspektion der Zunge zur Diagnose sowie die Akupunktur und die Anwendung von Heilpflanzen, Massage, Diätik und Übungen als Therapie.

Schlüssel zu allem ist das Gleichgewicht von Yin und Yang. Das Kräftepaar wird als gleichzeitig gegensätzlich und sich gegenseitig ergänzend erklärt und steuert den Körper auf unterschiedliche Weise. Das Yin wirkt als kühle, dunkle, passive und weibliche Kraft, vergleichbar mit dem Wasser. Das Yang ist feuerähnlich: heiß, hell, aktiv und männlich. Ein Ungleichgewicht des Paars verursacht Krankheit.

Alle wichtigen inneren Organe werden entweder durch das Yin oder das Yang beeinflusst. Die Organe des Yin wie Herz, Milz, Lunge, Nieren, Leber und Herzhülle (Perikard) gelten als fest und haben die Aufgabe, lebenswichtige Substanzen wie Blut und Qi zu speichern. Die Organe des Yang wie Darm, Gallenblase, Magen und Harnblase sind hohl und dienen der Verdauung von Nährstoffen und der Ausscheidung.

Die fünf Elemente, die miteinander durch ein System namens *Wu-xing* in Beziehung stehen, gehören zu jeweils einem Yin- und einem Yang-Organ: Feuer zu Herz/Dünndarm, Wasser zu Niere/Blase, Holz zu Milz/Magen. Durch die Wechselwirkung entsteht ein dynamischer, sich selbst regulierender Kreis aus *Sheng* (erschaffend oder nährend), *Ke* (steuernd und überwachend), *Cheng* (überschießend) und *Wu* (rebellierend). Die durch die Meridiane strömende Lebenskraft Qi versorgt und vitalisiert die Organe. Nahrung und Luft füllen das Qi auf. Fehlt es, stirbt der Körper, und bei Mangel erkrankt er.

Diagnose

Ziel der Traditionellen Chinesischen Medizin ist es, Ungleichgewichte zwischen Yin und Yang, *Wu-xing* und Qi aufzudecken und zu korrigieren. So prägt sich beispielsweise ein Mangel an Yin als Schlaflosigkeit, nächtliches Schwitzen oder Pulsrasen aus, während zu wenig Yang kalte Gliedmaßen, eine fahle Zunge oder Pulsträgheit bedeutet. Disharmonien werden mit acht Diagnoseprinzipien erkannt. Die wichtigsten sind das Yin und Yang, die die anderen sechs definieren: Mangel, Kälte, Inneres, Überschuss, Hitze und »

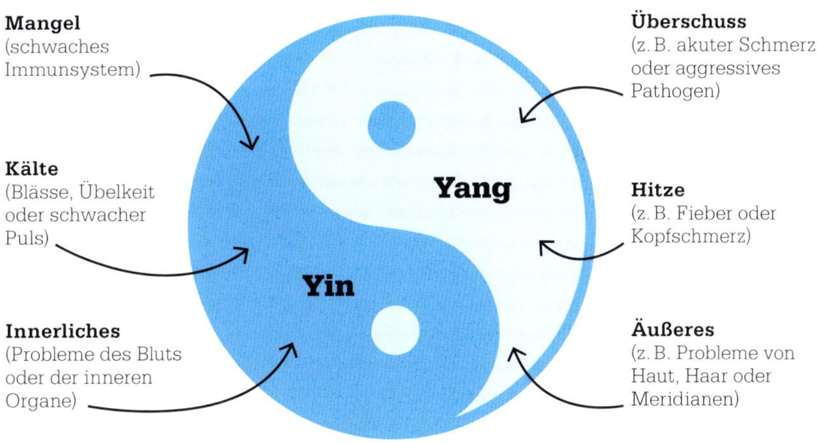

Für die Diagnose werden in der Traditionellen Chinesischen Medizin Grundprinzipien untersucht, das Yin und das Yang sowie deren untergeordnete Prinzipien: Mangel, Kälte und Inneres für das Yin und Überschuss, Hitze und Äußeres für das Yang.

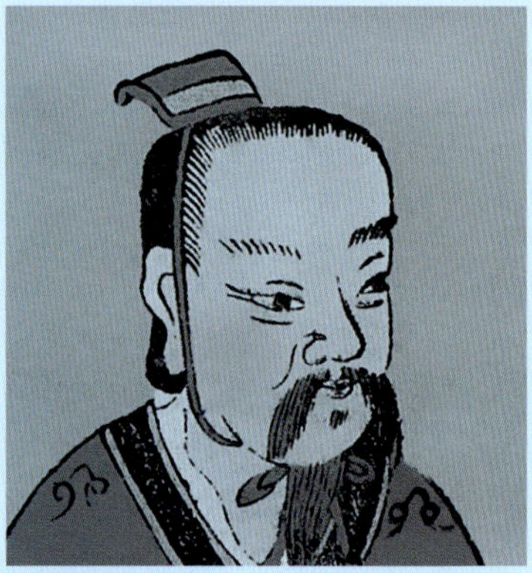

Bian Que

Geboren im 5. Jh. v. Chr., ist Bian Que der erste chinesische Arzt, von dem dank einer 300 Jahre nach seinem Tod verfassten Biografie des Geschichtsschreibers Sima Qian etwas bekannt ist. Demnach übergab dem jungen Que eine geheimnisvolle Person ein Buch mit medizinischen Formeln sowie ein Bund Kräuter und verschwand wieder. Nachdem er die Kräuter 30 Tage in eine Lösung eingelegt hatte, konnte Bian Que in Menschen hineinsehen und Krankheiten feststellen.

Bian Que zog durch das Land, behandelte und operierte Kranke und wurde sehr berühmt. In einer seiner Wunderheilungen erweckte er Zhao Jianzi, den obersten königlichen Minister von Jin, durch Akupunktur zum Leben, nachdem dieser in ein Koma gefallen war und als tot galt.

Bian Que wurde 310 v. Chr. von Li Mi, einem königlichen Beamten und ärztlichen Konkurrenten, ermordet.

Hauptwerke

Nanjing (Klassiker der Schwierigkeiten)
Bian Que Neijing (Bian Ques Klassiker der inneren Medizin)

Äußeres. Als Ursache für äußerliche Störungen kommen sechs Einflüsse infrage: Wind, Kälte, Sommerhitze, Schwüle, Trockenheit und Feuer, die mit den Elementen verbunden sind. Innerliche Probleme stammen von den sieben Emotionen Zorn, Freude, Grübeln, Traurigkeit, Sorge, Schrecken und Angst ab.

Im 4. Jh. v. Chr. beschrieb Bian Ques im *Nanjing* die vier Stufen der Diagnose: den Kranken anschauen, insbesondere Gesicht und Zunge, auf die Stimme und innere Geräusche hören (sowie Atem und Körper riechen), ihn befragen und den Puls nehmen. Ende des 3. Jh. n. Chr. schrieb Wang Shuhe den *Maijing (Klassiker des Pulses)* und erläuterte, wo der Puls genommen werden soll – entweder am *Cun* (direkt an der Hand), am *Guan* (weiter oben am Arm) oder am *Chi* (ganz oben am Arm). Das rechte Handgelenk, so erklärte er, eigne sich am besten für das Yin, das linke für das Yang. Um den Zustand der Organe zu erfassen, empfahl er zwei Messungen an jedem Pulspunkt, erst mit leichtem, dann mit stärkerem Druck.

> »Ein springender Puls ist ein Puls, der kommt und geht und gelegentlich unterbrochen ist.«
>
> **Wang Shuhe**

In der Traditionellen Chinesischen Medizin wird jede Diagnose individuell auf den Patienten zugeschnitten, gemäß dem Sprichwort *Yin bing tong zhi; tong bin yi zhi* (»andere Krankheit, gleiche Therapie, gleiche Krankheit, andere Therapie«). Demnach können Menschen mit unterschiedlichen Symptomen die gleiche Behandlung erfahren oder die gleichen Symptome haben, aber andere Maßnahmen erhalten.

Heilung mit Nadeln

Ziel der Akupunktur ist es, Ungleichgewichte im Körper durch Einstechen von Nadeln zu korrigieren. Die Nadeln sollen den Strom des Qi entlang der zwölf Haupt- und unzähligen Nebenmeridiane

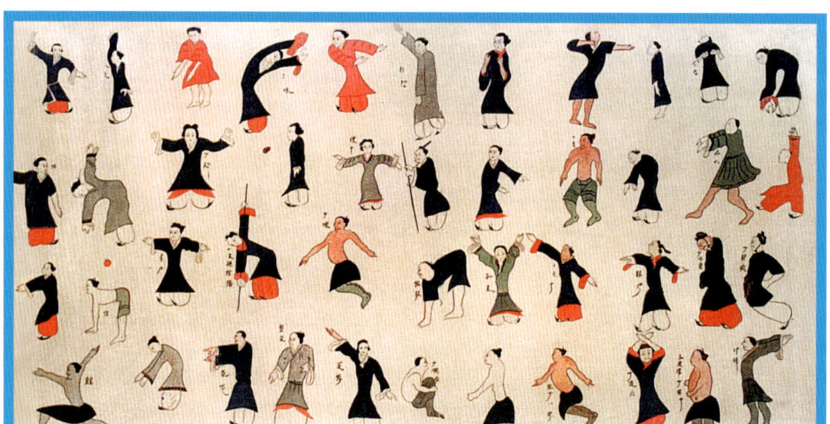

Bestimmte körperliche Übungen sollten helfen, Harmonie zurückzuerlangen. Diese Tafel stammt von einem Seidenmanuskript aus einem Grab in Südzentralchina aus dem 2. Jh. v. Chr.

»Nadeln und Brennen … kurieren den tauben [unbewussten] Körper.«

Bian Que

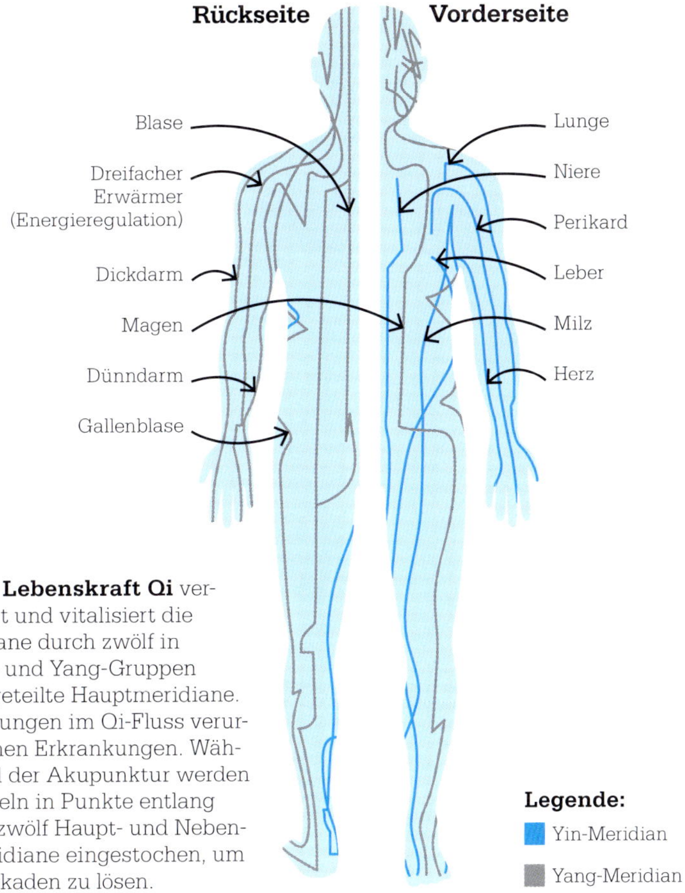

Die Lebenskraft Qi versorgt und vitalisiert die Organe durch zwölf in Yin- und Yang-Gruppen aufgeteilte Hauptmeridiane. Störungen im Qi-Fluss verursachen Erkrankungen. Während der Akupunktur werden Nadeln in Punkte entlang der zwölf Haupt- und Nebenmeridiane eingestochen, um Blockaden zu lösen.

umleiten. Die Einstichpunkte können weit entfernt von den eigentlichen Problemzonen liegen – für Schmerzen im unteren Rücken wird beispielsweise an der Hand genadelt. Erstmals systematisch erfasst wird die Akupunktur mit 349 Punkten im *Systematischen Klassiker der Akupunktur und Moxibustion*, der um 260 n. Chr. von Huangfu Mi, der 630 n. Chr. von Zhen Quan überarbeitet wurde. Im Jahr 1030 nannte der berühmte Anwender Wang Weiyi bereits 657 Punkte, die er auf lebensgroßen Bronzestatuen veranschaulichte.

Moxibustion und anderes

Zur Traditionellen Chinesischen Medizin gehört auch die Moxibustion, das Brennen der Beifußpflanze (Moxa) auf oder direkt an der Haut, um das Qi anzuregen. Im 1. Jahrtausend n. Chr. wurden die Therapieformen einschließlich der Akupunktur weiter verfeinert. Der führende Arzt der Han-Dynastie, Zhang Zhongjing (150–219 n. Chr.) beschrieb, was man bei Typhus essen sollte, aber berühmt wurde er durch seine *Abhandlung über fieberhafte, durch Kälte verursachte Erkrankungen*. Sein Zeitgenosse Hua Tuo gilt als erster Anästhesist Chinas; vor Operationen verabreichte er Kranken ein wasserlösliches Pulver namens *Mafeisan* (das wahrscheinlich Opium, Cannabis und Giftpflanzen enthielt). Mit dem Aufkommen der europäischen Medizin durch jesuitische Missionare im späten 16. Jahrhundert geriet die Akupunktur immer mehr in Verruf und chinesische Ärzte gingen vor allem auf Heilpflanzen über. In seinem 53-bändigen *Bencao Gengmu (Kompendium der Materia Medica)* von 1576 führte der Arzt Li Shizhen 1892 Kräuter und mehr als 11 000 Rezepturen für spezifische Krankheiten auf.

Die Moderne

Mit dem Einfluss des Westens wuchs seit Mitte des 19. Jahrhunderts die Kritik an der traditionellen Medizin, der man die Wissenschaftlichkeit absprach. Nach der Gründung der Volksrepublik China 1949 wurde sie wiederbelebt, auch weil 500 Mio. Menschen eine Gesundheitsversorgung bekommen sollten und nur 15 000 westlich ausgebildete Ärzte zur Verfügung standen. Die Kombination von moderner westlicher und Traditioneller Chinesischer Medizin (TCM) wurde als »Gehen auf zwei Beinen« bezeichnet.

Obwohl Wissenschaftler der TCM nach wie vor das Fehlen von klinischer Evidenz ankreiden, erlebt sie heute einen weltweiten Aufschwung, z. B. in der Schmerztherapie durch Akupunktur und insbesondere seit ihrer Aufnahme in ein Diagnosekompendium der WHO. ■

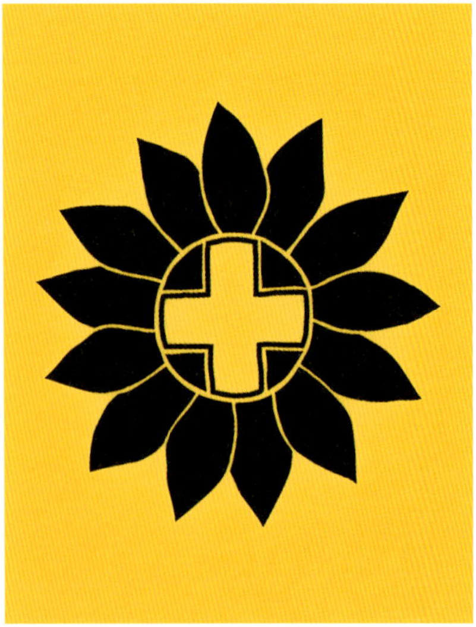

DIE NATUR IST DER BESTE ARZT

PFLANZENHEILKUNDE

IM KONTEXT

FRÜHER

Um 2400 v. Chr. Auf einer Keilschrifttafel der Sumerer stehen zwölf, meist pflanzliche Arzneirezepturen.

Um 1550 v. Chr. Der *Papyrus Ebers* in Ägypten verzeichnet 700 Pflanzen für medizinische Zwecke.

Um 300 v. Chr. Die *Historia Plantarum* von Theophrastos enthält eine Einteilung von 500 medizinischen Pflanzen.

SPÄTER

512 n. Chr. Das älteste erhaltene Exemplar der *De materia medica* wird für die Tochter des römischen Kaisers Olybrius produziert.

Um 1012 Der *Kanon der Medizin* des islamischen Arztes Ibn Sina schließt viele Quellen ein, u. a. von Dioskurides.

1554 Der italienische Botaniker und Arzt Pietro Andrea Mattioli kommentiert *De materia medica*.

Viele Gesellschaften der Antike kannten und beschrieben pflanzliche Arzneimittel. Im altägyptischen *Papyrus Ebers* von um 1550 v. Chr. sind 700 Heilpflanzen und ihre Anwendung aufgeführt. Homer nennt in seinen beiden Epen, der *Ilias* und der *Odyssee*, die um 800 v. Chr. entstanden sind, mehr als 60 Pflanzen mit medizinischer Verwendung. Erst nach Hippokrates im 5. Jahrhundert v. Chr. wurden die Pflanzen erstmals in ein stimmigeres System nach ihrer therapeutischen Wirkung eingeteilt. Der Botaniker Theophrastos von Lesbos (ein Schüler des Aristoteles) verfeinerte das Klassifikationssystem Ende des 4. Jahrhunderts v. Chr. In

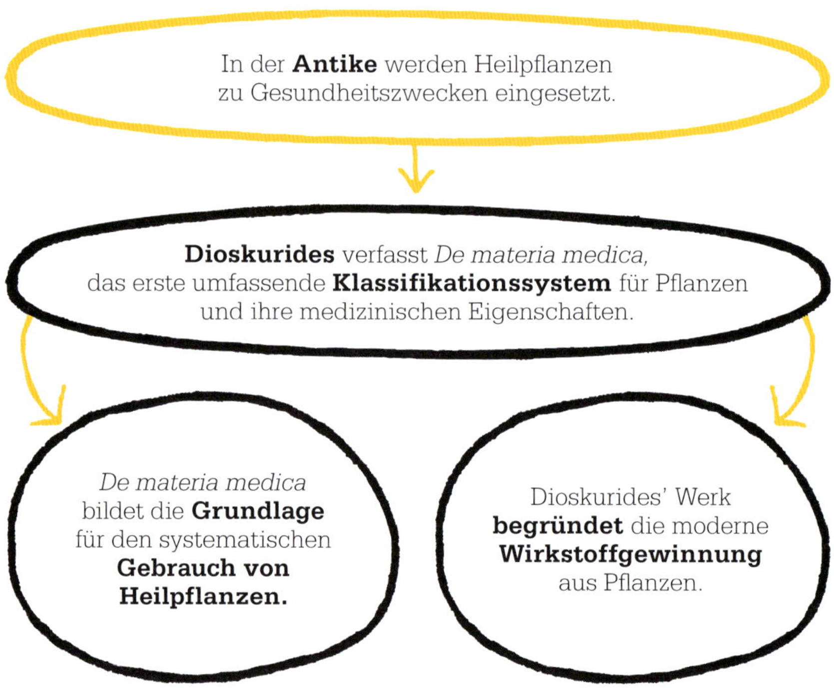

Siehe auch: Griechische Medizin 28–29 ▪ Römische Medizin 38–43 ▪ Islamische Medizin 44–49 ▪ Medizinschulen und Chirurgie im Mittelalter 50–51 ▪ Pharmazie 54–59 ▪ Aspirin 86–87 ▪ Homöopathie 102

Pedanios Dioskurides

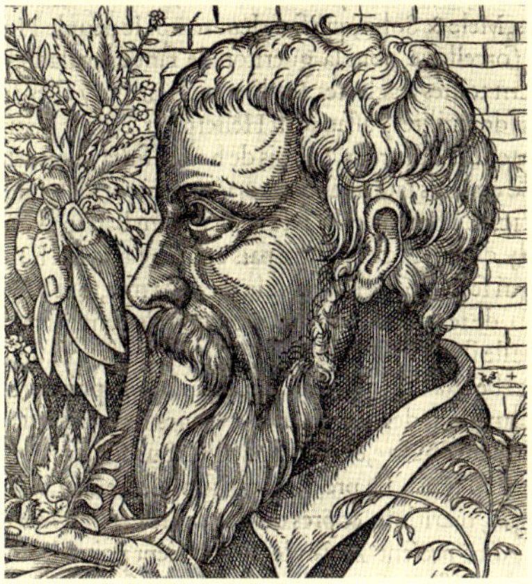

Dioskurides wurde um 40 n. Chr. in Anazarbus in der heutigen Türkei geboren. Unter Kaiser Nero reiste er als Wundarzt in der römischen Armee durch den östlichen Mittelmeerraum, wo er die dort wachsenden Nutz- und Heilpflanzen kennenlernte. Dieses Wissen legte er um 70 n. Chr. in seinem Werk *De materia medica (Über Arzneistoffe)* nieder, ein umfassendes fünfbändiges Lehrbuch über Arzneimittel. In seiner Muttersprache Altgriechisch verfasst, waren die Arzneistoffe – hauptsächlich Pflanzen – nach ihren therapeutischen Eigenschaften geordnet. Diese Systematik wurde in den späteren lateinischen und arabischen Übersetzungen gebrochen, da diese Gelehrten ein alphabetisches Verzeichnis bevorzugten. Illustriert wurde das Werk zu einem Lieblingsbuch von mittelalterlichen Kopisten und frühen Verlegern am Ende der Renaissance. Dioskurides starb etwa 90 n. Chr.

Hauptwerk

Um 70 n. Chr. *De materia medica (Über Arzneistoffe)*

seiner *Historia Plantarum (Naturgeschichte der Gewächse)* kategorisierte er 500 medizinische Pflanzen nach ihren genauen Gruppeneigenschaften wie beispielsweise Aussehen, Lebensraum und Verwendung.

De materia medica

Ein ausgereiftes System der Pflanzenheilkunde errichtete der römischen Militärarzt Dioskurides im 1. Jahrhundert n. Chr. Nach jahrelanger Beobachtung legte er seine gesamte Pflanzenkenntnis und ihre medizinische Anwendung in der bahnbrechenden Schrift *De materia medica (Über Arzneistoffe)* nieder. Dabei ordnete er die Pflanzen nach ihrer physiologischen Wirkung auf den Körper, beispielsweise in diruetische (harntreibende) oder emetische (Brechreiz auslösende) Arzneien. Die Liste umfasst 944 Substanzen, wovon 650 pflanzlichen Ursprungs sind, zudem ihre physikalischen Eigenschaften, ihrer Zubereitung, ihrer Wirkung und gegen welche Beschwerden sie eingesetzt werden sollen. Viele davon, beispielsweise Weide und Kamille mit ihrem breiten Wirkspektrum, wurden zur wichtigsten Stütze der mittelalterlichen Kräuterheilkunde.

Aufstieg der Heilkräuter

Auch nach dem Fall Roms im 5. Jahrhundert blieb *De materia medica* ein grundlegendes Werk. Viele andere medizinische Schriften gingen mit der Zerstörung der römischen Bibliotheken verloren. Dass *De materia medica* überlebte, war den zahlreichen Abschriften von Gelehrten des Byzantinischen und islamischen Reichs zu verdanken. Die Übersetzungen von Dioskurides' Schriften trugen maßgeblich zur Ausbreitung des klassischen medizinischen Wissens bei.

Im Mittelalter begannen Gelehrte und Mönche, inspiriert durch *De materia medica,* mit der Sammlung von medizinisch nützlichen Pflanzen in Herbaren oder Kräuterbüchern. Deren Verbreitung und Ergänzung mit gelehrten Kommentaren förderte der Buchdruck in der Renaissance.

De materia medica begründete den modernen wissenschaftlichen Ansatz, Pflanzen als Wirkstoffquelle zu betrachten (im Jahr 1820 wurde Chinin aus Weidenrinde gewonnen). Wie das Buch zeigt, gibt es eine lange Tradition, Pflanzen und pflanzliche Präparate direkt wegen ihres therapeutischen Nutzens einzusetzen. ▪

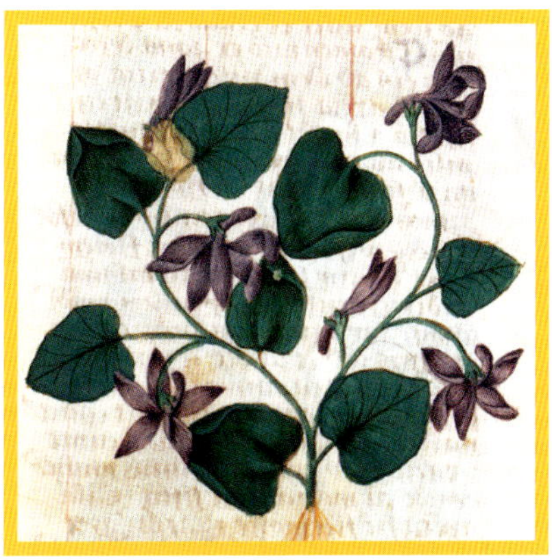

De materia medica war 16 Jahrhunderte das Standardwerk für Pharmakologie und Arzneimittelkunde. Diese handgezeichneten Veilchen zieren eine Ausgabe aus dem 15. Jahrhundert.

DURCH ANSCHAUUNG UND VERNUNFT ZUR DIAGNOSE

RÖMISCHE MEDIZIN

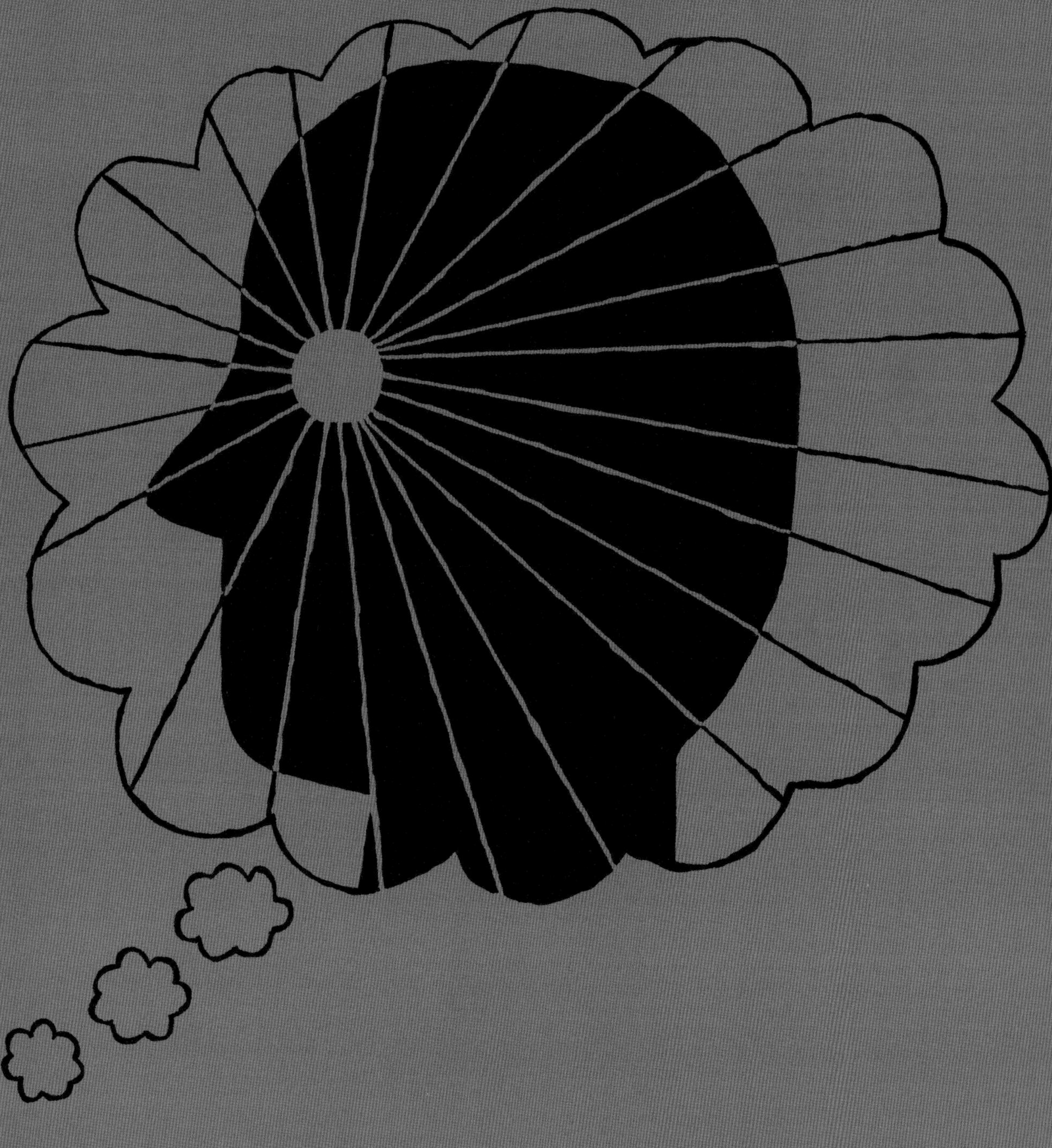

IM KONTEXT

FRÜHER

753 v. Chr. Gründung Roms. Dessen Herrscher erobern später die griechische Welt und erschaffen ein Weltreich.

219 v. Chr. Archagathos von Sparta praktiziert als erster griechischer Arzt in Rom.

2. Jh. v. Chr. Erste öffentliche Bäder als Orte der Reinigung und Begegnung, aber auch der Krankheitsübertragung.

SPÄTER

Um 390 n. Chr. Bau des ersten Allgemeinkrankenhauses.

Um 400 Oribasius, Leibarzt von Kaiser Julian, verfasst die *Medizinischen Sammlungen,* eine der letzten großen medizinischen Schriften der Römer.

Um 900 Al-Razi übersetzt und kritisiert Galens Werk.

Um 1150 Burgundio pisanos übersetzt Galens Werke auf Latein.

Im antiken Rom gibt es **drei konkurrierende medizinische Lehren.** Das erschwert Heilungserfolge.

Für die **Methodisten** sind **Physik und Regeln** wichtiger als die Patientenbeobachtung.

Die **Empiriker** glauben, dass **Erfahrung** und **Beobachtung** den Theorien überlegen sind.

Die **Dogmatiker (Rationalisten),** halten Theorien zur **Krankheitsursache** für wichtiger als die Beobachtung.

Galen verwirft die methodistische Lehre weitgehend. Er **kombiniert die klinische Beobachtung** (der Empiriker) mit der (rationalistischen) **Suche nach der Ursache von Krankheit.**

Dadurch entstehen ein besseres Krankheitsverständnis und neue Theorien.

In seiner Blütezeit erstreckte sich das Römische Reich unter Kaiser Trajan im 2. Jahrhundert n. Chr. 5 Mio. Quadratkilometer über Europa, Nordafrika, den Nahen Osten und Westafrika. Seine Bürger waren stolz auf ihre Bäder und Aquädukte, lebten aber in schmutzigen Straßen und Krankheiten machten sich breit. Dennoch gab es nachhaltige Fortschritte in Hygiene und Medizin.

Griechische Wurzeln

Die römische Medizin vereinte traditionelle Praktiken wie die Anwendung von Heilkräutern und wissenschaftliche Theorien, wie sie seit dem 5. Jahrhundert v. Chr. in Griechenland aufkamen. Zunächst waren die Anleihen aus Griechenland vor allem religiöser Natur. So übernahmen die Römer die griechische Gottheit Asklepios als römischen Heilgott. Mit der Ankunft des spartanischen Arztes Archagathos 219 v. Chr. in Rom begann dann eine neue Sichtweise auf die Medizin. Archagathos war für die Heilung von Hautleiden und Kriegswunden berühmt. In einer Zeit, als die Römer kaum chirurgische Kenntnisse hatten, sich aber gerade im Zweiten Punischen Krieg engagierten, war die Wundheilung eine hochgeschätzte Gabe.

Obwohl Archagathos in Rom auch »der Schlächter« genannt wurde, etablierten sich seine Behandlungszentren für Soldaten und wurden zu den *Valetudinaria*, den Lazaretten. Neben anderen griechischen Ideen verbreitete Archagathos vor allem Hippokrates' Lehre von den Körpersäften aus dem 5. Jahrhundert v. Chr. Demnach war der Körper aus den vier Leibessäften oder Humores, Blut, gelbe und schwarze Galle sowie Schleim, aufgebaut. Eine Krankheit deutete auf einen Überschuss oder Mangel einer der Säfte hin. Um die Gesundheit wiederherzustellen, sollte der Arzt das Ungleichgewicht finden und für den Ausgleich sorgen.

Denkschulen

Mit zunehmender Akzeptanz der griechischen Kultur bei den Römern wuchs auch die Zahl der griechischen Ärzte. Ein gewisses Misstrauen blieb jedoch bestehen. Der

Siehe auch: Griechische Medizin 28–29 ▪ Islamische Medizin 44–49 ▪ Medizinschulen und Chirurgie im Mittelalter 50–51 ▪ Pharmazie 54–59 ▪ Anatomie 60–63 ▪ Blutkreislauf 68–73 ▪ Nosologie 74–75 ▪ Anamnese 80–81

Geschichtsschreiber und römische Senator Cato der Ältere aus dem 2. Jahrhundert v. Chr. befürwortete die traditionelleren Heilkuren gegenüber den griechischen Neuerungen: So empfahl er beispielsweise Kohl als Mittel gegen ein breites Beschwerdespektrum, von Bauchschmerzen bis zu Taubheit.

Trotz des Gegenwinds etablierte sich die griechische Schule in Rom, denn ihre Erfolge ließen sich nicht ignorieren. Später entwickelte sich jedoch daraus eine Reihe von konkurrierenden Schulen.

So begründete der griechische Arzt Asklepiades von Bithynien um 50 v. Chr. die eher philosophisch geprägte Schule der Methodisten. Ihre Anhänger beriefen sich auf Demokrit und seine Theorie, dass das Universum aus Atomen als Bausteine aufgebaut sei. Die Methodisten glaubten, der Körper sei ein physikalisches Gebäude, das mit guter Hygiene, Ernährung und Arzneien leicht in einen Zustand der Ordnung zurückgebracht werden könne. Somit bräuchte man den Beruf des Arztes auch nicht, denn die Grundlagen der Medizin seien in wenigen Monaten erlernbar.

Dagegen glaubten die Empiriker, die sich auf den um 250 v. Chr. lebenden griechischen Arzt Philinos beriefen, dass man den Patienten beobachten müsse, um mehr Kenntnisse zu erlangen und die sichtbaren Krankheitsanzeichen zu erkennen. Andererseits hielten sie die Natur für grundsätzlich undurchdringbar. Deshalb seien Spekulationen über die Ursache von Krankheiten unnütz und Kenntnisse über die menschliche Anatomie weniger relevant.

Die dritte Schule, die Rationalisten oder Dogmatiker, legte großen Wert auf den theoretischen Hintergrund. Der Arzt solle stets nach einer vorgegebenen Lehre verfahren, während die genaue Untersuchung der Symptome zweitrangig sei. Die Rationalisten fanden mehr über allgemeine Regeln von Krankheit heraus als die Empiriker, aber sie beobachteten die Fälle nicht systematisch. Bei einer falschen Theorie konnte das Ergebnis für den Patienten katastrophal ausfallen.

» Niemand kann jemals die richtige Funktion eines Teils finden, wenn er nicht mit dem gesamten Instrument sehr vertraut ist. «

Claudius Galen
De usu partium corporis humani,
(um 165–75 v. Chr.)

Zusammenschluss

Eine Vereinigung dieser konkurrierenden Denkschulen konnte nur einer außergewöhnlichen Persönlichkeit gelingen. Eine solche war der römische Arzt Claudius Galen, der aus Pergamon (in der heutigen Türkei) stammte. Er zog aus jeder Schule, die er für geeignet befand, Elemente heraus und erschuf daraus ein medizinisches System, das über 1000 Jahre der Maßstab für ärztliche Ausbildung blieb.

Galen lernte die griechische Philosophie und Medizin in seiner Geburtsstadt Pergamon kennen. In Rom, wo er ab 162 n. Chr. lebte, entwickelte er seine Theorien weiter. Wie Hippokrates sah er den menschlichen Körper als Gesamtheit und nicht als Summe von »

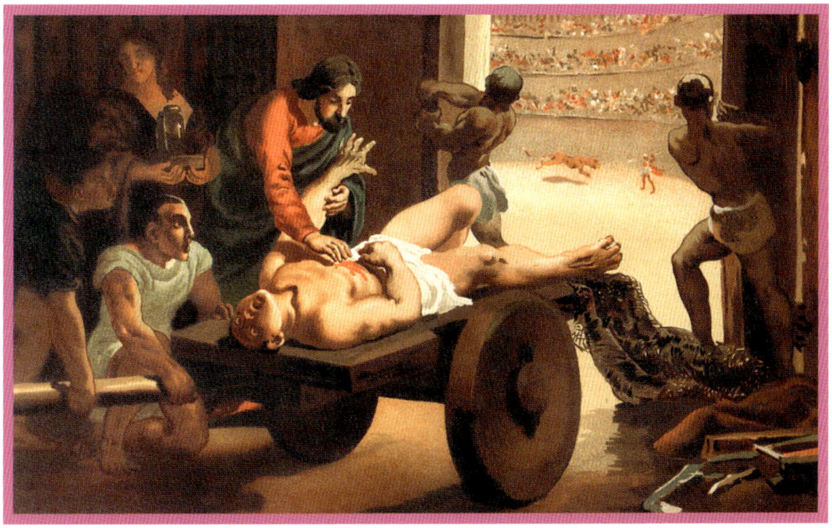

Während seiner Zeit als Wundarzt in einer Gladiatorenschule erhielt Galen durch die Wundversorgung und die Untersuchung der Toten direkte Einblicke in die menschliche Anatomie.

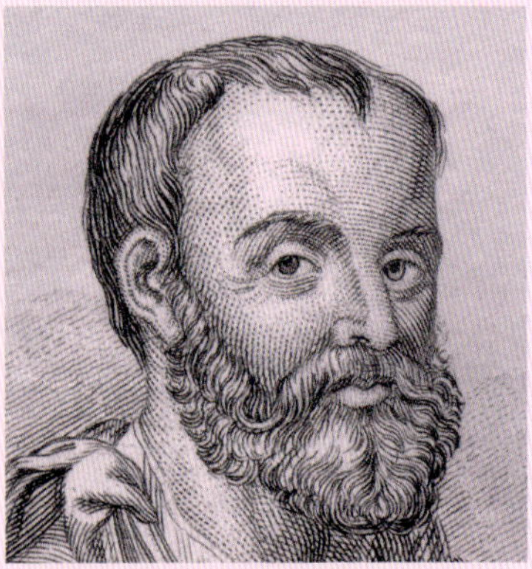

Claudius Galen

Galen wurde 129 n. Chr. in Pergamon in der heutigen Türkei geboren. Nachdem seinem Vater im Traum der Heilgott Asklepios erschienen war, entschied sich Galen für den Arztberuf. Er studierte in Pergamon, Smyrna und später Alexandria, deren Bibliothek ihm Zugang zu medizinischen Schriften ermöglichte.
Nach fünf Jahren als Chefarzt an der Gladiatorenschule in Pergamon ging Galen 162 n. Chr. nach Rom.
Sein wachsendes medizinisches Ansehen und sein barsches Auftreten verschafften ihm jedoch Feinde und so musste er Rom 166 verlassen. Kaiser Marc Aurel rief ihn jedoch 169 zurück und setzte ihn als kaiserlichen Feldarzt ein, was er auch unter Commodus und Septimius Severus blieb. Galen starb um 216 und hinterließ etwa 300 Werke, darunter Bücher über Linguistik, Logik und Philosophie sowie Medizin. Nur etwa die Hälfte davon ist erhalten.

Hauptwerk

Um 165–75 n. Chr. *De usu partium corporis humani (Über die Nützlichkeit der Teile des menschlichen Körpers)*

isolierten Organen oder Beschwerden. Um eine Krankheit und ihre Therapie zu verstehen, solle ein Arzt den Körper von innen und von außen genau betrachten, meinte Galen. Daraus sei gemäß der Säftelehre des Hippokrates eine Theorie zu entwickeln und eine Behandlung vorzuschlagen. Somit verband Galen die Gedanken der Rationalisten und der Empiriker – blieb aber skeptisch gegenüber der methodistischen Lehre.

Klinische Beobachtung

Nach Galens Verständnis gehörten die Anatomie und die Beobachtung sowie das Experiment zusammen. Während seiner Zeit als oberster Wundarzt einer Gladiatorenschule in Pergamon bekam er es mit offen liegenden Muskeln und inneren Organen zu tun. Da das römische Recht das Sezieren von Leichen verbot, beschränkte er sich auf Tiere. Aus Experimenten mit Berberaffen, Rindern und Schweinen erkannte er die blutführenden Eigenschaften von Arterien. Einmal verletzte er den Kehlkopfnerv eines lebenden Schweins, das danach weiterstrampelte, aber nicht mehr quieken konnte. Damit sah Galen seine Hypothese über die Nerven bei der Lautbildung bestätigt.

Galen beobachtete nicht nur, sondern nutzte auch die klinische Untersuchung für die Diagnose und die Auswahl der Behandlung. Während der Antoninischen Pest im Jahr 165 n. Chr. schrieb Galen die Symptome der Kranken auf. Alle übergaben sich, hatten Bauchschmerzen und einen schlechten Atem. Überzog sich der Körper mit schwarzen Pusteln, die nach

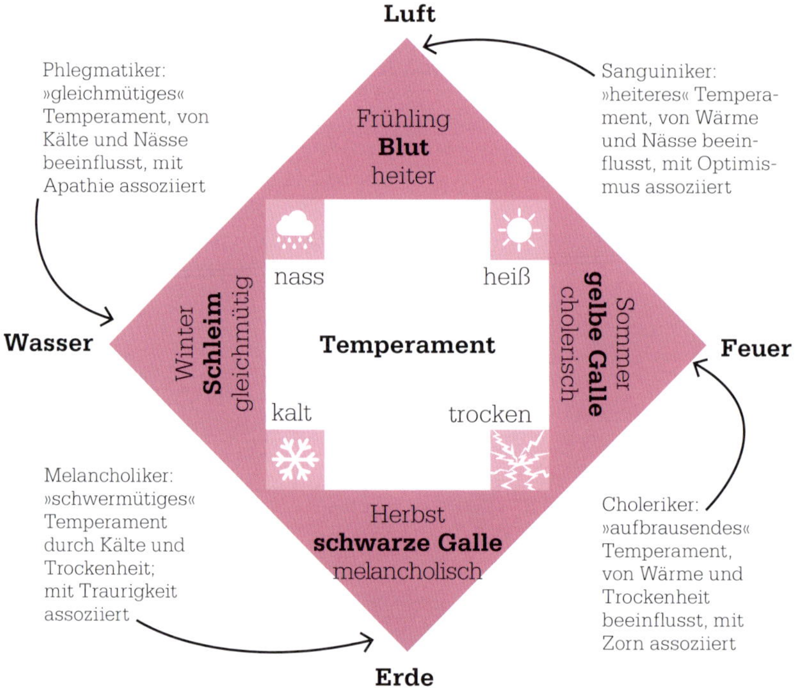

Galen verknüpfte jeden der vier Säfte mit einer Jahreszeit, einem Element (z. B. Luft) und einem Temperamenttyp (z. B. Sanguiniker). Eine gute Balance ist wichtig; zu viel von einem Saft führt zu Krankheit.

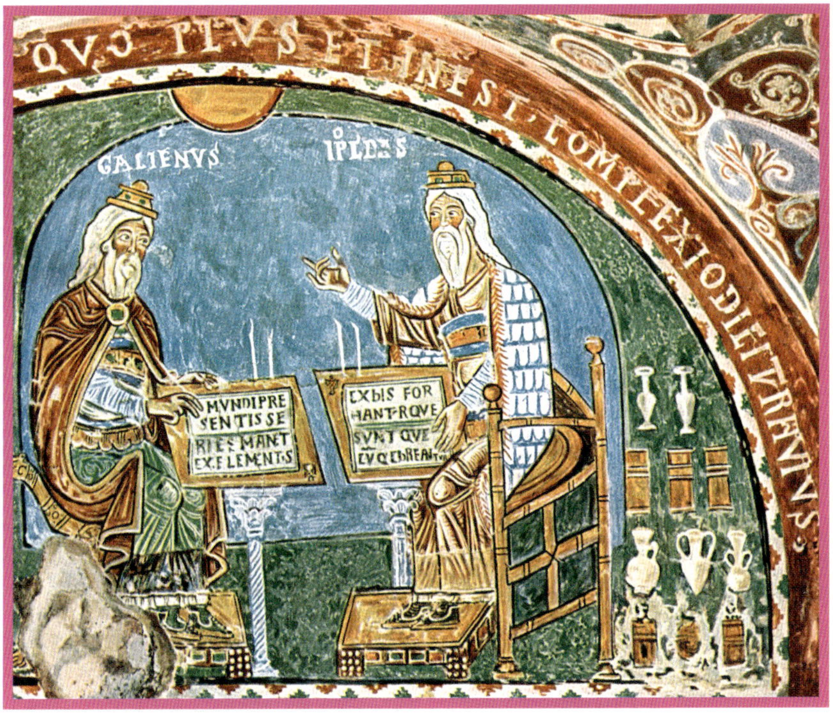

Auf diesem italienischen Fresko aus dem 13. Jh. sind Galen und Hippokrates gemeinsam als die bedeutendsten Ärzte der Antike dargestellt – ungeachtet ihres zeitlichen Abstands.

einigen Tagen abfielen, überlebten einige Patienten. Entwickelte sich jedoch ein schwarz gefärbter Stuhl, war der Tod fast sicher. Die Ursache des Leidens, bei dem es sich wahrscheinlich um die Pocken handelte, konnte Galen nicht erklären und er konnte den Kranken auch kaum helfen. Seine genauen Aufzeichnungen bezeugen jedoch sein tiefes Bestreben, Krankheiten und Symptome zu verstehen.

Galens medizinische Ideen wurzelten in der Säftelehre des Hippokrates, die er um die Faktoren »heiß« und »kalt« sowie »nass« und »trocken« erweiterte. Jeder einzelne Faktor wirkt sich auf das Gleichgewicht aus. So sollten Menschen mit Neigung zur Kälte und Trockenheit nach Galen fragil und schlank sein. Galen glaubte auch, dass die Faktoren das Temperament beeinflussen. Hochgradig kalte und trockene Personen sollten demnach melancholisch veranlagt sein. Einen hohen Gehalt an gelber Galle hielt Galen für ein Zeichen von Intelligenz.

Bleibender Ruhm

Galen war der berühmteste Arzt Roms, aber es gab noch andere große Gelehrte. Mitte des 1. Jahrhunderts n. Chr. befasste sich Aulus Celsus mit Ernährung und Chirurgie und beschrieb viele Hautleiden. Soranos von Ephesos betrieb im frühen 2. Jahrhundert Frauenheilkunde und Geburtshilfe. Einzig Galens Werk überdauerte jedoch den Fall Roms im Jahr 476. Übersetzt von islamischen Gelehrten des 7. Jahrhunderts, begründete es die europäische Medizin des Mittelalters.

Galen, der selbst großen Wert auf das Experimentieren und die klinische Beobachtung gelegt hatte, galt als unantastbare Autorität. Ironischerweise blockierte dieser Umstand den weiteren experimentellen und diagnostischen Fortschritt. Galens anatomische Kenntnisse stammten weitgehend von Tieren und ließen sich nicht direkt auf den Menschen übertragen. Dennoch beurteilten noch Jahrhunderte später die Ärzte das, was sie unter dem Messer vor sich sahen, als nicht der Lehre entsprechend und daher als falsch. Nach und nach offenbarten sich aber immer mehr die Schwächen seiner Lehre und mit den Arbeiten des flämischen Mediziners Andreas Vesalius von 1543 zerbrach Galens anatomischer Ruf.

Trotz seines Sturzes war Galens Beitrag zur Medizin enorm. Der islamische Gelehrte al-Razi (854–925) kritisierte Galens Ergebnisse, unterstützte aber dessen Methoden. In der modernen Medizin zählt die genaue Kenntnis der menschlichen Anatomie zusammen mit der Untersuchung von klinischen Symptomen als Grundlage des ärztlichen Vorgehens. Insofern hat Galens Werk übergeordneten Einfluss. ■

» Während einer einzigen Sektion … entfernte sich Galen zweihundertmal oder mehr von der wahren Beschreibung von Harmonie, Funktion und Aktion der menschlichen Teile. «

Andreas Vesalius
De humani corporis fabrica
(1543)

WISSEN, WAS KRANK UND WAS GESUND MACHT

ISLAMISCHE MEDIZIN

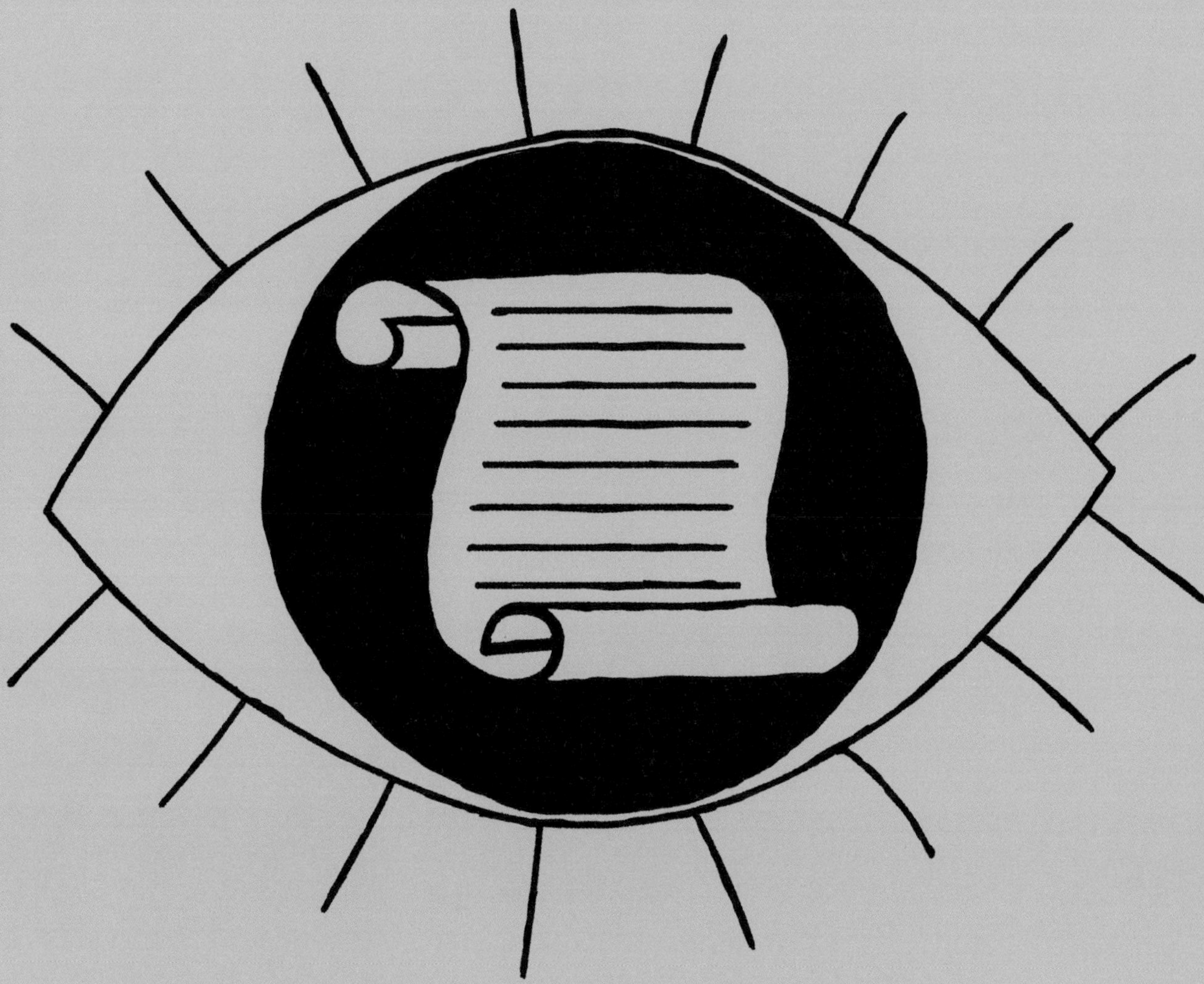

IM KONTEXT

FRÜHER

4.–6. Jh. n. Chr. Bei Gundischapur entsteht unter den sassanidischen Königen nach Schapur I. das erste medizinische Zentrum der Welt.

627 Ein Zelt für die muslimischen Verwundeten der Grabenschlacht bildet das erste mobile Krankenhaus.

Um 770 Kalif al-Mansur stiftet das *Bait al-Hikma* (Haus der Weisheit). Hier werden viele antike Texte zur Medizin ins Arabische übersetzt.

SPÄTER

12.–13. Jh. In Spanien erscheint die erste Übersetzung von Ibn Sinas *Al-Qanun fi al-Tibb (Kanon der Medizin).*

1362 Nach dem Wüten des Schwarzen Tods in Europa schreibt Ibn al-Khatib von Granada eine Abhandlung zu ansteckenden Krankheiten.

1697 Ibn Sinas *Qanun* bleibt im Lehrkanon der medizinischen Fakultät von Padua.

Nach dem Fall von Westrom im späten 5. Jahrhundert n. Chr. ging das theoretische und praktische medizinische Wissen in Europa rasch verloren. Die hellenistische (griechische) Kultur überdauerte jedoch in den östlichen Provinzen. Nach der Eroberung Ostroms im 7. Jahrhundert durch Heere mit einer neuen Religion, dem Islam, überlieferten nestorianische Christen, die am medizinischen Zentrum von Gondeschapur im Iran für die sassanidischen Herrscher arbeiteten, die medizinischen Theorien der griechischen und römischen Antike.

»Die Wahrheit ist unerreichbar – und die in den Büchern beschriebene ärztliche Kunst liegt weit unterhalb des Wissens eines erfahrenen und umsichtigen Arztes.«

Al-Razi

Deren Bedeutung hielt unter den späteren Kalifen, insbesondere den persischen Abbasiden mit ihrem wirtschaftlich, kulturell und wissenschaftlich aufblühenden Zentrum Bagdad (Gründung der Stadt im Jahr 762) an. Ende des 8. Jahrhunderts gründete Kalif al-Mansur in Bagdad das *Bait al-Hikma* (Haus der Weisheit), das zum Zentrum für die Übersetzung der antiken Texte ins Arabische avancierte. Männer wie der königliche Leibarzt und Übersetzer der Werke Hippokrates' und Galens, Ibn Ishaq (808–873) ermöglichten den islamischen Ärzten Einsicht in die griechisch-römische Medizin. Ein neues Zeitalter der islamischen Medizin begann, beflügelt durch die großen Lichtgestalten al-Razi (854–925) und Ibn Sina (980–1037), die im Westen als Rhazes beziehungsweise Avicenna bekannt wurden.

Islamische Krankenhäuser

Von Beginn an galten in der islamischen Medizin Praxis und Theorie als Einheit. Im 7. Jahrhundert wurden in den ersten mobilen Krankenhäusern Kriegsverletzungen versorgt und die Akademie von Gunidschapur war ein berühmtes Schul- und Heilungszentrum. Das erste dokumentierte Allgemeinkrankenhaus oder *Bimaristan* (persisch für »Ort der Kranken«) wurde um 805 von Kalif ar-Raschid gebaut und erreichte bald große Bekanntheit. Fünf weitere kamen innerhalb eines Jahrhunderts hinzu; andere wurden später im Mittleren und Nahen Osten gebaut.

Die Medizinschulen waren den Krankenhäusern angegliedert, wo die Schüler den behandelnden Ärzten zusehen konnten. Es gab auch eigene Abteilungen für ansteckende Krankheiten, Verdauungsstörungen, Augenleiden und psychische Erkrankungen. Durch den Bezug zur klinischen Praxis entwickelten die Ärzte die Diagnose und die Arzneimittelauswahl stark weiter.

Klinische Expertise

Im 9. Jahrhundert verfasste al-Razi, der Leibarzt des Kalifen in Bagdad, mehr als 200 Abhandlungen und Kommentare, in denen er

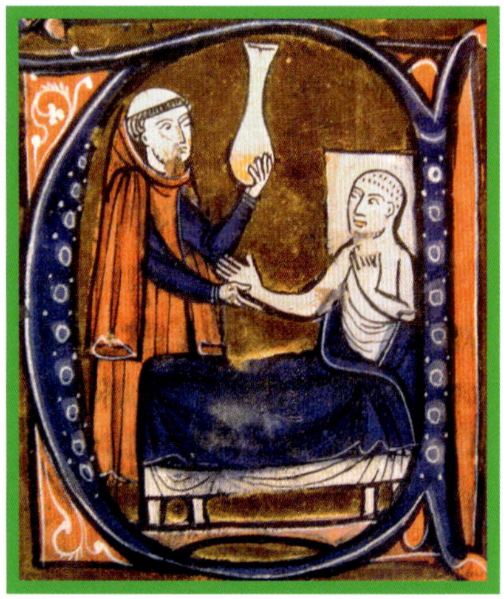

Al-Razi hält am Patientenbett in einer Illustration aus dem 13. Jh. in Frankreich ein Gefäß mit Urin empor. Al-Razi begründete die Uroskopie, das wissenschaftliche Studium des Urins.

Siehe auch: Griechische Medizin 28–29 ▪ Pflanzenheilkunde 36–37 ▪ Römische Medizin 38–43 ▪ Medizinschulen und Chirurgie im Mittelalter 50–51 ▪ Pharmazie 54–59 ▪ Krankenhäuser 82–83 ▪ Hygiene 118–19 ▪ Frauen in der Medizin 120–121

»Die Ärzte … müssen den Kranken stets glauben lassen, dass er wieder gesund wird, denn der körperliche Zustand ist mit dem geistigen verknüpft.«

Kitab al-Hawi fi al-Tibb
(um 900)

Die in der frühen Blütezeit des Islam übersetzten **griechischen, römischen und indischen Schriften** enthüllen einen Reichtum an **medizinischen Grundsätzen** und **Heilmitteln.**

↓

Islamische Ärzte studieren diese Schriften und gewinnen aus der **Untersuchung** von Kranken **praktische Erfahrung.**

↓

Durch **Aufschreiben und Vergleichen** der **Symptome** stellen sie **genaurere Diagnosen.**

↓

Die Therapien wirken besser, da die Ärzte **beobachten,** wie die Patienten auf **Heilmittel** und andere **Behandlungsformen** reagieren.

↓

Gelehrte schreiben **neue Befunde** auf und **arbeiten** ältere Grundsätze weiter aus. **Die Medizin entwickelt sich weiter.**

die Prinzipien der früheren griechischen, römischen, syrischen, islamischen und indischen medizinischen Lehren erweiterte. Er betonte, wie wichtig eine Diagnose durch genaue Untersuchung und Befragung des Kranken sei und dass Heilmittel auf der Grundlage früherer erkannter Wirksamkeit verschrieben werden sollten. In seinem Buch *Kitab al-Hawi fi al-Tibb (Umfassendes Buch der Medizin)* führte er ein breites Spektrum von Krankheiten auf und beschrieb als einer der Ersten den Unterschied von Pocken und Masern, die zuvor noch als einzige Krankheit gegolten hatten. Durch seine beharrliche Beobachtung erkannte er die Gicht als ein einziges Leiden (und nicht als ein Spektrum verschiedener Beschwerden, wie die Griechen glaubten). Er bemerkte auch, dass viele Krankheiten nicht den vom großen römischen Arzt Galen beschriebenen Verlauf nahmen.

Al-Razi hatte zudem eine eigene Sichtweise auf psychische Erkrankungen. Demnach sollten psychische Störungen nicht anders als körperliche Krankheiten behandelt werden – mit Diäten, Heilmitteln und sogar Musik und Aromatherapie. Kranke sollten außerdem zum positiven Denken angehalten werden und an die Wirksamkeit der Behandlung glauben.

Ärztliche Zulassung

Al-Razi war nicht nur als Arzt, sondern auch als Lehrer gefragt. Nicht alle Schüler erfüllten aber seinen hohen Anspruch – und nach einem tödlichen Arztfehler befahl Kalif al-Muqtadir 931, dass nur noch zugelassene Ärzte praktizieren durften. Nach ihren Prüfungen leisteten die Studenten den Hippokratischen Eid und erhielten dann eine Lizenz von einem *Muhtasib* (Oberinspektor).

Großes Handbuch

Mit Ibn Sina erreichte das System von Beobachtung, Experiment und Prüfung, um zur richtigen »

»[Die Medizin] hat eine theoretische und eine praktische Seite.«

Ibn Sina

Diagnose und bestmöglichen Behandlung zu gelangen, einen Höhepunkt. In seiner um 1012 publizierten Schrift *Al-Qanun fi al-Tibb (Kanon der Medizin)* verknüpfte Ibn Sina das gesammelte Wissen aus den griechischen, römischen, persischen und arabischen Werken mit eigenen klinischen Beobachtungen in einem umfassenden medizinischen Handbuch. Im 12. Jahrhundert wurde es ins Lateinische übersetzt und blieb 400 Jahre lang ein wesentlicher Bestandteil der medizinischen Ausbildung in Europa.

Der *Qanun* umfasste mehr als eine Million Wörter in fünf Bänden. Der erste Band behandelte Krankheitsursachen. Anlehnend an die Säftelehre von Hippokrates und Galen teilte Ibn Sina die Ursachen der Leiden in äußerliche (wie die klimatischen Verhältnisse der Region), innerliche (Übermaß an Schlaf/Ruhe oder Bewegung/Tätigkeit) und andere ein (etwa Gewohnheiten und die körperliche Konstitution). Ibn Sina glaubte, dass die vier Säfte mit den »Elementen« (Erde, Luft, Feuer und Wasser) und der Anatomie des Kranken in Beziehung standen. So sollte z. B. ein Übermaß an Feuchtigkeit Müdigkeit oder Verdauungsstörungen verursachen und zu viel Wärme konnte der Grund für Durst oder einen schnellen Puls sein. Wie Galen und Hippokrates setzte er auf die direkte Anschauung des Kranken, um den Auslöser für das Ungleichgewicht zu bestimmen.

Arzneien und Kuren

Das zweite Buch des *Qanun* führte um die 800 Heilmittel pflanzlichen, tierischen und mineralischen Ursprungs auf, mitsamt der Krankheit, gegen die sie am besten wirken. Ibn Sina schöpfte zunächst aus dem Wissen der indischen und griechischen Gelehrten und formulierte dann seine eigene Meinung zu Wirksamkeit, Stärke und einzusetzenden Mengen in den Rezepturen.

Angelehnt an Galen stellte Ibn Sina sieben Regeln für das Experimentieren mit neuen Präparaten auf. So sollten die Wirkstoffe weder Hitze noch Kälte ausgesetzt werden und zuerst nur gegen ein einziges Leiden (nicht gegen mehrere) gegeben werden, um eine Wirkung feststellen zu können. Im dritten und vierten Band beschreibt Ibn Sina Erkrankungen einzelner Körperteile, etwa die Tuberkulose als ansteckende Lungenkrankheit und den grauen Star als Augenleiden. Den gesamten Körper oder mehrere Teile gleichzeitig betreffen dagegen beispielsweise Brüche und Hautkrankheiten. Im fünften und letzten Buch beschrieb Ibn Sina eine Reihe von komplexen Präparaten und Behandlungsformen sowie Vorsorgemaßnahmen wie eine gesunde Ernährung und Bewegung. Mit der Erkenntnis, dass Vorsorge besser als Heilung sei, war er der Medizin im mittelalterlichen Europa um Jahrhunderte voraus.

Auf großen Schultern

Vor Ibn Sina hatten islamische Ärzte bereits vielfach wissenschaftlich gewirkt. Ende des 8. Jahrhunderts formalisierte Jabir Ibn Hayyan (in Europa als Geber bekannt) am Hof des Kalifen al-Raschid das Studiengebiet der Pharmakologie. Viele der 500 ihm zugeschriebenen Werke stammten wohl eher von Schülern. Dennoch war Jabir ein herausragender Experimentator in der Alchemie – der Kunst, eine Substanz in eine andere umzuwandeln (vor allem um Gold zu gewinnen). Jabir beschrieb wichtige Verfahren wie Kristallisation

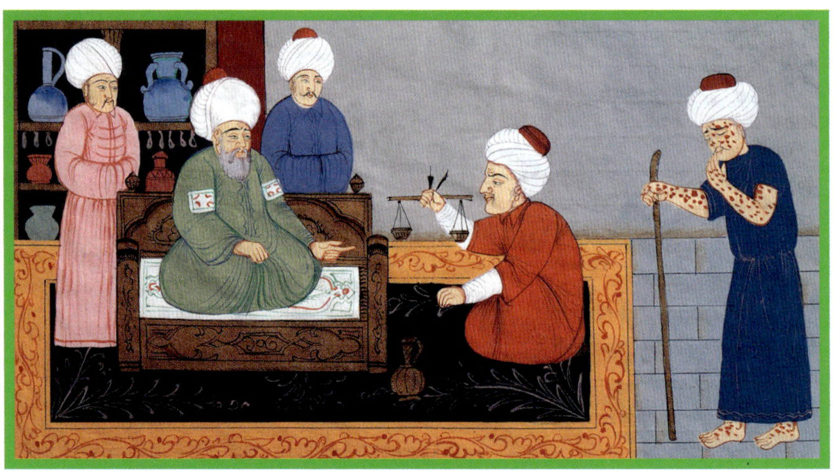

Ein Apotheker wiegt für einen Pockenpatienten eine Arznei ab. Wie Ärzte genossen Apotheker im Islam eine Ausbildung und besaßen Lizenzen. Aus Ibn Sinas *Kanon der Medizin*.

Ibn Sina

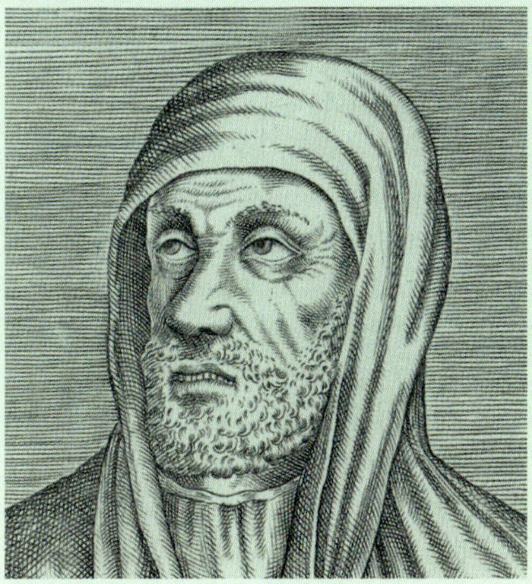

Der 980 n. Chr. bei Buchara (im heutigen Usbekistan) als Sohn eines Beamten geborene Ibn Sina studierte islamische Philosophie, Recht und Medizin. Als 18-Jähriger behandelte er erfolgreich Nuh ibn Mansur, den samanidischen Sultan von Buchara, was ihm eine Stellung am Hof und den Zugang zur umfangreichen königlichen Bibliothek einbrachte.

Mit dem Untergang der Samaniden 999 floh Ibn Sina und ging nach einigen Jahren in Chorasan, einer Gegend zwischen Iran, Afghanistan und Zentralasien, als Arzt und Wesir am Hof des buiyidischen Herrschers ad Shams ad-Daula nach Hamadan, einer Stadt im westlichen Iran. Nach 1022 vollendete er seine Hauptwerke unter dem Schutz des persischen Prinzen Ala ad-Daula in Isfahan, wo er 1037 an den Nachwirkungen einer Überdosis Opium in einem seiner Heiltränke verstarb.

Hauptwerke

Um 1012 *Al-Qanun fi al-Tibb (Kanon der Medizin)*
Um 1027 *Kitab al-Shifa (Buch der Heilung)*

und Abdampfen und erfand das Alambik, ein Destilliergefäß. Damit gab er den Apothekern seiner Zeit Instrumente zur Entwicklung neuer Medikamente in die Hand.

Ein weiterer wichtiger Vorgänger Ibn Sinas war al-Tabari, der im 9. Jahrhundert in Persien Lehrer von al-Razi war. Mit seiner siebenteiligen Schrift *Firdous al-Hikmah (Paradies der Weisheit)* verfasste er eine der ältesten Enzyklopädien der islamischen Medizin. Der im 10. Jahrhundert in Kairo (Ägypten) lebende al-Tamimi war für seine Kenntnis von Heilpflanzen und seinen Ratgeber für Ernährung, Pflanzen und Mineralien *(al-Murshi)* berühmt. Er entwickelte ein so erfolgreiches Gegengift für Schlangenbisse, dass er es *tiryaq al-faruq* (»rettende Heilung«) nannte.

Im spanischen Córdoba schrieb im 10. Jahrhundert der andalusische Hofarzt und bedeutendste Chirurg des Mittelalters al-Zahrawi die 30-teilige chirurgische Abhandlung *Kitab al-Tasrif (Methoden der Medizin)*. Enthalten waren viele komplizierte Operationen, z. B. die Entfernung von Blasensteinen, das Ausschneiden von Brusttumoren sowie gynäkologische Operationen. Auch eine frühe Form der plastischen Chirurgie bei Entstellungen war in der Abhandlung beschrieben.

»Kann der Arzt durch Ernährung, nicht durch Medizin heilen, war er erfolgreich.«

Kitab al-Hawi fi al-Tibb
(um 900)

Bleibender Einfluss

Die islamische Medizin beeinflusste die westeuropäische Medizin vom Mittelalter bis zum 17. Jahrhundert – der Epoche der Aufklärung mit neuen wissenschaftlichen Standards. Sie war in vielfacher Hinsicht fortgeschritten. Das Wohlbefinden stand im Mittelpunkt, der Diagnose ging eine sorgfältige Untersuchung voraus, es gab Krankenakten und Allgemeinkrankenhäuser, in denen Mitglieder aus allen Gesellschaftsschichten behandelt wurden, Ärzte hatten eine Ausbildung und Frauen wurden als Ärztinnen und Pflegerinnen zugelassen. Im Unani, einem in Iran, Pakistan und Indien praktizierten medizinischen System, leben die Lehren weiter fort. ■

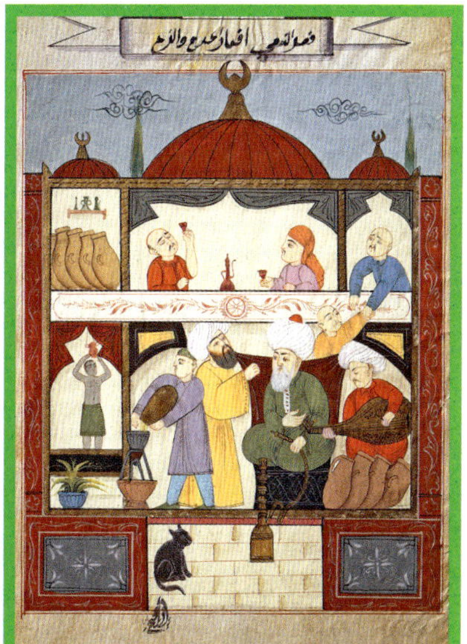

Ibn Sina beim Unterrichten von Hygieneprinzipien. In seiner späteren Zeit in Isfahan lehrte er täglich an der dortigen Medizinschule. Aus einem ottomanischen Manuskript aus dem 17. Jh.

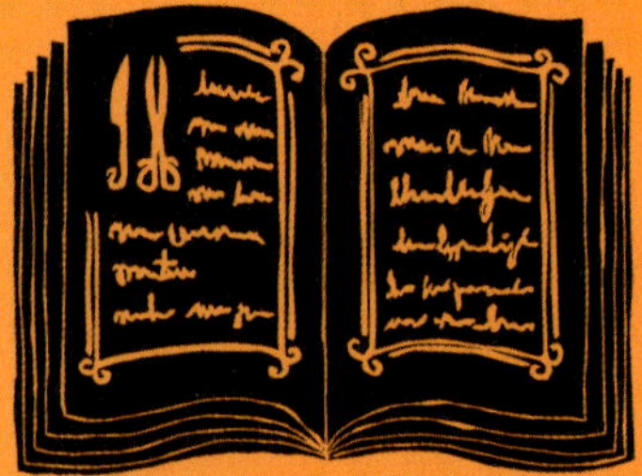

GELEHRT, KUNDIG, GESCHICKT UND ANPASSUNGSFÄHIG

MEDIZINSCHULEN UND CHIRURGIE IM MITTELALTER

IM KONTEXT

FRÜHER

9. Jh. n. Chr Die Medizinschule von Salerno wird gegründet. Die medizinische Ausbildung in Westeuropa wird neu belebt.

Um 1012 Ibn Sina schreibt den *Kanon der Medizin,* der bis ins 16. Jh. fest im medizinischen Lehrplan verankert ist.

1130 Die Kirche verbietet dem Klerus medizinische Praktiken gegen Bezahlung. Die säkulare Medizin wird aufgewertet.

SPÄTER

1363 Guy de Chauliac schreibt das einflussreiche Lehrbuch *Chirurgia magna.*

Um 1440 Der Buchdruck ermöglicht die rasche Verbreitung von Wissen, einschließlich medizinischer Texte.

1543 Andreas Vesalius' *De humani corporis fabrica (Über den Bau des menschlichen Körpers)* markiert eine neue Entwicklung in der Anatomie.

Nach dem Niedergang des Römischen Reichs blieben einzig die Klöster Rückzugsorte für das griechisch-römische medizinische Wissen. Der im 6. Jahrhundert n. Chr. gegründete Benediktinerorden richtete in jedem seiner Klöster eine Krankenstation mit einem diensthabenden Mönch ein. Zu den ersten dieser Art gehörte die Abtei des süditalienischen Montecassino. Anfang des 9. Jahrhunderts verfügte Karl der Große, dass jeder Kathetrale und jedem Kloster im Heiligen Römischen Reich ein Krankenhaus angegliedert sein müsse. Die Mönche pflegten Sterbende und behandelten leichtere Gebrechen. Viele Klöster verfügten über einen eigenen medizinischen Kräutergarten. Apothekermönche verschrieben pflanzliche oder mineralische Präparate und führten grundlegende Behandlungen wie den Aderlass durch. Außerhalb der Klöster konnten sich in Medizinschulen neue Ideen und Fertigkeiten herausbilden. Ende des 12. Jahrhunderts ist dafür Roger von Salerno (Rogerius) ein herausragendes Beispiel.

»Paris für die Wissenschaften, Salerno für die Medizin, Bologna für das Recht …«

Thomas von Aquin
Italienischer Theologe und Philosoph
(um 225–274)

Schola Medica Salernitana

Die erste Schule mit formaler medizinischer Ausbildung entstand im 9. Jahrhundert im süditalienischen Salerno. Ihre Lehrinhalte bezog sie aus der islamischen, jüdischen, griechischen und römischen Medizin. Über 400 Jahre reichte keine andere Einrichtung im mittelalterlichen Europa im Ansehen an die Schola Medica Salernitana heran. Sie galt als Zentrum herausragender Lehre, zu ihr kamen Studenten, Lehrer und Heilungssuchende aus ganz Europa. Robert II, Herzog der Normandie, reiste 1099 für eine Behandlung aus Nordfrankreich an. Salerno besaß die größte medizinische Bibliothek der Welt. Mit den Texten der

Siehe auch: Griechische Medizin 28–29 ▪ Pflanzenheilkunde 36–37 ▪ Römische Medizin 38–43 ▪ Islamische Medizin 44–49 ▪ Pharmazie 54–59 ▪ Anatomie 60–63 ▪ Geburtshilfe 76–77 ▪ Frauen in der Medizin 120–121 ▪ Pandemien 306–313

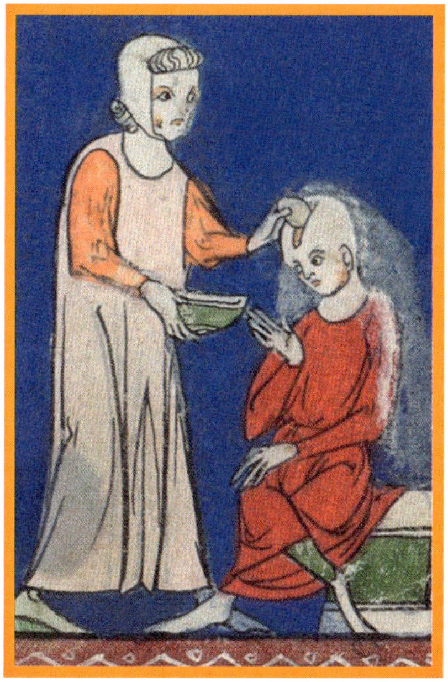

Illustration einer Schädeloperation aus Rogers *Practica chirurgiae*. Sein Werk brachte der Chirurgie akademische Beachtung.

islamischen Ärzte al-Razi (854–925) und Ibn Sina (980–1037) sowie Schriften aus Montecassino spiegelte sie die Lehren des antiken Griechenlands und Roms wider. Die Studenten durchliefen normalerweise drei Jahre Studium und anschließend eine vierjährige praktische Ausbildung.

Salerno hieß auch Frauen willkommen. Anfang oder Mitte des 12. Jahrhunderts studierte, lehrte, schrieb und praktizierte dort Trota (oder Trocta). Trotas Spezialgebiet waren Frauenheilkunde und Geburtshilfe, aber sie gab auch Einführungen in viele Diagnoseverfahren, z. B. die Beurteilung von Urin, Puls und Hautfarbe.

Roger von Salerno

Salernos Ansehen fand Ende des 12. Jahrhunderts durch den berühmten Lehrer und Chirurgen Roger (um 1140–1195) einen Höhepunkt. Rogers Werk *Practica chirurgiae (Praxis der Chirurgie)* galt mindestens 300 Jahre als Standardreferenz. Um 1180 verfasst, beschrieb es zum ersten Mal Behandlungen nach anatomischen Gesichtspunkten, mit Diagnosen und Therapien für Kopf, Hals, Arme, Brustkorb, Unterleib und Beine. Zu Rogers neuen Methoden gehörten die Detektion von Rissen in der cerebralen Membran (Valsalva-Manöver) und die Reparatur von geschädigtem Gewebe (Reanastomose).

Verbreitung der Schulen

Im 12. Jahrhundert eröffneten in ganz Europa Medizinschulen nach Salernos Vorbild, darunter in Montpellier, Bologna, Padua, Coimbra, Wien und Heidelberg.

Der in Montpellier und Bologna ausgebildete französische Chirurg Guy de Chauliac (um 1300–1368) erhielt einen Ruf auf die angesehendste Position ganz Europas – die des Leibarztes für Papst Clemens VI. Chauliacs Werk *Chirurgia magna (Große Chirurgie)* umfasste Aderlass, Anästhesie, Anatomie, Arzneimittel, Knochenbrüche und Wunden. Das siebenbändige, aus dem Lateinischen in viele Sprachen übersetzte Werk wurde das neue Standardwerk der Chirurgie und blieb es auch für lange Zeit. Erst mit den neuen medizinischen Theorien des 17. Jahrhunderts wurde es abgelöst. ■

Der Schwarze Tod

Die Pest oder der Schwarze Tod war Mitte des 14. Jahrhunderts eine der verheerendsten Pandemien überhaupt. In Asien, Europa und Nordafrika forderte die Seuche damals 25–200 Mio. Tote. Ihr Ursprung lag wahrscheinlich in Zentral- oder Ostasien. Danach gelangte sie westwärts und erreichte zwischen 1347 und 1351 in Europa ihren Höhepunkt. Bis zur Hälfte der Bevölkerung ging zugrunde, wobei es die Städte besonders hart traf. So ging die Einwohnerzahl in Florenz von 110 000 auf 50 000 zurück. Die Menschen starben innerhalb von Tagen nach der Ansteckung.

Viele Ärzte suchten damals »in einer Pestilenz der Luft« (Miasmenlehre) die Krankheitsursache. Inzwischen weiß man, dass das verantwortliche Bakterium von Rattenflöhen übertragen wurde. Ratten tummelten sich in den überfüllten unhygienischen Städten und gelangten außerdem per Schiff von Hafen zu Hafen. Der Stadtstaat Ragusa (heutiges Dubrovnik, Kroatien) verhängte 1377 zum ersten Mal eine Quarantäne.

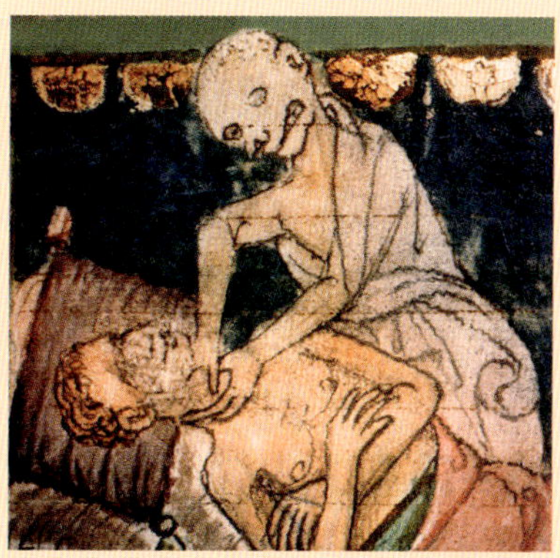

In einer Darstellung des 14. Jh. erwürgt der Tod einen Pestkranken. Guy de Chauliac unterschied bereits zwischen Beulen- und Lungenpest.

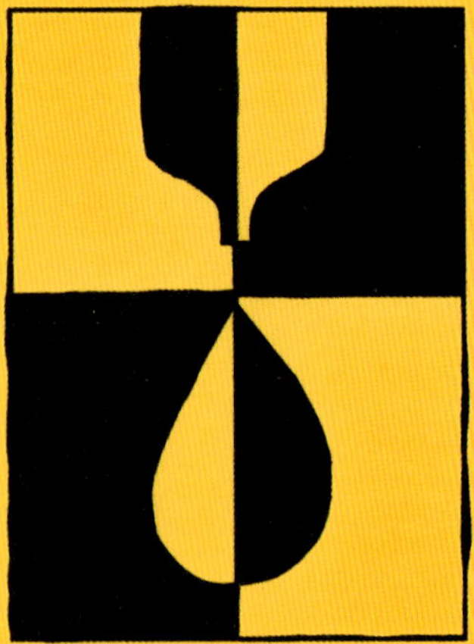

VAMPIR DER MEDIZIN

ADERLASS UND BLUTEGEL

IM KONTEXT

FRÜHER

Um 400 v. Chr. Hippokrates entwickelt die Vier-Säfte-Lehre, die dem Aderlass zugrunde liegt.

Um 1000 n. Chr. Al-Zahrawi beschreibt ein Operationsbesteck für den Aderlass.

SPÄTER

1411 Die französische Heilkundige Peretta Peronne wird für die bei Frauen verbotene Praxis des Aderlasses verurteilt.

1719 Der österreichische Chirurg Lorenz Heister entwickelt eine Klapplanzette.

1799 Der erste US-Präsident George Washington stirbt nach einem zu starken Aderlass an Schock und Blutverlust.

1828 Forschungsarbeiten des französischen Arztes Pierre Louis belegen nur einen geringen Nutzen von Blutegeln. Das Verfahren wird immer seltener angewandt.

Der Aderlass – Heilung durch Blutentnahme – stammt wohl ursprünglich aus Altägypten aus der Zeit um 3000 v. Chr. Die Griechen übernahmen die Technik im 5. Jahrhundert v. Chr. und formalisierten sie. Später bezog der Arzt Hippokrates das Blut als einen der vier auszubalancierenden Körpersäfte in seine Säftelehre ein.

Im mittelalterlichen Europa war der Aderlass weitverbreitet. Im Jahr 1163 verbot die Kirche dem Klerus seine Ausübung und der Aderlass sowie andere Operationen gingen auf die Barbiere über. Als Instrumente dienten ihnen Lanzetten, Nadeln sowie Blutegel *(Hirudo medicinalis)*, die die Wunde betäubten und Blut saugten.

Aufgabenteilung

Lang herrschte eine strikte Aufgabenteilung zwischen den Ärzten, die Kuren verschrieben, und den Barbieren oder Wundärzten, die direkt am Körper tätig waren. Um 1250 wandte jedoch der Italiener Bruno da Longobucco ein, der Aderlass dürfe nicht den Wundärzten vorbehalten sein. Seitdem bildete er ein zentrales Instrument: Im 19. Jahrhundert galt der französische Arzt François Broussais (1772–1838) wegen seiner Blutegelmanie als »Vampir der Medizin«.

Noch heute werden Blutegel gelegentlich zur Entfernung von geronnenem Blut bei Operationen eingesetzt. Auch bei einer übermäßigen Eiseneinlagerung im Blut (Hämochromatose) gilt ein Aderlass als hilfreich. ■

»Der Aderlass erstickt häufig das Fieber … er bringt Stärke in den Körper.«

Benjamin Rush
Amerikanischer Arzt
(1746–1813)

Siehe auch: Griechische Medizin 28–29 ▪ Römische Medizin 38–43 ▪ Medizinschulen und Chirurgie im Mittelalter 50–51 ▪ Blutkreislauf 68–73

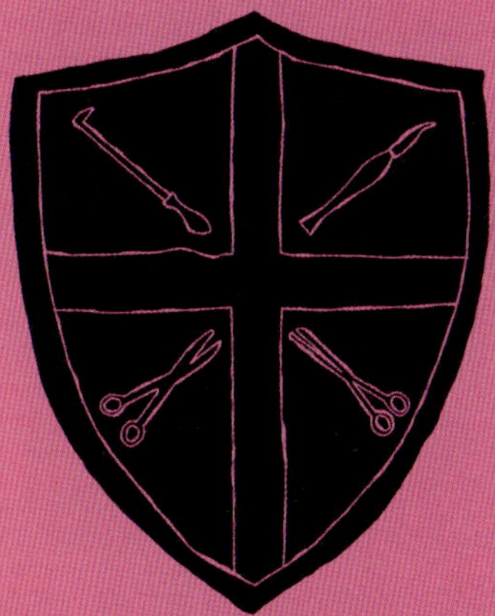

KRIEGE HABEN DIE MEDIZIN WEITERGEBRACHT

FELDMEDIZIN

IM KONTEXT

FRÜHER

Um 500 v. Chr. Sushruta beschreibt eine Aderpresse (Tourniquet) für Amputationen.

Um 150 v. Chr. Galen spricht sich gegen Tourniquets aus, denn diese würden die Blutung verstärken.

Um 1380 n. Chr. In Frankreich werden geflochtene Krankentragen auf dem Schlachtfeld eingesetzt.

SPÄTER

1847 Der russische Chirurg Nikolai Pirogo setzt im Krimkrieg Äther als Anästhetikum ein.

1916 Im Ersten Weltkrieg entwickelt der britische Chemiker Henry Dakin ein hautfreundliches Desinfektionsmittel.

1937 Im Spanischen Bürgerkrieg ermöglichen die Kühlwagen des kanadischen Chirurgen Norman Bethune als erste mobile Blutbank Bluttransfusionen an der Front.

Schon in der Antike mussten Ärzte in Schlachten zugezogene Wunden versorgen, wie im altägyptischen *Papyrus Edwin Smith* aus dem 17. Jahrhundert v. Chr belegt ist. Große Expertise in der Feldmedizin gewannen die Römer. Die Techniken wurden bis ins Mittelalter jedoch kaum weiterentwickelt. Größere Verletzungen mündeten zumeist im Tod, entweder durch Schock oder aufgrund von bakterieller Infektion.

Neue Techniken

Als dem französischen Wundarzt Ambroise Paré 1537 einmal siedendes Öl (das dem Körper giftiges Schießpulver entziehen sollte) ausging, stellte er fest, dass Schusswunden mit einem Hausmittel aus Eigelb, Rosenöl und Terpentin schneller und weniger schmerzhaft verheilten.

Paré führte später anstelle der üblichen Kauterisierung bei Amputationen die Ligatur ein, die er mit einer Klammer namens *Bec de corbin* (»Krähenschnabel«) fixierte. Zu seinen weiteren Erfindungen gehörten eine lange Pinzette zur Extraktion von Kugeln sowie die Schmerzlinderung bei Operationen.

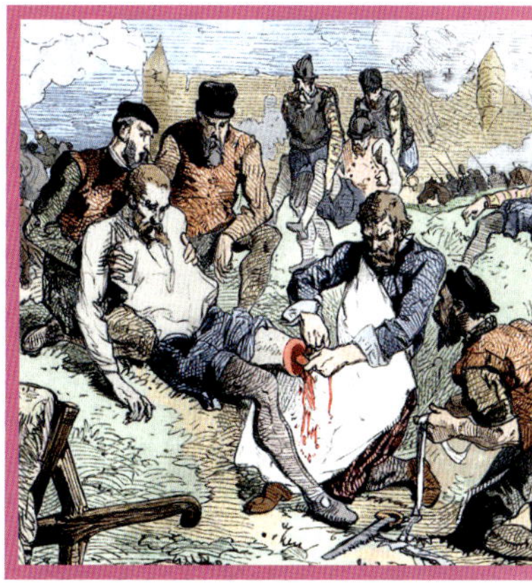

Ambroise Parés Ligaturtechnik (Abschnüren der Arterien zur Blutstauung) bedeutete einen chirurgischen Durchbruch bei der Amputation.

Inspiriert von Parés Arbeiten führte der französische Wundarzt Dominique-Jean Larrey in den Napoleonischen Kriegen militärische Ambulanzen zum Verletztentransport ein. Auch die Triage zur Beurteilung der medizinischen Dringlichkeit geht auf Paré zurück. ■

Siehe auch: Plastische Chirurgie 26–27 ▪ Römische Medizin 38–43 ▪ Wissenschaftliche Chirurgie 88–89 ▪ Triage 90 ▪ Bluttransfusion und Blutgruppen 108–111

DIE KUNST DES VERSCHREIBENS LIEGT IN DER NATUR

PHARMAZIE

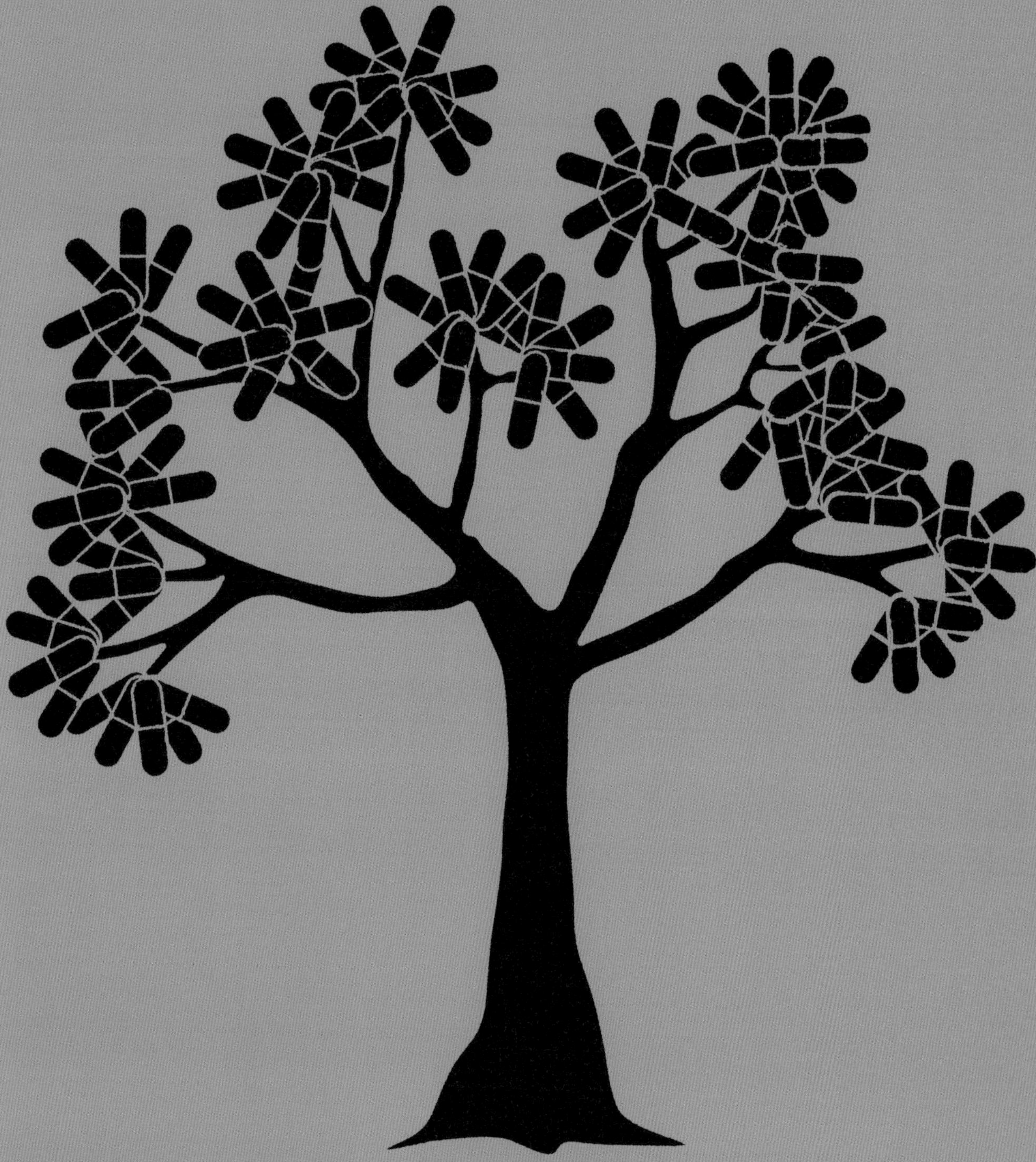

IM KONTEXT

FRÜHER

Um 70 n. Chr. Dioskurides schreibt *De materia medica.*

Um 780 Jabir ibn Hayyan entwickelt Reinigungs- und Mischmethoden für Präparate.

1498 In Italien kommt die erste offizielle pharmazeutische Enzyklopädie *Ricettario Fiorentino* heraus.

SPÄTER

1785 William Withering belegt durch eine klinische Studie die Wirksamkeit von Digitalin.

1803 Louis Derosne isoliert das erste bekannte Alkaloid Morphin.

1828 Friedrich Wöhler stellt Harnstoff aus nicht organischen Substanzen her.

Um 1860 Claude Bernard beweist die Existenz spezifischer Wirkorte im Körper.

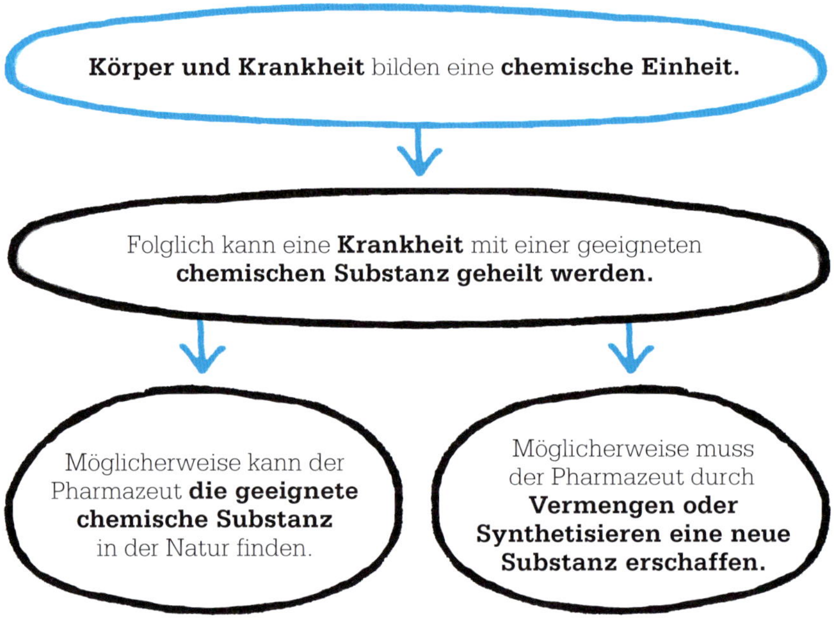

Die Pharmazie ist die Idee, dass es Substanzen gibt, die eine Krankheit heilen, ihr vorbeugen oder eine Körperfunktion korrigieren können. Heute gilt es als selbstverständlich, dass Ärzte Medikamente verschreiben. Daher entwickelte sich die pharmazeutische Industrie zu einem der weltgrößten Industriezweige, mit einem geschätzten Wert von um die 1,25 Billionen Euro.

Einer der ersten großen Fürsprecher der Pharmazie war im 16. Jahrhundert der Schweizer Arzt Philippus von Hohenheim, bekannt unter dem Namen Paracelsus. Er war kein moderner Wissenschaftler, sondern schloss als Alchemist auch okkulte Konzepte in sein Lehren ein. Durch den chemischen Fokus in seinen Behandlungen verkörperte er aber die neue Wissenschaft der Renaissance und begründete die Pharmakologie.

Ursprung in der Antike

Schon in vorgeschichtlicher Zeit war bekannt, dass kleinere Gebrechen mit spezifischen Substanzen geheilt werden können. Auch Tiere suchen bei Unwohlsein oft instinktiv bestimmte Pflanzen oder Minerale auf. Aus altägyptischen Papyri wissen wir, dass die Ärzte damals Rezepte aufschrieben und pflanzliche Abführmittel wie Senna und Rizinusöl kannten. Das zunächst mündlich weitergegebene Wissen schrieben die Ärzte in der griechischen und römischen Zeit auf. Um 70 n. Chr. verfasste der griechische Wundarzt Dioskurides das Kompendium *De materia medica,* das die bekannten, zumeist pflanzlichen Arzneimittel auflistete und bis ins 18. Jahrhundert das Hauptreferenzwerk für Arzneistoffe war.

Entscheidend für das pharmakologisches Wissen war die Entdeckung natürlicher, meist pflanzlicher Substanzen. Die Idee, chemische Präparate herzustellen, entwickelte sich im 8. Jahrhundert n. Chr. in der muslimischen Welt. Der persische Naturwissenschaft-

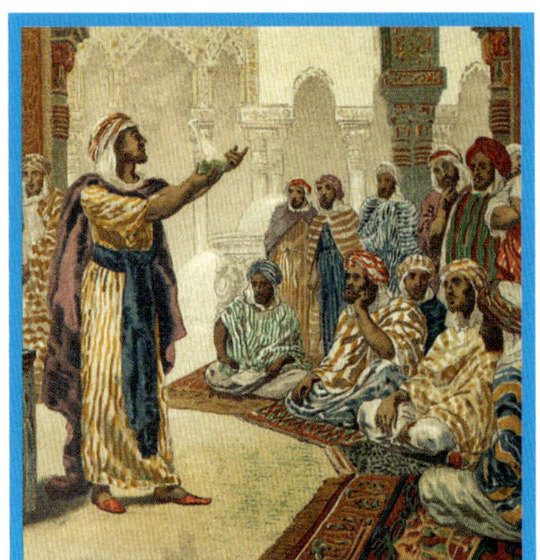

Jabir ibn Hayyan, der »Vater der frühen Chemie«. förderte im 8. Jh. n. Chr. in seiner Lehre und seinen Schriften und Experimenten ein besseres Verständnis chemischer Prozesse.

Siehe auch: Pflanzenheilkunde 36–37 ▪ Römische Medizin 38–43 ▪ Islamische Medizin 44–49 ▪ Aspirin 86–87 ▪ Homöopathie 102 ▪ Keimtheorie 138–145 ▪ Physiologie 152–153 ▪ Gezielte Medikamentenabgabe 198–199 ▪ Antibiotika 216–223

ler und Arzt Jabir ibn Hayyan (in Europa als Geber bekannt) experimentierte in seinem Labor mit Kristallisationen und Destillationen und untersuchte die Wirkung seiner Präparate an Patienten. Insbesondere interessierten ihn Gifte und ihre Körperreaktionen. Unter den Hunderten ihm zugeschriebenen Texten befindet sich auch die älteste bekannte systematische Klassifikation chemischer Stoffe.

Arzneimittelbücher

Die Ärzte im mittelalterlichen Europa interessierten sich weniger für Wirkstoffe, sondern richteten sich weiter nach Galens antiker Lehre von den auszugleichenden Körpersäften. Das Verabreichen von chemischen Arzneien, von denen viele wirkungslos oder gar schädlich waren, überließen sie den Apothekern. Als im Jahr 1478 jedoch erstmals gedruckte Ausgaben von Dioscorides' *De materia medica* vorlagen, stieg das Interesse an Rezepturen für Behandlungen stark an.

Um den Apothekerstand besser zu regulieren und Quacksalberei zu verhindern, gab die Regierung der Stadt Florenz 1498 den *Ricettario Fiorentino (Florentiner Buch der Verschreibungen)* heraus – das erste Arzneimittelbuch. Arzneibücher, wie sie heute noch genutzt werden, sind Listen von Arzneistoffen, ihrer Wirkungsweise und Anwendung.

> »Die Kranken sind unser Lehrbuch, das Krankenbett unser Studierzimmer.«
>
> **Motto von Paracelsus** (1493–1495)

»Martin Luther der Medizin«

Im 16. Jahrhundert revolutionierte Paracelsus die Herstellung und Verschreibung chemischer Substanzen. Als Zeitgenosse Martin Luthers, der die traditionalistische römisch-katholische Kirche herausforderte, stellte Paracelsus die traditionellen Lehren von Galen und Ibn Sina (Avicenna) infrage, was ihm den Beinamen »Martin Luther der Medizin« einbrachte. Paracelsus glaubte nicht an ein Ungleichgewicht von Körperflüssigkeiten, wie die Vier-Säfte-Lehre vorgab, sondern hielt Krankheit für etwas, das in den Körper eindrang – ein Anklang an die spätere Keimtheorie. Er meinte auch, dass man Kranken kaum durch Bücher »

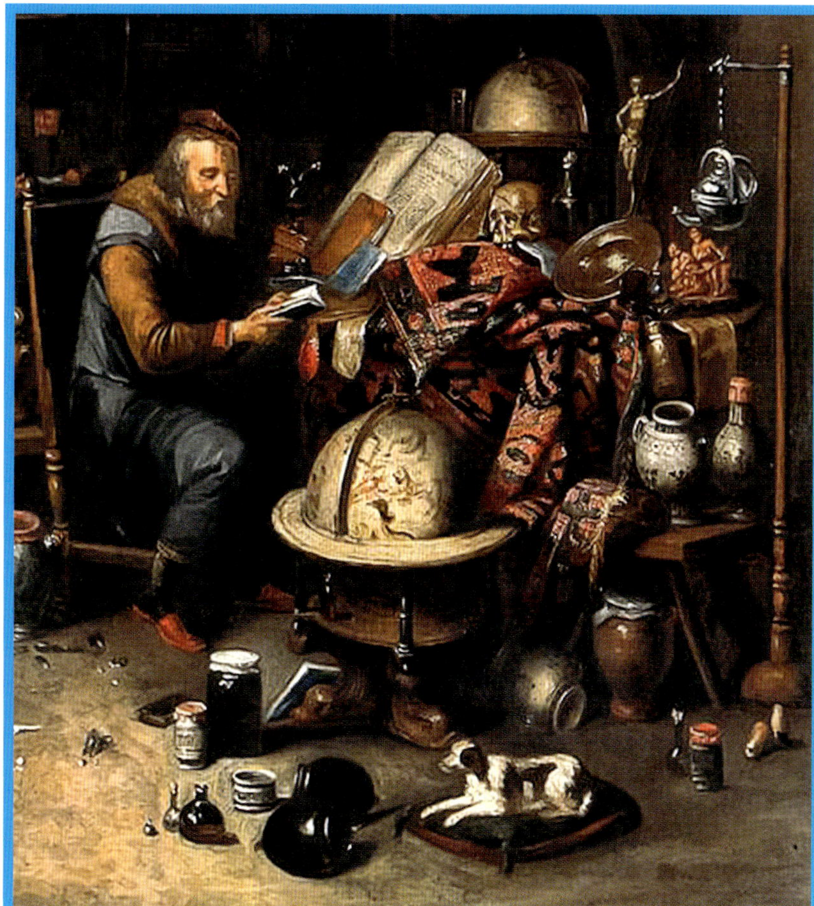

Alchemisten stellten Präparate her, die häufig kleine Mengen an toxischen Substanzen enthielten. Auf ihre Verfahren, etwa die Destillation, gehen heutige Produktionstechniken zurück.

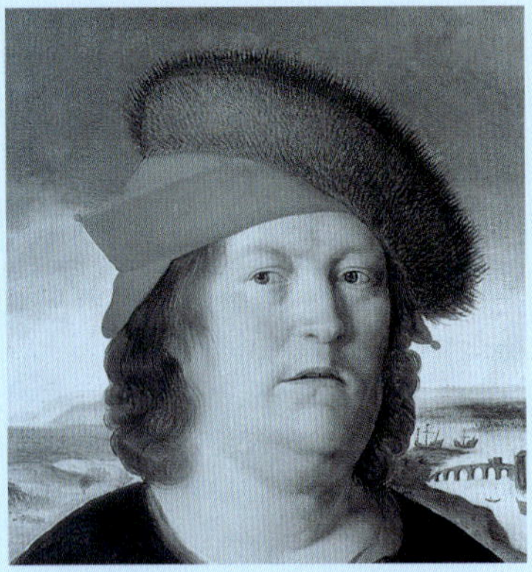

Paracelsus

Der 1493 in Einsiedeln in der Schweiz geborene Philippus Aureolus Theophrastus Bombastus von Hohenheim studierte in Österreich, der Schweiz und Italien. Er nannte sich Paracelsus (»über Celsus hinaus«), um seine Verachtung für die römische Medizintradition zu zeigen.

Er empfand die akademische Lehre als wirklichkeitsfremd und ging jahrelang auf Wanderschaft, um Volksmedizin und Alchemie zu studieren. Bei seiner Rückkehr nach Österreich 1524 war er berühmt für seine Wunderheilungen. Seine Vorlesungen öffnete er für alle, verbrannte antike Medizinschriften und rief zum praktischen Lernen auf. Für ihn verbargen sich Heilmittel in Chemie und Metallen. Seine Kompromisslosigkeit und sein Okkultismus brachten ihm aber auch Feinde. Sein Buch *Die große Wundarznei* von 1536 machte ihn erneut gefragt und wohlhabend. Paracelsus starb 1541 unter ungeklärten Umständen in Salzburg.

Hauptwerke

1536 *Die große Wundarznei*
1538 *Septem defensiones*

studieren helfen könne, entscheidend seien vielmehr Beobachtung und Experiment. Unter Vorwegnahme moderner pharmazeutischer Methoden führte er Experimente zur Herstellung medizinischer Produkte durch und erhitzte Metalle, um sie in möglicherweise wirksame Substanzen umzuwandeln. Aus Opiumpulver und Alkohol synthetisierte er das Laudanum, eine Tinktur, die bis zur Entdeckung von Morphin im 19. Jahrhundert das wichtigste Schmerzmittel darstellte. Als einer der Ersten behandelte er Syphilis mit Quecksilber. Trotz der schrecklichen Nebenwirkungen blieb dieses Mittel bis ins 20. Jahrhundert fast die einzige Therapie.

Aktives Prinzip

Nach seinem Tod fanden Paracelsus' Ideen durch seine Schriften weiter ein Publikum. Zwei Jahrhunderte lang entwickelten seine Anhänger die »Iatrochemie« weiter, eine Art medizinische Chemie. Iatrochemiker sahen den Körper als chemisches System, das durch Krankheit gestört wird. Durch chemische Prozesse könne man aus Naturstoffen ein »aktives Prinzip« gewinnen, das den Körper zurück ins Gleichgewicht bringen würde. Gegen die Iatrochemie gab es in medizinischen Kreisen lang Widerstand (nicht zuletzt wegen der Giftigkeit mancher Substanzen). Ende des 17. Jahrhunderts setzte sich in Frankreich jedoch Paracelsus' Idee eines aktiven Inhaltsstoffs durch, der Pflanzen ihre medizinische Wirkung verleiht. Könne man ihn gewinnen, ließen sich große Mengen Arzneien produzieren.

Der französische Pharmazeut Louis Charles Derosne isolierte 1803 das Morphin als aktiven Bestandteil von Opium und 1809 isolierte Louis Vauquelin Nikotin aus Tabak. Kurz darauf entdeckten Pierre-Joseph Pelletier und Joseph-Bienaimé Caventou Chinin in Chinarinde, Koffein in Kaffee und Strychnin in den Samen der Brechnuss *Strychnos nux-vomica*.

Schnell war klar, dass alle diese organischen Verbindungen Stickstoff enthalten und als Basen mit Säuren Salze bilden. Der deutsche Pharmazeut Wilhelm Meissner prägte für sie 1819 den Namen »Alkaloide«. Bald wurde eine weitere Klasse aktiver organischer Verbindungen entdeckt: die Glykoside. Vertreter davon sind das aus dem Fingerhut gewonnene Herzstimulans Digitalin und das Schmerzmittel Salicin, das

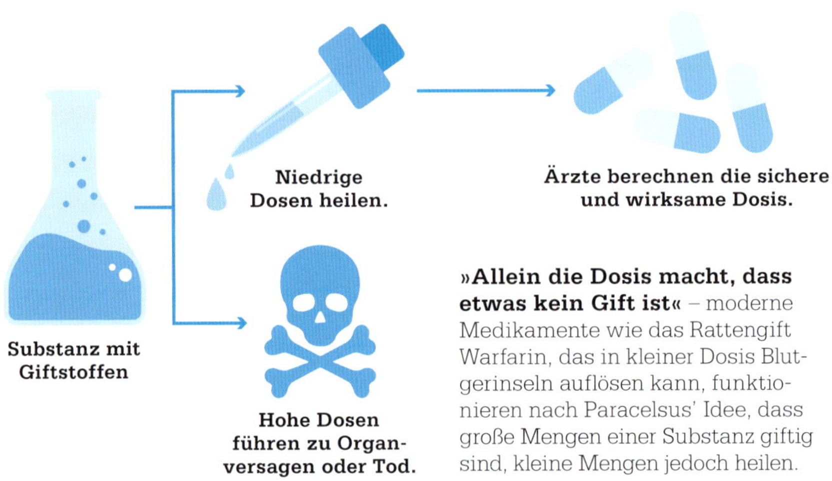

»Allein die Dosis macht, dass etwas kein Gift ist« – moderne Medikamente wie das Rattengift Warfarin, das in kleiner Dosis Blutgerinseln auflösen kann, funktionieren nach Paracelsus' Idee, dass große Mengen einer Substanz giftig sind, kleine Mengen jedoch heilen.

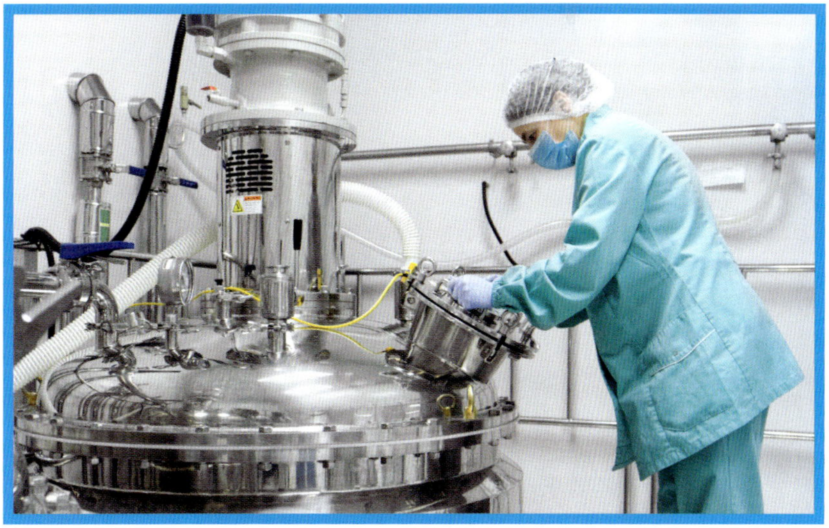

Die pharmazeutische Industrie stellt heute Medikamente in Massenproduktion her. Der Prozess von Entwicklung und Prüfung entspricht noch immer dem Vorgehen von Paracelsus.

der britische Pfarrer Edward Stone um 1760 aus Weidenrinde isolierte. In der Form von Aspirin war Salicin das erste Schmerzmittel in Massenproduktion.

Wirkprinzip

Anfang des 19. Jahrhunderts isolierten Chemiker organische Verbindungen und Physiologen versuchten, deren Effekte auf den Körper zu erklären. Der Franzose François Magendie wies 1818 nach, dass Morphin Schmerzen unterdrückt, und 1819, dass Strychnin Spasmen auslöst. Dass Medikamente nicht auf den gesamten Körper wirken, wie man damals glaubte, entdeckte 1864 Magendies Assistent Claude Bernard. Er wies für Curare, das Pfeilgift indigener Stämme Südamerikas, eine rein lokale Aktivität nach. Curare verteilt sich zwar mit dem Blutstrom im ganzen Körper, ist aber nur am Kontaktpunkt zwischen Nerven und Muskeln aktiv. Dort hemmt es die Muskelkontraktion und führt durch Atemlähmung zum Tod. Durch Bernards Forschung wurde klar, dass Medikamente an oder in den Zellen mit chemischen Strukturen (die später Rezeptoren genannt wurden) reagieren. Dieses Verständnis von chemischer Interaktion bildete die Grundlage für die moderne Medikamentenentwicklung.

> »Gift und Medizin sind oft die gleiche Substanz, nur gegeben mit verschiedener Absicht.«
>
> **Peter Mere Latham**
> Britischer Arzt
> (1789–1875)

Lukratives Geschäft

Während des 19. Jahrhunderts führte der Fortschritt in den chemischen und industriellen Verfahren zur Massenproduktion von Medikamenten für die wachsende Bevölkerung in urbanen Zentren. Im Jahr 1828 stellte der deutsche Chemiker Friedrich Wöhler die organische Verbindung Harnstoff aus rein anorganischen Elementen her. Damit war die bisherige Annahme widerlegt, dass organische Substanzen nur von organischen Organismen produziert werden können. Organische Medizin ließ sich also aus anorganischen Materialien herstellen.

Ein weiterer Durchbruch gelang 1856 mit der ersten Farbstoffsynthese. Der 18-jährige britische Chemiestudent William Henry Perkin sollte eigentlich Chinin synthetisieren, stellte aber eine purpurrote Substanz her, die er Mauvein nannte. Auf diesen Synthesefarbstoffen baute dann die neue Farbstoff- und Modeindustrie auf. Mitte des 19. Jahrhunderts erkannte man das medizinische Potenzial der Farbstoffe und Unternehmen wie CIBA und Geigy in der Schweiz sowie Hoechst und Bayer in Deutschland begannen mit der Produktion und Vermarktung der Pharmazeutika.

Bayer prodzierte ab 1899 Aspirin und Hoechst führte 1910 das erste wirksame Syphilismedikament, Salvarsan ein. Dieses Medikament stand als Erstes für das Prinzip, gezielt chemische Arzneistoffe gegen ein bestimmtes Krankheitspathogen zu konstruieren, die dem Körper nicht schaden.

Im 20. Jahrhundert entstand mit dem synthetischen Insulin als Diabetesmittel, der Impfstoff- und der Antibiotikaproduktion (z. B. Penizillin) eine lukrative globale Industrie für Pharmazeutika. Deren Grundlagen jedoch, der Einsatz von Medikamenten gegen Krankheiten, die Methodik der Herstellung und das Wesen ihrer Wirkung gehen im Kern auf Paracelsus' Ansätze und Ideen zurück. ■

DIE SEKTION IST DAS LEHRBUCH

ANATOMIE

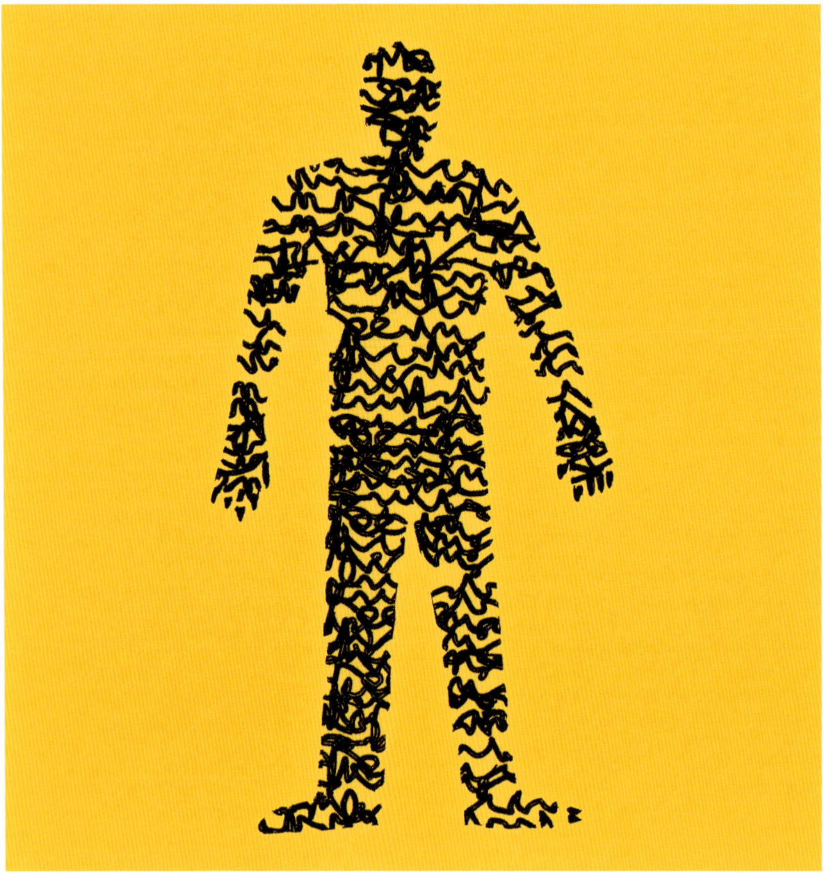

IM KONTEXT

FRÜHER

Um 1600 v. Chr. Der altägyptische *Paprynus Edwin Smith,* die älteste bekannte medizinische Abhandlung, beschreibt Organtraumata.

2. Jh. n. Chr. Galens anatomische Arbeiten beruhen zum Großteil auf Tiersektionen.

Um 1012 Der persische Arzt Ibn Sina kategorisiert Organe in seinem *Kanon der Medizin*.

Um 1490 Leonardo da Vincis anatomische Studien erfolgen aus der direkten Anschauung der menschlichen Gestalt.

SPÄTER

1832 In Großbritannien ermöglicht ein neues Anatomiegesetz Ärzten und Studierenden die Sektion von Spenderleichen.

1858 Henry Grays einflussreiches Buch über Anatomie *(Anatomie: Descriptive and Surgical)* wird veröffentlicht.

Bis zur Entdeckung der Röntgenstrahlen im Jahr 1895 war die Leichensektion die einzige Möglichkeit, ins Körperinnere zu blicken. Wegen der langen Ächtung dieser Tätigkeit mussten die Ärzte ihr Wissen über Knochen und Organe von Tieren beziehen. Der flämische Anatom Andreas Vesalius revolutionierte im 16. Jahrhundert das anatomische Verständnis. Durch eigenhändige Sektion von Leichen widerlegte er frühere anatomische Theorien. An Leichen von Gehenkten zeigte er, wie wichtig die Anschauung aus erster Hand für ein genaues anatomisches Wissen ist.

Siehe auch: Altägytische Medizin 20–21 ▪ Griechische Medizin 28–29 ▪ Römische Medizin 38–43 ▪ Blutkreislauf 68–73 ▪ Wissenschaftliche Chirurgie 88–89 ▪ *Gray's Anatomy* 136 ▪ Nervensystem 190–195

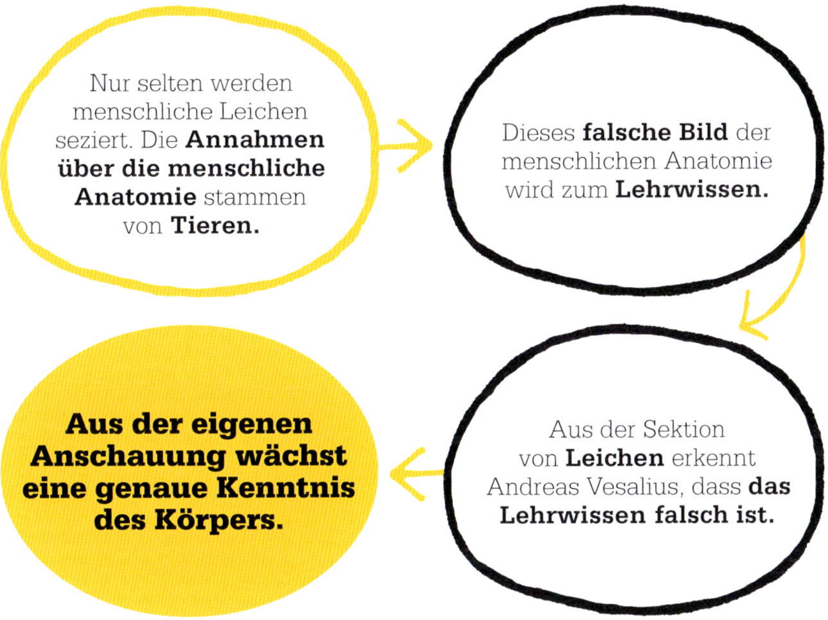
Nur selten werden menschliche Leichen seziert. Die **Annahmen über die menschliche Anatomie** stammen von **Tieren.**
Dieses **falsche Bild** der menschlichen Anatomie wird zum **Lehrwissen.**
Aus der Sektion von **Leichen** erkennt Andreas Vesalius, dass **das Lehrwissen falsch ist.**
Aus der eigenen Anschauung wächst eine genaue Kenntnis des Körpers.

Dass Krankheiten nur mit Kenntnissen über den Aufbau und die Anordnung der inneren Organe zu therapieren sind, wussten die Ärzte schon lang. Altägyptische Texte belegen ein – wohl aus der Mumifizierung gewonnenes – Wissen über die menschlichen Organe. Aristoteles, der Tiere für anatomische Studien sezierte, prägte im 4. Jahrhundert v. Chr. das Wort »Anatomie« (griechisch *ana-tome,* »aufgeschnitten«). Der griechische Arzt Herophilos sezierte 275 v. Chr. Hunderte von Toten. Vorwürfe, dass er auch Lebende seziert hätte, führten jedoch zu einer andauernden Ächtung von Leichensektionen.

Galens Vermächtnis

Bis Vesalius galt der römische Arzt Galen aus dem 2. Jahrhundert n. Chr. als unangefochtene anatomische Autorität. Sein Wissen bezog Galen aus der Sektion von Hunden, Affen und anderen Tieren sowie aus der Behandlung von verletzten Gladiatoren aus seiner Zeit als Chefarzt an der Gladiatorenschule von Pergamon. Galens Schriften blieben mehr als 1300 Jahre Lehrbuchkanon. Die Bücher des islamischen Arztes Ibn al-Nafis, der im 13. Jahrhundert in Ägypten Leichen sezierte und den Lungenkreislauf korrekt beschrieb, erschienen erst 1547 in lateinischer Übersetzung.

Erwachtes Interesse

Mit der Gründung von Universitäten, insbesondere der Medizinschule von Salerno in Italien, erwachte in Europa ein neues Interesse an der Anatomie. Die Kirche verbot zwar dem Klerus Operationen, aber nicht die Leichensektion. Im Jahr 1231 verfügte Kaiser Friedrich II., dass alle fünf Jahre eine Sektion unternommen werden solle. Ein weiterer Erlass von 1240 erlegte allen Wundärzten mindestens ein Jahr anatomische Studien auf. Die Leichensektion wurde fester Bestandteil im universitären Lehrplan. Ausführende waren jedoch nicht die Professoren, sondern Wundärzte, während die Universitätsangehörigen die relevanten Abschnitte in Galens Schriften studierten. An der Universität von Bologna überwachte der Anatomieprofessor Mondino de Luzzi 1315 die erste öffentliche Leichensektion. Aber auch er rüttelte in seiner 1316 verfassten *Anathomia* nicht an Galens geheiligten anatomischen Schriften.

In der Renaissance entstand Ende des 15. Jahrhunderts eine realistischere, genau beobachtende Porträtkunst. Damit wandelten sich auch die anatomischen Wissenschaften. Um 1490 begann der italienische Künstler, Wissenschaftler und Ingenieur Leonardo da Vinci in Florenz, Mailand, Rom und Pavia Leichen zu sezieren und detaillierte anatomische Zeichungen des Skeletts, der Muskeln und der Organe des menschlichen Körpers anzufertigen. Von Leonardo da Vinci stammt auch die erste klinische Beschreibung einer Leberzirrhose. »

»Durch die Sektion von Toten gewinnen wir genaues Wissen.«

Andreas Vesalius
De humani corporis fabrica
(1543)

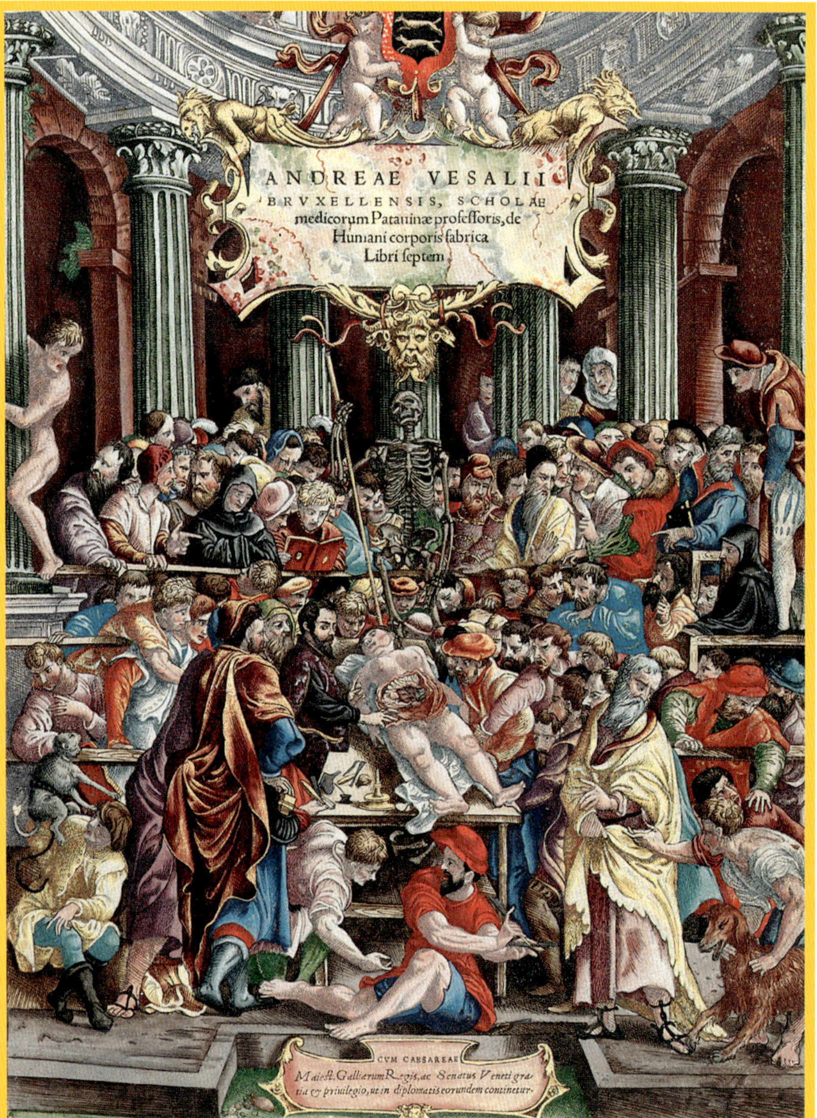

Leichensektionen waren teils Lehr-, teils Schauveranstaltungen, wie die Titelillustration von *De humani corporis fabrica libri septem* zeigt. Eingeladen waren Volksvertreter und Studenten.

»Ich kann mich nicht genug über meine eigene Dummheit und das zu große Vertrauen in Galens Schriften wundern.«

Andreas Vesalius
De humani corporis fabrica
(1543)

In Bologna wurde 1521 ein Buch von Giacomo Berengario da Carpi mit Ergänzungen zu Mondinos Arbeiten veröffentlicht. Und der venezianische Anatom Niccolò Massa legte 1536 in seinem *Liber introductorius anatomiae (Einführung in die Anatomie)* eigene Beobachtungen nieder. Aber generell wurden die Schlussfolgerungen, die aus dem Sezieren gewonnen wurden, an Galens Lehre angepasst.

Anatomische Revolution

Andreas Vesalius begründete das Prinzip, dass nur eine direkte Anschauung zum Verständnis des menschlichen Körpers führen könne. Als Professor an der Universität von Padua, die auf eine lange Tradition in der Anatomie zurückblickte, führte Vesalius selbst Leichensektionen durch und illustrierte die Ergebnisse auf Lehrtafeln. Er erkannte, dass Galen an wichtigen Stellen falsch lag. So hat z. B. das Brustbein nicht sieben, sondern nur drei Segmente, die Leber besteht nicht aus fünf, sondern nur aus vier Lappen, und der Unterkiefer ist nicht aus zwei, sondern aus nur einem Knochen aufgebaut. Vesalius zeigte auch, dass der Humerus (Oberarmknochen) nicht, wie Galen glaubte, der zweitlängste Knochen im Körper ist – Tibia und Fibia sind länger.

Meisterwerk

Vesalius' 1543 publiziertes *De humani corporis fabrica libri septem (Sieben Bücher über den Aufbau des menschlichen Körpers)* waren das erste umfassende, reich illustrierte Buch der Anatomie. Gedruckt nach Schweizer Standards in Basel, behandelte es auf 82 Bildtafeln und etwa 400 Einzelzeichnungen in sieben Abschnitten Skelett, Muskulatur, Gefäßsystem Nerven, Verdauungstrakt, Herz und Lunge. Die Künstler sind unbekannt, kamen aber wahrscheinlich aus der Schule

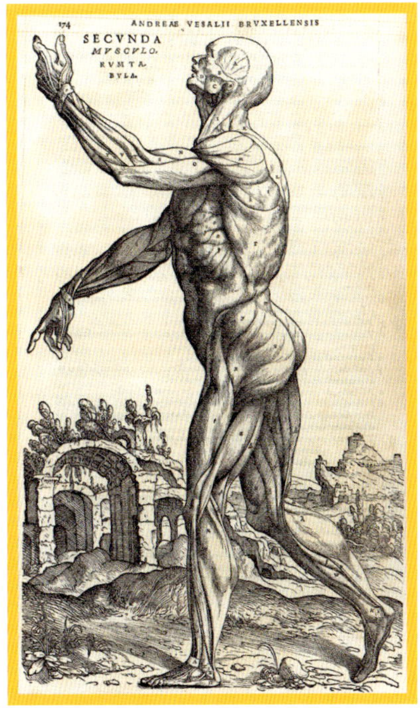

Mit seinen markigen Illustrationen sollte *De humani corporis fabrica* (1543) unterhalten, erstaunen und belehren. Die lebensnahen Figuren stehen häufig vor einer imaginären Landschaft.

des großen venezianischen Malers Tizian. Das Galen widersprechende Werk entfachte einen Sturm der Kritik, nicht zuletzt durch Vesalius' Professor Jacobus Sylvius aus Paris, der Sektion unterrichtete. Einen Aufschrei gab es auch wegen der skandalösen Nacktheit, aber die meisten Kollegen erkannten die Thesen an. Im Jahr 1561 korrigierte der Anatomieprofessor in Padua Gabriele Fallopio, der möglicherweise selbst bei Vesalius gelernt hatte, in seinen *observationes anatomicae (Anatomische Beobachtungen)* einige Fehler. Vesalius' Kritik an Fallopio folgte umgehend. Fallopio ist heute abgesehen von seiner Beschreibung des Eileiters weitgehend vergessen.

Um 1550 fertigte Bartolomeo Eustachi, Professor für Anatomie in Rom, für sein Buch *De dissensionibus ac controversiis anatomicus* 47 anatomische Tafeln an, die in ihrem Detailreichtum denen in *De humani corporis fabrica* nicht nachstehen. Wäre Eustachi nicht vorzeitig verstorben, würden wir ihn heute vielleicht gemeinsam mit Vesalius als Vater der Anatomie kennen. Heute bezieht sich sein Ruhm vor allem auf die eustachische Röhre, die er als Verbindung zwischen Mittelohr und Rachen entdeckte und beschrieb.

Neue Instrumente

Mit der Erfindung des Mikroskops Anfang des 17. Jahrhunderts blickten Wissenschaftler zum ersten Mal auf Bereiche des menschlichen Körpers, die dem bloßen Auge verborgen bleiben. Die anatomischen Wissenschaften hatten im 18. Jahrhundert die medizinische und chirugische Ausbildung revolutioniert. Der schottische Anatom, Gynäkologe und Leibarzt der englischen Königin Charlotte beschrieb 1764 den Aufbau der Gebärmutter. In seinem Londoner Haus richtete er 1768 eine einflussreiche Privatschule für Medizin ein.

Seit dem 1858 publizierten Buch *Anatomie: Descriptive and Surgical (Anatomie: beschreibend und operativ)* des britischen Chirurgen Henry Gray war die Anatomie Allgemeingut. Als *Gray's Anatomy* gehörte dieses umfassende, illustrierte Werk zum Lehrkanon der Medizin.

Vesalius' Vermächtnis für die Anatomie bestand nicht nur aus *De humani corporis fabrica*. Wichtiger war sein Grundprinzip: Wahres Wissen über den menschlichen Körper kann nur aus der direkten und sorgfältigen Untersuchung gewonnen werden. ■

Andreas Vesalius

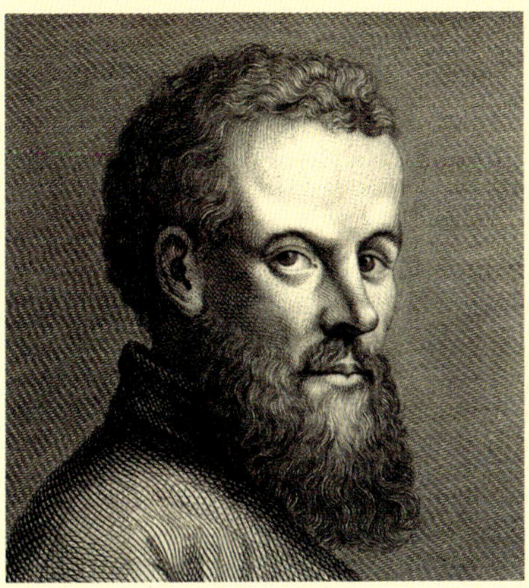

Vesalius wurde 1514 in Brüssel (damals Teil des Habsburgerreichs der Niederlande) als Sohn des Leibapothekers der Kaiser Karl V. und Maximilian I. geboren. Er studierte Medizin in Löwen, Paris und Padua. Am Tag nach seiner Graduierung wurde er 1538 zum Professor für Chirurgie in Padua ernannt.

Seine Präsentation von *De humani corporis fabrica* machte ihn 1544 unter Karl V. zum kaiserlichen Leibarzt. Das blieb er 1559 unter Philipp II., was ihn nach Spanien führte. Fünf Jahre später verließ er – wohl wegen einer drohenden Anklage auf Ketzerei – das Land wieder. Auf Pilgerreise ins Heilige Land erfuhr Vesalius, dass er auf seinen alten Posten in Padua zurückkehren könne. Bei seiner Umkehr erlitt er aber auf der griechischen Insel Zakynthos Schiffbruch. Ohne Mittel für die Weiterreise starb er dort 1564.

Hauptwerke

1538 *Sechs anatomische Tafeln*
1543 *De humani corporis fabrica libri septem* (*Sieben Bücher über den Aufbau des menschlichen Körpers*)

KÖRPER UND WISSENS 1600–1820

CHAFT

1628
William Harvey beschreibt zum ersten Mal korrekt den **Blutkreislauf.**

1661
Marcello Malpighi entdeckt unter dem Mikroskop **winzige Kapillaren** als Verbindungsstücke zwischen Arterien und Venen – der »Missing Link« in Harveys **Blutkreislauf.**

1666
Der Engländer **Thomas Sydenham,** Mitbegründer der **Nosologie** (Einteilung von Krankheiten), veröffentlicht seine *Methode zur Fieberheilung.*

1671
Die Hebamme Jane Sharp veröffentlicht mit ***The Midwives Book*** ein grundlegendes Buch über Schwangerschaft und Geburtshilfe.

1700
Bernardino Ramazzinis Studie ***Krankheiten von Arbeitern*** verknüpft Gesundheit mit dem Arbeitsplatz und begründet die **Arbeitsmedizin.**

um 1700–1720
In den Niederlanden reformiert Herman Boerhaave mit einem strukturierten **Anamneseverfahren** die **Eingangsuntersuchung** von Patienten.

1718
Die britische Schriftstellerin und Diplomatengattin **Lady Mary Wortley Montagu** lässt ihren fünfjährigen Sohn gegen **Pocken impfen.**

1725
In London in England eröffnet das **Guy's Hospital** als Krankenhaus für die **»unheilbar Kranken** und endgültig Wahnsinnigen«.

Im 17. Jahrhundert nahm die wissenschaftliche Revolution an Fahrt auf. Geniale Erfindungen, neue Technologien und Einflüsse aus anderen wissenschaftlichen Bereichen schoben eine rasante medizinische Entwicklung an. Die neue Wissenschaftlichkeit fand sich auch in den Ideen der Aufklärung wieder. Eine Gesellschaft sollte Vernunft und Beobachtung als Grundlage allen Handels nehmen – auch die politischen Unruhen des 18. Jahrhunderts in Nordamerika, Frankreich und andernorts folgten daraus.

Wissenschaftlichkeit

Allmählich bröckelten die Doktrinen des römischen Arztes Claudius Galen, die seit rund 1500 Jahren die europäische Medizin geprägt hatten. Unter dem Einfluss führender europäischer Wissenschaftler formte sich ein allgemeines wissenschaftliches Konzept: Aufstellen einer Hypothese, Erstellen einer Versuchsanordnung, Analyse des Ergebnisses und Ziehen einer Schlussfolgerung. Auch die ärztliche Diagnose, Behandlung und die Beurteilung des Ergebnisses richteten sich jetzt danach.

Nach zwei Jahrzehnten Forschung und wissenschaftlichen Experimentierens stellte der englische Arzt William Harvey im Jahr 1628 in seiner Schrift *De motu cordis et sanguinis (Die Bewegung des Herzens und des Bluts)* den Blutkreislauf mit dem Herz als Blutpumpe vor. Harveys letztes fehlendes Beweisstück – wie das Blut von den Arterien zurück in die Venen gelangt – entdeckte 1661 der italienische Biologe Marcello Malpighi. Unter dem Mikroskop, das die Forschung revolutionierte, identifizierte er Kapillaren von einem Zehntel der Dicke eines menschlichen Haars.

Viele Ärzten misstrauten Harveys Erkenntnissen, da diese Galens Lehre über den Ursprung des Bluts in der Leber widersprachen. Der Beweis lag aber vor. Immer mehr Ärzte trauten jetzt ihren eigenen Beobachtungen mehr als den dogmatischen antiken Schriften.

Die Gesellschaft profitiert

In England revolutionierte das 1671 nach jahrzehntelanger praktischer Anschauung geschriebene Buch *The Midwives Book* der Hebamme Jane Sharp das Verständnis von Geburt, Stillen und der Versorgung von Neugeborenen. Der italienische Medizinprofessor Bernadino Ramazzini legte 1700 die erste umfassende

1753

Der schottische Schiffsarzt **James Lind** berichtet in seiner ***Abhandlung über Skorbut*** über eine Studie von 1747 auf der *HMS Salisbury.*

1763

In Großbritannien führt Edward Stones Bericht über **fiebersenkende Weidenrinde** zur Suche nach dem aktiven Inhaltsstoff und die **Entwicklung des Aspirins.**

1764

John Hunter eröffnet in London eine **Anatomieschule,** in der seine neue **wissenschaftliche Vorgehensweise** in der **Chirurgie** unterrichtet wird.

1793

Der fanzösische Feldarzt **Dominique-Jean Larrey** entwickelt die **Triage,** um Verwundete in Notfälle, dringliche und nicht dringliche Fälle einzuteilen.

1794

Der britische Chemiker **John Dalton** beschreibt eine **angeborene Farbsehschwäche,** auch Daltonismus genannt.

1794

Der fanzösische Arzt Philippe Pinel befürwortet **empathische** und fürsorgliche Behandlungsmethoden von **Geisteskranken.**

1798

Edward Jenner stellt in *An Inquiry into the Causes and Effects of the Variolae Vaccinae* die Wirkung des Variolaimpfstoffs vor, der eine lebensrettende **Impfung** gegen Pocken ist.

1816

Der französische Arzt René Laënnec erfindet das **Stethoskop,** womit sich durch Abhören des Brustkorbs **Krankheiten diagnostizieren** lassen.

arbeitsmedizinische Studie vor. Erkrankungen von 54 Berufen und Tätigkeiten waren dort erfasst.

In einer ersten kontrollierten klinischen Versuchsreihe verabreichte der schottische Arzt James Lind im Jahr 1747 skorbutkranken Matrosen verschiedene Mittel. Die Ergebnisse zeigten, dass eine Substanz, die wir heute Vitamin C nennen, diese gefährliche Krankheit heilt. In England kam der Geistliche Edward Stone zum Schluss, dass Weidenrinde, woraus Aspirin gewonnen wird, fiebersenkend wirken müsse, und bewies seine Hypothese anhand Beobachtungen an Patienten.

Zu einer Zeit, als vor allem Feldschere, Barbiere oder Wundärzte ohne größere medizinische Ausbildung Operationen durchführten, führte der englische Chirurg John Hunter eine wissenschaftliche Methodik ein: Er operierte erst, nachdem er den Zustand des Patienten genau beobachtet hatte, und übte vorher an Tieren, um einen Eingriff abschätzen zu können.

Hunter war um 1760 im Siebenjährigen Krieg Wundarzt. Ein anderer Militärarzt, Dominique-Jean Larrey, entwickelte Ende des 18. Jahrhunderts in Frankreich das System der Triage, um die Verwundeten bestmöglich nach der Schwere ihrer Verletzungen zu versorgen. Die Triage wurde ein häufig genutztes Instrument in Kriegen; in Krankenhäusern wurde sie um 1900 eingeführt.

Wissenschaftliche Neuerungen setzten sich oft nur langsam durch. Praktische Erfindungen wie die Triage bringen dagegen sofort Vorteile. Anfang des 18. Jahrhunderts wurden Krankenhäuser gegründet, die ungeachtet von Herkunft, Geld oder Religion allen Menschen offenstanden. Durch das Wirken von Philippe Pinel in Frankreich und William Tuke in Großbritannien kamen bis zum Ende des Jahrhunderts auch Geisteskranke in den Genuss besserer Fürsorge.

Impfen

Der wahrscheinlich wichtigste medizinische Durchbruch dieses Zeitabschnitts war die Impfung. Den Grundstein legten 1796 die Inokulationen des britischen Arztes Edward Jenner, der mit Rinderpocken gegen Pocken immunisierte. Seitdem schützten Impfungen vor verheerenden Krankheiten wie Polio (Kinderlähmung) oder Diphtherie und retten jedes Jahr zwischen 2 und 3 Mio. Leben weltweit. ■

DAS BLUT WIRD IM KREIS GEFÜHRT

BLUTKREISLAUF

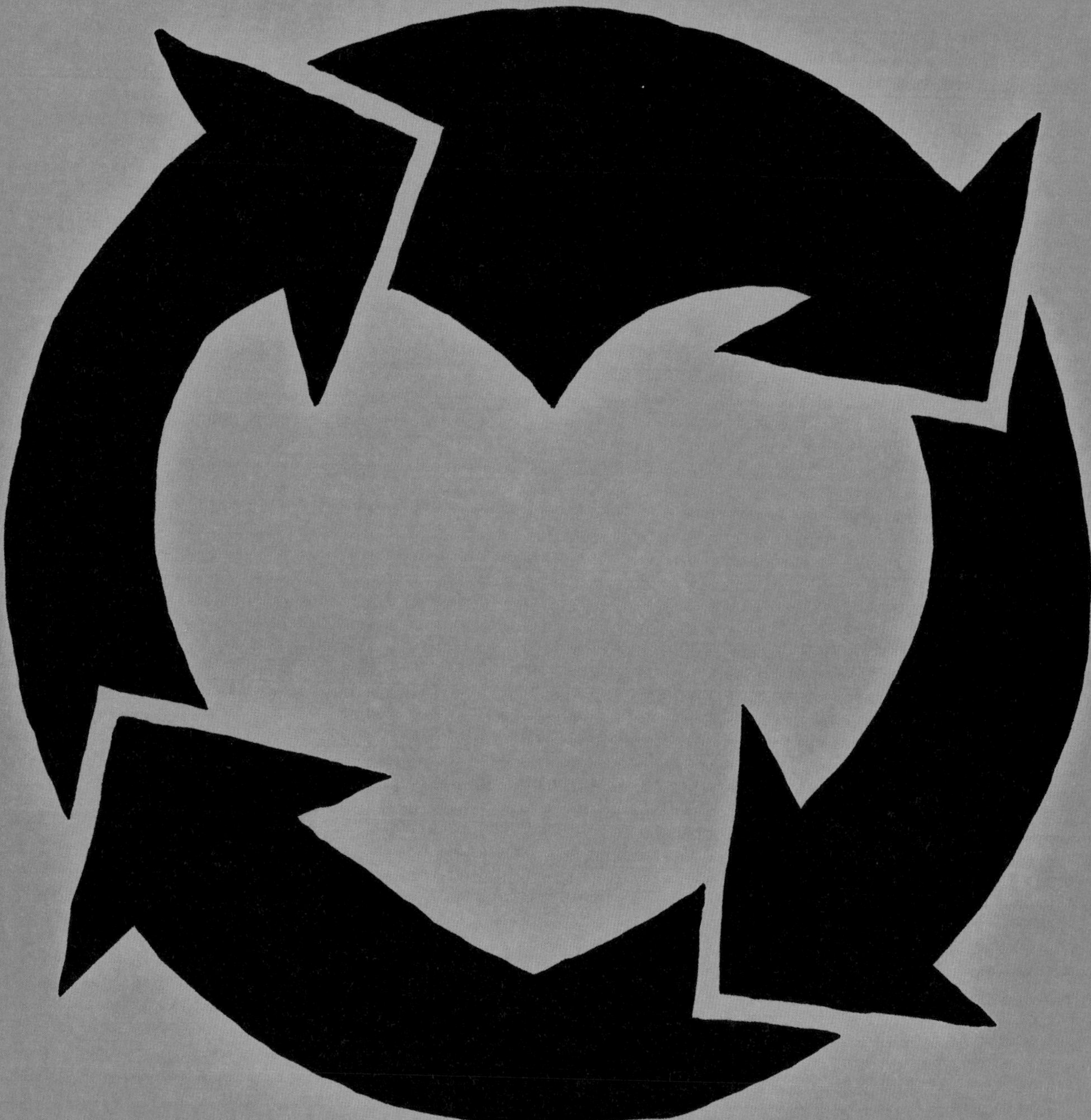

IM KONTEXT

FRÜHER

2. Jh. n. Chr. Galen hält die Leber für den Ursprungsort des Bluts und die Organe würden es verbrauchen.

1242 Ibn al-Nafis beschreibt den Herz-Lungen-Kreislauf.

1553 Michel Servet beschreibt in *Christianismi Restitutio (Wiedereinsetzung des Christentums)* einen möglichen Herz-Lungen-Kreislauf.

SPÄTER

1661 Marcello Malpighi entdeckt die Kapillaren als fehlendes Glied im dualen Blutkreislauf.

1733 Stephen Hales beschreibt und misst den Blutdruck (den Druck des arteriellen Bluts).

1953 Der amerikanische Chirurg John Gibbon führt die erste erfolgreiche Operation mit einer Herz-Lungen-Maschine durch.

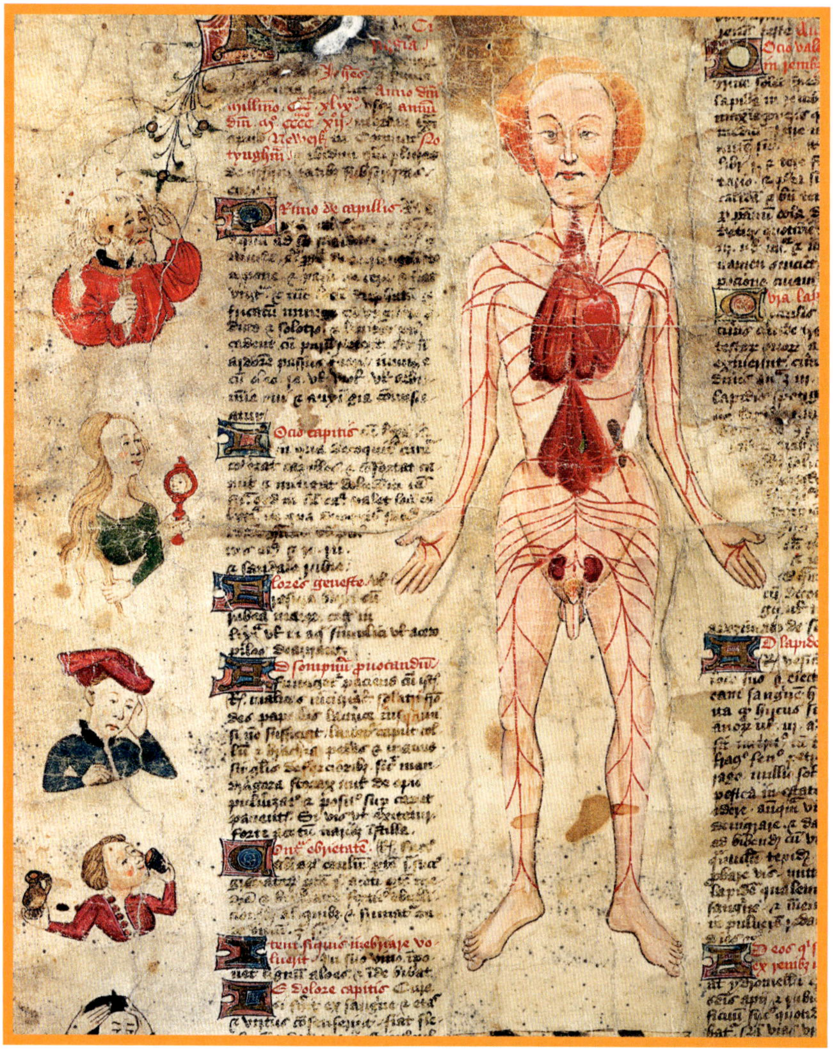

Galens Theorie der Leber als Ursprung des Bluts ist in *De Arte Phisicali et de Cirurgia (Über die Kunst der Medizin und der Chirurgie)* von John Arderne (1307 bis um 1390) dargestellt.

Der englische Arzt William Harvey stellte 1628 seine neue Theorie vor, wie das Blut durch den Körper fließt. Nach zehn Jahren Experimentierens hatte er die Quelle identifiziert und gezeigt, dass das Blut zirkuliert, also im Kreis fließt. Damit widersprach er der seit 1500 Jahren vorherrschenden Lehre.

Frühe Theorien

Schon in der Antike wussten die Ärzte, dass das Blut lebensnotwendig ist, den Körper durchfließt und dass das Herz eine wichtige Rolle spielt. Wie alles funktioniert, war allerdings unklar. Der altchinesische *Huangdi Neijing (Klassiker des Gelben Kaisers zur inneren Medizin)* erklärte, dass sich das Blut mit dem Qi (der Lebenskraft) verbinde und den Körper mit Energie versorge. In Griechenland glaubte Hippokrates, dass die Arterien Luft aus der Lunge transportierten und das Herz drei Kammern besitze.

Am einflussreichsten waren die Theorien des römischen Arztes Claudius Galen aus dem 2. Jahrhundert n. Chr. Er kannte bereits Arterien und Venen, nahm aber fälschlich die Leber als Ursprungsort für das Blut an. Von dort transportierten es die Venen ins Körpergewebe, wo es absorbiert würde. Das Blut würde ständig erneuert; an eine Rückkehr zur Leber oder einen Kreislauf dachte Galen nicht. Er glaubte auch, dass die rechte Herzseite die Lunge versorgte, während winzige Poren das Blut

Siehe auch: Griechische Medizin 28–29 ▪ Traditionelle Chinesische Medizin 30–35 ▪ Römische Medizin 38–43 ▪ Islamische Medizin 44–49 ▪ Aderlass und Blutegel 52 ▪ Anatomie 60–63 ▪ Bluttransfusion und Blutgruppen 108–111

»Das Eindringen des Bluts in die linke Herzkammer erfolgt von der Lunge aus, nachdem es in der rechten Herzkammer erwärmt worden ist.«

Ibn al-Nafis
Kommentar zur Anatomie in Ibn Sinas *Kanon der Medizin* (1242)

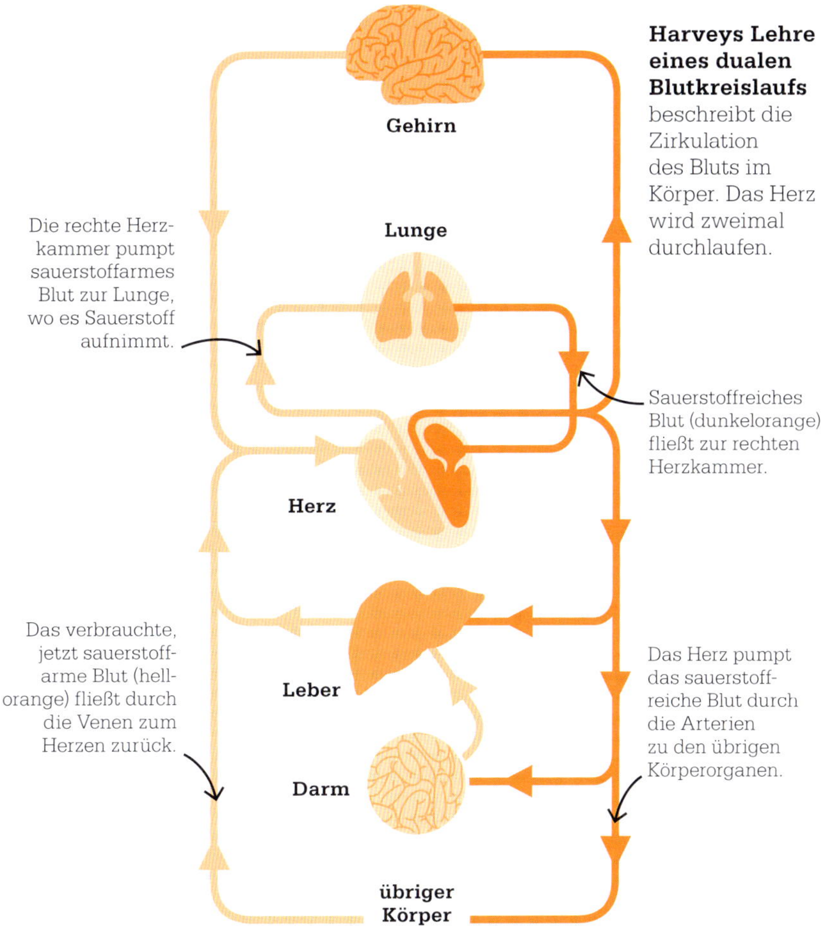

Harveys Lehre eines dualen Blutkreislaufs beschreibt die Zirkulation des Bluts im Körper. Das Herz wird zweimal durchlaufen.

zur linken Seite durchließen. Als »venöses Blut« würde es dann, vermischt mit Luft aus der Lunge, in die Arterien gelangen und von dort das »Pneuma«, den »Lebensgeist« im Körper verteilen.

Angreifen alter Lehren

Auf Galens Lehre baute weit über 1000 Jahre das gesamte medizinische Wissen auf. Manche Gelehrte hinterfragten die Theorien jedoch. Im 13. Jahrhundert erklärte der syrische Arzt Ibn al-Nafis, es gebe zwischen den rechten und linken Herzkammern keine Poren und das Blut müsse einen anderen Weg nehmen. Indem al-Nafis die Lunge als Verbindung identifizierte, löste er mit der Idee des Herz-Lungen-Kreislaufs eines der größten Rätsel des Blutkreislaufs.

Al-Nafis Manuskript, worin er diese fortschrittliche Theorie erklärte, erreichte die europäischen Gelehrten als lateinische Übersetzung jedoch erst 1547. Außerdem hatte er auch nicht das Problem gelöst, wie das Blut insgesamt durch den Körper fließt. Der spanische Anatom und Theologe Michel Servet griff 1553 das Konzept des Herz-Lungen-Kreislaufs wieder auf. Servet wurde aber im Alter von 42 Jahren als Ketzer verbrannt, und da auch seine Bücher zurückgehalten wurden, konnte sich diese Theorie nicht weit verbreiten.

Ungefähr zur selben Zeit entdeckte der italienische Anatom Realdo Colombo durch Sektionen von menschlichen Leichen und Tierkadavern das Herz-Kreislauf-Prinzip wieder und veröffentlichte seine Ergebnisse 1559 in seinem Buch *De Re Anatomica (Über die Anatomie)*. Im 16. Jahrhundert waren dann menschliche Sektionen häufiger. Als Versuchsobjekt mussten jedoch Leichen herangeschafft werden, zudem war die Kirche gegen Sektionen.

Duales System

Wahrscheinlich kannte William Harvey Colombos Arbeiten noch von seinem Studium an der Universität von Padua in Italien. Dort hatte er auch Zugang zu den anatomischen Zeichnungen des flämischen Künstlerarztes Andreas Vesalius. In einer Weiterführung » von Colombos Ideen wollte Harvey den Blutkreislauf jenseits der Lunge verstehen. Im Jahr 1628 stellte er seine Theorie vor, dass das Blut in einem dualen Kreislaufsystem das Herz zweimal passiere. Dabei gebe es einen Transportweg zwischen Herz und Lunge und auch zwischen Herz und dem übrigen Körper.

Praktische Experimente

Zu diesen Rückschlüssen kam Harvey durch eine Reihe von Experimenten. Zuerst versuchte er, Galens vermuteten Ursprungsort für das Blut in der Leber aufzuklären. Er ließ das Blut aus Schafen und Schweinen ablaufen und vermaß dabei die linke Herzkammer. Nach Galen müsste das Blut nicht im Kreis fließen, sondern sich stetig erneuern. Wenn sich also bei jedem Herzschlag die Kammer entleerte, so berechnete Harvey, dann müsste die täglich gepumpte Blutmenge das gesamte Volumen des Tiers um das Zehnfache übersteigen. Ein Hund müsste z. B. jeden Tag 235 Liter produzieren und verbrauchen. Das schien unmöglich.

In einem weiteren Experiment drückte Harvey bei einer lebenden, geöffneten Schlange die in das Herz führende Vene ab. Das Herz entleerte sich, was bewies, dass der Kreislauf des Bluts unterbrochen war. In einem weiteren Versuch zeigte Harvey, dass Venenblut, das er mit einem Tourniquet am Arm anstaute, durch die Blockade hindurch in Richtung des Herzens, nie aber in Gegenrichtung gedrückt werden kann.

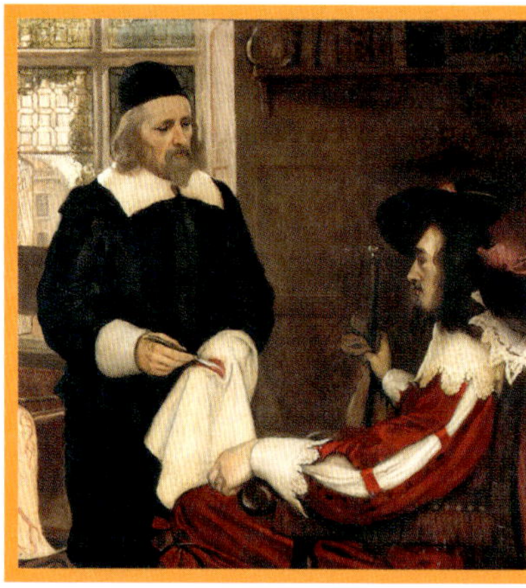

Harvey erklärt seinem Gönner König Karl I. seine Theorien. Nach Karls Hinrichtung verlor Harvey seine Stellung als Chefarzt am St. Bartholomew's Hospital.

Mit seinen Experimenten zeigte Harvey nicht nur, dass es einen Blutkreislauf durch den Körper gibt, sondern auch dass er nur in eine Richtung fließt. Harveys Berechnungen nach floss das Blut aus der linken Herzkammer nach außen durch die Arterien, von dort nach innen durch das Herz zur rechten Herzkammer und wieder über die Lunge zur linken Herzkammer. Dafür müsse es kleine Verbindungen zwischen den Arterien und den Venen geben, die aber nicht sichtbar seien.

Abweisende Reaktion

Harvey veröffentlichte seine Theorien 1628 in seiner Schrift *De motu cordis et sanguinis (Die Bewegung*

Vor Harveys Erkenntnissen über den Blutkreislauf glaubten die Ärzte, dass **der Körper ständig Blut herstellt und verbraucht.**

Aus Versuchen mit unterschiedlich großen Tieren berechnete Harvey, **wie viel Blut im Körper des Tiers vorhanden ist.**

Dann berechnete er **das Volumen** der Herzkammern und die **Pumprate** des Herzens.

Daraus zog er die Schlussfolgerung, dass der Körper das Blut **nicht so schnell herstellen und verbrauchen kann, wie es vom Herz gepumpt wird.**

Harvey stellte fest, dass immer dasselbe Blut zirkuliert.

»Das Herz des Tiers bildet die Basis seines Lebens, sein wichtigstes Glied, die Sonne seines Mikrokosmos; alle Aktivität hängt vom Herzen ab, aus ihm erwachsen seine Lebendigkeit und Stärke.«

William Harvey
De motu cordis et sanguinis
(1628)

des Herzens und des Bluts). Die neuen Erkenntnisse kamen bei seinen Kollegen nicht gut an. Fest verhaftet in Galens Doktrinen konnten sie mit einem doppelten Blutkreislauf nichts anfangen und machten sich über Harveys experimentellen Ansatz lustig.

Besonders auf Harveys nicht gefundener Verbindung zwischen dem arteriellen und dem venösen Blutsystem hatten es die Kollegen abgesehen. Der französische Arzt Jean Riolan wies 1648 darauf hin, dass sich die von Harvey erkundete tierische Anatomie von der des Menschen unterscheiden könne, und fragte: »Wie soll ein solcher Blutkreislauf ohne Störung und Vermischung der Körpersäfte stattfinden?«

Neues Verständnis

Erst im Jahr 1661 entdeckte der italienische Biologe Marcello Malpighi, der mit dem kurz zuvor erfundenen und nun verbesserten Mikroskop arbeitete, ein Netzwerk aus kleinen Kapillaren, über das arterielles in venöses Blut übergehen kann. Dieser fehlende Puzzlestein in der Theorie der dualen Zirkulation rehabilitierte Harvey, der allerdings vier Jahre zuvor gestorben war. Ende des 17. Jahrhunderts ersetzte dann der doppelte Blutkreislauf das langjährige Galen-System in der medizinischen Lehre.

Auf Harveys Entdeckung folgte eine lange Reihe medizinischer Neuentwicklungen. Zunächst wurde die uralte Lehre verworfen, dass sich durch Aderlass und Blutegel der Körper von »überschüssigem« Blut reinigen lasse. Weitere Erkenntnisse brachten der britische Pfarrer und Wissenschaftler Stephen Hales, der um 1730 den Blutdruck beschrieb, und Thomas Young, der 1808 die Bedeutung des Bluthochdrucks untersuchte. Mit der um 1890 entwickelten Blutdruckmanschette (ein aufblasbares Armband zur Messung des Blutdrucks) erhielten die Ärzte ein höchst leistungsfähiges Instrument zur Beurteilung der Herzgesundheit in die Hand.

William Harvey ersetzte ausgediente Theorien über den Blutfluss im Körper durch harte, evidenzbasierte Erkenntnisse – und löste damit eines der großen Rätsel der Medizin. Er ist einer der bedeutendsten Pioniere in der Medizin. ■

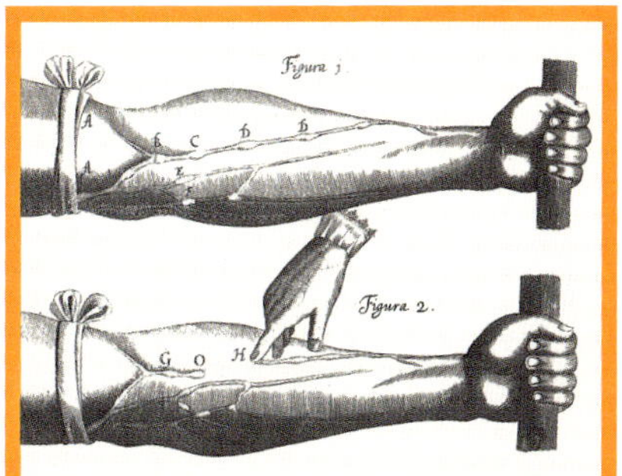

Als Beweis, dass venöses Blut zum Herzen fließt, schnürte Harvey einen Arm ab, um die Venen sichtbar zu machen. Dann versuchte er vergeblich, das Blut in der Vene vom Herzen wegzudrücken.

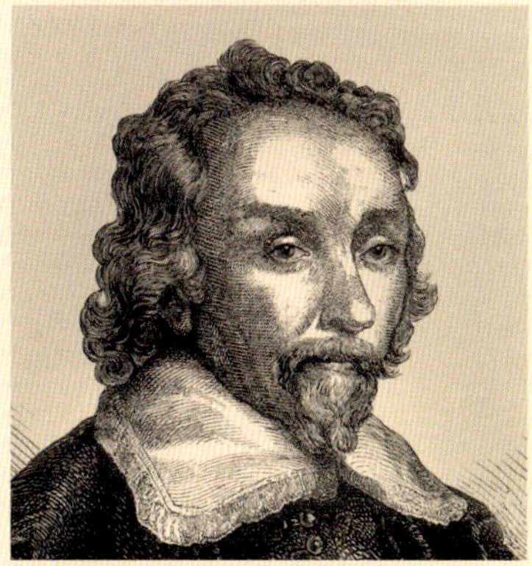

William Harvey

William Harvey wurde 1578 als Sohn eines Bauern in der Grafschaft Kent in England geboren. Er studierte zunächst an der Universität von Cambridge Medizin und ging dann zum gefeierten Anatom Hieronymus Fabricius an die Universität von Padua.

Harvey kehrte 1602 nach London zurück und wurde 1609 Chefarzt am St. Bartholomew's Hospital und 1615 Dozent für die Lumleian-Vorlesungen am Royal College of Physicians, dem königlichen ärztlichen Institut. Als oberster Leibarzt der Könige Jacob I. (1618) und Karl I. (1625) genoss er Privilegien und nach seiner Vorstellung des dualen Blutkreislaufs von 1628 auch Schutz vor Kritikern. Außerdem erforschte er die Entwicklung von Tierembryos und widerlegte die Theorie der spontanen Erzeugung von Leben. Harvey starb 1657.

Hauptwerke

1628 *De motu cordis et sanguinis (Über die Herz- und Blutbewegung)*
1651 *Exercitationes de generatione animalium (Über die Tiererzeugung)*

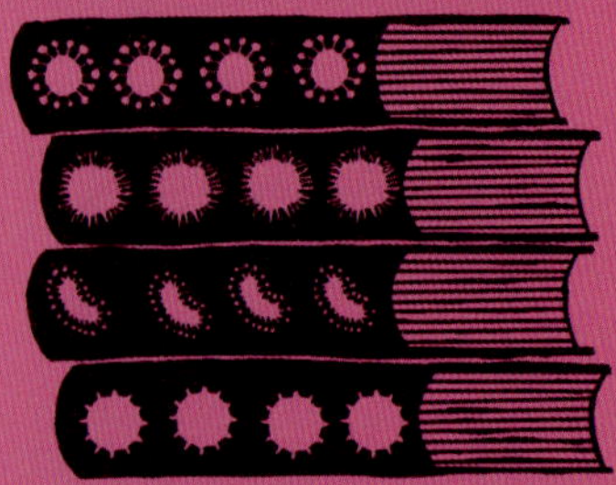

EINE BEKANNTE KRANKHEIT IST HALB GEHEILT

NOSOLOGIE

IM KONTEXT

FRÜHER

Um 175 n. Chr. Galen entwickelt Diagnoseverfahren aufgrund von Hippokrates' Lehre der vier Körpersäfte.

1532 In Großbritannien erstellt die Stadt London Sterbeverzeichnisse.

1554 Jean Fernel beschreibt in der *Universa medicina* einen wissenschaftlichen Ansatz zur Nosologie.

SPÄTER

1853 Der erste internationale Statistikkongress in Brüssel fordert eine einheitliche internationale Klassifizierung von Todesursachen.

1883 Der deutsche Psychiater Emil Kraepelin stellt ein Klassifikationssystem für psychische Erkrankungen vor.

1949 Der amerikanische Wissenschaftler Linus Pauling empfiehlt die Klassifikation von Krankheiten nach der Molekülstruktur des Pathogens.

Von Hippokrates im alten Griechenland bis Mitte des 17. Jahrhunderts, als der britische Arzt Thomas Sydenham zu arbeiten begann, hatten die Ärzte ihre Diagnosen nach der Vier-Säfte-Lehre gestellt. Diese gab als Krankheitsursachen ein Übermaß von Schleim, Blut, gelber oder schwarzer Galle vor und so wurden auch Erkrankungen eingeordnet.

Sydenham stellte dagegen seine Diagnosen aufgrund von sorgfältiger, objektiver Beobachtung der Symptome und baute auf dieser Grundlage ein Klassifikationssystem auf. Die Klassifizierung von Krankheiten erhielt später die Bezeichnung Nosologie.

Sydenham praktizierte in einer Zeit, als Infektionskrankheiten und Epidemien wie etwa die Pest von 1665 ganze Städte entvölkerten. Daher waren eine genaue Differenzierung von Krankheiten und wirksame Therapien dringend notwendig.

Objektive Beobachtung

Ein erstes Überwachungssystem boten in England die Sterbeverzeichnisse von London, die generische, aber nicht medizinisch eindeutig identifizierte Todesursachen (etwa »Pocken«) auflisteten. Eine frühe Klassifikation von Erkrankungstypen enthielt auch die *Universa medicina* von 1554 des französische Arztes Jean Fernel. Die echte Nosologie begann jedoch erst mit Sydenhams Arbeiten.

Als einer der Ersten grenzte Sydenham Scharlach als eigen-

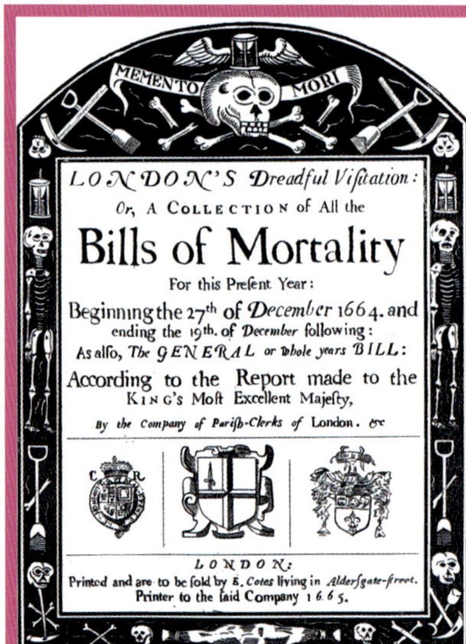
MEMENTO MORI

LONDON'S Dreadful Viſitation:
Or, A COLLECTION of All the
Bills of Mortality
For this Preſent Year:
Beginning the 27th of December 1664. and ending the 19th. of December following:
As alſo, The GENERAL or whole years BILL:
According to the Report made to the KING'S Moſt Excellent Majeſty,
By the Company of Pariſh-Clerks of London. &c

LONDON:
Printed and are to be ſold by E. Cotes living in Alderſgate-ſtreet.
Printer to the ſaid Company 1665.

Die Sterbeverzeichnisse (»Bills of Mortality«) der Stadt London führten wöchentlich die Todesfälle, die vermutete Ursache und den Ort eines Seuchenausbruchs auf.

Siehe auch: Griechische Medizin 28–29 ▪ Römische Medizin 38–43 ▪ Medizinschulen und Chirurgie im Mittelalter 50–51 ▪ Pharmazie 54–59 ▪ Histologie 122–123 ▪ Weltgesundheitsorganisation (WHO) 232–233 ▪ Pandemien 306–313

ständige Erkrankung gegenüber den Masern ab, ferner differenzierte er chronische und akute Gichtformen von anderen rheumatischen Störungen. Eine große Neuerung war seine Erkenntnis, dass Fieber nicht die eigentliche Erkrankung darstellt, sondern eine körperliche Reaktion. Sydenhams *Medical Observations (Medizinische Beobachtungen)* von 1676 galten 200 Jahre als Standardlehrbuch.

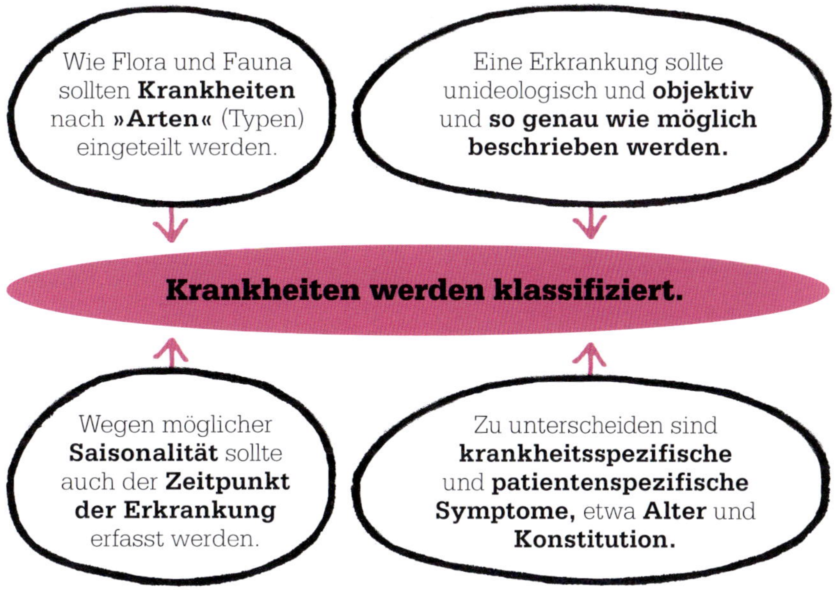
Wie Flora und Fauna sollten **Krankheiten** nach **»Arten«** (Typen) eingeteilt werden.
Eine Erkrankung sollte unideologisch und **objektiv** und **so genau wie möglich beschrieben werden.**
Krankheiten werden klassifiziert.
Wegen möglicher **Saisonalität** sollte auch der **Zeitpunkt der Erkrankung** erfasst werden.
Zu unterscheiden sind **krankheitsspezifische** und **patientenspezifische Symptome,** etwa **Alter** und **Konstitution.**

Nosologie nach Sydenham

Das Konzept einer Einteilung von Erkrankungen setzte sich rasch durch. Die 1763 publizierte *Nosologia Methodica* des Franzosen François Boissier de Sauvages verzeichnete bereits 2400 physische und psychische Störungen, die zehn Klassen und mehr als 200 Genera zugeordnet wurden. Sechs Jahre später veröffentlichte der Schotte William Cullen die später weitverbreitete *Synopsis Nosologiae Methodica*.

Mit dem Kompendium *The Nomenclature of Diseases (Nomenklatur der Erkrankungen)* des Londoner Ärztekollegs von 1869 erkannten immer mehr Staaten das System an. Auf einer Konferenz in Chicago in den USA wurde 1893 die *International List of Causes of Death (Internationale Liste von Todesursachen)* des französischen Statistikers Jacques Bertillon vorgestellt. Unter dem Namen *International Classification of Diseases* (ICD) wird sie heute von der WHO gepflegt. Sie verzeichnet alle bekannten Erkrankungen, Störungen und Verletzungen mitsamt ihrer Statistiken für eine globale Verbreitung von Gesundheitsinformationen. ▪

Thomas Sydenham

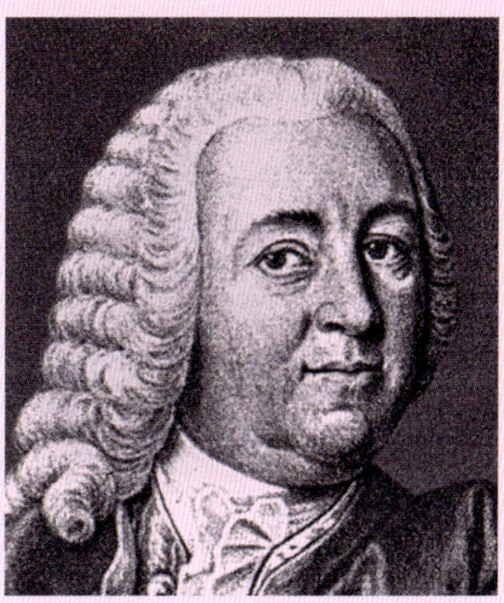

Geboren im Jahr 1624, diente Sydenham vor und nach seinem Medizinstudium an der Universität von Oxford im englischen Bürgerkrieg. Er absolvierte die Prüfungen der Londoner Arztschule und eröffnete 1663 in London eine eigene Praxis.

Für seine Abhandlung von 1666 über Methoden zur Fiebersenkung entwickelte er ein nosologisches System, nach dem Erkrankungen anhand einer genauen Beobachtung des Kranken und des Krankheitsverlaufs eingeordnet und klassifiziert werden. Sydenham verschrieb auch Weidenrinde (als Quelle für Aspirin) gegen Fieber und die (Chinin enthaltende) Rinde des Chinarindenbaums gegen Malaria. Zu seinen prominenten Unterstützern zählten der Philosoph John Locke und der Wissenschaftler Robert Boyle.

Seine Verdienste für die Nosologie erbrachten ihm lang nach seinem Tod 1689 den Titel eines »englischen Hippokrates«.

Hauptwerke

1666 *The Method of Curing Fevers*
1676 *Medical Observations*
1683 *The Management of Arthritis and Dropsy (Behandlung von Arthritis und Wassersucht)*

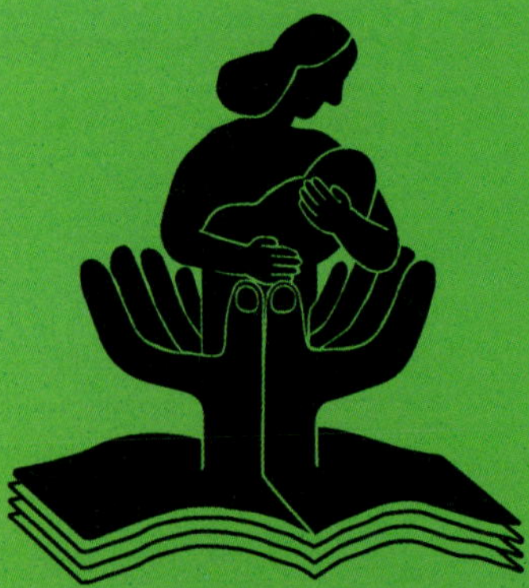

FÜR EINE GUTE UND SCHNELLE ENTBINDUNG

GEBURTSHILFE

IM KONTEXT

FRÜHER

1540 In England erscheint die Übersetzung von Eucharius Rösslins *Der Hebammen Rosengarten* als erstes Handbuch zur Geburtshilfe.

1651 Mit dem *Directory for Midwives* veröffentlicht Nicholas Culpeper ein einflussreiches Praxisbuch für Hebammen.

SPÄTER

1902 In Großbritannien regelt das neue Hebammengesetz die Ausbildung und Zulassung von Hebammen.

Um 1920 Mary Breckinridge gründet in Kentucky (USA) den Frontier Nursing Service (FNS) und zeigt, dass die Entbindung mit Hebammen sicherer ist als mit Ärzten.

1956 In Großbritannien fördert die Natural Childbirth Association (später National Childbirth Trust) die natürliche Geburt durch Hebammen.

Frauen lernen das Hebammenhandwerk von anderen Frauen. Es gibt keine **formale Ausbildung von Hebammen.**

↓

Die ersten Bücher über Geburtshilfe **stammen von Männern** und Bücher über Medizin und Biologie werden meist auf **Griechisch oder Latein** verfasst, das die wenigsten Frauen lesen können.

↓

Das auf Englisch geschriebene *The Midwives Book* soll Frauen in **»Empfängnis, Schwangerschaft und Kindesversorgung«** unterrichten.

Jane Sharps umfassendes Handbuch zu Schwangerschaft und Geburtshilfe *The Midwives Book* von 1671 bot eine dringend nötige weibliche Sichtweise. Alle bisherigen englischen Bücher zu dem Thema wie etwa das beliebte *Directory for Midwives* des Kräuterkundlers Nicholas Culpeter waren von Männern verfasst. Trotz seines Bekenntnisses, dass er selbst nie bei einer Geburt dabeigewesen war, galt Culpeter als »Vater der Geburtshilfe«. Sharp blickte dagegen auf eine über dreißigjährige Praxis in der »Hebammenkunst« zurück. Wenig mehr ist von ihr bekannt, aber ihr Wissensschatz und ihr medizinisches und biologisches Verständnis weisen auf eine formale Ausbildung hin.

Unbezahlbarer Rat

Sharps Buch ist in sechs Abschnitte gegliedert: männliche und weibliche Anatomie, Empfängnis und die Probleme damit, die verschiedenen Stadien der fötalen Entwicklung

Siehe auch: Frauen in der Medizin 120–121 ▪ Pflege- und Hygienewesen 128–133 ▪ Geburtenkontrolle 214–215 ▪ Hormonale Kontrazeption 258 ▪ In-vitro-Fertilisation 284–285

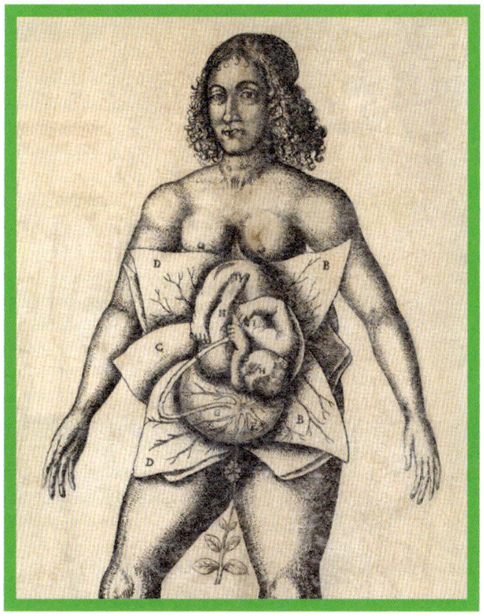

Geburtsorgane sind in *The Midwives Book* bildlich dargestellt. Hier ist abgebildet, wie »das Kind kurz vor der Geburt dort liegt« und welche Rolle die Plazenta spielt.

und die Geburt sowie die möglichen Komplikationen während der Wehen. Im Abschnitt zur Geburt verwirft Sharp die gängige Ansicht, dass Frauen während der Wehen nur liegen dürfen, sondern empfiehlt ihnen, sich zu bewegen und eine Haltung einzunehmen, in der sie sich am wohlsten fühlen. Sharp legt auch den allseits beliebten Glauben, dass Missbildungen des Säuglings eine Bestrafung Gottes für die Sünden der Eltern seien, zu den Akten und erklärt mögliche biologische Ursachen.

Im letzten Abschnitt gibt sie praktische Anleitungen für die Zeit nach der Geburt, einschließlich einer Einführung in das Stillen und den korrekten Umgang mit Säuglingen, die sie als »zarte Zweiglein« beschreibt. Möglicherweise an den Vater gerichtet sind Ratschläge, wie die junge Mutter zu pflegen sei: »Bereite ihr so wenig Not wie möglich, denn sie hat bereits genug Schmerz erlitten.«

Frauen unter sich

Sharp erklärt in ihrem Buch, dass die Geburtshilfe Frauen vorbehalten sein solle. Wenn sie auf Bücher ihrer männlichen Mitstreiter wie Culpepers *Directory for Midwives* eingeht, dann zumeist, um deren Fehler herauszustellen. Künftigen Hebammen gibt sie den dringenden Rat, eine formelle Ausbildung zu absolvieren. Nur so könnten sie die vielen griechischen und lateinischen Texte verstehen und ihr Wissen in Biologie und Medizin vertiefen. Sharp empfiehlt auch, grundlegende Operationsverfahren zu erlernen, damit bei Geburtskomplikationen kein Arzt herbeigerufen werden müsse.

Ihrer Zeit voraus

The Midwives Book wurde bis 1725 viermal neu aufgelegt und blieb danach bei Hebammen und Ärzten jahrzehntelang die Bibel der Geburtshilfe. In seinem Inhalt und seiner Herangehensweise war es visionär. Sharp arbeitete wissenschaftlich, verwarf unbegründete religiöse und paternalistische Überzeugungen, warb für bessere Lebensbedingungen der Frauen und gab praktische Hilfestellung. Der Text, der immer noch nachgedruckt wird, ist Zeugnis einer Frau, die in die von Männern dominierte Welt des gedruckten medizinisch-wissenschaftlichen Wissens selbstbewusst eingebrochen ist. ■

> »Das Hebammentum ist ohne Zweifel eine der nützlichsten und wichtigsten Künste für das Wohlergehen der Menschheit.«
>
> **Jane Sharp**
> *The Midwives Book*
> (1671)

Sharp und Sexualität

Jane Sharp schreibt klar, witzig und oft ironisch, insbesondere wenn es um die männliche und weibliche Sexualität geht. Sie erteilt der gängigen Meinung, dass die weiblichen Geschlechtsorgane für eine nicht erfolgende sexuelle Befriedigung verantwortlich seien, eine Absage und gibt den Männern die Schuld, denn die würden sich zu wenig anstrengen. Sharp feiert die weiblichen Geschlechtsorgane und betont, wie wundervoll sich die Vagina und der Muttermund »durch Gottes Hilfe« dehnen, öffnen und schließen. Gleichfalls seien die Stimulation der Klitoris und der weibliche Orgasmus für die Empfängnis sehr wichtig – solche Gedanken waren im 17. Jahrhundert nahezu unbekannt. Sharps ehrliche, prägnante und unverstellte Ansichten bildeten in einer Zeit, als die Rollen fest verteilt und die weibliche Sexualität kaum beachtet waren, eine wichtige, progressive Stimme.

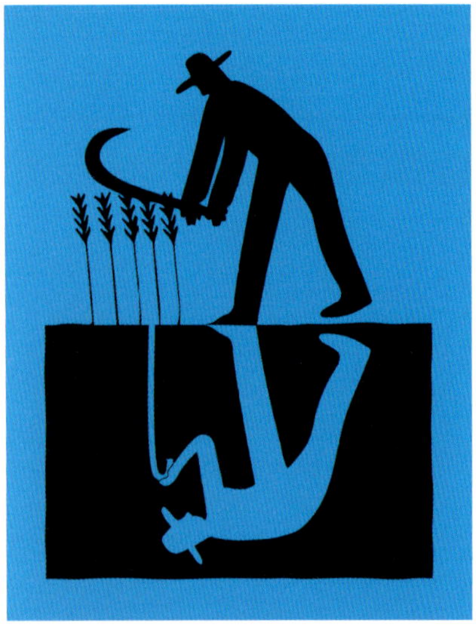

DIE ERNTE DER ARBEIT IST KRANKHEIT

ARBEITSMEDIZIN

IM KONTEXT

FRÜHER

4. Jh. v. Chr. Hippokrates schreibt über Gesundheit am Arbeitsplatz, nachdem ihm häufige Vergiftungen bei Bergleuten aufgefallen waren.

1. Jh. n. Chr. Der römische Schriftsteller Plinius der Ältere empfiehlt Arbeitern, Masken als Staubschutz zu tragen.

1533 Der Schweizer Arzt Paracelsus veröffentlicht seine Befunde zu Erkrankungen von Bergleuten.

SPÄTER

1842 Der britische Sozialreformer Edwin Chadwick veröffentlicht einen Hygieneleitfaden für die Arbeitsbedingungen von Arbeitern.

1910 Die amerikanische Ärztin Alice Hamilton wird zur staatlichen Beauftragten für Berufskrankheiten ernannt. Sie verfasst einen Bericht über die Auswirkungen von Industriegiften auf Arbeiter in Illinois.

Bernardino Ramazzini, Professor für Medizin an der Universität von Modena, veröffentlichte sein wegweisendes Buch *Erkrankungen von Arbeitern* im Jahr 1700. Darin beschrieb er detailliert 54 Tätigkeiten und ihre typischen Erkrankungen sowie die verursachenden Faktoren, etwa falsche Haltung, repetitive und anstrengende Bewegungen sowie scheuernde oder reizende Stoffe wie Staub, Quecksilber und Schwefel. Ramazzinis Arbeiten gelten als bahnbrechend für die Behandlung und Vorbeugung von Berufskrankheiten und Arbeitsplatzrisiken und brachten Ramazzini den Titel »Vater der Arbeitsmedizin« ein.

Ramazzinis Forschung fand in einer Zeit des ökonomischen Niedergangs in Italien statt, insbesondere der Landwirtschaftssektor in Norditalien, wo Ramazzini lebte, war betroffen. Ramazzini war überzeugt, dass sich Arbeitserkrankungen erheblich auf die sozioökonomischen Verhältnisse auswirken, und er suchte Wege, um das Risiko und die Gesundheit von Arbeitern zu verbessern. Dafür schaute er sich die Arbeitsstätten vor Ort an und

Krebs als eine Berufskrankheit

Bei einer Untersuchung zu Risiken in Frauenberufen, beispielsweise Hebamme, Amme und Nonne, fiel Bernardino Ramazzini eine mögliche Verknüpfung von Beruf und Krebserkrankung auf. So entwickelten Nonnen häufiger Brustkrebs als andere Frauen, dagegen weniger häufig Eierstockkrebs, was Ramazzini dem Zölibat zuschrieb.

Die Studie von 1713, in der das Risiko für Erkrankungen unter mehreren Bevölkerungsgruppen verglichen wurde, ist ein frühes Beispiel epidemiologischer Forschung. Dass Krebs eine Berufskrankheit sein kann, bestätigte 1775 der britische Chirurg Percivall Pott. Nachdem er gezeigt hatte, dass Ruß bei Schornsteinfegern zu Hodenkrebs führt, verbot 1788 ein Gesetz den Einsatz von Jungen als Schornsteinfeger. Dennoch blieben die Todesraten in Großbritannien, wo Schornsteinfeger keine Schutzkleidung trugen, bis zur Einführung neuer Heiz- und Kochmethoden Mitte des 20. Jahrhunderts hoch.

Siehe auch: Griechische Medizin 28–29 ▪ Römische Medizin 38–43 ▪ Pharmazie 54–59 ▪ Anamnese 80–81 ▪ Epidemiologie 124–127 ▪ Evidenzbasierte Medizin 276–277

»… in diesem merkwürdigen Zweig der Medizin … werden die klaren Wässer der Wahrheit so oft durch Feindseligkeiten, Streit über Löhne und Zeiten und über Gewerkschaftszugehörigkeit besudelt.«

Alice Hamilton
Amerikanische Ärztin
(1869–1970)

wollte von den Arbeitern wissen, was sie taten und woran sie litten. Zu einer Zeit, als medizinisches Interesse fast ausschließlich Sache der Mächtigen und Reichen war, ging er sehr ungewöhnlich vor. Ramazzini hielt aber den direkten Zugang zu den Arbeitern für notwendig für wissenschaftlichen Erfolg. Berühmt ist seine Empfehlung, Hippokrates' diagnostische Fragen um »Was ist Ihr Beruf?« zu ergänzen.

Risiken vorbeugen

In seinem Buch betonte Ramazzini die gefährlichen und oftmals ausbeuterischen Arbeitsbedingungen der Menschen und empfahl Vorsorgemaßnahmen. So sollten Stärkehersteller z. B. draußen arbeiten, um weniger Staub einzuatmen, Grubenreiniger Schutzmasken tragen und Schmiede nicht zu lang auf flüssiges Metall schauen.

Ramazzini untersuchte auch die ergonomischen Umstände. So meinte er, dass Arbeiter nicht zu lang sitzen oder stehen und bei repetitiven oder anstrengenden Aufgaben regelmäßige Pausen machen sollten. Wer außerdem »Tätigkeiten mit intensiver Augenanstrengung ausübt, … soll ab und zu die Arbeit stehen lassen und die Augen auf etwas anderes richten«. Wenn vorbeugende Maßnahmen nicht möglich waren oder die Gesundheit bereits ernsthaft geschädigt war, empfahl Ramazzini einen Wechsel der Beschäftigungsform.

Die Schrift *Erkrankungen von Arbeitern* verdeutlicht eine wachsende Zuwendung zur Volksgesundheit im Zeitalter der Aufklärung. Als sich die Lebensumstände während der industriellen Revolution noch einmal radikal ändern, sollte das in viele Sprachen übersetzte Buch eine noch größere Bedeutung erlangen. ■

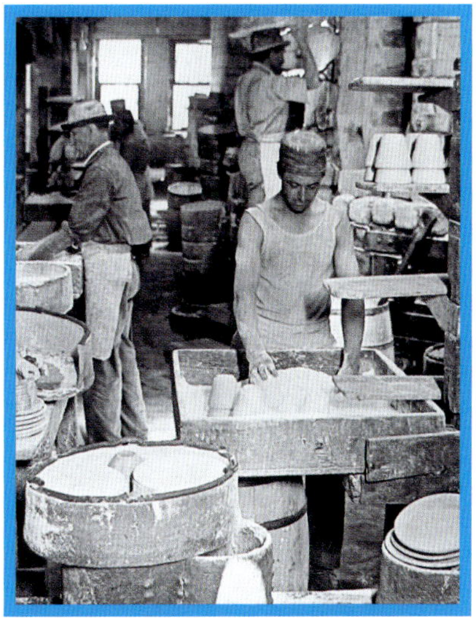

Anfang des 20. Jh. machten Berichte auf chronische Vergiftungen der Industriearbeiter aufmerksam, so etwa durch Blei, das in der Keramikfertigung in den Glasuren verwendet wird.

Bernardino Ramazzinis *De morbis artificium diatriba* aus dem Jahr 1700 **beschreibt zum ersten Mal Berufskrankheiten** und -risiken.

↓

Seit Mitte des 18. Jh. **nehmen** im Zuge der **Industrialisierung gefährliche Arbeitsbedingungen zu.**

↓

Sozialreformer und Arbeiterbewegungen **fordern Verbesserungen,** um Berufskrankheiten und Verletzungen vorzubeugen. **Die Arbeitsmedizin** wird als **neues Gebiet der Medizin** begründet.

↓

Durch Gesetze sollen **Berufsrisiken verringert** und sichere Arbeitsbedingungen gewährt werden.

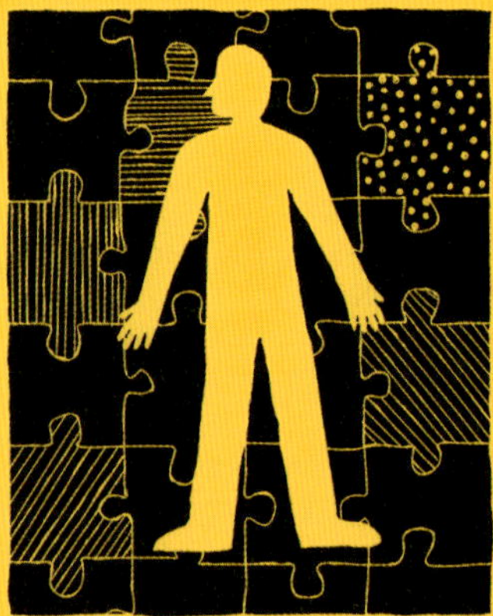

JEDER PATIENT IST ANDERS

ANAMNESE

IM KONTEXT

FRÜHER

Um 175 n. Chr. Rufus von Ephesos schreibt *Fragen des Arztes an den Kranken.*

900 Al-Razi betont, dass Ärzte für eine richtige Diagnose Kranke befragen müssen.

1592 Der italienische Physiker und Astronom Galilei erfindet ein einfaches Thermometer.

SPÄTER

1761 Leopold Auenbrugger entwickelt die Untersuchungsmethode der »Perkussion«.

1827 Der Franzose Louis Martinet veröffentlicht das *Handbuch der Pathologie* mit Abschnitten für eine bestmögliche Fallaufzeichnung.

1893 Die Johns Hopkins Medical School eröffnet in den USA. Im Lehrplan stehen zwei Pflichtjahre auf Krankenstationen, in denen auch Krankengeschichten aufgenommen werden müssen.

Traditionell befragt der Arzt den Kranken und notiert sorgfältig dessen Symptome. Grundlage für dieses Vorgehen waren Hippokrates' Arbeiten aus dem 5. Jahrhundert v. Chr sowie die Schriften von Rufos von Ephesos, der im 2. Jahrhundert n. Chr. die Befragung sowie das Pulsnehmen als Diagnosemöglichkeiten beschrieb.

Im Mittelalter verfeinerten die Ärzte diese Untersuchungsmaßnahmen und führten neue Methoden ein, beispielsweise eine Prüfung des Urins. Es fehlte aber an Konsistenz und Vergleichbarkeit: Ob zwei Fälle Gemeinsamkeiten besaßen, war kaum zu beurteilen. Und ohne ein systematisches Aufbewahren der Aufzeichnungen war es auch nicht möglich, für zukünftige Fälle eine Referenz bereitzuhalten.

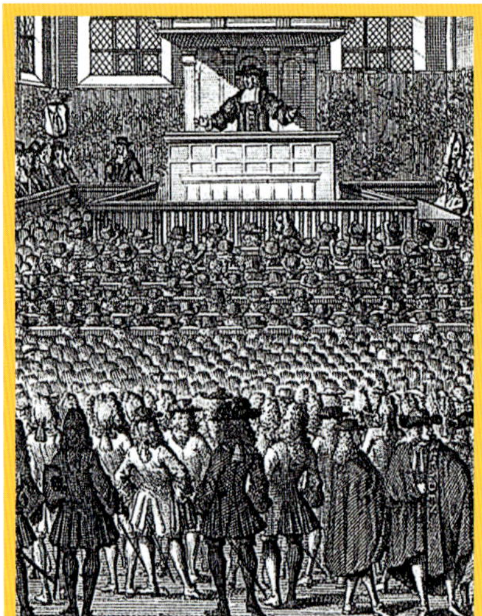

Die erste Krankenakte

Das änderte sich mit dem holländischen Arzt Herman Boerhaave, der 1701–1729 Professor an der Universität von Leiden war.

Als Teil eines Reformpakets für die medizinische Fakultät verlangte Boerhaave, dass Studenten bei den Untersuchungen mit anwesend seien und von den Diagnosen Aufzeichnungen machen sollten. Auf seinen täglichen Visiten führte er immer wieder neue Untersuchungen durch, wozu auch die Urinprüfung gehörte, und überwachte und ergänzte die Aufzeichnungen der Studenten. Besonders viel Wert legte Boerhave auf die Post-mortem-Diagnose – die Obduktion – als endgültige Diagnose. So fand

Boerhaave war ein begnadeter Redner und unterrichtete ein breites Publikum aus ganz Europa über die Bedeutung von klinischer Untersuchung und Patientenaufzeichnungen.

Siehe auch: Griechische Medizin 28–29 ▪ Römische Medizin 38–43 ▪ Islamische Medizin 44–49 ▪ Nosologie 74–75 ▪ Krankenhäuser 82–83 ▪ Stethoskop 103 ▪ Krebsscreening 226–227

er z. B. heraus, woran der holländischen Admiral Baron van Wassenaer gestorben war: Er hatte sich bei einem Gelage die Speiseröhre aufgerissen (was später Buerhaave-Syndrom genannt wurde).

Neue Techniken

Dank der vielen auswärtigen Studenten verbreitete sich Boerhaaves Konzept der sorgfältigen Aufnahme von Krankengeschichten (Anamnese) von den Niederlanden aus in ganz Europa. Ein Problem stellten für Boerhaave und seine Nachfolger aber die fehlenden Diagnosetechniken dar, denn selbst die Thermometer waren zu der Zeit noch zu ungenau.

Im Jahr 1761 erfand der österreichische Arzt Leopold Auenbrugger die Perkussionstechnik, ein Abklopfen der Körperoberfläche als neues Diagnoseverfahren. Anfang des 19. Jahrhunderts wurden dann empfindliche Instrumente wie der Reflexhammer, das Stethoskop und das Pleximeter entwickelt. Mitte des 19. Jahrhunderts entwickelte der französische Arzt Pierre Charles Alexandre Louis Boerhaaves Arbeiten weiter. Durch Vergleich von Daten, die er bei sorgfältigen Untersuchungen in einem Pariser Hospital gesammelt hatte, war er in der Lage, genaue Beurteilungen über den Zustand der Kranken abzugeben. Louis legte großen Wert auf die Erfassung des bisherigen Gesundheitsverlaufs, des Berufs und der Familiengeschichte sowie der aktuellen Symptome, um auf diese Daten bei einer möglichen Obduktion Bezug nehmen zu können.

Das heute routinemäßige Schreiben von Krankenakten zeigt, dass Boerhaaves Einsichten immer noch den Kern der modernen medizinischen Praxis bilden. ▪

Der Patient gibt seine **persönlichen Daten, Beschwerden oder Symptome,** die **medizinische Vorgeschichte** und **Operationen** sowie **derzeit eingenommene Medikamente** an.

↓

Der Arzt **trägt** diese Angaben in eine **formalisierte Krankenakte ein,** die mit der Fortdauer der Behandlung **aktualisiert wird.**

↓

Die **Krankenakte** steht für weiterführende Behandlungen **anderen Ärzten** zur Verfügung.

Herman Boerhaave

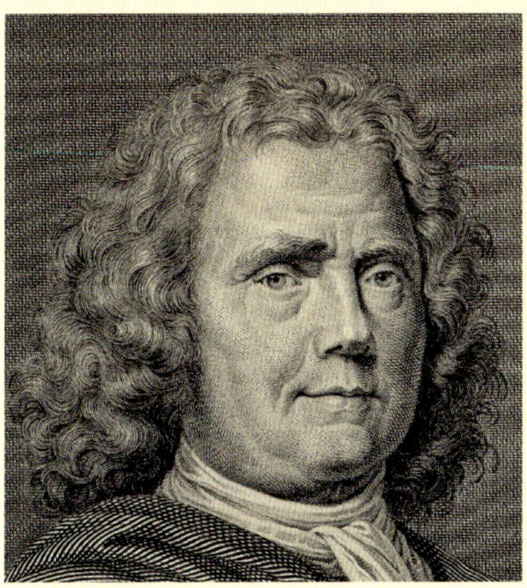

Zuweilen auch »holländischer Hippokrates« genannt, wurde Herman Boerhaave 1668 in den Niederlanden geboren. Er studierte Medizin und Philosophie und war in seiner beruflichen Laufbahn Professor für Botanik, Medizin und Chemie sowie Rektor an der Universität von Leiden.

Sein Lehrstil und seine innovativen diagnostischen Praktiken zogen Studenten aus ganz Europa an und erhöhten Leidens Ruf. In einer systematischen Betrachtung der medizinischen Entwicklung der letzten 200 Jahre erstellte er neue Ausgaben von Werken wie Andreas Vesalius' *De humani corporis fabrica*. Boerhaave glaubte, dass die Flüssigkeiten im Körper durch elastische Gefäße zirkulieren und dieser Fluss bei einer Erkrankung gestört wird. Daher verschrieb er häufig Spülungen, um überschüssiges Blut zu entfernen. Boerhaave starb 1738.

Hauptwerke

1708 *Medizinische Institute*
1709 *Kurze Lehrsätze über Erkennung und Heilung der Krankheiten*

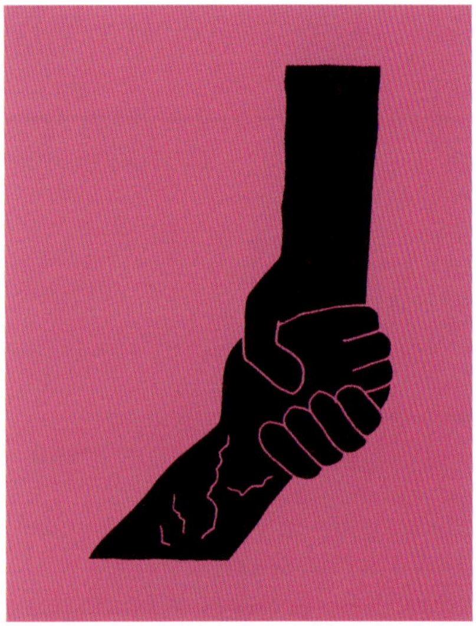

KRANKE SO SCHNELL WIE MÖGLICH WIEDER GESUND MACHEN

KRANKENHÄUSER

IM KONTEXT

FRÜHER

Um 50 n. Chr. Im römischen Militärlager bei Vindonissa (Windisch in der Schweiz) entsteht ein *Valetudinarium*.

805 In Bagdad errichtet Kalif Harun al-Raschid das erste Allgemeinkrankenhaus.

1123 In London wird das Klosterhospital St. Bartholomew's gegründet – die älteste noch existierende medizinische Einrichtung Großbritanniens.

SPÄTER

1725 In Preußen regelt ein Medizinaledikt die Laufbahn für einen medizinischen Abschluss.

1790 Im Ruf nach einer kostenloser Gesundheitsversorgung wird das New York Dispensary gegründet.

1824 In den USA wird mit dem Massachusetts Eye and Ear Infirmary die erste Spezialklinik errichtet.

Die meiste Zeit in der Menschheitsgeschichte wurden Kranke zu Hause gepflegt. Erste Nachweise einer Art gemeinschaftlicher Gesundheitsversorgung waren die im alten Griechenland in Tempeln praktizierten Heilungen. Das Konzept eines Krankenhauses – ein für die Krankenversorgung bestimmtes Gebäude mit medizinischem Personal – kam im 1. Jahrhundert n. Chr. in Form der römischen *Valetudinaria* auf, in denen kranke und verwundete Legionäre behandelt wurden.

In der islamischen Welt gab es ab dem 9. Jahrhundert Krankenhäuser. Sie besaßen Stationen und nahmen zum Teil auch Alte und psychisch Kranke auf. Im christlich-mittelalterlichen Europa war die Krankenpflege mit der Sorge

Im Mittelalter kümmern sich aus Gründen des Seelenheils und der Fürsorge vor allem **religiöse Einrichtungen** um **Kranke.**

Im Zuge des **wissenschaftlichen Fortschritts** beginnt eine **professionellere,** nicht mehr religiös motivierte **medizinische Versorgung** mit sozialer Unterstützung.

Von Philanthropen und Bürgern gestiftete **säkulare Einrichtungen verbessern** die **Verfügbarkeit** und **den Standard** von Krankenhäusern.

Krankenhäuser werden zu Zentren für **Ausbildung, Forschung und Innovation.**

Siehe auch: Islamische Medizin 44–49 ▪ Medizinschulen und Chirurgie im Mittelalter 50–51 ▪ Anamnese 80–81 ▪ Wissenschaftliche Chirurgie 88–89 ▪ Triage 90 ▪ Hygiene 118–119 ▪ Pflege- und Hygienewesen 128–133 ▪ Palliativmedizin 268–271

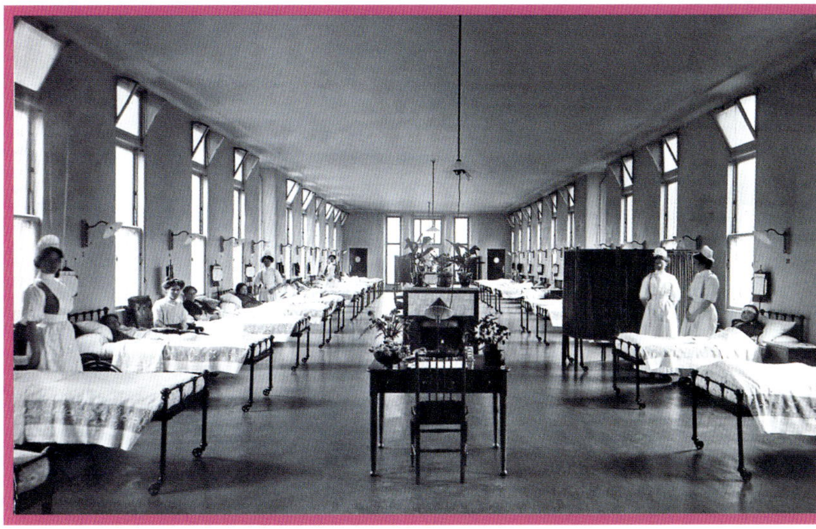

Ein besseres Hygienebewusstsein veränderte Struktur und Organisation vieler Kliniken. Aus den überfüllten Räumlichkeiten des King's College in London wurden 1913 moderne, hygienische Kliniksäle.

um das Seelenheil von Armen und Kranken verknüpft. Die Klöster etablierten sich als Zentren der Heilkunst und es entstanden erste Krankenhäuser, etwa das 1123 in London errichtete St. Bartholomew's.

Säkulares Modell

Im 16. Jahrhundert ging mit der Reformation und der Aufgabe vieler Klöster die westliche Verzahnung von Religion und Fürsorge teilweise verloren. Manche Einrichtungen gingen in weltlichen Besitz über, die verbliebenen Örtlichkeiten galten als Möglichkeit, Gebrechliche und ansteckend Kranke vor der Gesellschaft wegzuschließen.

Im 17. und 18. Jahrhundert entstand jedoch in den prosperierenden Städten ein philanthropisch orientiertes Bürgertum von Kaufleuten, die mit Stiftungen den Grundstein für Krankenhäuser mit moderner, wissenschaftsbasierter Medizin legten. Eines der ersten war das 1721 vom britischen Verleger und Geschäftsmann Thomas Guy gegründete Guy's Hospital in London. Guys Vermögen stammte aus Beteiligungen an der South Sea Company, einer im Sklavenhandel tätigen Gesellschaft. Die 1725 mit 100 Betten und 50 Angestellten (darunter einem Bettwanzenvernichter) eröffnete hochmoderne Einrichtung nahm »unheilbar Kranke und hoffnungslos Irre« auf.

Vermögende Personen, Wohlfahrtsorganisationen, Bürgervereinigungen und Universitäten eröffneten Häuser, die allen Menschen ungeachtet ihrer Religion oder ihres Vermögens offen standen. In Philadelphia in den USA entstand 1751 das erste Allgemeinkrankenhaus. Das New Yorker Bellevue Hospital – ursprünglich Teil eines Armenhauses – war 1816 eine vieler medizinischer Einrichtungen mit angeschlossener Arztschule. Die Berliner Charité wandelte sich von einer Quarantänestation für Seuchenopfer über ein Militärhospital zum Lehrkrankenhaus im Jahr 1828.

Heute sind Krankenhäuser als Orte der Exzellenz und modernster Medizin selbstverständlich. Ohne die einst progressiven Einrichtungen wie dem Guy's Hospital hätten Krankenversorgung und Wissenschaft jedoch viel langsamer – oder vielleicht sogar gar nicht– zusammengefunden. ▪

Ausbildungs- und Innovationszentren

Im 18. Jahrhundert entstanden im Zuge der Aufklärung viele säkulare Stiftungen, etwa das Londoner Guy's Hospital in Großbritannien. Mit der sich gleichzeitig entfaltenden wissenschaftlichen Forschung wandelte sich auch der Schwerpunkt der Krankenhausmedizin.

Das preußische Medizinaledikt von 1725 wies den Kliniken erstmals eine Ausbildungsfunktion zu. Um 1750 besaß das königliche Krankenhaus von Edinburgh eine Ausbildungsstation und um 1770 lernten in Wien junge Ärzte auf Stationen.

Im 19. Jahrhundert bildeten die Krankenhäuser bereits Zentren für Innovation und Ausbildung. Die dort entwickelten Hygienemaßnahmen, etwa das vom Ungarn Ignaz Semmelweis 1847 eingeführte Händewaschen und Florence Nightingales Empfehlungen (um 1860), hatten Auswirkungen auf die medizinische Praxis, die heute noch die Grundlage moderner Krankenhäuser bildet.

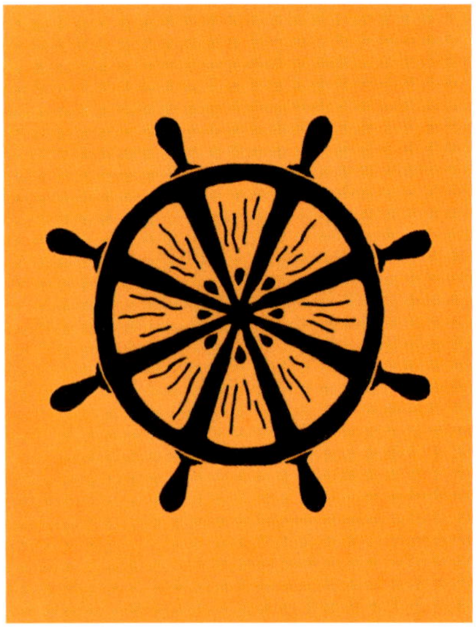

EINE GROSSE, UNBEKANNTE KRAFT IN DIESER FRUCHT

SKORBUTVORSORGE

IM KONTEXT

FRÜHER

Um 1550 v. Chr. Im altägyptischen *Papyrus Ebers* werden Skorbutsymptome geschildert.

Um 400 v. Chr. Hippokrates beschreibt Skorbut als Leiden.

1614 John Woodall, Chefchirurg der British East India Company, empfiehlt Orangen, Zitronen, Limetten und Tamarinde als Skorbutmittel.

SPÄTER

1795 Großbritanniens Royal Navy versorgt entsprechend einer Richtlinie von 1800 jeden Matrosen mit einer Ration Zitronensaft.

1928 Der ungarische Biochemiker Albert Szent-Györgyi entdeckt eine skorbutheilende Substanz und nennt sie Hexuronsäure.

1932 Der amerikanische Mediziner Charles King deckt endgültig die Verbindung von Hexuronsäure (Ascorbinsäure) und Skorbut auf.

Als Schiffsarzt auf dem britischen Marinesegler HMS *Salisbury* führte der schottische Chirurg James Lind 1747 eine kontrollierte klinische Studie an zwölf skorbutkranken Seeleuten durch. Skorbut grassierte damals in der Marine, aber was dagegen helfen könnte, wusste man nicht. Lind teilte seine Patienten mit vermeintlich sehr ähnlich fortgeschrittener Krankheit in sechs Paare auf. Jedes Paar erhielt einen anderen Zusatzstoff aus entweder Essig, Meerwasser, Apfelmost, Orangen und Zitronen, verdünnter Schwefelsäure oder einem Gemisch aus Senf und Knoblauch. Die Matrosen mit den Zitrusfrüchten erholten sich am schnellsten, ein Seemann war sorgar bereits nach sechs Tagen wieder einsatzbereit. Die anderen wurden viel langsamer oder gar nicht gesund.

Heute weiß man, dass Skorbut aus einem Mangel an Vitamin C (Ascorbinsäure) entsteht, wobei sich die Symptome etwa einen Monat nach Einsetzen des Mangels mit Abgeschlagenheit und Gelenkschmerzen einstellen. Ohne Behandlung folgen Zahnfleischbluten, Zahnausfall und Hautblutungen, dann der Tod.

Ohne Zugang zu Obst und Gemüse litten die Seeleute auf ihren oft monatelangen Fahrten regelmäßig an Skorbut. Der portugiesische Weltumsegler Ferdinand Magellan verlor 1520 bei einer Pazifikexpedition den größten Teil seiner Mannschaft an Skorbut. Mit der zunehmenden Seefahrt, Marine und den immer längeren Fahrten war das Problem Mitte des 18. Jahrhunderts enorm. Vom 15. bis zum

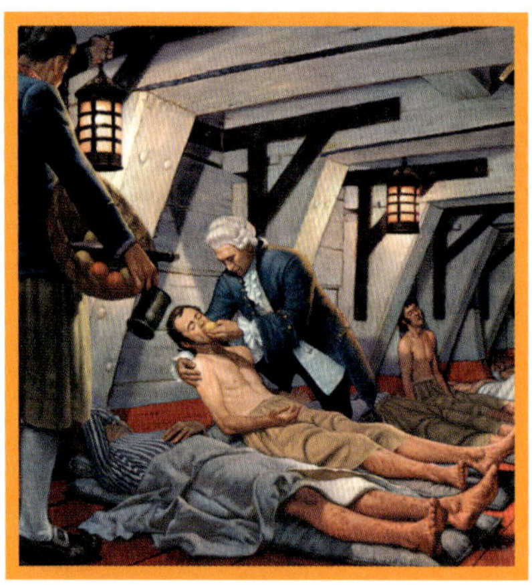

James Linds Experiment von 1747 war eine der ersten kontrollierten medizinischen Studien. Wegen der gleichen Ausgangslage aller Teilnehmer konnte Lind die Wirkung seiner verschriebenen Skorbutmittel genau überprüfen.

Siehe auch: Griechische Medizin 28–29 ▪ Römische Medizin 38–43 ▪ Vitamine und Ernährung 200–203 ▪ Evidenzbasierte Medizin 276–277

Trotz früher Berichte über die Symptome von **Skorbut bleibt die Ursache unbekannt.**

Seefahrer wissen vom Hörensagen, dass **Zitrusfrüchte Skorbut heilen und vorbeugen sollen.**

In der **Medizin** hält sich jedoch die **Überzeugung, dass Skorbut keine Mangelerscheinung,** sondern vielmehr eine Verdauungsstörung sei.

James Linds kontrollierte **Studie zu Orangen und Zitronen** im Vergleich zu anderen Mitteln **beweist die Wirkung von Zitrusfrüchten.**

Die spezifische **skorbutheilende Substanz** wird aus Zitrusfrüchten isoliert: **Hexuronsäure (Ascorbinsäure).**

19. Jahrhundert forderte die »Seuche des Meeres« mehr als 2 Mio. Tote, mehr als Stürme, Schlachten und jede andere Erkrankung zusammengenommen.

Altbekanntes Leiden

Bereits die alten Ägypter kannten die Symptome von Skorbut. Hippokrates wusste davon und schon vor Linds Versuch gab es unter den Seefahrern die Empfehlung, vorbeugend Zitrusfrüchte zu essen. Der portugiesische Forschungsreisende Vasco da Gama behandelte seine skorbutkranke Mannschaft 1497 erfolgreich mit Orangen.

Trotz ähnlicher Berichte blieben die medizinischen Autoritäten bei der Theorie, dass Skorbut eine Verdauungsbeschwerde sei und durch einen Mangel an »einbehaltener Luft« im Gewebe verursacht würde. Zudem ließen sich Zitrusfrüchte nicht lang frisch halten. Erst nach Linds Tod gab die britische Marine dem Druck ihrer Ärzte nach und versorgte alle Seeleute mit Zitronensaft. Andere Seefahrernationen zogen Anfang des 19. Jahrhunderts mit ähnlichen Maßnahmen nach. ▪

» … Alte Vorurteile auszurotten, ist keine einfache Sache … «

James Lind
Eine Schrift über den Skorbut

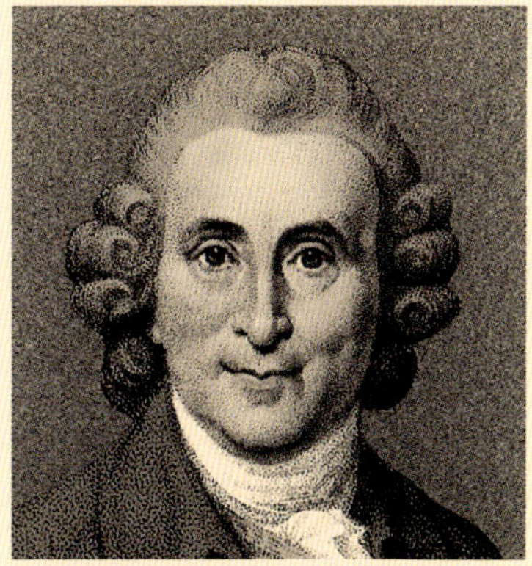

James Lind

Geboren im Jahr 1716 in Edinburgh in Schottland, ging James Lind mit 15 bei einem Chirurgen in die Lehre und heuerte 1739 bei der britischen Marine an. Seine Befunde zu den Versuchen mit skorbutkranken Seeleuten auf der HMS *Salisbury* stellte er 1753 unter dem Titel *Eine Schrift über den Skorbut* vor. Linds Empfehlung, allen Seeleuten Zitronensaft mitzugeben, brachte britischen Matrosen den Spitznamen »Limeys« ein.

Anschließend praktizierte er in seiner Geburtsstadt Edinburgh, ließ sich aber 1758 überreden, die Chefarztposition am neu gegründeten Haslar-Krankenhaus der britischen Marine in Gosport in Südengland einzunehmen. In den folgenden 25 Jahren bis zum Ruhestand schlug er viele innovative Gesundheits- und Hygienemaßnahmen auf den Schiffen vor, beklagte aber deren schleppende Umsetzung. Lind, der als einer der ersten modernen klinischen Forscher gilt, starb 1794 in Gosport.

Hauptwerk

1753 *Eine Schrift über den Skorbut*

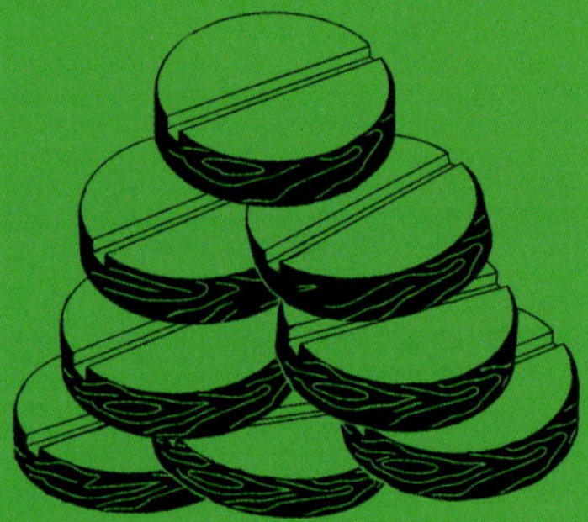

BAUMRINDE IST SEHR WIRKSAM

ASPIRIN

IM KONTEXT

FRÜHER

Um 1600 v. Chr. Altägyptische Papyri weisen auf die entzündungshemmende Wirkung von Weidenrinde hin.

1676 Der englische Arzt Thomas Sydenham erfindet das Opiumpräparat Laudanum.

SPÄTER

1887 In Deutschland probiert Joseph von Mering Paracetamol an Menschen aus.

1961 Der britische Pharmazeut Stewart Adams entdeckt den Wirkstoff Ibuprofen.

1998 In einer Studie mit 18790 Bluthochdruckpatienten in 26 Ländern senkte Aspirin die Häufigkeit von kardiovaskulären Ereignissen wie Herzinfarkt und Schlaganfall.

2015 Das US-Fachgremium der US Preventive Services Task Force empfiehlt niedrig dosiertes Aspirin zur Vorbeugung von kardiovaskulären Erkrankungen und Krebs.

Aspirin ist eines der am häufigsten eingesetzten Medikamente der Welt. Sein Anwendungsspektrum reicht von der Schmerzlinderung und Entzündungshemmung über die Schlaganfallprophylaxe bis hin zur Behandlung von kardiovaskulären Erkrankungen. Der aktive Wirkstoff ist die chemische Verbindung Acetylsalicylsäure, die ursprünglich aus Weidenbäumen isoliert wurde.

Gegen Wechselfieber

Die Heilwirkung von Weidenrinde war seit Jahrtausenden bekannt. Der griechische Arzt Hippokrates verschrieb im 5. Jahrhundert v. Chr. unter anderem gebärenden Frauen Tee aus Weidenblättern gegen Fieber und Schmerzen.

Der britische Geistliche Edward Stone entdeckte im 18. Jahrhundert die analgetischen (schmerzlindernden) Eigenschaften der Weide neu. Bei einem Spaziergang bemerkte er, dass Weidenrinde ähnlich bitter schmeckte wie die Rinde des Chinarindenbaums mit dem Wirkstoff Chinin gegen Malaria. Im Anklang an den Volksglauben, dass schädliche Wirkstoffe und ihr Gegengift oft

Edward Stone

Geboren im Jahr 1702 als Sohn eines Gutsbesitzers im mittelenglischen Princes Risborough, schrieb sich Stone mit 18 Jahren ans Wadham College in Oxford ein und wurde 1728 zum Diakon und Priester ernannt. Zwei Jahre später erhielt er eine Anstellung am College.

Im Jahr 1745 ging Stone als Kaplan der Abtei von Bruern nach Chipping Norton (Grafschaft Oxfordshire) und diente dort als Pfarrer in verschiedenen Kirchengemeinden. Neben seinen kirchlichen Verpflichtungen und seinen medizinischen und wissenschaftlichen Interessen wurde Stone 1955 zum Friedensrichter für Oxfordshire ernannt.

Ein Brand in der Abtei beendete 1764 seine Tätigkeit. Stone starb 1768 in Chipping Norton und wurde auf dem Friedhof von Horsenden begraben.

Hauptwerk

1763 *Ein Bericht über den Erfolg von Weidenrinde gegen Wechselfieber*

Siehe auch: Griechische Medizin 28–29 ▪ Pflanzenheilkunde 36–37 ▪ Pharmazie 54–59 ▪ Krebstherapie 168–175 ▪ Elektrokardiografie 188–189 ▪ Antibiotika 216–223

Herstellung von Aspirin

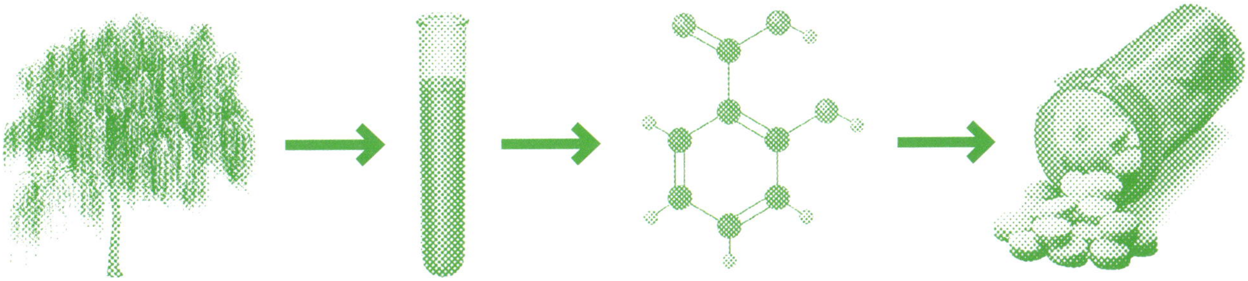

Die schmerzlindernde Wirkung der Weide (*Salix* spp.) wird zufällig beim Kauen der Rinde bemerkt.

Chemiker isolieren den Wirkstoff – Salicylsäure, eine natürliche Verbindung –, der schmerzlindernd wirkt.

Jetzt kann der chemische Aufbau bestimmt werden, damit Chemiker die Salicylsäure künstlich herstellen (synthetisieren) können.

Die Salicylsäure wird zu Acetylsalicylsäure modifiziert. Diese – sicherere – Form ist als Aspirin bekannt.

dicht beieinanderliegen, vermutete Stone eine möglicherweise fiebersenkende Wirkung der Weide. Fieber (oder »Wechselfieber«) verband man mit sumpfigen, feuchten Lagen, in denen Weiden häufig gedeihen.

In den folgenden Jahren behandelte Stone 50 fieberkranke und malariaverdächtige Patienten mit mehreren Portionen verdünntem Weidenrindenpulver pro Tag. Die Aufgüsse zeigten Wirkung und

> »Dass viele … Heilmittel nicht weit von der Ursache entfernt liegen, war in diesem Fall so zutreffend, dass ich sie einfach anwenden musste.«
>
> **Edward Stone**
> Brief an die Royal Society (1763)

1763 schilderte er dem Vorsitzenden der Royal Society seine Entdeckung in einem bahnbrechenden Brief, »Bericht über den Erfolg von Weidenrinde gegen Wechselfieber«.

Aktiver Inhaltsstoff

Nach Stones Veröffentlichung setzten immer mehr Pharmazeuten auf Weidenrinde. Der deutsche Chemiker Johann Buchner isolierte 1827 das Salicin als Bitterstoff, der den Wirkstoff Salicylsäure enthielt. Zwei Jahre später gelang dem französischen Pharmazeuten Henri Leroux die Gewinnung von 30 g reinem Salicin aus 1,5 kg Weidenrinde. Die Salicylsäure selbst vertrugen allerdings viele Patienten nicht.

Eine sichere Form der Salicylsäure, Acetylsalicylsäure (Markenname Aspirin), stellte Felix Hoffmann 1897 bei der deutschen Chemiefirma Bayer durch eine geringe Strukturveränderung her. Bereits 1853 hatte der Franzose Charles Gerhardt Acetylchlorid mit Natriumsalicylat versetzt, aber die bei seinem Lehrer Arthur Eichengrün entwickelte Version Hoffmanns ließ sich medizinisch verwenden.

Aspirin kam 1899 ursprünglich als fiebersenkendes und entzündungshemmendes Pulver auf den Markt. Bald wurde es als erstes Analgetikum auf der ganzen Welt verkauft. ▪

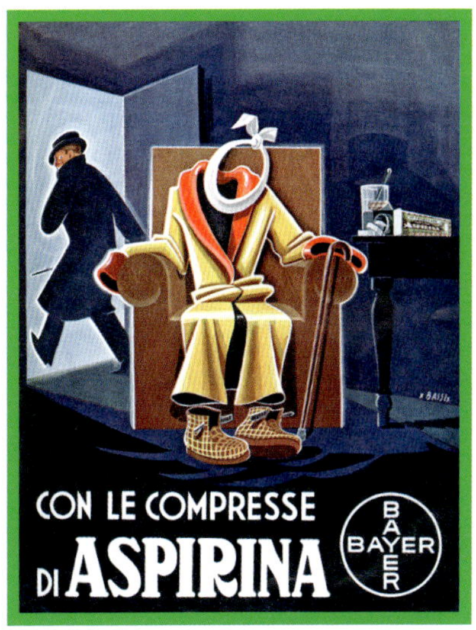

In der italienischen Aspirinwerbung von 1935 ist die Wirkung von Aspirintabletten als rasche Befreiung von Schmerz gut zu erkennen.

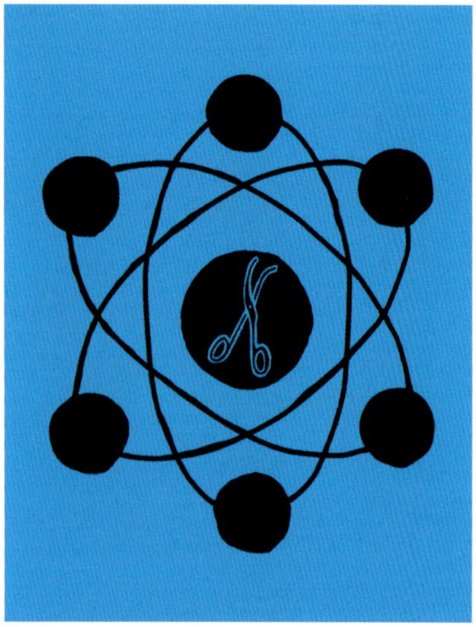

CHIRURGIE IST EINE WISSENSCHAFT

WISSENSCHAFTLICHE CHIRURGIE

IM KONTEXT

FRÜHER

Um 1700 v. Chr. Im altägyptischen *Papyrus Edwin Smith* werden Operationen beschrieben.

Um 150 n. Chr. Der arabische Chirurg Ibn Zuhr (Avenzoar) führt Luftröhrenschnitte an Ziegen durch, um deren Sicherheit beim Menschen zu zeigen.

1543 Andreas Vesalius veröffentlicht *De humani corporis fabrica* mit einem zuvor unbekanntem Detailreichtum an anatomischen Zeichnungen.

SPÄTER

1817 John Hunters Schüler Astley Cooper operiert unter Abbindung der Bauchschlagader.

1846 Der amerikanische Zahnarzt Henry Morton verwendet Äther als Betäubungsmittel bei einer Operation.

2001 In den USA operiert ein ferngesteuerter Roboter.

Eine der ersten medizinischen Fachrichtungen mit echten Entwicklungen war die Operationskunst oder Chirurgie. Bereits um 1700 v. Chr. wurden im altägyptischen *Papyrus Edwin Smith* verschiedene chirurgische Verfahren beschrieben. Römische Feldchirurgen verfeinerten im 1. Jahrhundert v. Chr. die Operationstechniken, in der Renaissance machte die Anatomie dann große Fortschritte. Für innere Operationen fehlten aber Betäubungs- oder Schmerzmittel. Auch wusste man wenig über die langfristigen Folgen. Der Chirurg selbst sah, ob ein Verfahren erfolgreich war, aber wie sich ein Eingriff im Einzelnen auswirkte, wurde kaum untersucht.

Chirurgie als Fachrichtung

Im 18. Jahrhundert stellte der Schotte John Hunter die Chirurgie auf eine wissenschaftliche und methodische Grundlage. Die Techniken hatte er im Siebenjährigen Krieg um 1760 erlernt. Dabei bemerkte er,

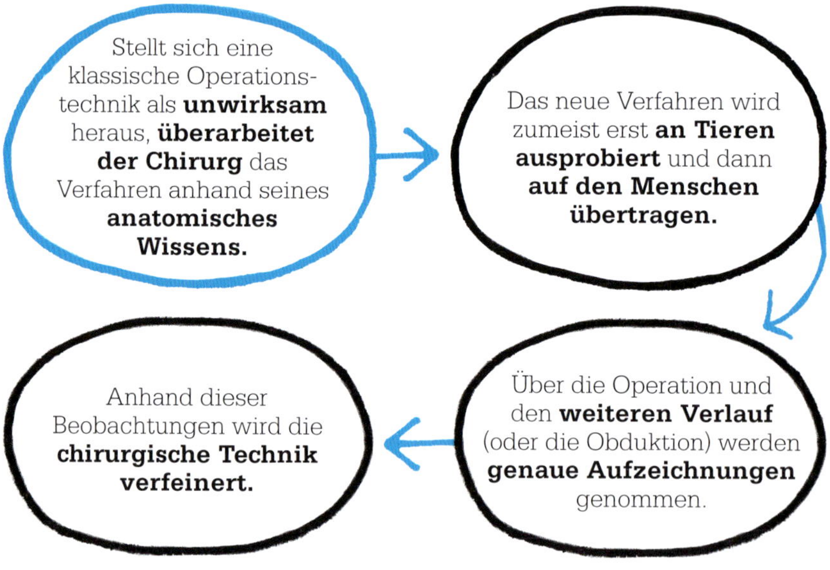

Siehe auch: Plastische Chirurgie 26–27 ▪ Feldmedizin 53 ▪ Anästhesie 112–117 ▪ Antisepsis in der Chirurgie 148–151 ▪ Roboterchirurgie 305

dass das damals praktizierte Öffnen des geschädigten Gewebes zur Entfernung von Kugelsplittern bei Schusswunden Infektionen mehr verschlimmerte als abhalf.

Zurück in London, stellte er die Operationsverfahren auf eine anatomische und physiologische Grundlage. Er beobachtete lebende Patienten und führte zudem Obduktionen durch. Bevor er ein neues Verfahren am Menschen anwandte, übte er an Tieren. Mit seiner rigorosen und induktiven Vorgehensweise begründete er die wissenschaftliche Chirurgie.

Seine berühmteste Operation führte Hunter 1785 durch. Ein 45 Jahre alter Kutscher litt an einer Gefäßwanderweiterung (Aneurysma) in der Kniekehle, die den ganzen hinteren Kniebereich stark anschwellen ließ. Statt das Gefäß zu öffnen und auszukratzen, öffnete Hunter die Muskeln und drückte mit Ligaturen gegen die Blutgefäße, um den Blutfluss gleichmäßig zu regulieren. Der Patient konnte bald wieder laufen. Eine spätere Obduktion (er war an Fieber gestorben) zeigte, dass das Aneurysma ohne Anzeichen einer Infektion verschwunden war.

Hunter beschrieb 1786 als Erster Metastasen bei Krebs. In einer Vorwegnahme des Fachbereichs der Onkologie entdeckte er in der Lunge eines Mannes Tumore, die denen am Oberschenkel ähnelten.

Lang währender Einfluss

Durch direkte wissenschaftliche Beobachtung entwickelte Hunter die Operationstechniken deutlich weiter und erwarb sich einen großen Ruf. Viele Zeitgenossen und Schüler, beispielsweise Joseph Lister, übernahmen seine Überzeugung, dass die Chirurgie (und neue Operationstechniken) in der Wissenschaft und nicht in der Tradition begründet sein muss, und verbreiteten sie weiter. Chirurgische Entwicklungen stehen auch im 21. Jahrhundert nach wie vor auf der Grundlage der wissenschaftlichen Chirurgie. ▪

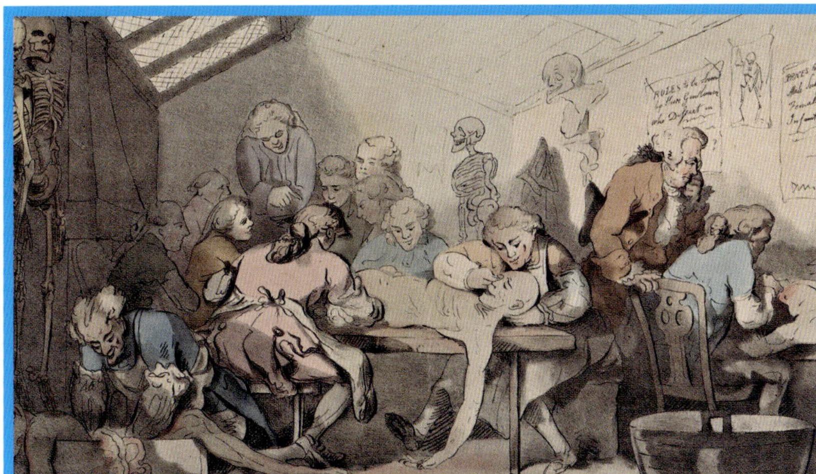

Die Hunter-Brüder William und John an Williams Anatomieschule bei einer Sektion. Jeder, der genug Geld hatte, durfte dort Operationstechniken anschauen und erlernen.

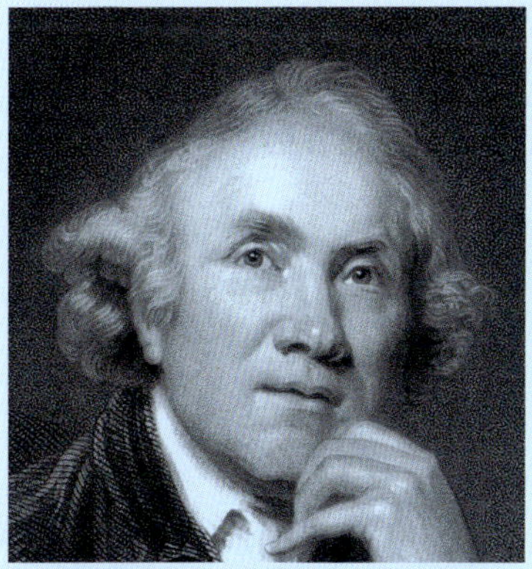

John Hunter

Geboren 1728 in Schottland, ging John Hunter mit 21 als Assistent zu seinem Bruder, dem Anatom William Hunter, nach London. Am St. Bartholomew's Hospital lernte und praktizierte er Chirurgie und wurde 1760 als Militärchirurg in die Armee aufgenommen.

Nach Gründung seiner eigenen anatomischen Schule 1764 in London forschte er auf so unterschiedlichen Feldern wie der vergleichenden Anatomie, des Blutkreislaufs von Schwangeren und Föten, Geschlechtskrankheiten und Zahntransplantationen. Er war auch Lehrer des Impfpioniers Edward Jenner.

Hunter wurde 1767 Mitglied der Royal Society und 1776 Leibchirurg von König Georg III. Als er 1793 starb, hinterließ er dem Königlichen Chirurgenkolleg mehr als 10 000 anatomische Sammlungsstücke.

Hauptwerke

1771 *Naturgeschichte der menschlichen Zähne*
1786 *Abhandlung zu Geschlechtskrankheiten*
1794 *Abhandlung zu Blut, Entzündung und Schussverletzungen*

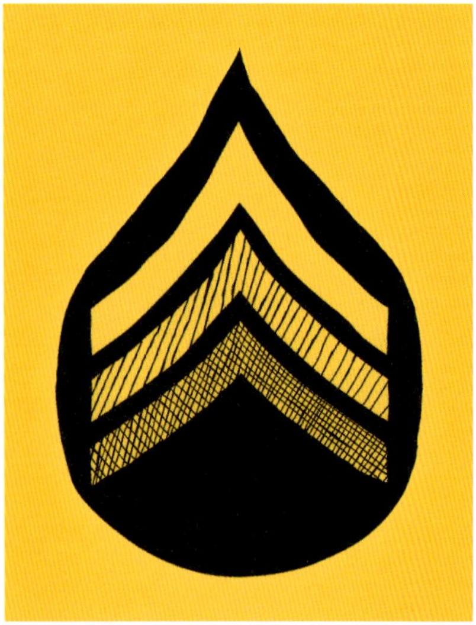

ZUERST DIE SCHWEREN FÄLLE VERSORGEN

TRIAGE

IM KONTEXT

FRÜHER

Um 1000–600 v. Chr. Die assyrischen »Asu« sind die ersten bekannten Militärärzte.

Um 300 v. Chr.–400 n. Chr. Die Römer entwickeln ein System zur Bergung und Behandlung von Verwundeten.

16. Jh. Durch immer bessere Fertigkeiten der Wundärzte auf dem Schlachtfeld erhöht sich das Ansehen der Chirurgen.

SPÄTER

1861–1865 Der Nordstaaten-Chirurg Jonathan Letterman entwickelt im Amerikanischen Bürgerkrieg ein neues System der Verletztenversorgung.

1914–1918 Die *Ordre de Triage* des belgischen Arztes Antoine Depage legt im Ersten Weltkrieg Richtlinien für die Behandlung von Soldaten fest

1939–1945 Im Zweiten Weltkrieg wenden Armeemediziner direkt an der Front die Triage in mobilen Feldstationen an.

Bei einem Feldzug unter Napoleon setzte der französische Militärchirurg Baron Dominique-Jean Larrey zum ersten Mal ein »Triage« genanntes Sortierungssystem ein, das die Verwundeten auf dem Schlachtfeld in sofortige, dringende und nicht dringende Fälle aufteilte. Ungeachtet ihres Rangs wurden die am schlimmsten Verwundeten, die man früher häufig einfach sterben ließ, zu einer von Larreys weiteren Erfindungen gebracht – den *Ambulances volantes* (»fliegenden Lazaretten«). Diese pferdegezogenen ehemaligen Kanonenwagen dienten einzig dem Zweck, die Verwundeten vom Schlachtfeld zu holen.

Durch Larreys Triagesystem und die Sanitäter, die die Verwundeten auf Tragen abtransportierten, verringerte sich die Sterblichkeit unter Napoleons Soldaten deutlich.

Triage im Zivilbereich

Im 19. und 20. Jahrhundert wurde die Triage auf dem Schlachtfeld weiterentwickelt. Die westlichen Krankenhäuser übernahmen um 1900 das Triagekonzept im Zuge einer effizienteren Verwaltung, um bei neu ankommenden Patienten in der Notaufnahme die Reihenfolge der Behandlung und um bei Katastrophen oder großen Unfällen die am dringendsten zu versorgenden Patienten zu identifizieren.

Heute wird je nach Land im Zivilbereich ein drei- bis fünfstufiges Triagesystem von sofortiger Wiederbelebung bis zu nicht dringenden Maßnahmen angewandt. ■

> »Die raschen Entscheidungen der Triageschwester können den Unterschied zwischen Leben und Tod ausmachen.«
>
> **Lynn Sayre Visser**
> Amerikanische Triageschwester und Lehrerin

Siehe auch: Feldmedizin 53 ▪ Krankenhäuser 82–83 ▪ Wissenschaftliche Chirurgie 88–89 ▪ Pflege- und Hygienewesen 128–133

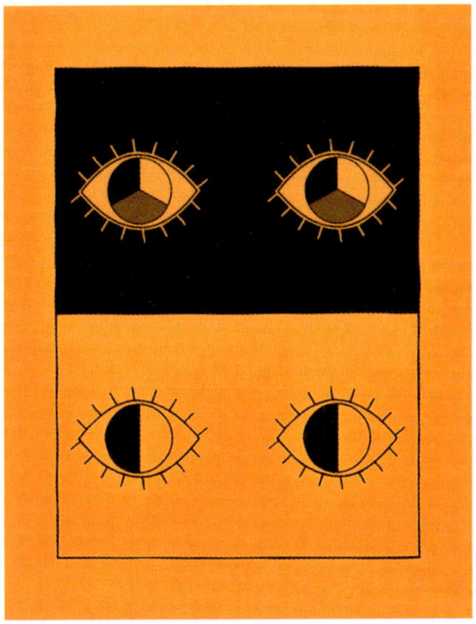

EINE BESONDERHEIT DES SEHENS

FARBSEHSCHWÄCHE

IM KONTEXT

FRÜHER

Um 1040 Der islamische Gelehrte Ibn al-Haytham glaubt, dass ins Auge einfallendes Licht das Sehen ermöglicht .

1613 Der Flame François d'Aguilon benennt in *Opticorum libri sex (Sechs Bücher über Optik)* Rot, Gelb und Blau als Primärfarben.

1704 Der britische Physiker Isaac Newton analysiert das Licht in seiner Schrift *Opticks*.

SPÄTER

1801 In einer Vorlesung vor der Royal Society spricht Thomas Young von der Wellennatur des Lichts und Lichtrezeptoren im Auge.

1851 Der deutsche Physiker Hermann von Helmholtz bestätigt durch Augenspiegelung Thomas Youngs Theorie.

1917 Der Augenarzt Shinobu Ishihara führt in Japan das erste Screening auf eine Farbfehlsichtigkeit durch.

John Dalton, der britische Meteorologe und Chemiker, ist ebenfalls für den Daltonismus oder die Rot-Grün-Blindheit bekannt, die er 1794 beschrieb und unter der er und sein Bruder litten. Dalton hatte Schwierigkeiten, die Farbe Rot zu erkennen, Orange, Gelb und Grün verschwammen in Schattierungen von Gelb bis Beige.

Daltons Bericht interessierte die Wissenschaftler. Zehn Jahre später entdeckte der britische Physiker Thomas Young drei Formen von Sehzäpfchen (Lichtrezeptoren für das Farbensehen) im Auge – jeweils eine Sorte für Blau, Grün und Rot. Alle drei zusammen ermöglichen das volle Farbsehen. Ist eine Sorte fehlerhaft (bei Dalton der Rezeptor für Grünlicht), resultiert eine Farbsehschwäche.

Begrenzter Farbsehbereich

Eine DNA-Analyse von Daltons Augen, die aufgehoben wurden, zeigte 1995, dass er eine Deuteranopie oder vollständige Grünblindheit aufwies, eine von drei Formen von Rot-Grün-Blindheit. Da Dalton die M-Zäpfchen fehlten, die mit Licht mittlerer Wellenlänge reagieren, konnte er nur zwei oder drei Farben aus dem sichtbaren Spektrum unterscheiden. Bei der selteneren Blau-Gelb-Blindheit (Tritanopie) sind Blautöne schwer zu erkennen.

Fachärzte können dank verschiedener Tests heute eine Farbsinnstörung schnell erkennen. Eine Heilung gibt es allerdings noch nicht. ■

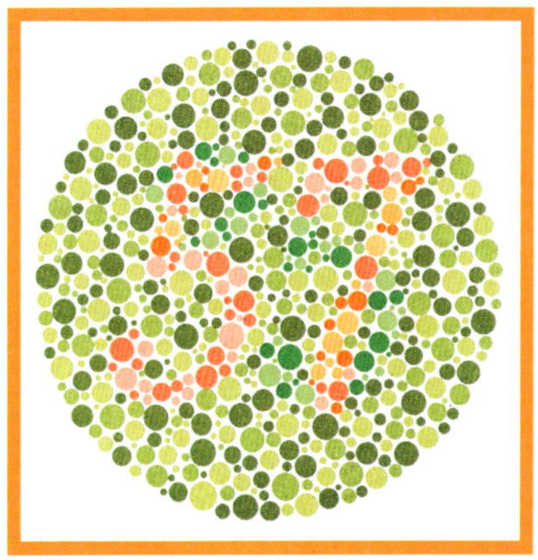

Auf der Farbpunktetafel von Shinobu Ishihara können Menschen mit Rot-Grün-Sehschwäche die Zahl 57 nicht erkennen.

Siehe auch: Islamische Medizin 44–49 ▪ Anatomie 60–63 ▪ Vererbung und Erbkrankheiten 146–147 ▪ Physiologie 152–153

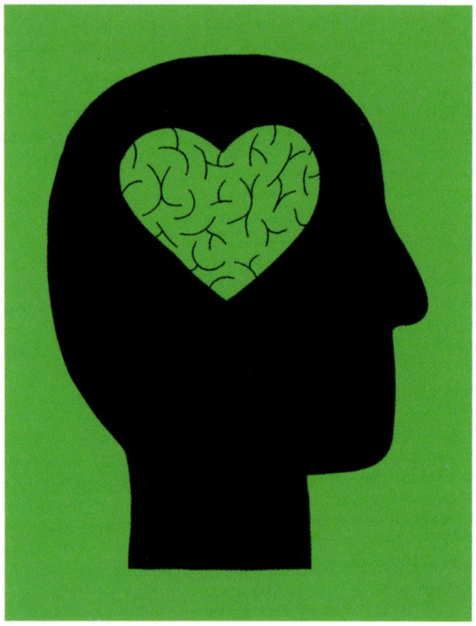

NICHT MEHR GEFÜRCHTET, SONDERN VERSTANDEN

HUMANES ANSTALTSWESEN

IM KONTEXT

FRÜHER

Um 8000 v. Chr. Ein in einer marokkanischen Höhle gefundener Schädel zeigt eine Bohrung (Trepanation), vermutlich um Psychosen zu behandeln.

1406 In Valencia in Spanien eröffnet die erste Psychiatrie.

SPÄTER

1927 Der österreichische Psychiater Manfred Sakel versetzt Schizophrene durch Spritzen von Insulin in ein künstliches Koma (Insulinschocktherapie).

1949 Der portugiesische Neurologe Egas Moniz erhält für die Lobotomie, die Trennung von Gehirnteilen bei psychisch Gestörten, den Nobelpreis. Die Methode wird wegen der Persönlichkeitsveränderung bei den Behandelten später aufgegeben.

Um 1950 Französische Wissenschaftler entwickeln Neuroleptika gegen Schizophrenie und bipolare Störungen.

Vor dem 18. Jh. fürchten die Menschen **psychisch Kranke** und **schließen sie aus der Gesellschaft aus.**

↓

Ihnen wird die **Menschlichkeit abgesprochen** und ihre **Lage verschlimmert sich.**

↓

Die Aufklärung pflegt das Ideal von **Menschlichkeit, persönlicher Freiheit** und **universalen Rechten.**

↓

Die **humane Behandlung von psychiatrischen Erkrankungen** *(Traitement moral)* wird eingeführt.

Psychische Erkrankungen stellen besondere Herausforderungen an Diagnose und Behandlung dar, denn es muss klar sein, welches Verhalten überhaupt »normal« ist. Im Mittelalter war es gängige Überzeugung, dass Menschen vom Teufel besessen sein können und dieser ausgetrieben werden muss. Die hochgradig abergläubischen Menschen fürchteten Seuchen, Hunger und Krieg. Psychisch Kranke wurden im besten Fall ausgegrenzt, im schlimmsten Fall der Hexerei angeklagt.

Im 16. Jahrhundert wuchs die Zahl der Irrenanstalten. Die meisten Patienten wurden dort gegen ihren Willen eingesperrt und häufig angekettet. Sie galten als tierähnlich, ohne Vernunft und Schmerzempfinden. Die Anstalten versuchten erst gar nicht, den Kranken zu helfen; sie sollten ihre elenden Umstände ertragen und sich nicht beschweren.

Traitement moral

Das wissenschaftliche Verständnis von psychischen Erkrankungen blieb im 17. Jahrhundert wenig verändert. Erst die Sozialreformer des 18. Jahrhunderts setzten sich allmählich mit Geisteskranken

Siehe auch: Lithium und bipolare Störungen 240 ▪ Chlorpromazin und Neuroleptika 241 ▪ Verhaltens- und Wahrnehmungstherapien 242–243

»Die Verwalter in diesen Einrichtungen … sind häufig Menschen von geringem Wissen und wenig Menschlichkeit …«

Philippe Pinel
Abhandlung über Geistesverirrungen
(1801)

auseinander. Der italienische Arzt Vincenzo Chiarugi löste um 1780 die Ketten seiner Psychiatriepatienten und führte Maßnahmen zu Hygiene, Erholung und Berufsbildung ein. In Paris verfolgte Philippe Pinel um 1790 die Hypothese, dass eine empathische Umsorgung den Geisteszustand verbessere, und gewährte als *Traitement moral* (moralische Behandlung) bessere Ernährungs- und Wohnbedingungen.

In Großbritannien gründete der Quäker und Philanthrop William Tuke 1796 nach ähnlichen Leitlinien das York Retreat als humane Anstalt. Tuke glaubte auch an den therapeutischen Wert von körperlicher Arbeit bei den Kranken.

Anfang des 19. Jahrhunderts erreichte die von Pinel und Tuke vertretene moralische Behandlung die USA. Auch hier lag der Schwerpunkt auf einer geistig-moralischen Entwicklung sowie auf der Rehabilitation der Patienten durch handwerkliche und andere Tätigkeiten.

Gegen Ende des Jahrhunderts war von der moralischen Behandlung wenig übrig geblieben. Die Anstalten waren überfüllt und an eine persönliche Zuwendung nicht zu denken.

Psychohygiene

Ein Ersatz bot die vom Reformer Clifford Beers Ende des 19. Jahrhunderts angestoßene Psychohygienebewegung. Der depressionskranke Beer, der selbst schlimmste Zustände erlebt hatte, wollte die psychische Gesundheit ganzheitlich fördern. Sein Buch *A Mind That Found Itself* (etwa: Eine Seele, die sich selbst fand) von 1908 sowie das von ihm gegründete Nationale Komitee für Psychohygiene inspirierten die Psychiatrie weltweit. Beers Ethos bildet heute den Kern der psychiatrischen Versorgung. ■

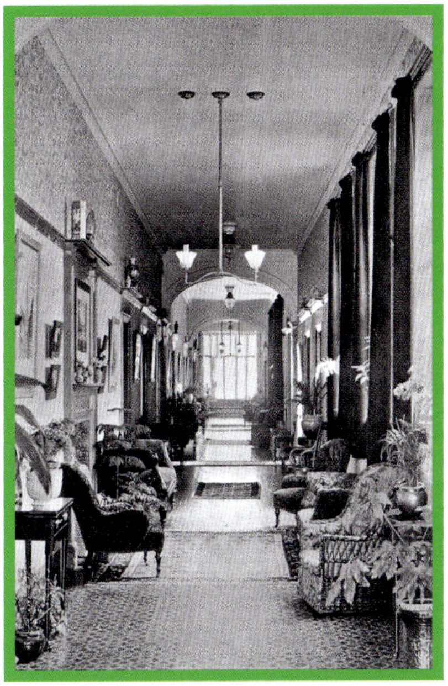

In der Anstalt York Retreat (hier auf einer Fotografie von 1887) erfuhren die Psychiatriepatienten eine »moralische«, empathische Behandlung und mussten sich nicht mehr als Gefangene fühlen.

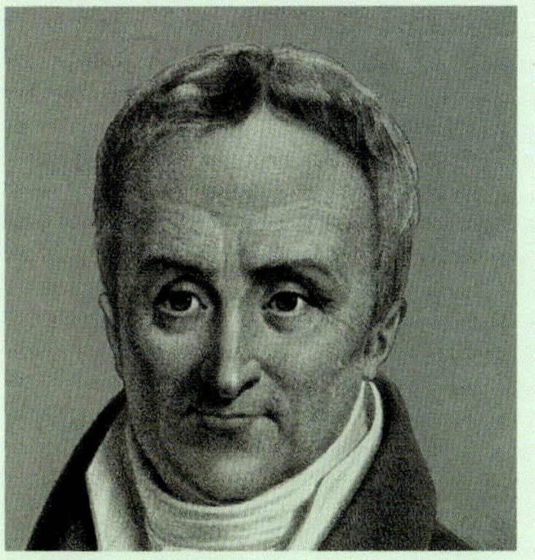

Philippe Pinel

Der 1745 in Jonquières in Frankreich geborene Philippe Pinel war der Sohn eines Landchirurgen. Nach abgebrochenem Theologiestudium ging er 1770 an Frankreichs führende Medizinschule an der Universität von Montpellier. Während seiner Ausbildung übersetzte er medizinische und wissenschaftliche Texte und lehrte Mathematik.

Im Jahr 1778 ging Pinel nach Paris und arbeitete als Redakteur bei der Medizinzeitschrift *Gazette de santé*, **die** häufig Artikel über Geisteskrankheiten herausgab. Er wurde 1793 zum Chefarzt der Anstalt Bicêtre bestellt und kam zwei Jahre später als Chefarzt zum Krankenhauses Salpêtrière, das 600 Betten für Geisteskranke besaß. In Bicêtre und Salpêtrière entwickelte er das System der *Traitement moral* und holte Patienten, die Jahrzehnte angekettet waren, von ihren Ketten. Bis zu seinem Tod 1826 arbeitete Pinel am Salpêtrière.

Hauptwerke

1794 *Erinnerung an die Manie*
1801 *Abhandlung über Geistesverirrungen*

DAS IMMUNSYSTEM TRAINIEREN

IMPFUNG

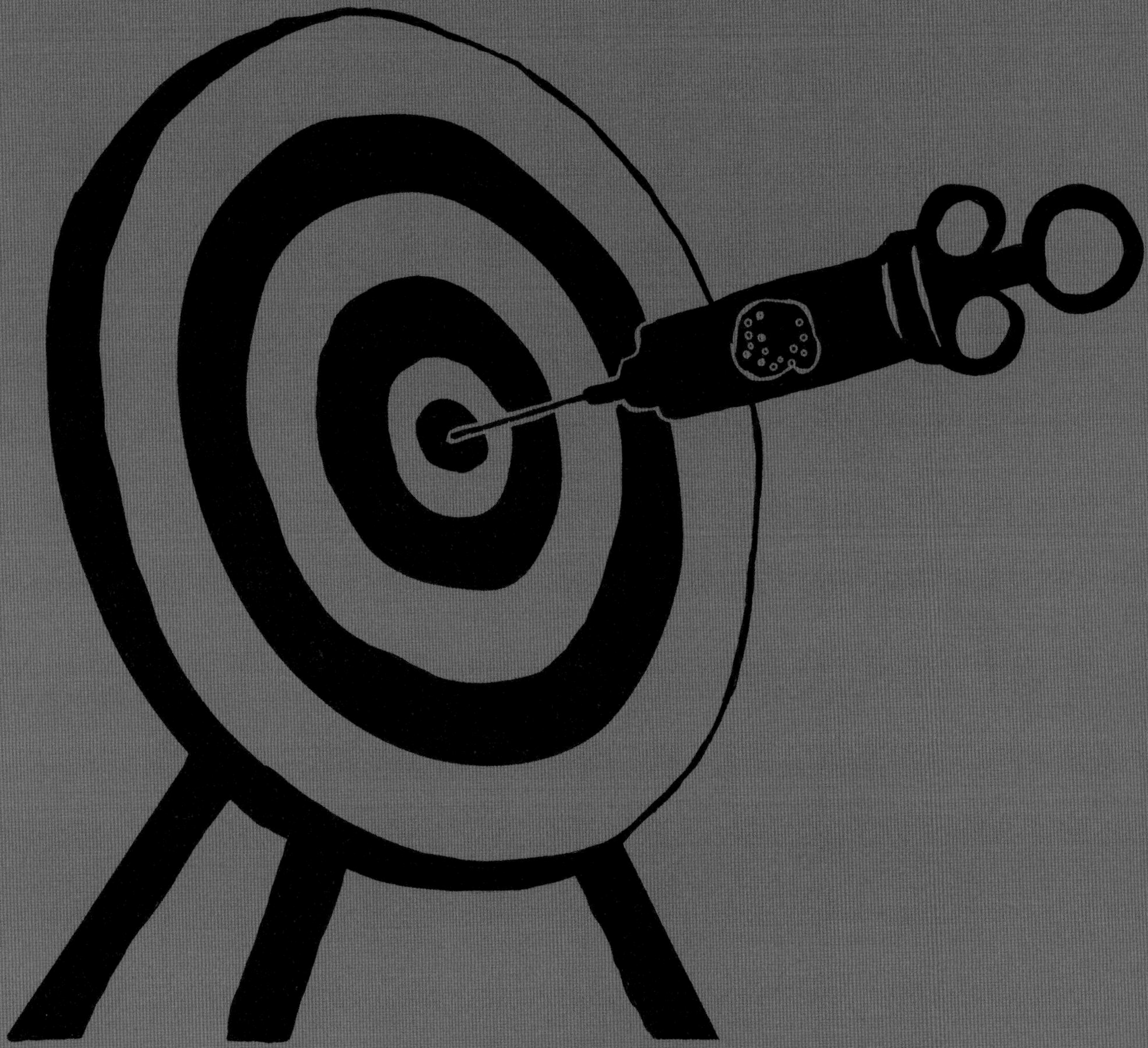

IM KONTEXT

FRÜHER

Um 590 n. Chr. Chinesische Heilkundige führen Inokulationen durch.

1713 Emmanuel Timoni beschreibt Masseninokulationen in Konstantinopel.

1718 Lady Mary Wortley Montagu lässt ihren jungen Sohn in Konstantinopel inokulieren.

1721 In den amerikanischen Kolonien drängt Pastor Cotton Mather bei einer Pockenepidemie auf Inokulationen.

SPÄTER

1921 Die Franzosen Albert Calmette und Camille Guérin entwickeln BCG, den ersten Tuberkuloseimpfstoff.

1953 Der amerikanische Virologe Jonas Salk entdeckt einen Polioimpfstoff.

1980 Die Weltgesundheitsorganisation (WHO) erklärt die Pocken für ausgerottet.

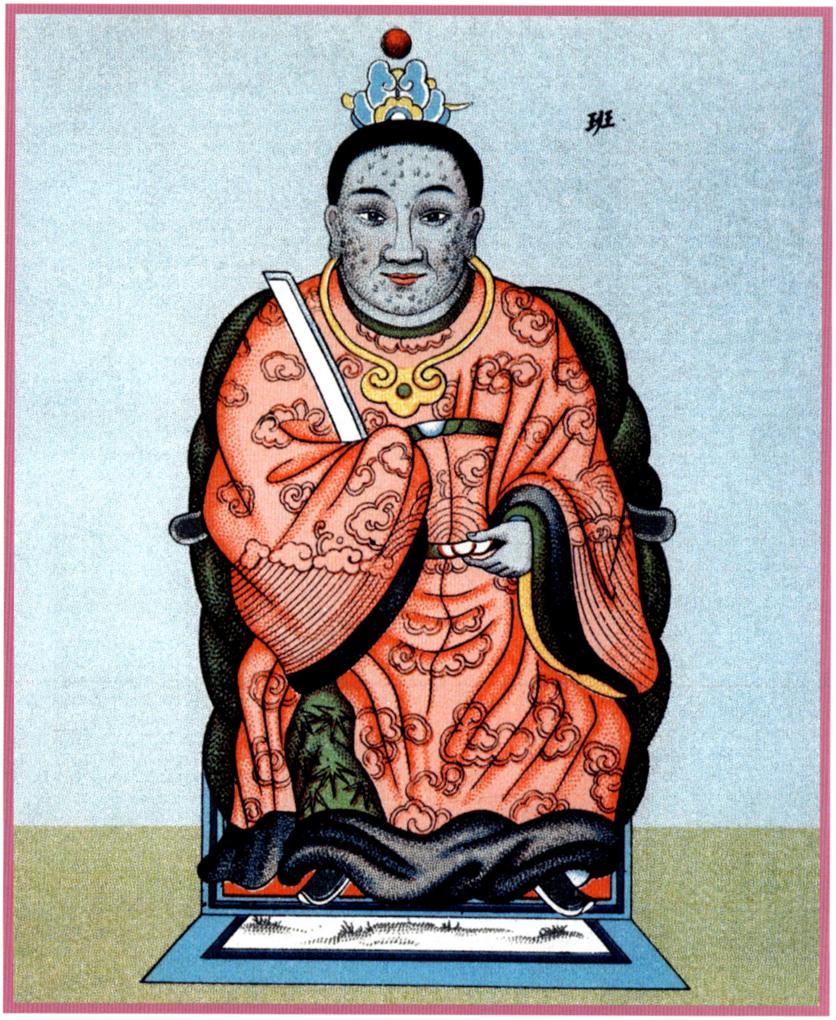

Yu Hoalong war der chinesische Pockengott. Die Pocken galten in vielen Kulturen als eine Bestrafung der Götter für Sünden, die jemand begangen hat.

Impfstoffe gehören zu den größten medizinischen Erfolgsgeschichten. In der entwickelten Welt haben sie Infektionen so effektiv eindämmen geholfen, dass der einstige Schrecken von Krankheiten wie Pocken, Diphtherie, Kinderlähmung und Tetanus gern in Vergessenheit gerät.

Die Impfung – Immunisierung – wirkt durch vorheriges Informieren der Körperabwehr mit einer sicheren Version (oder eines Teils) des die Krankheit auslösenden Erregers. Das Immunsystem kann dann einen Widerstand oder eine Immunität gegen die Krankheit aufbauen. Je mehr Menschen immun gegen die Krankheit sind, desto weniger kann sie sich ausbreiten. Im Zentrum der Impfung steht die Verabreichung der »sicheren Version« – diesen Durchbruch erzielte der britische Arzt Edward Jenner 1796 mit seinem Pockenimpfstoff.

Tödliche Pocken

Die Pocken – oder Blattern – sind eine hoch ansteckende Krankheit, die vom Variolavirus ausgelöst werden. Heute gelten sie als weltweit ausgerottet, aber bis zu Jenners Impfstoff richteten sie Verheerungen an. Im 18. Jahrhundert starben allein in Europa jedes Jahr fast eine halbe Million Menschen an den Pocken. Forscher, Kaufleute und Siedler brachten diese und andere Krankheiten bis in den letzten Winkel der Welt und dezimierten die Ureinwohner, die nie zuvor Kontakt mit den Erregern gehabt hatten.

Wer die Pocken überlebte, konnte für immer mit Narben aus den Eiterblasen (den »Pocken«) gezeichnet sein. Ein Drittel der

Siehe auch: Keimtheorie 138–145 ▪ Immunsystem 154–161 ▪ Virologie 177 ▪ Lebendimpfstoffe 206–209 ▪ Ausrottung von Krankheiten 286–287 ▪ HIV und Autoimmunerkrankungen 294–297 ▪ Pandemien 306–313

»So tödlich und so verbreitet die Pocken bei uns sind, macht sie doch die Erfindung des Pfropfens [der Variolation] vollkommen harmlos …«

Lady Mary Wortley Montagu
Brief an eine Freundin (April 1717)

Überlebenden erblindete. Auch wegen der Pocken wurde in England im 18. Jahrhundert nur eines von drei Kindern älter als fünf Jahre.

Mindestens seit der Römerzeit wussten viele Menschen, dass die Überlebenden der Pocken irgendwie immun wurden. Wer einmal Pocken gehabt hatte, sollte oft andere Kranke pflegen. In Asien (insbesondere China), Afrika und Europa hatten immer wieder Heilkundige versucht, diese natürliche Immunität durch Variolation (Inokulation) nachzuahmen. Sie infizierten Gesunde absichtlich mit Stoffen von Menschen, bei denen die Krankheit mild verlaufen war.

Bei der Variolation wird verkrustetes Pustelgewebe in eine Schnittwunde an der Hand eingerieben oder in die Nase geblasen. Beim »Pockenkaufen« erwarben Eltern Kruste oder kontaminierte Kleidung und infizierten ihre Kinder damit.

Mit Glück wurden Inokulierte für ein paar Tage mäßig krank, erholten sich und besaßen ab dann vollständige Immunität. Eine erhebliche Zahl starb aber, was die Strategie hochriskant machte. Auch konnten überlebende Kinder die Krankheit weiter übertragen. Die Pocken waren jedoch so verheerend, dass viele das Risiko eingingen. Gar keine Wahl hatten Mädchen aus dem Kaukasus, die in den Harems der Sultane des Osmanischen Reichs dienen sollten.

Königliches Experiment

Um 1700 begannen sich die Ärzte in Europa für die Inokulation zu interessieren. Der griechische Arzt Emmanuel Timoni beschrieb 1713, wie griechische Inokulatorinnen während einer Pockenepidemie in Konstantinopel Tausende Kinder erfolgreich inokulierten. Der Venezianer Jacob Pylarini praktizierte selbst die Variolation und berichtete 1715 darüber in einem Buch. Schließlich beobachtete die britische Schriftstellerin Lady Mary Wortley Montagu, die selbst durch Pocken verunstaltet worden war, diese Praxis.

Beeindruckt vom offenkundigen Erfolg des »Pfropfens« bat sie 1718 den Chirurgen der Botschaft, Charles Maitland, die Inokulation ihres fünfjährigen Sohns Edward durch eine griechische Inokulatorin zu überwachen. Lady Mary wurde eine berühmte Verfechterin der Methode und bei ihrer Rückkehr nach Großbritannien bat sie Maitland, ihre Tochter zu inokulieren.

Kurz darauf erhielt Maitland 1721 die königliche Erlaubnis, ein Experiment – wahrscheinlich die erste klinische Studie überhaupt – durchzuführen. Das britische Königshaus sollte überzeugt werden, dass die Inokulation tatsächlich wirksam war. Unter den kritischen Augen von Hans Sloane, des obersten Arztes des Landes, inokulierte Maitland im Gefängnis von Newgate sechs Strafgefangene. Im Gegenzug für ihre Kooperation sollten sie freigelassen werden. Sie überlebten und einige Monate »

»1736 habe ich einen meiner Söhne … an die Pocken verloren. Ich habe es lange bereut, dass ich ihn nicht habe inokulieren lassen.«

Benjamin Franklin
Amerikanischer Staatsmann (1706–1790)

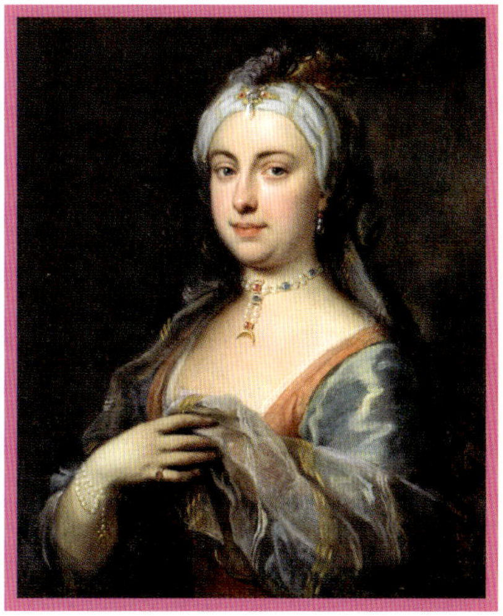

Lady Mary Wortley Montagu überlebte die Pocken und warb bei den britischen Ärzten für die Inokulation. Als Zwanzigjährige hatte sie ihren Bruder an die Seuche verloren.

später wiederholte Maitland den Versuch mit Waisenkindern, die ebenfalls überlebten.

Nach den Nachrichten über Maitlands Erfolge übten bald ganz Europa und die amerikanischen Kolonien Inokulationen aus. In Massachusetts wurden 1721 der Pastor Cotton Mather und Doktor Zabdiel Boylston Verfechter der Methode. Als im Jahr 1738 im US-Bundesstaat Carolina eine Pockenepidemie ausbrach, erhielten rund 1000 Personen eine Inokulation. Im selben Jahr wurden im britischen Middlesex fast 2000 Menschen inokuliert.

Die Variolation war riskant. Mindestens einer von 30 Inokulierten starb danach direkt an der Krankheit. Dennoch zeigten die Masseninokulationen, dass dieses Risiko deutlich kleiner war, als an der Epidemie zu sterben. Als 1757 ein achtjähriger Junge mit Pocken inokuliert wurde, war er einer von Tausenden in diesem Jahr. Der Inokulator war Edward Jenner.

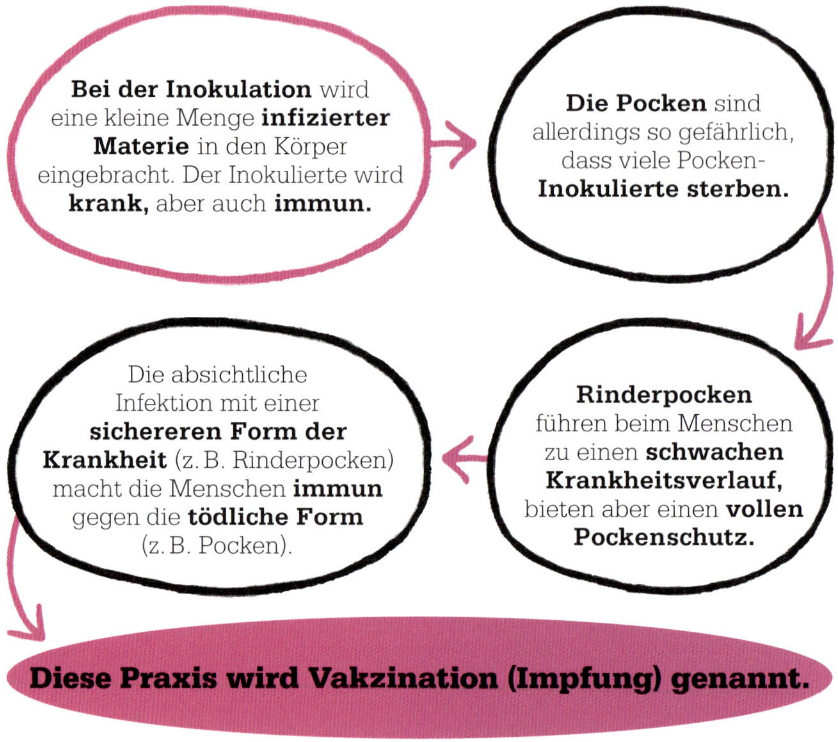

Sichere Version

Jenner sollte zum »Vater der Immunologie« ernannt werden und zu einem der berühmtesten Ärzte der Medizingeschichte aufsteigen. Um 1770 war er jedoch ein Landarzt, der wie andere Ärzte seiner Zeit viele seiner Patienten zum Schutz vor Pocken inokulierte. Er ging Berichten nach, dass Personen – zumeist Melkerinnen –, die sich mit der milderen Rinderpockenvariante infiziert hatten, gegen die tödlicheren echten Pocken Immunität aufwiesen.

Jenner soll einmal eine Melkerin reden gehört haben: »Ich bekomme nie die Pocken, denn ich hatte Rinderpocken. Ich werde nie hässliche Pockennarben im Gesicht haben.« Er begann Daten zu sammeln und fand knapp 30 Fälle, bei denen ein vorheriger Kontakt mit Rinderpocken die Person immun gemacht hatte. Was Jenner nicht wusste, war, dass Rinderpocken vom Vacciniavirus ausgelöst werden. Dieses Virus ist dem Variola-Pockenvirus sehr ähnlich und kann auch auf Menschen übertragen werden.

Im Jahr 1796 kam eine Melkerin namens Sarah Nelmes wegen eines Ausschlags auf der rechten Hand zu Jenner. Seine Diagnose auf Rinderpocken nahm Jenner zum Anlass, seine Theorie zu überprüfen. Als Versuchskaninchen diente der achtjährige Sohn seines Gärtners, James Phipps. Jenner ritzte den Arm des Jungen ein und rieb dort Material aus dem Rinderpockenausschlag der Melkerin hinein. Ein paar Tage später erkrankte der Junge leicht an Rinderpocken, wurde aber rasch wieder gesund.

Damit hatte Jenner gezeigt, dass die Rinderpocken auch unter Menschen übertragen werden. Der nächste Schritt in seinem Experiment war nun, zu prüfen, ob die Rinderpocken James tatsächlich vor Pocken schützten. Jenner inokulierte den Jungen mit frischem Material aus Pockenpusteln. James entwickelte keine Pocken-

> »Ich hoffe, dass sich eines Tages die Produktion von Rinderpocken in Menschen über die Welt ausbreitet – wenn der Tag kommt, werden die Pocken ausgelöscht sein.«
>
> **Edward Jenner**
> *An inquiry into the Causes and Effects of the Variolae Vaccinae*
> (1798)

symptome mehr, auch nicht später in der Zukunft.

In ähnlichen Experimenten mit anderen Personen bestätigte Jenner seine Theorie, dass Rinderpocken gegen Pocken schützen. Seine Erkenntnisse veröffentlichte er 1798 unter dem Titel *An Inquiry into the Causes and Effects of the Variolae Vaccinae, a Disease Discovered in some of the Western Counties of England, Particularly Gloucestershire, and Known by the Name of the Cow Pox*. Anlehnend an Jenners Entdeckung wird die Methode, einen Impfstoff zum Schutz vor einer Krankheit unter die Haut zu geben, auch Vakzination genannt – von der lateinischen Bezeichnung *vacca* für Rind.

Mitteilung an die Welt

Jenner schickte den Impfstoff an alle, die sich interessiert zeigten. Mit der Unterstützung anderer Ärzte verbreitete sich die neue Impfung rasch in ganz Großbritannnien. Im Jahr 1800 wurde sie in den meisten europäischen Staaten und in den USA praktiziert. Im folgenden Jahr fasste Jenner seine Entdeckungen in seinem Artikel »Über den Ursprung der Inokulation mit einem Vakzin« zusammen und hoffte, dass »die Ausrottung der Pocken, der schlimmsten Geißel der Menschheit, das Endergebnis dieser Praxis sein muss«.

Jenner untersuchte zwar als Erster die Wirkung der Impfung wissenschaftlich, aber entdeckt hat er sie nicht. Als im Jahr 1774 die Grafschaft Dorset unter einer Pockenepidemie litt, wollte der Bauer Benjamin Jesty unbedingt seine Familie beschützen. Mit einer kleinen Nadel führte er Material aus dem Euter einer infizierten Kuh in den Arm seiner Frau und seinen beiden Söhnen ein. (Da er selbst schon Rinderpocken hatte, inokulierte er sich nicht selbst.) Die Familie blieb tatsächlich von Pocken verschont. Aber erst Jenners Experimente und seine Mitteilung an die Welt 25 Jahre später sollten die Medizin grundlegend verändern.

Gemischte Reaktionen

Jenners Entdeckung wurde nicht überall gut angenommen. Die lauteste Ablehnung kam von den Geistlichen, die argumentierten, dass die Pocken eine gottgegebene Tatsache von Leben und Tod und jeder Eingriff in die göttliche Bestimmung Blasphemie sei. Andere wollten kein Material von verendeten Rindern in ihrem Körper haben, was die Karikaturisten der Zeit gleich dankbar aufgriffen. Als die Rinderpockenimpfung 1853 Pflicht wurde, kam es zu Demonstrationen und leidenschaftlichen Protesten von Impfgegnern, die Wahlfreiheit forderten.

Noch Jahrzehnte nach Jenners bahnbrechender Entdeckung wurde der Impfstoff den Armen »

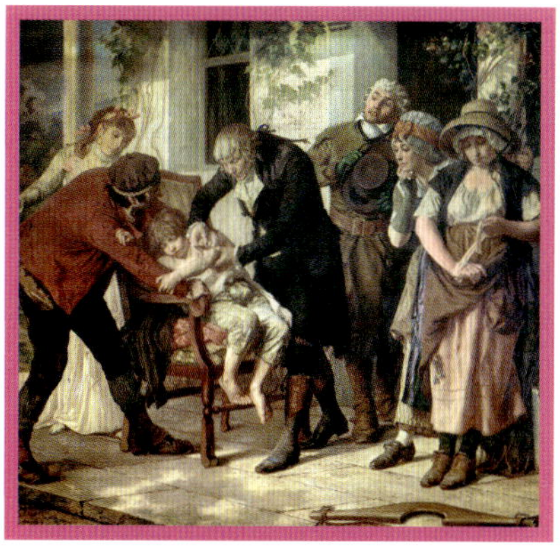

Auf dem Gemälde von Gaston Melingue ist dargestellt, wie Jenner 1796 James Phipps impft. Jenner dankte dem Jungen später mit einem Haus in seiner Heimatstadt Berkeley.

Edward Jenner

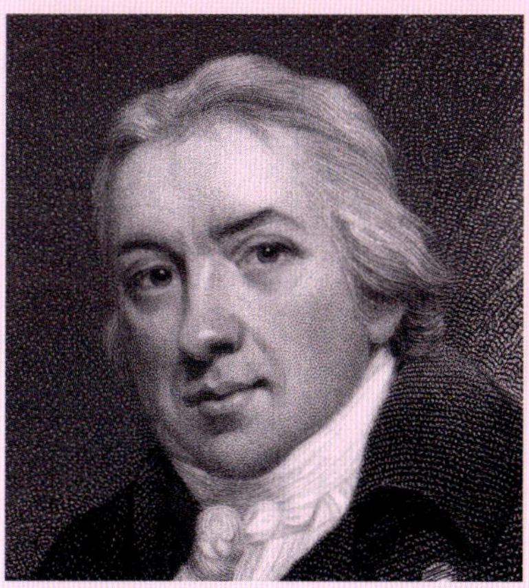

Der 1749 in Berkeley (Grafschaft Gloucestershire, Großbritannien) geborene Edward Jenner verlor mit fünf Jahren seine Eltern und lebte bei seinem älteren Bruder. Im Jahr 1764 begann er eine Ausbildung bei einem Wundarzt und ging mit 21 zum berühmten Chirurg John Hunter nach London.

Jenner war vielseitig interessiert: Er half bei der Klassifikation neuer Arten, die der Botaniker Joseph Banks aus dem Südpazifik mitgebracht hatte, baute einen eigenen Wasserstoffballon und studierte den Lebenszyklus des Kuckucks. Jenner spielte auch Geige und dichtete. Er heiratete 1788 und hatte vier Kinder. In einer Gartenlaube, dem »Vakzinia-Tempel«, impfte er kostenlos Arme. Als hochanerkannter Wissenschaftler starb er 1823.

Hauptwerke

1798 *An Inquiry into the Causes and Effects of the Variolae Vaccinae*
1799 *Further Observations on the Variolae Vaccinae, or Cow Pox*
1801 *On the Origin of the Vaccine Inoculation*

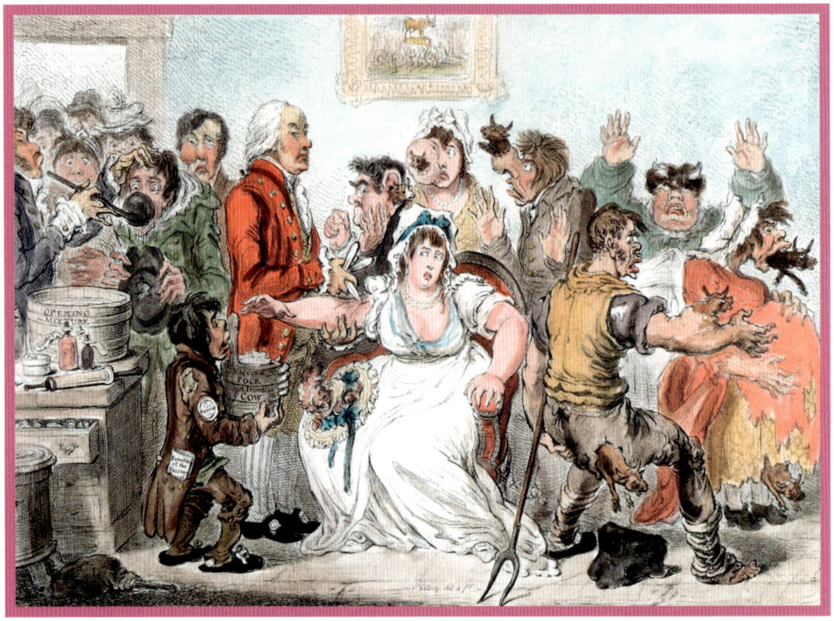

Vor der Impfung fürchteten sich viele Menschen. James Gillrays Karikatur von 1802 zeigt Jenner beim Impfen einer aufgeregten Frau. Ringsum sprießen Rinder aus den Körpern Geimpfter.

von mit Rinderpocken infizierten Melkerinnen entnommen. Es gab nur wenig Versuche, das Material direkt Rindern zu entnehmen. Der italienische Arzt Giuseppe Negri impfte um 1840 als einer der Ersten direkt mit Rindermaterial. Die Franzosen Gustave Lanoix und Ernest Chambon brachten 1864 ein mit Rinderpocken infiziertes Kalb von Neapel nach Paris, um einen Dienst für »Tierimpfstoff« aufzubauen.

Impfstoffe aus tierischer Quelle hatten offensichtlich Vorteile. Eine Färse konnte über mehrere Wochen Impfstoff für Tausende Dosen liefern. Mit einer kleinen Herde konnte man eine Stadt impfen. Ein weiterer Vorteil war, dass die Patienten keine sonstigen Ansteckungen durch menschliche Spender befürchten mussten. Chambon nahm seine Ideen in die Vereinigten Staaten mit, wo bis Ende des Jahrhunderts »Virusfarmen« aufgebaut wurden. Bis 1902 waren in New York rund 800 000 Einwohner gegen Pocken geimpft, etwa ein Viertel der Bevölkerung.

»Niemals zuvor hat die Medizin eine einzige Verbesserung erzielt, die derart nützlich ist.«

Thomas Jefferson
3. US-Präsident
(1801–1809)

Lang waren die Pocken die einzige Krankheit, gegen die geimpft wurde. Das änderte sich um 1870 mit den Arbeiten der Mikrobiologen Louis Pasteur in Frankreich und Robert Koch in Deutschland. Beide identifizierten winzige Mikroben (Keime) als Ursache von Krankheiten. Pasteur schrieb 1877, dass der Pockenimpfstoff beweise, dass gegen alle anderen Krankheiten auch geimpft werden könne.

Abgeschwächte Erreger

Daraufhin versuchte Pasteur, Hühner mit Cholerabakterien zu inokulieren, aber die meisten Hühner starben. Im Jahr 1879 entdeckte er etwas Sonderbares. Da er verreiste, sollte ein Gehilfe die Vögel mit einer frischen Bakterienkultur inokulieren. Der vergaß es allerdings. Pasteur inokulierte die Hühner später mit alten Kulturen. Die Vögel erkrankten nur leicht, überlebten und waren immun.

Offenbar hatte der Kontakt mit Luftsauerstoff die Bakterien abgeschwächt. Der Einsatz von abgeschwächten Erregern war nicht neu, aber eine gezielte Abschwächung im Labor zur Herstellung eines sicheren Impfstoffs stellte einen gewaltigen Durchbruch dar.

Andere Impfstoffe

Sofort untersuchte Pasteur andere Krankheiten auf Impfmöglichkeiten. Im Jahr 1988 entwickelte er einen Impfstoff gegen Milzbrand und impfte erfolgreich Schafe, Ziegen und Rinder. Ab 1885 entwickelte er einen Impfstoff gegen Tollwut.

Der Tollwuterreger ist jedoch (was Pasteur nicht wusste) ein Virus und kein Bakterium und kann deshalb nicht so einfach als Laborkultur gezüchtet werden. Viren mutieren aber leicht und ihre Virulenz lässt sich durch Durchlaufen anderer Organismen abschwächen. Pasteur gewann einen abgeschwächten Tollwuterreger aus dem getrockneten Rückenmark zuvor infizierter Kaninchen.

Nach erfolgreichen Tests an Hunden ließ sich Pasteur überzeugen, das Vakzin an einem neunjährigen Jungen namens Joseph Meister auszuprobieren. Meister war von einem tollwütigen Hund gebissen worden und hatte den Tod vor Augen. Pasteur injizierte täglich eine Dosis Rückenmarkpräparat von steigender Virulenz. Die Behandlung schlug an und der Junge wurde gesund. Jenner zu Ehren bestand Pasteur auf »Vakzination« oder Impfung als Name auch für seine Methode.

Daraufhin suchten Wissenschaftler auf der ganzen Welt nach ähnlichen abgeschwächten Lebendimpfstoffen. Die Hoffnung war, letztlich alle Krankheiten ausrotten zu können. Lebendimpfstoffe wurden seitdem für Tuberkulose, Gelbfieber, Masern, Mumps, Röteln und andere Krankheiten entwickelt.

Das Richtige finden

Eine Impfstoffentwicklung ist jedoch nicht unproblematisch. Das Vakzin muss die Produktion von Antikörpern ankurbeln, darf aber selbst nicht krank machen. Die meisten Wissenschaftler halten die Schutzimpfung für das beste Mittel gegen Infektionskrankheiten. Es gibt Impfstoffe, die mit einer einzigen Impfung lebenslange Immunität aufbauen. Wenn jedoch, wie bei der Influenza, ständig neue Virusvarianten auftauchen, muss der Impfstoff immer wieder angepasst werden – wer anfällig für die Wintergrippe ist, muss sich jeden Herbst gegen die jeweils aktuelle Variante neu impfen lassen. Bei Erregern wie HIV, die das Immunsystem angreifen, ist die Impfstoffentwicklung besonders schwer.

Impfungen haben Hunderte Millionen Leben gerettet. Die Pocken wurden ausgerottet, viele andere Infektionskrankheiten sind auf dem Rückzug. In den USA gingen Diphtheriefälle von 206 939 im Jahr 1921 auf nur zwei Fälle von 2004 bis 2017 zurück. Keuchhustenfälle sanken von 265 269 im Jahr 1934 auf 15 609 2018. Masern gab es 1941 noch 894 134 Fälle, 2019 waren es nur noch 372.

Erfolge verzeichnet auch die in den 1990er-Jahren eingeführte Impfung gegen die vom Erreger *Haemophilus influenzae* Typ b (Hib) ausgelöste Meningitis. Die Todesrate bei Kindern sank um 90, in den USA sogar um 99 Prozent. Aber die Globalisierung führt zu neuen Bedrohungen. Seit 2020 werden Impfstoffe gegen Covid-19 entwickelt. ■

Was beim Impfen geschieht

Kommt der Körper mit einem Pathogen (Krankheitserreger) in Kontakt, schüttet er eine Flut von Antikörpern gegen diesen spezifischen Erreger aus. Bis der richtige Antikörper produziert wird, dauert es allerdings eine Weile, und bis zum vollen Gegenangriff des Immunsystems leidet der Körper an den Symptomen. Hat die Person überlebt, sind die Keime geschlagen und der Körper erholt sich.

Beim nächsten Kontakt stehen die richtigen Antikörper schon bereit und vernichten den Keim, bevor die Krankheit ausbricht. Eine Impfung mit einer geschwächten, abgetöteten oder einer Teilversion des Erregers stellt das Immunsystem scharf. Sie löst die Antikörperproduktion aus, ohne krank zu machen. Manchmal reicht eine einzige Impfung für eine Immunisierung aus. Ansonsten wird sie durch mehrere Impfungen aufgebaut oder aufgefrischt.

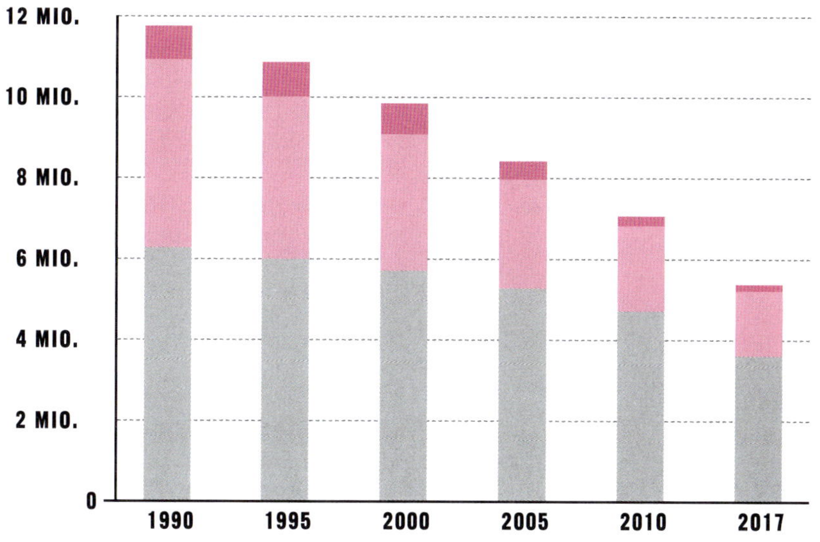

Impfungen haben die Lebenserwartung von Kindern unter fünf Jahren deutlich angehoben. Die Säulenhöhe gibt die Todesfälle an und die Farben zeigen an, wie viele davon durch Impfung hätten vermieden werden können.

Legende: Todesursachen

Durch Impfungen vermeidbare Todesursachen:
1. Tetanus
2. Keuchhusten
3. Masern

Durch Impfungen teilweise vermeidbare Todesursachen
1. Meningitis und Enzephalitis
2. Durchfallerkrankungen
3. Akute Atemwegsinfektionen

Andere Ursachen (durch Impfung nicht vermeidbar)

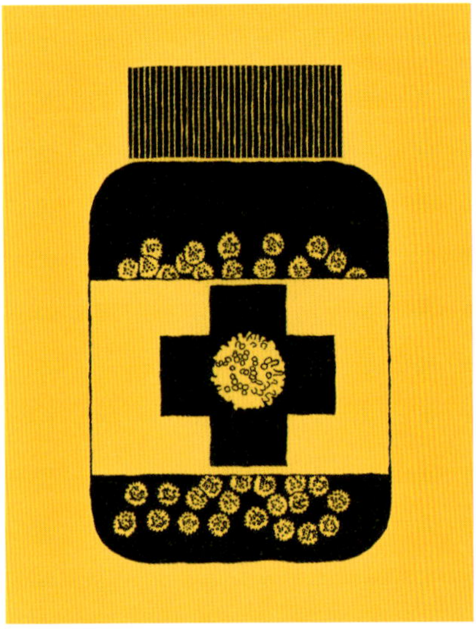

ÄHNLICHES MIT ÄHNLICHEM HEILEN

HOMÖOPATHIE

IM KONTEXT

FRÜHER

Um 400 v. Chr. Hippokrates schreibt, dass Pflanzen, die kranken Körperteilen ähneln, diese Krankheit heilen können.

Um 1530 Laut Paracelsus ist Naturstoffen anzusehen, gegen was sie helfen.

Um 1760 Der Österreicher Anton von Störck empfiehlt gegen schwere Krankheit winzige Mengen eines Gifts, z. B. des Schierlings.

SPÄTER

1834 Der österreichische Arzt Johann Martin Honigberger behandelt konventionell und homöopathisch und bringt die Homöopathie nach Indien.

2017 Die Gesundheitsbehörde der USA empfiehlt eine neue risikobasierte Abschätzung von homöopathischen Produkten. Großbritannien stoppt die Subvention, Spanien (2018) und Frankreich (2019) planen ebenfalls ein Ende der Förderung.

Der deutsche Arzt Samuel Hahnemann schlug 1796 in seinem Aufsatz *Versuch über ein Prinzip zur Auffindung der Heilkräfte der Arzneisubstanzen* von 1796 eine Medizin nach dem Ähnlichkeitsprinzip vor. Hahnemann, der William Cullens *Abhandlung über die Materia Medica* übersetzt hatte, wollte dessen Beobachtungen zu Chinarinde (woraus später Chinin isoliert wurde) nachprüfen. Er fand, dass das Pulver ähnliche Symptome auslöste wie die Malaria, gegen die es eingesetzt wurde. Daraus entwickelte er das Prinzip, »Ähnliches mit Ähnlichem« zu heilen und begründete damit die von ihm 1807 so benannte Homöopathie.

Hahnemann verschrieb hochverdünnte Lösungen von Arzneistoffen, da er glaubte, mit immer geringeren Dosen deren Potenz zu steigern. In Großbritannien, Europa und den USA galt die Homöopathie bald als beliebte Alternative zu Spülungen und Aderlässen; um 1900 praktizierten in den USA bereits 15 000 Homöopathen. Auch heute noch ist die Anhängerschaft groß, aber die konventionelle Medizin kritisiert die fehlende Evidenz der Wirksamkeit und mahnt, chronische und schwere Erkrankungen niemals homöopathisch zu behandeln. Zudem sollte wegen der möglichen Reaktion von homöopathischen und klassischen Mitteln stets ein Arzt befragt werden. Viele positive Erfahrungen beruhen womöglich auf dem Placeboeffekt aufgrund der ganzheitlichen Herangehensweise der Heilpraktiker. ■

» … Homöopathische Produkte wirken nicht besser als Placebos. «

Ausschuss für Wissenschaft und Technologie
Britisches Unterhaus
(2010)

Siehe auch: Ayurveda ▪ Griechische Medizin 28–29 ▪ Pflanzenheilkunde 36–37 ▪ Medizinschulen und Chirurgie im Mittelalter 50–51 ▪ Pharmazie 54–59

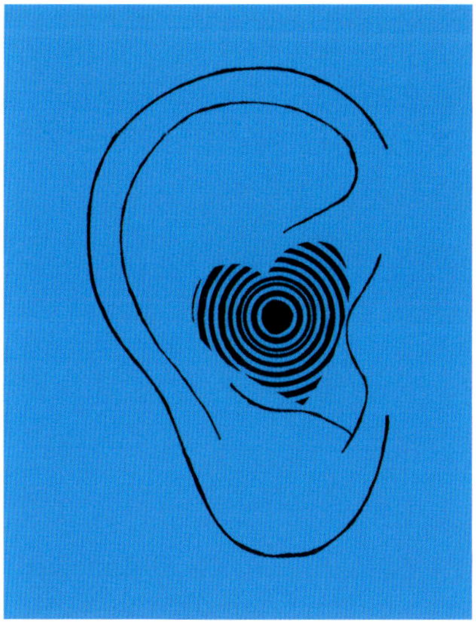

DAS SCHLAGENDE HERZ HÖREN

STETHOSKOP

IM KONTEXT

FRÜHER

17. Jh. v. Chr. In altägyptischen Papyri wird das Abhören von Kranken beschrieben.

Um 375 n. Chr. Hippokrates schlägt vor, Patienten zu schütteln und mit dem Ohr an der Brust auf Abnormalitäten zu lauschen.

1616 William Harvey schreibt, dass das durch das Herz pulsierende Blut »im Brustkorb hörbar« sei.

SPÄTER

1852 Der amerikanische Arzt George P. Cammann perfektioniert ein bewegliches Stethoskop mit zwei Ohrstücken.

1895 In Frankreich entwickelt der Geburtshelfer Adolphe Pinard ein Stethoskop zum Abhören fötaler Aktivität.

1998 In den USA bringt 3M ein neues Littman-Stethoskop auf den Markt, das ansonsten nicht hörbare Geräusche elektronisch verstärkt.

Im Jahr 1816 erfand der französische Arzt René Laënnec das Stethoskop. Laënnec empfand es als ineffektiv und insbesondere bei Frauen als peinlich, zum Abhören von Herz und Lunge das Ohr auf die Brust des Patienten legen zu müssen. Er entdeckte, dass eine an Brust oder Rücken gepresste Papierrolle die Geräusche verstärkte. Sein erstes Instrument war ein hölzernes Rohr von 3,5 cm Durchmesser und 25 cm Länge, an dessen einem Ende ein Ohrstück angebracht war. Er nannte es Stethoskop, nach den griechischen Wörtern *stethos*, »Brust«, und *skopein,* »betrachten«.

Breite Anwendung

Im Jahr 1819 erörterte er in seiner Abhandlung *Die mittelbare Auskultation* die Abhörung der Herz- und Lungengeräusche auf mögliche Erkrankungen durch das Stethoskop. Seine Arbeit fand weithin Interesse und der Gebrauch des Stethoskops verbreitete sich in den folgenden 30 Jahren in aller Welt. Nach Laënnecs Tod im Jahr 1826 wurde das Stethoskop um einen flexiblen Schlauch, zwei Ohrstücke und ein zweites Kopfstück erweitert, um gleichzeitig mit einer Hohlglocke niederfrequente und mit einer Membran hochfrequente Töne abhören zu können. Der amerikanische Professor David Littman baute um 1960 ein leichteres Instrument mit besserer Akustik und der Palästinenser Tarek Loubani entwickelte – da Knappheit – herrschte – das erste 3-D-gedruckte Modell. ■

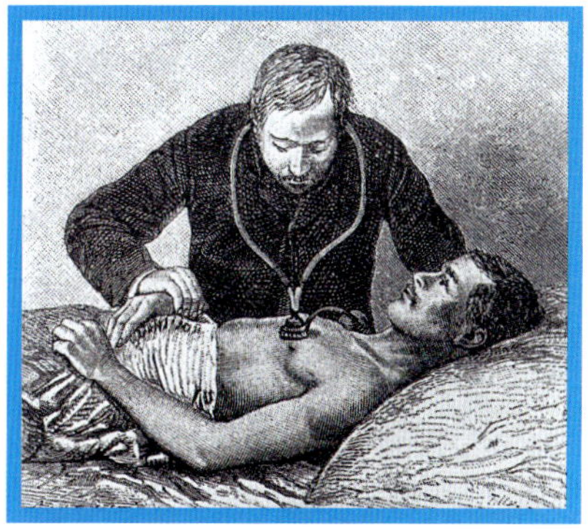

Stethoskope haben sich seit dem 19. Jh. (Bild) kaum verändert. Heute greifen Klinikärzte auf Ultraschallscanner im Brusttaschenformat zurück.

Siehe auch: Blutkreislauf 68–73 ▪ Anamnese 80–81 ▪ Elektrokardiografie 188–189 ▪ Ultraschall 244 ▪ Herzschrittmacher 255

ZELLEN UND MIKROBE 1820–1890

N

1829
Der britische Geburtshelfer James Blundell beschreibt eine erfolgreiche **Bluttransfusion** bei einer Frau nach der Entbindung, aber das **Risiko ist erheblich.**

1843
In den USA weist Oliver Holmes nach, dass **Kindbettfieber ansteckend** ist und durch strikte **Hygienemaßnahmen** vermieden werden kann.

1846
Der amerikanische Zahnarzt William Morton verwendet während einer Operation erfolgreich **Äther als Narkosemittel.**

1846–1860
Ausgehend von Indien fordert die dritte und **schlimmste von sechs Cholerapandemien** im 19. Jh. in Asien, Europa, Nordamerika und Afrika **Millionen Todesopfer.**

1852
Albert von Kölliker erkennt, dass jedes **Gewebe** aus **Zellen** besteht, die von anderen Zellen abstammen. Sein *Handbuch der Gewebelehre* begründet die **Histologie.**

1854
Der britische Arzt John Snow führt einen schweren **Choleraausbruch** im Londoner Stadtteil Soho auf eine Wasserpumpe zurück und begründet die **Epidemiologie.**

1854
Florence Nightingale pflegt im Krimkrieg die Verwundeten im Krankenhaus von Skutari. Ihre ***Bemerkungen zur Krankenpflege*** begründen das moderne Pflegewesen.

1858
Rudolf Virchow beschreibt in seiner ***Zellularpathologie,*** wie die Ursache von Erkrankungen auf der Ebene von **einzelnen Zellen** zu finden ist.

Das Lichtmikroskop trug wesentlich zum medizinischen Fortschritt im 19. Jahrhundert bei. Die Vergrößerung wurde bei höherer Transparenz um das Vielhundertfache gesteigert. Mit jedem tieferen Eindringen in die Geheimnisse des Kleinen kamen immer neue Details über den Körper ans Licht. Der Schweizer Anatom Albert von Kölliker charakterisierte – zunächst in der Schweiz, dann in Deutschland – tierisches, pflanzliches und schließlich menschliches Gewebe, z. B. Haut, Knochen Muskeln, Nerven, Blut und Eingeweide. Sein erstes großes Werk, das *Handbuch der Gewebelehre,* von 1852 wurde rasch zur Standardlektüre für die Biologie und Medizin.

Nur sechs Jahre später wandte der deutsche Pathologe Rudolf Virchow in seiner *Zellularpathologie* von 1858 einen histologischen (mikroskopisch-anatomischen) Ansatz an, um krankes Gewebe zu identifizieren. Durch genaue Zellbeobachtung ließen sich die Ursachen von Krankheiten erklären, Diagnosen stellen und der Behandlungserfolg überwachen. Die alte Theorie, dass Leben aus nicht lebender Materie spontan entstehen würde, konnte nicht mehr gehalten werden. An ihre Stelle trat die Keimtheorie mit den drei Hauptaussagen: Alle lebenden Organismen bestehen aus mindestens einer Zelle, die Zelle ist der Grundbaustein des Lebens und Zellen stammen immer von bereits vorhandenen Zellen ab.

In Frankreich und Deutschland holten sich die Wissenschaftler auch Fremdorganismen unter das Mikroskop. In den 1850er-Jahren sollte der französische Mikrobiologe Louis Pasteur örtlichen Wein- und Bierherstellern helfen, das Verderben ihrer Produkte zu vermeiden. Pasteur identifizierte winzige Organismen – die Keime – als Ursache des Problems, nicht chemische Veränderung oder spontane Erzeugung.

Herausforderungen

Pasteur erforschte danach Erkrankungen von Nutztieren wie eine Seuche bei Seidenraupen und Cholera und Milzbrand bei Geflügel und Vieh. Aus seinen sorgfältigen und fundierten mikroskopischen Studien schloss er, dass Mikroorganismen auch Erkrankungen beim Menschen auslösen. Langsam setzte sich aus seinen Überlegungen die Keimtheorie zusammen.

In Deutschland machte Robert Koch mit der Entdeckung des Milz-

1861 Der französische Wissenschaftler Louis Pasteur veröffentlicht seine **Keimtheorie,** die besagt, dass **winzige Organismen** Krankheiten verbreiten.

1865 Der österreichische Mönch Gregor Mendel legt mit seinen *Versuche über Pflanzenhybriden* die Grundlagen für die **Genetik.** Erst um 1900 finden sie Anklang.

1865 Der französische Arzt Claude Bernard erklärt sein Konzept eines *Milieu intérieur* (Konstanz der **inneren Umgebung**), das für die Entwicklung der **Physiologie** entscheidend war.

1865 Elizabeth Garrett-Anderson ist die **erste Frau** mit Arztzulassung in Großbritannien. Zusammen mit Elizabeth Blackwell gründet sie 1874 die **London School of Medicine for Women.**

1867 Joseph Lister erzielt mit der Verwendung von **Karbolsäure** als Antiseptikum in Operationen äußerst positive Ergebnisse.

um 1870 Die Konkurrenten Louis Pasteur und Robert Koch führen aus, dass Krankheiten wie Milzbrand und Cholera durch die **Keimtheorie** erklärt werden können.

1882 Der russische Forscher Ilja Metschnikow hält **weiße Blutkörperchen** für einen Teil der **Körperabwehr** und nicht für ein Ausbreitungsmedium für Krankheiten.

1884 Der französische Arzt Alphonse Laveran entdeckt, dass der **Malariaerreger** ein **Parasit** ist und von Mücken übertragen wird.

branderregers *Bacillus anthracis* von 1875 und später der Erreger von Tuberkulose und Cholera auf sich aufmerksam. Pasteur und Koch versuchten beide, gegen diese Krankheiten Impfstoffe zu entwickeln. Mit einem Impfstoff gegen Milzbrand war Pasteur 1881 erfolgreich.

Die zunehmende Industrialisierung brachte neue Herausforderungen. In den übervollen Städten breiteten sich infolge der schlechten sanitären Lage Cholera, Typhus und Ruhr aus. Es bildeten sich Ärzteverbände, die Behandlungs- und Pflegerichtlinien aufsetzten. In Großbritannien wurde 1800 das Royal College of Surgeons als chirurgischer Berufsverband gegründet, die Universität von Frankreich errichtete 1808 eine medizinische Fakultät. Noch war die Medizin Männersache. In den USA verschaffte sich Elizabeth Blackwell 1847 durch ein Schlupfloch ein Medizinstudium. Andere Frauen folgten.

Hygiene und Chirurgie

Im Jahr 1854 reisten die britische Reformerin Florence Nightingale und ein Team von Schwestern und Pflegern nach Skutari in der Türkei, um verwundete Soldaten aus dem Krimkrieg zu pflegen. Infolge grauenvoller hygienischer und sanitärer Bedingungen im Krankenhaus starben zehnmal mehr Männer an Krankheiten als an Kriegsverletzungen. Unter Nightingales Maßnahmen ging dieser Blutzoll drastisch zurück. Wieder in Großbritannien setzte sie sich vehement für Veränderungen ein. Ihre 1859 veröffentlichten *Bemerkungen zur Krankenpflege* gelten als Basis des modernen Pflegewesens.

Im 19. Jahrhundert wurden auch Anästhesie und Narkose entwickelt. Jahrhundertelang hatten die Chirurgen an ihren schreienden und zuckenden Patienten vor allem schnell vorgehen mussen. Die ersten Operationen unter Lachgas- und dann Äthernarkose gab es in den 1840er-Jahren in den USA. Rasch übernahm Europa die Technik mit Chloroform als Mittel der Wahl. Die längere OP-Zeit machte auch komplexere Prozeduren möglich.

Dennoch blieben postoperative Infektionen eine große Gefahr. Um 1860 setzte der britische Chirurg Joseph Lister Karbolsäure als Antiseptikum ein. Trotz des klar belegten drastischen Rückgangs der Infektionen lehnten viele Kollegen die Maßnahmen ab. Alte Dogmen blockierten immer wieder den medizinischen Fortschritt. ■

GESUNDES BLUT IN DEN KRANKEN SPRINGEN LASSEN

BLUTTRANSFUSION UND BLUTGRUPPEN

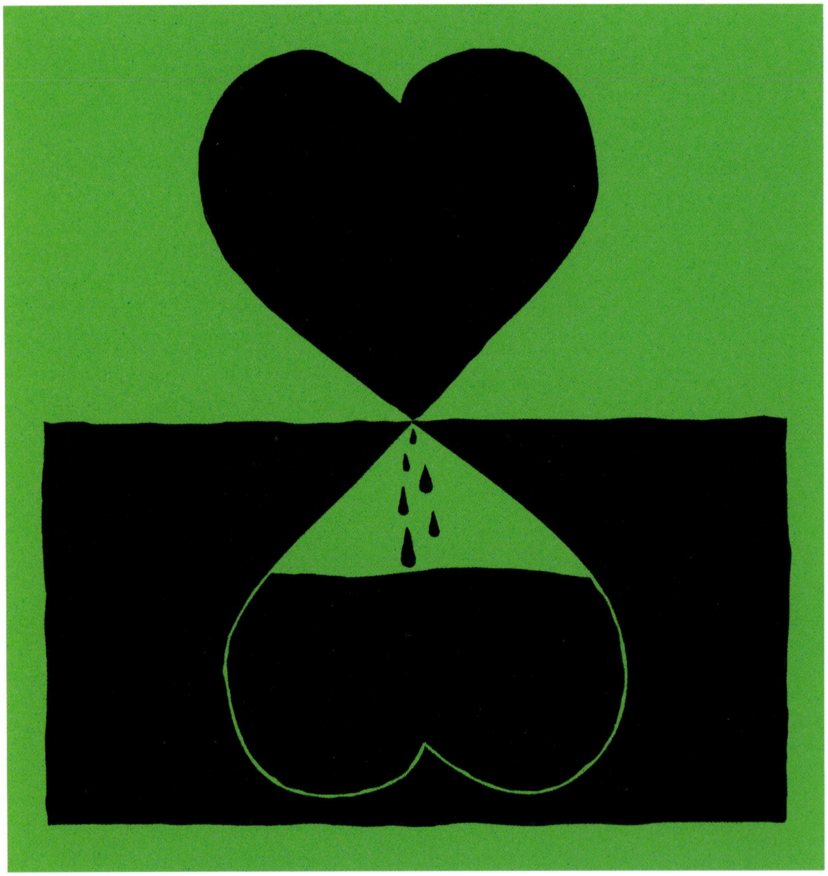

IM KONTEXT

FRÜHER

1628 William Harvey beschreibt den Blutkreislauf in *De Motu Cordis et Sanguinis*.

1665 Richard Lower unternimmt eine Bluttransfusion zwischen zwei Hunden.

1667 Jean-Baptiste Denis transfundiert Blut von einem Lamm auf einen Menschen.

SPÄTER

1914 Adolph Hustin entwickelt lang wirkende Gerinnungshemmer.

1916 Der US-Militärmediziner Oswald Robertson errichtet im Ersten Weltkrieg »Blutdepots«.

1939 Karl Landsteiner und Alexander Weiner entdecken das Rhesus-System des Bluts.

Jeder erwachsene Mensch hat etwa 5 l Blut im Körper. Schwerer Blutverlust führt zu Schwäche bis hin zum Tod durch Organversagen. Blutverlust ist eine Haupttodesursache bei Verletzungen und war jahrhundertelang ein großes Risiko bei Entbindungen. Naheliegend schien die Bluttransfusion, also verlorenes Blut mit dem Blut einer anderen Person zu ersetzen, wie es der britische Geburtshelfer James Blundell 1829 tat. Bis der österreichische Arzt Karl Landsteiner 1901 drei Blutgruppen identifizierte, war es aber ein äußerst unsicheres Unterfangen.

Frühe Experimente

Schon lang hatten die Ärzte über die Vitalkraft des Bluts geschrieben, aber die erste Bluttransfusion unternahm der englische Arzt Richard Lower 1665. Dabei ent-

Siehe auch: Aderlass und Blutegel 52 ▪ Feldmedizin 53 ▪ Blutkreislauf 68–73 ▪ Immunsystem 154–161 ▪ Transplantation 246–253 ▪ Monoklonale Antikörper 282–283

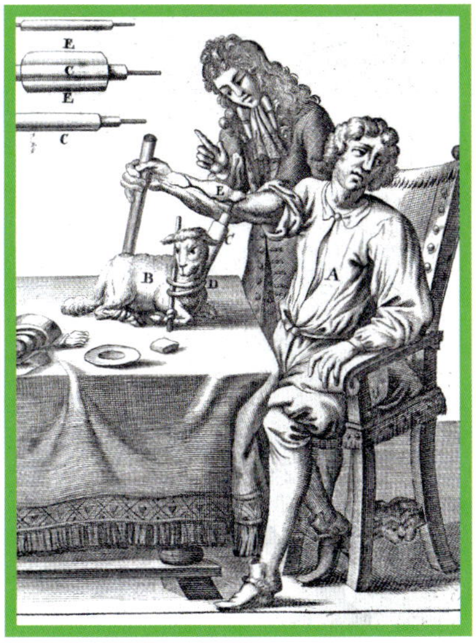

Die ersten Bluttransfusionen nutzten Tierblut, um Menschen zu helfen. Hier wird Blut aus der Halsschlagader eines Lamms in eine Vene in der Armbeuge eines Mannes geleitet.

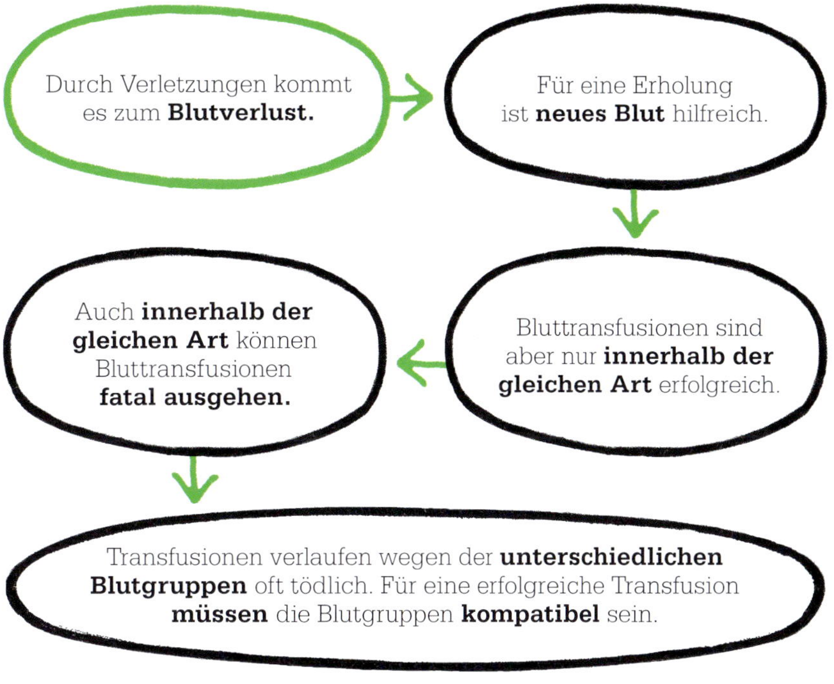

leerte er einen Hund so lange, »bis seine Stärke fast verloren war«, und revitalisierte ihn dann mit dem Blut eines zweiten Hundes. Der erste Hund erholte sich, aber der zweite starb. Anschließend übertrugen einige Ärzte in England und Frankreich die Prozedur auf Menschen. Da es für den Spender lebensgefährlich war, nahmen sie Tierblut. Die Ergebnisse waren uneinheitlich und es wurden Todesfälle vermeldet.

Der französische Arzt Jean-Baptiste Denis erhielt 1668 nach einer tödlichen Bluttransfusion von einem Lamm auf einen Menschen eine Mordanklage. Viele Ärzte ächteten die Praxis und die Royal Society in London verbot sie im folgenden Jahr.

Leacock und Blundell

Anfang des 19. Jahrhunderts befassten sich Ärzte erneut mit der Bluttransfusion. John Henry Leacock, der Sohn eines Plantagenbesitzers auf Barbados, führte 1816 in Edinburgh in Schottland Experimente an Hunden und Katzen durch. Er stellte fest, dass Spender und Empfänger die gleiche Tierart sein müssen. In einem Kreuzkreislauf zwischen zwei Hunden beobachtete er, was beim Verlangsamen und Neustarten des Blutflusses in den doppelten Blutsystemen geschah. Er empfahl die Bluttransfusion bei starken Blutungen, ob er aber selbst eine Bluttransfusion beim Menschen vornahm, ist unbekannt.

James Blundell kannte Leacocks Experimente und führte sie eine Stufe weiter. Er beobachtete, dass Hunde, die bis zum »offenkundigen Tod« bluteten, durch Transfusionen wiederbelebt werden konnten. Das ging aber nur mit Hundeblut, mit menschlichem Blut starben von sechs Hunden fünf, einer erholte sich. Anders als Leacock, transfundierte Blundell nicht arterielles, sondern venöses Blut und übertrug das Blut mit einer Spritze, während Leacock Spender und Empfänger »

> »… Das Blut einer Tierart kann nicht straflos in großen Mengen mit dem Blut einer anderen Tierart ausgetauscht werden.«
>
> **James Blundell**
> *Physiologische und pathologische Forschungen*
> (1825)

mit einem Schlauch verknüpfte. Blundell berechnete, in welcher Zeit das Blut koagulierte, und fand heraus, dass es in der Spritze nicht länger als ein paar Sekunden verbleiben durfte.

Von Mensch zu Mensch

Die erste dokumentierte Bluttransfusion zwischen Menschen führte Blundell 1818 durch. Unterstützt durch den Chirurgen Henry Cline, transfundierte er einen Patienten mit Magenkarzinom portionsweise und in Fünf-Minuten-Abständen etwa 400 ml Blut von verschiedenen Spendern. Nachdem sich der Patient zunächst erholt hatte, starb er zwei Tage später. Er war allerdings zuvor schon dem Tode nahe, daher ist es nicht sicher, was die Todesursache war.

Im nächsten Jahrzehnt führten Blundell und seine Kollegen weitere Bluttransfusionen durch, aber ein wirklicher Erfolg stellte sich nicht ein. Nur vier von zehn Patienten überlebten die Behandlung. Die erste erfolgreiche Transfusion fand, wie in *The Lancet* 1829 berichtet, bei einer Frau statt, die wegen starker Blutungen nach der Entbindung über drei Stunden ungefähr 250 ml Blut aus dem Arm ihres Ehemanns erhielt. Wegen des hohen Risikos empfahl Blundell eine Transfusion nur bei Patienten, die andernfalls direkt sterben würden. Auch andere Ärzte berichteten von frustrierend hohen Todesraten bei der Bluttransfusion. Ein paar wenige Patienten reagierten positiv auf die Behandlung, aber andere überlebten nur wenige Tage.

EMPFÄNGERBLUTTYP	SPENDERBLUTTYP							
	0+	0–	A+	A–	B+	B–	AB+	AB–
0+	💧	💧	✕	✕	✕	✕	✕	✕
0–	✕	💧	✕	✕	✕	✕	✕	✕
A+	💧	💧	💧	💧	✕	✕	✕	✕
A–	✕	💧	✕	💧	✕	✕	✕	✕
B+	💧	💧	✕	✕	💧	💧	✕	✕
B–	✕	💧	✕	✕	✕	💧	✕	✕
AB+	💧	💧	💧	💧	💧	💧	💧	💧
AB–	✕	💧	✕	💧	✕	💧	✕	💧

Die Tabelle zeigt die Kompatibilität zwischen Blutgruppen. Der Typ 0– gilt als Universalspender. Jeder kann dieses Blut empfangen. Personen vom Typ 0– müssen Typ 0– erhalten. Personen vom Typ AB+ sind Universalempfänger – sie können von jedem Menschen Blut erhalten.

Legende:
💧 Kompatibel
✕ Inkompatibel

Blutgruppen

Warum die Patienten so verschieden reagierten, verstanden die Ärzte bis Anfang des 20. Jahrhunderts nicht. Mischten sie Blut von verschiedenen Personen im Reagenzglas, schienen die roten Blutkörperchen irgendwie zu verklumpen. Lang bestand die Annahme, dass dies an der Krankheit lag, und wurde nicht weiter nachverfolgt. Im

Karl Landsteiner

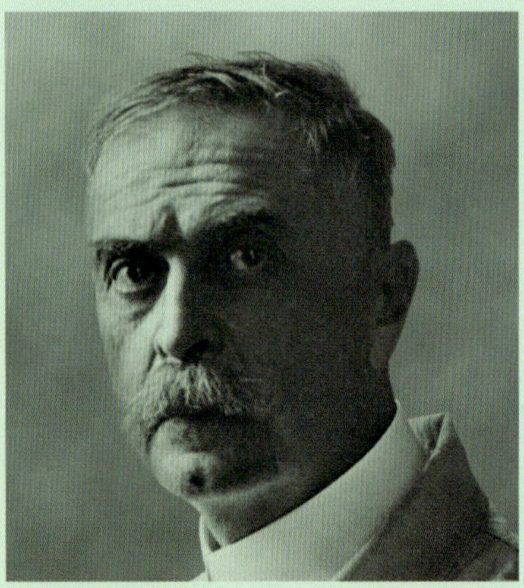

Der 1868 in Wien geborene Karl Landsteiner verlor seinen Vater, einen bekannten Journalisten, bereits mit sechs Jahren. Er wurde von seiner Mutter großgezogen und studierte an der Universität Wien Medizin, wo er 1891 promoviert wurde. Er arbeitete fünf Jahre in verschiedenen Laboratorien, um sein biochemisches Wissen zu erweitern, dann ging er an die Universitätsklinik von Wien.

Landsteiner wurde 1896 am Wiener Institut für Hygiene Assistent des Bakteriologen Max von Gruber und erforschte die Immunantwort des Blutserums. Nach seiner Entdeckung der Blutgruppen im Jahr 1901 befasste er sich mit dem Bakterium, das Syphilis hervorruft, und identifizierte das Poliovirus als Erreger der Kinderlähmung. Im Jahr 1930 wurde er mit dem Nobelpreis für Physiologie oder Medizin geehrt. Landsteiner starb 1943 mit 75 Jahren während der Arbeit an einem Herzinfarkt.

Hauptwerk

1928 *Über individuelle Unterschiede im menschlichen Blut*

Jahr 1900 wollte der österreichische Arzt Karl Landsteiner herausfinden, was passiert, wenn nur gesundes Blut vermischt wird. Er entnahm sich selbst und fünf Kollegen Proben, vermischte sie und beobachtete, was geschah.

Wie Landsteiner in seinem Artikel von 1901 dokumentierte, konnte er menschliches Blut in drei Typen einteilen. Er hatte herausgefunden, dass sich die Antigene – Proteinmarker auf der Oberfläche von Zellen – jeweils nach dem Bluttyp unterscheiden und dass das Blut verklumpt, wenn die roten Blutkörperchen des Spenders einem anderen Bluttyp als die des Empfängers angehörten. Wurde das Blut einer Blutgruppe in den Körper einer Person mit einer unverträglichen Blutgruppe eingeführt, löste dies eine Immunreaktion aus: Das Immunsystem des Empfängers griff die fremden Blutkörperchen an und brachte sie zum Platzen. Die angesammelten zerbrochenen Zellen verklumpten und verstopften die Blutgefäße, woran der Empfänger sterben konnte.

Landsteiner identifizierte drei Bluttypen: A, B und C (die Blutgruppe C wurde später in 0 umbenannt). Einer von Landsteiners Studenten identifizierte 1902 einen vierten Bluttyp, die Blutgruppe AB. Im Jahr 1939 entdeckten Landsteiner und Alexander Weiner den Rhesusfaktor. Durch Rh+ (Rhesus-positiv) oder Rh– (Rhesus-negativ) wird angezeigt, ob die roten Blutkörperchen ein vererbtes Protein tragen oder nicht. Dieses Protein beeinflusst die Verträglichkeit zwischen zwei Typen.

Neue Möglichkeiten

Landsteiners Entdeckungen machten eine sichere Bluttransfusion zur Norm. Die erste Transfusion unter Berücksichtigung der Blutgruppe wurde 1907 von Reuben Ottenberg durchgeführt, der am Mount Sinai Hospital in New York City als Arzt und Hämatologe arbeitete. Die Erkenntnisse über die Blutgruppen machten Organtransplantationen erst möglich. Auch hier müssen Spender und Empfänger verträgliche Blutgruppen haben. ■

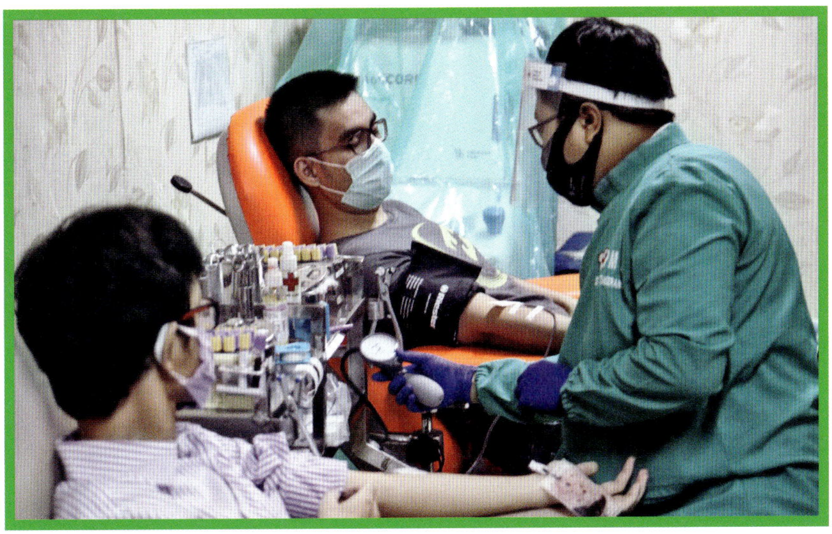

Blutspende während der Covid-19-Pandemie in Indonesien. Menschen, die von Covid-19 genesen sind, spenden ihr Antikörper-reiches Blutplasma an Patienten, die am Virus leiden.

Blutbanken

Verschiedene Initiativen führten Landsteiners Arbeiten weiter und versuchten, die Lagerung von Blut sicherer zu machen. Der belgische Arzt Adolph Hustin bemerkte 1914, dass kleine Mengen Natriumcitrat die Gerinnung hemmen. Zwei Jahre später entdeckten Peyton Rous und Joseph Turner am Rockefeller Institute von New York City, dass bei einer zusätzlichen Beimischung von Dextrose (einem Zucker) das Blut 14 Tage gelagert werden kann.

Die erste Blutbank errichtete der bei den US-Streitkräften dienende Militärarzt Oswald Robertson 1916, um Blut für Operationen auf den Schlachtfeldern des Ersten Weltkriegs bereitzustellen.

Der britische Rotkreuzmitarbeiter Percy Oliver gründete 1921 den ersten Blutspendedienst der Welt, der von freiwilligen Spendern Blut sammelte.

Der Name »Blutbank« stammt von Dr. Bernard Fantus, der 1937 am Cook County Hospital in Chicago eine Blutbank aufbaute.

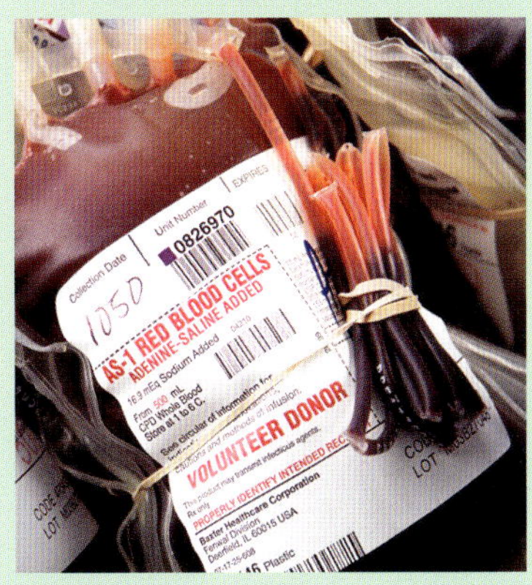

Moderne Blutbanken können gespendetes Blut mehrere Wochen lagern. Blutplasma kann drei Jahre gelagert werden.

WOHLTUEND, BERUHIGEND UND ÜBER DIE MASSEN ERFREULICH

ANÄSTHESIE

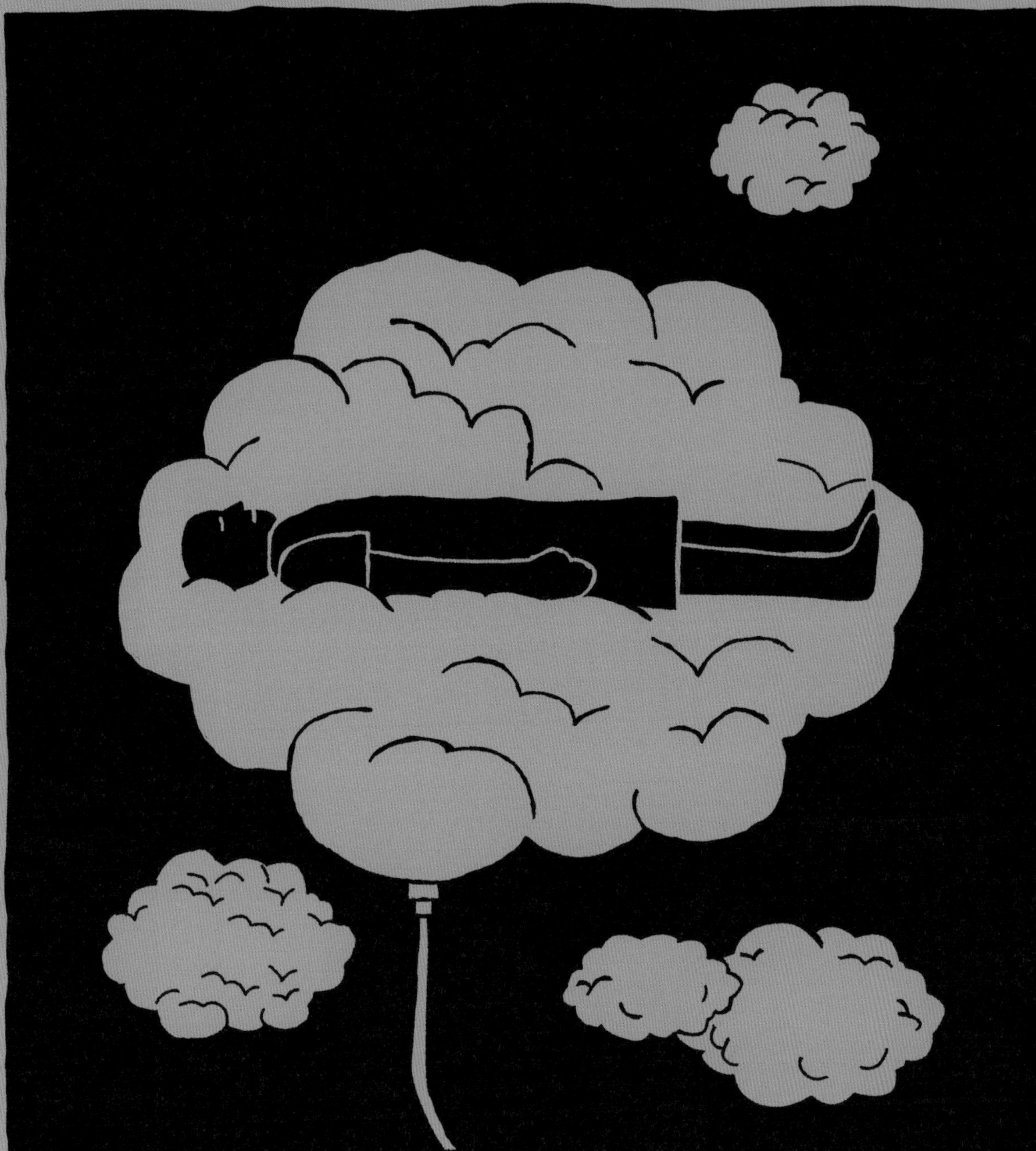

IM KONTEXT

FRÜHER

6. Jh. v. Chr. Der indische Arzt Sushruta empfiehlt im *Sushruta Samhita* Cannabis und Wein als Sedierungsmittel bei Operationen.

2. Jh. n. Chr. Der chinesische Arzt Hua Tuo verwendet ein opiumhaltiges Narkotikum.

Um 1275 Der Gelehrte Raymundus Lullius beschreibt den Äther als »süßes Vitriol«.

SPÄTER

Um 1940 Der amerikanische Neuropsychiater A. E. Bennett setzt das Muskelrelaxans Curare in einer elektrokonvulsiven Schocktherapie gegen Spinalfrakturen ein.

1960–1980 Wegen ihrer Nebenwirkungen auf das Herz werden Barbiturate durch Ketamin und Etomidat ersetzt.

Um 1990 Sevofluran wird als sicheres und effektives Inhalationsanästhetikum eingesetzt.

Schon vor Jahrtausenden setzten die Ärzte bei chirurgischen Eingriffen Mittel zur Sedierung ein. Dafür gab es einige pflanzliche Präparate. Von der Alraunwurzel leitete z. B. der griechische Arzt Dioskurides den Begriff *Anästhesie* ab, was »Abwesenheit von Schmerz« bedeutet. Dennoch erlitten bis Mitte des 19. Jahrhunderts die Menschen höllische Qualen. Die Tortur bei Operationen beschrieb die britische Schriftstellerin Fanny Burney 1811, die eine Brustentfernung ohne Betäubung erlebte als »derart akutes Leiden, das kaum auszuhalten war«.

In Großbritannien kam Anfang des 19. Jahrhunderts ein neues Narkotikum auf, ohne es aber klinisch einzusetzen. Der junge Chemiker Humphry Davy – der später durch die Entdeckung von Chlor und Iod sowie die Davy-Lampe berühmt wurde – sollte 1798 die Wirkung von Lachgas (Distickstoffoxid), untersuchen. Das Gas hatte Joseph Priestly 26 Jahre zuvor entdeckt. Davy schrieb in einem Artikel, dass es sowohl euphorisierend wirkt als auch Schmerz lindern kann. Diese Eigenschaft überprüfte er an sich selbst beim Ziehen eines Weisheitszahns. Davy schlug vor, das Gas bei Operationen einzusetzen. Sein Assistent Michael Faraday untersuchte auch das Einatmen von Äther, dessen sedierende Wirkung man bereits kannte.

Narkose zum Vergnügen

Lachgaspartys und »Äther-Späße«, die häufig in Davys Salon abgehalten wurden, waren in der viktorianischen High Society bald der letzte Schrei. Teilnehmende berichteten, wie sie nach dem Einatmen von Gasstößen intensive Freude empfanden. Der Lexikograf und Arzt Peter Mark Roget, Verfasser des Synonymwörterbuchs *Roget's Thesaurus*, beschrieb ein Gefühl von Schwerelosigkeit und Einsinken, während der Dichter Samuel Taylor Coleridge sich fühlte, als trete er nach einem Schneespaziergang in einen warmen Raum. Dennoch wurde der Schritt vom Partygas zum chirurgischen Narkotikum nicht gemacht. Ein Problem war wohl die schwierige Dosierung. Faraday berichtete 1818, dass ein mit Äther narkotisierter Teilnehmer 24 Stunden lang nicht aufwachte.

Ungefähr zur selben Zeit amüsierten sich in den USA Medizinstudenten und junge Intellektuelle ebenfalls mit den Substanzen. So inhalierte der Arzt Crawford Long aus Jefferson in Georgia z. B. mit Freunden eines Abends Äther und beobachtete die Reaktion. Am nächsten Morgen bemerkte er an sich blaue Flecken, konnte sich aber weder erinnern, was die Gesellschaft gemacht hatte, noch, dass er Schmerzen empfunden

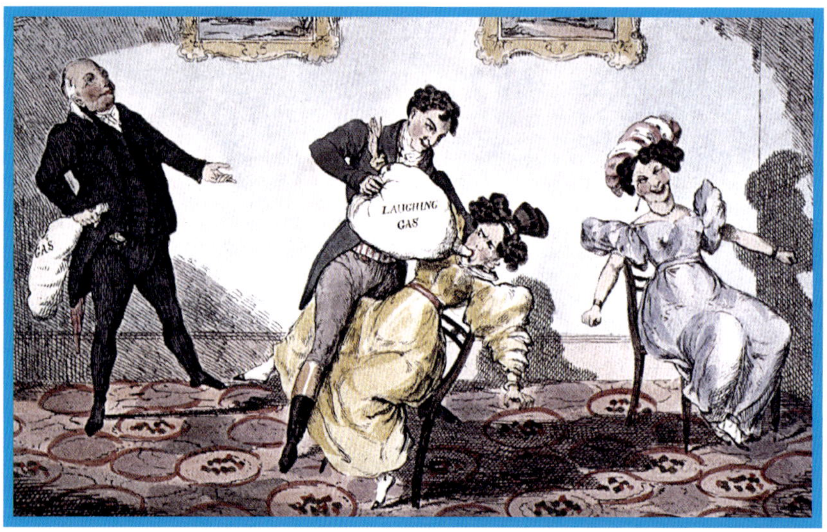

Die britische Karikatur von 1830 zeigt, wie einer »zeternden Ehefrau« Lachgas (Distickstoffoxid) eingeflößt wird. Narkotika waren wegen ihrer euphorisierenden Wirkung beliebt.

Siehe auch: Plastische Chirurgie 26–27 ▪ Traditionelle Chinesische Medizin 30–35 ▪ Pflanzenheilkunde 36–37 ▪ Antisepsis in der Chirurgie 148–151 ▪ Minimalinvasive Chirurgie 298 ▪ Nanomedizin 304 ▪ Roboterchirurgie 305

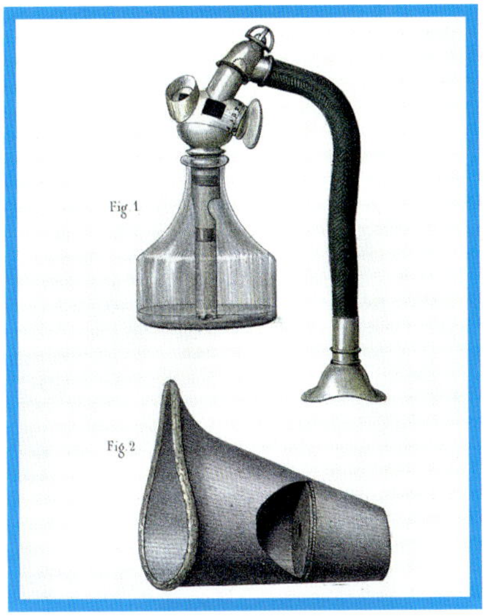

Zum ersten Mal wurde Äther als Narkosemittel bei einer Operation in Paris im Jahr 1846 eingesetzt. Dafür wurden Masken entwickelt, wie diese aus einem französischen Medizinbuch des 19. Jh.

Bevor es **Narkosemittel (Anästhetika)** gab, mussten die Chirurgen extrem schnell operieren. Die Patienten **starben** oft an **Schock durch den Schmerz** oder an **Infektionen infolge der Operation.**

↓

Im viktorianischen England experimentieren die Wissenschaftler mit **Lachgas** und **Äther** zur Unterhaltung.

↓

Der amerikanische Arzt **Crawford Long** inhaliert **Äther** zum Spaß. Er bemerkt seine **blauen Flecken,** erinnert sich aber nicht an **Schmerzen.**

↓

In den USA führt William Morton öffentlich die **narkotisierende** Wirkung von **Äther** vor. Die Ärzte lassen sich von seiner **Verwendbarkeit in Operationen** überzeugen.

↓

Britische Chirurgen übernehmen die Äthernarkose und **Königin Victoria** inhaliert bei ihren Entbindungen **»segensreiches Chloroform«.** Ihr königliches Wohlwollen führt zur **breiten Anwendung** der Narkose.

hatte. Äther könne ein hervorragenden Betäubungsmittel bei Operationen sein, folgerte Long und hatte auch bald Gelegenheit, seine Theorie zu testen.

Äther im Einsatz

Im Jahr 1842 bat ein junger Mann Long, ihm eine unschöne Talgzyste vom Hals zu entfernen. Long narkotisierte seinen Patienten mit Äther und war überglücklich über den Erfolg. Er setzte Äther in weiteren Operationen ein, berichtete von seinen Befunden aber erst 1849. Zu der Zeit hatten andere das neue Betäubungsmittel bereits einem breiteren Publikum vorgestellt und Long verlor einen Rechtsstreit, wer als Erfinder der Äthernarkose genannt werden dürfe.

Auch der Zahnarzt Horace Wells aus Hartford in Connecticut sah das Potenzial von Lachgas und Äther, als er deren Vorführung miterlebte. Als Selbsttest ließ er sich von einem Kollegen einen Zahn ziehen, nachdem er Lachgas eingeatmet hatte – und verspürte keine Schmerzen. Sowohl Wells als auch sein Geschäftspartner William T. G. Morton setzten das Gas in ihrer Praxis ein. Im Jahr 1845 fühlte sich Wells sicher genug, den Einsatz des Gases an der Harvard Medical School vorzuführen. Ein Medizinstudent hatte eingewilligt, sich vor Publikum einen Zahn ziehen zu lassen. Sobald die Operation begann, schrie der Student jedoch vor Schmerzen auf. Ob das eher Theater war oder ob Wells zu wenig Lachgas verwendete, ist nicht bekannt. Wells' Karriere und Ruf litten jedoch beträchtlich. »

Verschiedene Anästhesiearten

Allgemeinanästhetika (Narkotika) werden inhaliert, injiziert oder beides. Der gesamte Körper wird sediert und der Patient ist während der Operation bewusstlos.

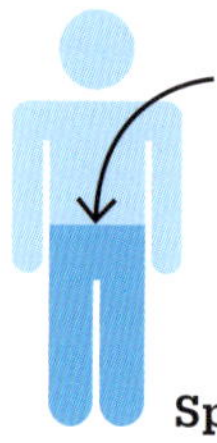

Eine Injektion von Medikamenten in den unteren Rücken betäubt den Körper von der Hüfte abwärts.

Spinalkanal

Bei Schulteroperationen wird ein peripherer Nervenblock im Ganzen betäubt.

Peripherer Nervenblock

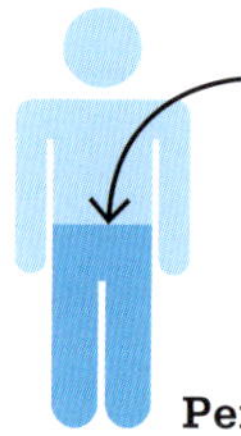

Durch einen Katheter (Schlauch) wird kontinuierlich Betäubungsmittel zugeführt.

Periduralraum

Bei der Lokalanästhesie (es gibt drei Arten) werden einzelne Körperregionen betäubt. Medikamente werden an die Nervenbahnen gespritzt, um das Schmerzempfinden auszuschalten.

Bei Terminalanästhesien wird das Anästhetikum in das Gewebe gespritzt. Sie wird in der Zahnmedizin oder bei Hautoperationen eingesetzt.

Im Oktober 1846 gab Wells' Kollege Morton eine weitere Vorstellung, dieses Mal am Massachusetts General Hospital in Boston. Morton verabreichte einem Patienten Äther, dem der Chirurg John Warren daraufhin einen Tumor am Hals entfernte. Der Patient blieb während der ganzen Prozedur ohne Bewusstsein und Warren operierte ohne Zwischenfall. Angeblich rief Warren danach triumphierend dem Publikum zu: »Meine Herren, dies ist kein Humbug!« Diese Demonstration einer sicheren, wirksamen Schmerzbefreiung bei einer Operation war ein Meilenstein.

Kampf um Anerkennung

Nach Aufgabe der Zahnarzttätigkeit bei Wells studierte Morton Medizin in Harvard. Bei Wells hatte Morton die schmerzbefreiende Wirkung von Lachgas kennengelernt. Nun fragte er sich, ob Äther, dessen Eigenschaften er bei seinem Chemieprofessor Charles Jackson kennengelernt hatte, nicht ebenso geeignet sei.

Bald nach seiner medizinischen Ausbildung begann er mit den Versuchen und testete Äther an Insekten, Fischen, seinem Hund und schließlich an sich selbst. Es gibt keinen Beleg, dass Jackson an den Ätherversuchen beteiligt war, aber mit Sicherheit hatte Morton seine Arbeit mit ihm erörtert. Als sich die Äthernarkose immer mehr durchsetzte, endete die ehemalige Männerfreundschaft in einem bitteren Streit über die Erstentdeckung. Der Anblick von Mortons Grabstein, der die Inschrift trägt: »Erfinder und Entdecker der Inhalationsanästhesie« soll Jacksons ohnehin fragile psychische Verfassung so angegriffen haben, dass er seine letzten sieben Lebensjahre in einer Nervenheilanstalt verbrachte.

> »Ich komme zur Ansicht, dass die Anwendung von Äther die wertvollste Entdeckung in der medizinischen Wissenschaft seit der Impfung ist.«
>
> **John Snow**
> *Über die Inhalation von Etherdämpfen*
> (1847)

Andere Narkosemittel

Die Neuigkeiten über den Einsatz von Narkotika in Amerika verbreiteten sich rasch. Im Dezember 1846 führte der Schotte Robert Liston die erste Operation an einem narkotisierten Patienten in Großbritannien durch. Nach erfolgter Beinamputation erklärte er: »Dieser Yankee-Trick lässt den Mesmerismus [eine gängige Hypnosemethode] alt aussehen!« Liston fand auch Chloroform als hilfreiches Narkotikum. Im Jahr 1853 verabreichte der königliche Chirurg John Snow Königin Victoria Chloroform bei der Entbindung von Prinz Leopold. Ihr Lob (sie nahm es in der nächsten Geburt erneut, denn es sei »über die Maßen köstlich«) brachte Skeptiker zum Schweigen und förderte das Vertrauen der Öffentlichkeit.

Mit zunehmender Verbreitung der Narkose gingen die Anästhesisten – im Vorgriff auf die modernen Kombinationstherapien – auf Gasmischungen über, da einzelne Stoffe starke Nebenwirkungen haben können. Sie experimentierten auch mit Lokalanästhetika, die auf einzelne Körperbereiche wirken, und setzten auch zum ersten Mal das südamerikanische Alkaloid Kokain ein.

Im Jahr 1942 entdeckte der kanadische Arzt Harold Griffith die muskelrelaxierende Wirkung von Curare, einem in Südamerika von indigenen Völkern verwendeten Pfeilgift. Seine Entdeckung revolutionierte die Anästhesie, da jetzt die Chirurgen zum ersten Mal auch Brustkorb und Bauch öffnen konnten, ohne Todesfälle durch Atemstillstand oder Kreislaufkollaps wegen der hohen Betäubungsmitteldosis befürchten zu müssen. Eine Injektion mit Curare entspannte die Muskeln gerade so viel, dass in die Luftröhre ein Beatmungsschlauch eingeführt werden konnte (Intubation), um die Atmung während der Operation von außen zu steuern.

Spezialisierung

Die immer komplexeren Operationen erforderten Mitte des 20. Jahrhunderts Fachleute für die Anästhesie, die sich als eigenes Medizinfeld entwickelte. Anästhesisten suchen das geeignete Narkosemittel aus, beobachten den Patienten und gewährleisten, dass der Patient während der Operation keinen Schmerz verspürt.

Der Äther musste modernen Medikamenten weichen, aber Lachgas kommt in der Zahnmedizin und bei kleineren Eingriffen immer noch zum Einsatz. Durch Regionalanästhesie lassen sich große Körperbereiche betäuben, sodass der Patient bei Bewusstsein bleiben kann und nur noch bei großen, langen Operationen narkotisiert werden muss. Neuerungen wie Narkoseroboter, die eine kontinuierliche Anästhetikumgabe ermöglichen, und computergesteuerte Überwachungsgeräte, um die Atmung und den Herzschlag des Patienten anzuzeigen, haben Narkose und Operationen sicherer gemacht. Nanotechnologie und immer schnellere Automation versprechen weitere Fortschritte. ■

Bei einer Narkose erhält der Patient eine intravenöse Injektion einer Substanz, die ihn in Tiefschlaf versetzt. Die Narkose wird mit einem inhalierten Narkotikum aufrechterhalten.

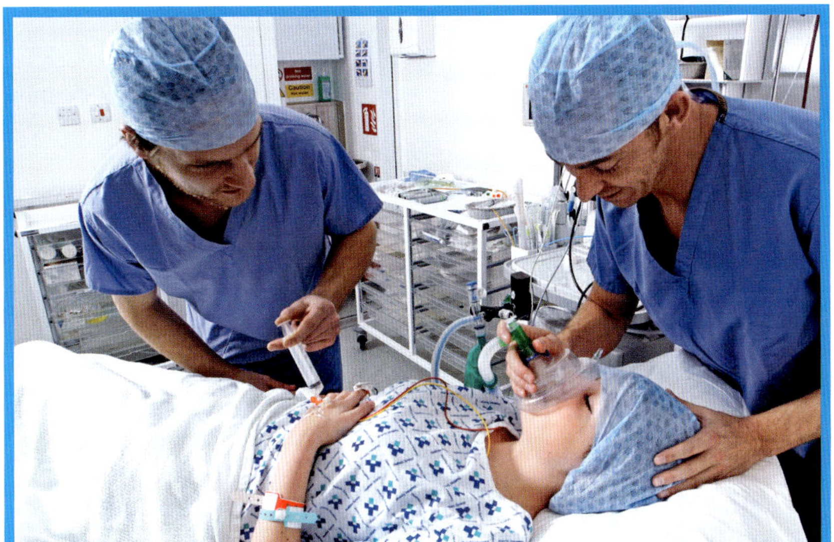

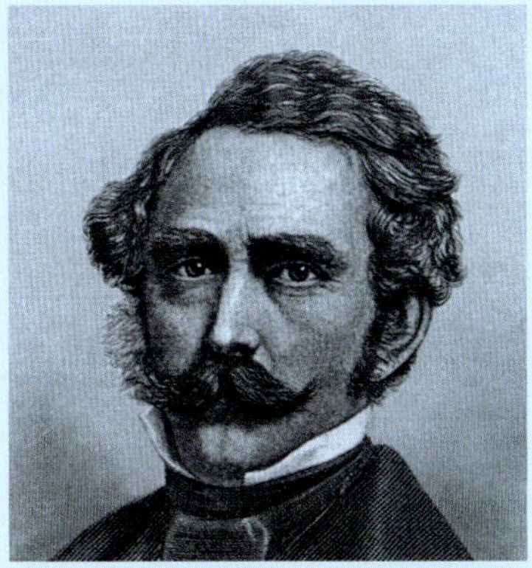

William T. G. Morton

Geboren im Jahr 1819 in Charlton in Massachusetts (USA), war William Thomas Green Morton Hilfsarbeiter, Verkäufer und Ladenbesitzter, bevor er eine Zahnarztausbildung machte. Zusammen mit Horace Wells baute er 1842 eine Zahnarztpraxis auf, entschied sich aber in seiner Beziehung mit Elizabeth Whitman für eine Arztausbildung. In den Chemievorlesungen von Charles Thomas Jackson kam er in Kontakt mit Äther.

Ein Jahr nach Well's Misserfolg mit der Vorführung von Lachgas als Anästhesiegas demonstrierte Morton zum ersten Mal erfolgreich die Narkosewirkung von Äther, der daraufhin weithin zum Einsatz kam. Dennoch verbrachte Morton die nächsten 21 Jahre seines Lebens mit einem kostspieligen Rechtsstreit darüber, wer die Äthernarkose entdeckt hatte. Letztlich ging die Ehre an Horace Wells und den Landarzt Crawford Long aus Georgia. Morton starb 1868 an einem Schlaganfall.

Hauptwerk

1847 *Remarks on the proper mode of administering suphuric ether by inhalation*

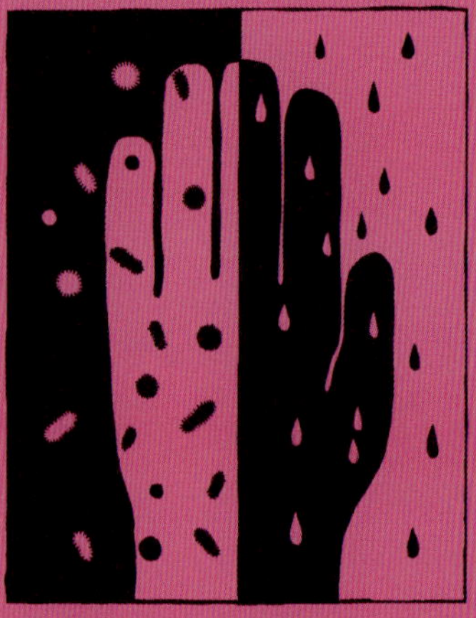

HÄNDE WASCHEN

HYGIENE

IM KONTEXT

FRÜHER

Um 1300 v. Chr. Biblische, dem Propheten Moses zugeschriebene Gesetze geben vor, wie sich Israeliten für ihre Gesundheit und religiöse Handlungen reinigen sollen.

Um 400 v. Chr. Hippokrates erklärt Hygiene für wichtig.

Um 1012 Im *Kanon der Medizin* verbindet Ibn Sina lebenslange Gesundheit mit Hygiene und Sauberkeit.

SPÄTER

1858 Bei der Erforschung der Fermentation verknüpft Louis Pasteur Bakterien mit Fäulnis.

1865 Joseph Lister reinigt Wunden mit Karbol (Phenol) und berichtet über seine Ergebnisse in der Medizinzeitschrift *The Lancet*.

Um 1980 Die USA und Großbritannien erlassen die ersten nationalen Regeln zur Handhygiene für Angestellte im Gesundheitswesen.

Den alten Ägyptern, Griechen und Römern war durchaus bewusst, dass sich gute Hygiene auszahlt, wie Empfehlungen zum häufigen Baden oder dem Kopfscheren gegen Lausbefall belegen. Was Hygiene aber eigentlich für die Gesundheit bedeutet, ahnten die Menschen auch 2000 Jahre später noch nicht. Im Mittelalter breiteten sich in den immer engeren Städten Seuchen aus; bei mehreren Pestwellen starben Millionen. Um 1840 erkannten schließlich zwei weitsichtige Ärzte – der in Österreich tätige Ignaz Semmelweis sowie Oliver Wendell Holmes in den USA – den Zusammenhang zwischen mangelnder Hygiene und Ansteckung.

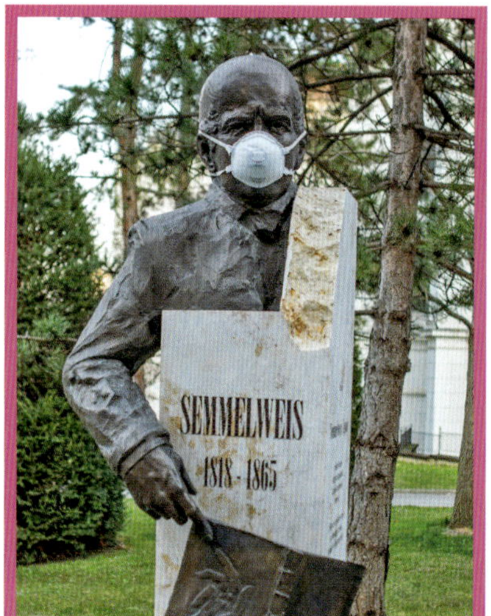

Die zum Gedenken an den 200. Geburtstag von Semmelweis von der Medizinischen Universität Wien errichtete Statue trägt während der Covid-19-Pandemie eine Maske.

Leben retten

Semmelweis wurde 1846 Assistenzarzt auf der geburtshilflichen Station des Lehrkrankenhauses von Wien. Viele Frauen starben damals nach der Entbindung an Kindbettfieber – Infektionen des Unterleibs. Verantwortlich dafür machten die Menschen eine »Pestilenz der Lüfte«, überfüllte Wohnquartiere oder die allgemein schlechte Ernährung und körperliche Verfassung der Armen. Das Krankenhaus selbst war jedoch äußerst unhygienisch. Die wenigsten Chirurgen schrubbten nach einer Operation den Fußboden oder wuschen sich zwischen Patientinnen die Hände.

In dem Klinikteil, in dem Ärzte und Medizinstudenten die Frauen untersuchten und entbanden, war die Müttersterblichkeit zwei- bis dreimal so hoch wie in dem Teil, in

Siehe auch: Krankenhäuser 82–83 ▪ Epidemiologie 124–127 ▪ Pflege- und Hygienewesen 128–133 ▪ Keimtheorie 138–145 ▪ Antisepsis in der Chirurgie 148–151 ▪ Pandemien 306–313

dem nur Hebammen tätig waren. Die Ärzte und Studenten führten unter anderem von Fieberopfern Autopsien durch, bevor sie die Schwangeren besuchten. Dadurch, so schloss Semmelweis, verbreitete sich die Krankheit.

Als Semmelweis 1847 seinen Studenten und Arztanwärtern regelmäßiges Händewaschen mit Chlorkalklösung verordnete, reduzierte sich sofort die Todesfallrate drastisch. Trotzdem konnte er seine Vorgesetzten nicht davon überzeugen, dass dieses dem Händewaschen geschuldet war. Sein Professor glaubte, es sei die neue Lüftung.

Ein paar Jahre früher hörte ein brillanter junger amerikanischer Mediziner, Absolvent von Harvard und Paris, von einem Arzt, der eine Woche nach einer Autopsie einer an Kindbettfieber verstorbenen Frau selbst gestorben war. Nach eigenen Nachforschungen über das Kindbettfieber veröffentlichte Oliver Wendell Holmes 1843 seine gesammelten Erkenntnisse. Einen Fall nach dem anderen beschrieb er, bei dem Frauen an Kindbettfieber starben, nachdem die Hebamme oder der Arzt zuvor Fieberopfer untersucht oder obduziert hatte, während sich bei einigen wenigen Ärzten mit strikter Hygiene die Krankheit offenbar nicht verbreitete. Holmes schloss seinen Artikel mit Handlungsrichtlinien: Nach einer Autopsie sollte ein Arzt eine »sorgfältige Waschung« und einen vollständigen Kleidungswechsel vornehmen. Außerdem sollte er nach einem Kontakt mit einer Person mit Kindbettfieber »einige Wochen« bis zur nächsten Entbindung verstreichen lassen.

> »Die als Kindbettfieber bekannte Erkrankung ist derartig ansteckend, dass sie häufig von Ärzten und Schwestern von einem Patienten zum anderen getragen wird.«
>
> **Oliver Wendell Holmes**
> *Die Ansteckbarkeit von Kindbettfieber*
> (1843)

Lektion gelernt

Holmes und Semmelweis waren verkannte Helden ihrer Zeit. Dass Ärzte mit ungewaschenen Händen den Tod so vieler Frauen verursacht haben sollten, brachte die Kollegen enorm auf. Holmes' Artikel blieb bis zu seiner erneuten Veröffentlichung 1855 nahezu unbeachtet. Und zwei Jahrzehnte lang weigerten sich die medizinischen Experten in Wien, die offensichtlichen Ergebnisse von Semmelweis anzuerkennen.

Mit den mikrobiologischen Erkenntnissen von Louis Pasteur in Frankreich, Robert Koch in Deutschland und Joseph Lister in Großbritannien, der Keimtheorie sowie antiseptischer Techniken setzte sich das Händewaschen schließlich durch. Es trägt heute wesentlich dazu bei, Ansteckungskrankheiten in einer Pandemie einzudämmen. ▪

Ignaz Semmelweis

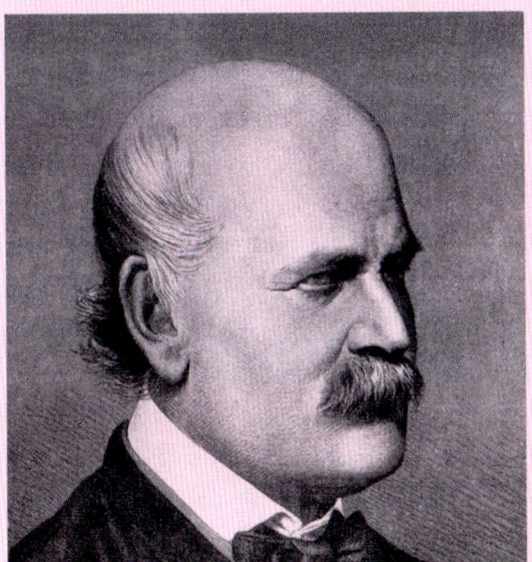

Der 1818 in Buda (später Teil von Budapest) in Ungarn als fünftes von acht Kindern geborene Ignaz Semmelweis studierte auf Anraten seines Vaters 1837 Jura an der Universität Wien, wechselte aber 1838 für ein Medizinstudium an die Universität von Pest.

Nach seiner Promotion 1844 spezialisierte er sich in Geburtshilfe und wurde in der Gebärstation am Wiener Krankenhaus Assistent von Johann Klein. Im Jahr 1846 erkannte er den entscheidenden Zusammenhang von schlechter Hygiene und Kindbettfieber, verlor aber seine Stelle 1848 nach ungarischen Nationalunruhen. Zurück in Pest, wurde er Leiter der Geburtshilfeklinik der Universität, wo er sein strenges Hygieneregime fortführte. Später litt er an Depressionen und kam 1865 in eine Nervenheilanstalt, wo er im selben Jahr starb.

Hauptwerke

1849 *Die Ursachen des Kindbettfiebers*
1861 *Die Ätiologie, der Begriff und die Prophylaxis des Kindbettfiebers*

DIE MEDIZIN BRAUCHT MÄNNER UND FRAUEN

FRAUEN IN DER MEDIZIN

IM KONTEXT

FRÜHER

1540 Heinrich VIII. von England verleiht das Zunftrecht an die Gesellschaft der Barbiere und Wundärzte. Dort sind Frauen ausgeschlossen.

1754 Dorothea Erxleben erreicht als erste Frau in Deutschland einen medizinischem Abschluss. Nur acht Jahre später stirbt sie.

SPÄTER

1866 Das Women's Medical College von Pennsylvania ernennt als erste Medizinschule eine Frau zur Dekanin.

1876 Das britische Parlament verabschiedet ein Gesetz, das Frauen eine ärztliche Ausbildung ermöglicht.

1960 Nach der Einführung der Pille fordert die Frauenbewegung Gleichberechtigung in allen Bereichen der Gesellschaft.

2019 Frauen machen 50,5 Prozent der medizinischen Abschlüsse in den USA.

Um 1840 war für Frauen eine medizinische Ausbildung nicht vorgesehen. Trotz unzähliger Ablehnungen bewarb sich Elizabeth Blackwell an einer Medizinschule in den USA nach der anderen. Schließlich ließ das Geneva Medical College im ländlichen Bundesstaat New York seine rein männliche Studentenschaft entscheiden. Deren unerwartetes »Ja« war eigentlich als Scherz gemeint, aber Blackwell konnte 1847 dort ihr Studium beginnen. Zwei Jahre später hatte sie als erste Frau einen Abschluss von einem amerikanischen College in der Tasche. Der erste Schritt für das Recht von Frauen als Ärztinnen war gemacht.

> »Erlauben die derzeitigen Umstände der Gesellschaft Frauen keine freie Entfaltung, muss eben die Gesellschaft neu gestaltet werden …«
>
> **Elizabeth Blackwell**
> Brief an Emily Collins
> (1848)

Frauen nicht gestattet

Mit seiner Fülle an wissenschaftlichen Entdeckungen gilt das 19. Jahrhundert als der Beginn der modernen Medizin. Ausgeschlossen blieben aber die Frauen. Manche männlichen Doktoren hielten eine höhere Bildung für eine unnatürliche Ausdehnung des weiblichen Gehirns, andere glaubten, dass Frauen den Anblick von Blut nicht ertragen würden. Das *British Medical Journal* schrieb 1862: »Es ist höchste Zeit, diesem unnatürlichen und anmaßenden Versuch …, Ärztinnen zu züchten, den Garaus zu machen.« Frauen wie Blackwell protestierten.

Herausfordern des Systems

In der britischen Gesetzgebung fand Blackwell 1858 ein Schlupfloch, denn dort waren Frauen mit einem ausländischen medizinischen Abschluss nicht ausdrücklich vom ärztlichen Beruf ausgeschlossen. Bald darauf erhielt sie vom General Medical Council die erste offizielle Zulassung als Ärztin.

Siehe auch: Geburtshilfe 76–77 ▪ Krankenhäuser 82–83 ▪ Pflege- und Hygienewesen 128–133 ▪ Geburtenkontrolle 214–215 ▪ Hormonelle Verhütung 258

Frauen **praktizieren informell** als Heilkundige, Kräuterfrauen und Hebammen, bleiben aber von den im Mittelalter und in der Renaissance aufkommenden **medizinischen Berufsvereinigungen ausgeschlossen.**

↓

Im 19. Jh. versuchen Frauen, durch **gesetzliche Schlupflöcher** an eine **medizinische Ausbildung zu kommen.**

↓

Vorreiterinnen wie Elizabeth Blackwell sind **anerkannte Ärztinnen** und zeigen, dass Frauen in der Medizin **Männern gleichrangig sind.**

Wieder in den USA eröffnete Blackwell 1857 das New York Infirmary als Krankenhaus für Frauen und Kinder. Daneben errichtete sie 1868 ein medizinisches College, das Frauen mit einer vierjährigen Ausbildung einen höheren Abschluss anbot als die normalen Colleges.

Britische Frauen folgten Blackwells Vorbild. Über eine Lücke in der Satzung der Apothekergesellschaft erhielt Elizabeth Garrett-Anderson 1865 die Lizenz, in Großbritannien als Ärztin zu praktizieren. Vier Jahre später schrieben sich mit Sophia Jex-Blake und sechs weiteren Frauen (die »Edinburgher Sieben«) die ersten Medizinstudentinnen an einer britischen Universität ein.

Garrett-Anderson, Jex-Blake und Blackwell gründeten 1874 die London School of Medicine for Women als erste Institution in Großbritannien, die Frauen das volle Medizinstudium erlaubte. Seitdem stieg die Anzahl an Ärztinnen stetig an: Nach 25 im Jahr 1881 waren es 1911 bereits 496.

Blackwell ging 1877 in den Ruhestand, engagierte sich aber weiter für Frauenrechte, Familienplanung, medizinische Ethik und Vorsorge. ■

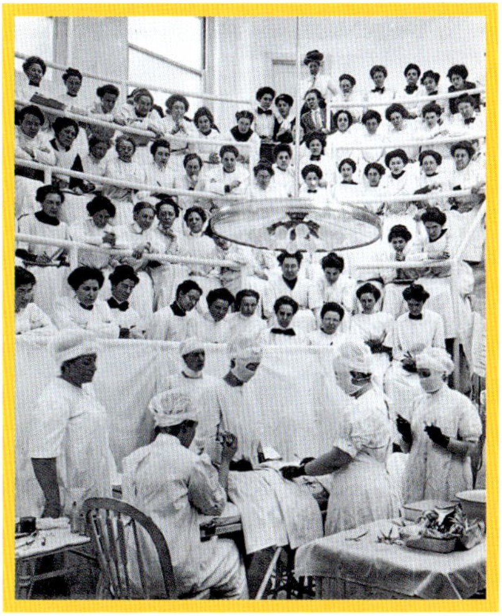

Vorlesung am Women's Medical College in Pennsylvania (USA) 1911. Die Schule war 1850 eine der ersten, die eine vollständige medizinische Ausbildung für Frauen anbot.

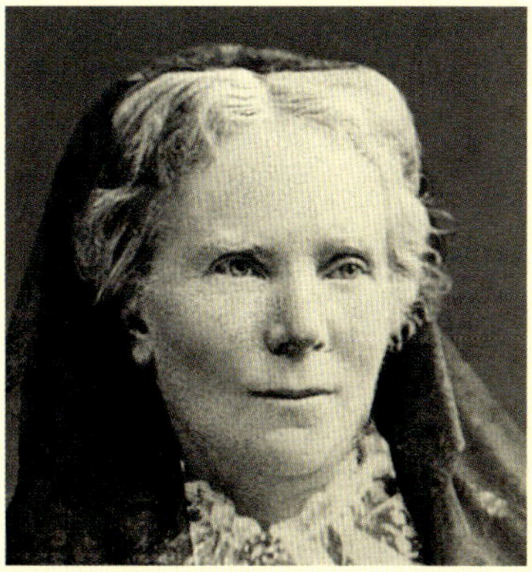

Elizabeth Blackwell

Geboren im Jahr 1821 in Bristol in Großbritannien, wanderte Elizabeth Blackwell 1832 mit ihrer Familie in die USA aus. Als der Vater starb und die Familie mittellos zurückließ, arbeitete die 17-Jährige zunächst als Lehrerin. Nach dem Tod einer Freundin entschied sie sich für die Medizin.

Hartnäckig und starrköpfig in allem, was sie anging, erhielt sie 1849 als erste Frau einen medizinischen Abschluss von einer Medical School. Ihr gesamtes weiteres Leben kämpfte sie auf beiden Seiten des Atlantiks zusammen mit anderen Medizinpionierinnen wie Sophia Jex-Blake, Elizabeth Garrett-Anderson, Marie Zakrzewska und ihrer Schwester Emily Blackwell gegen die Diskriminierung von Frauen. Nach einem Treppensturz 1907 blieb sie gehunfähig und starb drei Jahre später an einem Schlaganfall.

Hauptwerke

1856 *Appell zur medizinischen Ausbildung von Frauen*
1895 *Pionierarbeit in der Öffnung des Medizinberufs für Frauen*

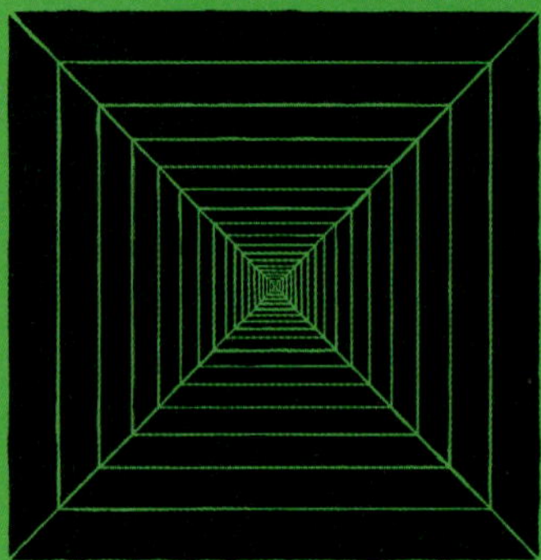

JEDE ZELLE ENTSTEHT AUS EINER ZELLE

HISTOLOGIE

IM KONTEXT

FRÜHER

Um 1660 Mit einem Vergrößerungsglas betrachtet Marcello Malpighi Hühnerembryos und Froschlungen.

1676 Antonie van Leeuwenhoek dokumentiert Zellen und Bakterien mit einem selbst gebauten Mikroskop.

1830 Der britische Optiker Joseph Jackson Lister baut eine fast verzerrungsfreie Verbundlinse für Mikroskope.

SPÄTER

1873 Camillo Golgi erfindet eine Silberfärbung zur mikroskopischen Untersuchung von Nervenzellen.

1931 Der deutsche Physiker Ernst Ruska baut einen Prototyp eines Elektronenmikroskops.

Um 1990 Durch optische Kohärenztomografie können Zellen *in situ* (ohne Gewebeschnitt) sichtbar gemacht werden.

Marcello Malpighi in Italien, Robert Hooke in England und Antonie van Leeuwenhoek in den Niederlanden betrachteten im 17. Jahrhundert tierische und pflanzliche Gewebe durch erste einfache Mikroskope. Damit begründeten sie die Histologie, das Studium mikroskopisch kleiner Gewebestrukturen. Ein Jahrhundert lang verhinderten die noch stark verzerrenden Linsen einen schnellen Fortschritt, aber ab etwa 1830 ging es voran.

Mit dem Erscheinen von dem *Handbuch der Gewebelehre* des Schweizer Anatomen Albert von Kölliker entfaltete sich die Histologie. Als einer der Ersten erkannte er, dass jedes Gewebe aus Zellen besteht und diese nicht spontan wachsen, sondern aus anderen Zellen hervorgehen. Damit stellte er die mikroskopische Anatomie in den

Ein Stückchen eines Gewebes **wird ausgeschnitten.**

Mit einem **Fixierungsmittel wird das Gewebe haltbar gemacht.**

Für die **mikroskopische Analyse** wird ein **Dünnschnitt** angefertigt.

Durch Anfärbung werden die relevanten **Zellen sichtbar gemacht.**

Eine Diagnose auf Zellebene ist möglich.

Siehe auch: Zellularpathologie 134–135 ▪ Nervensystem 190–195 ▪ Krebsscreening 226–227 ▪ Evidenzbasierte Medizin 276–277 ▪ Nanomedizin 304

Mittelpunkt des medizinischen Wissens. Ableger waren das neue Gebiet der Histopathologie (die Diagnose von Krankheiten auf Zellebene) und die Neurowissenschaften.

Perfektionierung

Mit einer Einführung in die Fixierung, Dünnschnittpräparation und Anfärbetechniken formalisierte Köllikers Handbuch die histologischen Verfahren.

Um die Gewebeintegrität zu erhalten und Pilz- und bakterielles Wachstum zu vermeiden, müssen die Proben »fixiert« (verfestigt) werden. Der dänische Pathologe Adolph Hannover beschrieb 1843 zum ersten Mal eine mit Chromsäure fixierte Krebszelle. Knapp 50 Jahre später bemerkte der Deutsche Ferdinand Blum, dass sich Formaldehyd (das erst 1859 entdeckt worden war) hervorragend als Fixiermittel eignet. Bis heute ist es die gebräuchlichste Fixierlösung.

Um das Licht durchzulassen, müssen die Präparate sehr dünn sein. Das erste Mikrotom zum Anfertigen von Dünnschnitten baute der Schotte Alexander Cummings. Moderne Ultramikrotome erreichen heute Dicken von 30 Nanometern.

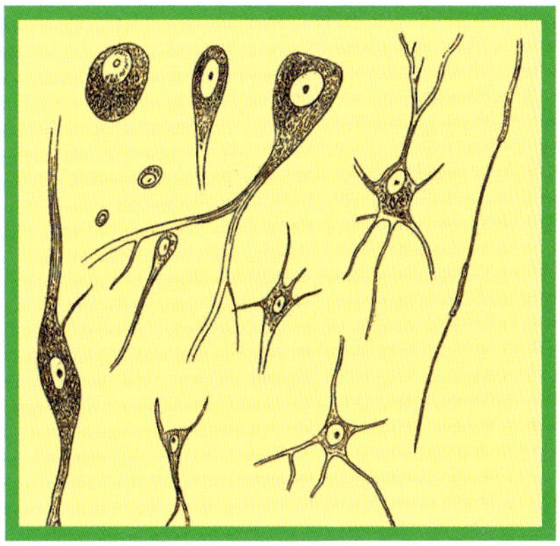

Köllikers Handbuch von 1852 revolutionierte mit seinen handgefertigten Illustrationen von mikroskopierten Zellen das Verständnis von Gewebestrukturen und dem Nervensystem.

Durch Anfärben lassen sich Strukturmerkmale unterscheiden, da der Farbstoff an manche Stoffe in der Zelle bindet, an andere nicht. Mit den Fortschritten in den chemischen Verfahren und der Farbstoffsynthese Mitte des 19. Jahrhunderts verbesserten sich auch die histologischen Anfärbetechniken. Der deutsche Anatom Joseph von Gerlach differenzierte 1858 Zellkern und Zellplasma, um 1880 untersuchte Kölliker mit der neuen Silberfärbemethode des Italieners Camillo Golgi die Struktur von Nervenzellen. Um 1890 wurde eine Mischung aus den Farbstoffen Hämatoxylin und Eosin als sehr gutes Anfärbemittel für Gewebe gefunden, das heute noch eingesetzt wird.

Neue Technologien

Ende des 19. Jahrhunderts legten zuverlässige Mikroskope, ausgereifte Präpariermethoden und die Erkenntnisse von Wissenschaftlern wie Kölliker den Grundstein für die moderne medizinische Histologie. Seither verstetigt sich der Fortschritt mit immer neuen innovativen Techniken wie dem Elektronenmikroskop zur Analyse von feinsten Zellstrukturen, Mikroskopen für die 3-D-Bildgebung sowie der optischen Kohärenztomografie zur Erfassung von mikroskopisch aufgelösten Zellschnitten mithilfe von Infrarotlicht. ▪

Albert von Kölliker

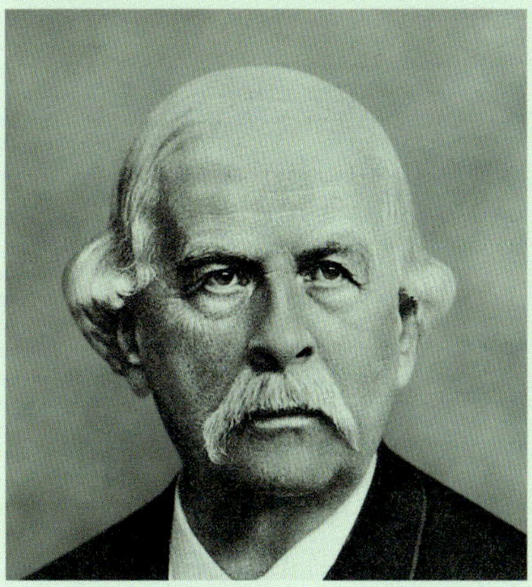

Geboren im Jahr 1817 in Zürich in der Schweiz, entwickelte Rudolph Albert von Kölliker bei seinem Medizinstudium an der Universität Zürich Interesse an der Embryologie. Kurz nach seiner Berufung zum Professor für Anatomie 1844 wechselte er an die Universität von Würzburg, wo er seine gesamte weitere Karriere als Lehrer und Forscher verbrachte und die Mikroskopie von Geweben deutlich weiterentwickelte.

Unter anderem schrieb Kölliker, dass der Zellkern der Schlüssel zur Vererbung sei, entdeckte als Erster »Körper« im quer gestreiften Muskelgewebe, die später als Mitochondrien identifiziert wurden, und demonstrierte, dass die Nervenfasern lang gezogene Bestandteile der Nervenzellen sind. Bis weit in die 1880er-Jahre blieb er als Forscher aktiv und starb 1905.

Hauptwerke

1852 *Handbuch der Gewebelehre*
1861 *Entwicklungsgeschichte des Menschen und höheren Tiere*

SIE HIELTEN DEN RAUCH FÜR DAS FEUER

EPIDEMIOLOGIE

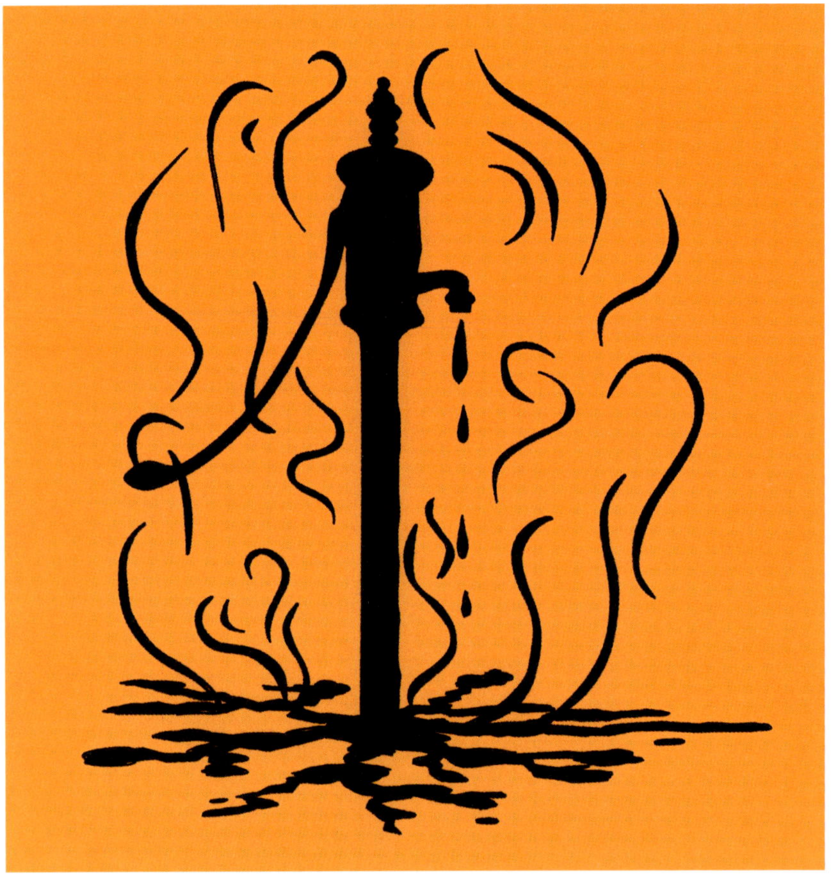

IM KONTEXT

FRÜHER

Um 400 v. Chr. Hippokrates erklärt Erkrankungen mit Umwelteinflüssen.

1662 Der britische Statistiker John Graunt veröffentlicht seine wegweisende Analyse von Sterblichkeitsdaten.

1847 Das von Ignaz Semmelweis eingeführte Händewaschen minimiert die Infektionen bei Wöchnerinnen.

SPÄTER

1866 Der Großteil von London wird an ein neues Kanalsystem angeschlossen.

1870er Robert Kochs Studien weisen auf spezifische Erreger für jede Erkrankung hin.

1913 Durch Pasteurisierung wird die Ausbreitung von Krankheiten eingedämmt.

Cholera, eine Infektion des Magen-Darm-Trakts, stellt in Gegenden mit unzureichenden sanitären Anlagen auch heute noch ein erhebliches Gesundheitsproblem dar. Cholerasymptome sind Durchfall, Übelkeit und Erbrechen bis zum Tod durch zu starke Dehydrierung. John Snows systematische Analyse eines Choleraausbruchs im 19. Jahrhundert in London wandelte das Verständnis über die Ursachen von Krankheit, deren Übertragungswege und Analyse und begründete das Gebiet der Epidemiologie.

Schlechte Luft?

Jahrhundertelang machten die Menschen ein Miasma, »Schlechtes aus der Luft«, für Erkrankungen

Siehe auch: Römische Medizin 38–43 ▪ Medizinschulen und Chirurgie im Mittelalter 50–51 ▪ Anamnese 80–81 ▪ Anästhesie 112–117 ▪ Hygiene 118–119 ▪ Pflege- und Hygienewesen 128–133 ▪ Keimtheorie 138–145 ▪ Virologie 177 ▪ Pandemien 306–313

Im 19. Jh. herrscht der Glaube vor, dass **Krankheiten durch giftige Fäulnisausdünstungen** (Miasmen) **verbreitet werden.**

Eine neue Analyse von **Sterblichkeitsdaten** zeigt, dass Choleraopfer zuerst nicht an Atemwegsproblemen, sondern an **Verdauungsbeschwerden** leiden.

Das bedeutet, dass die **Miasmentheorie nicht stimmen kann.**

Da Cluster von Choleraopfern in der Umgebung einer bestimmten **Wasserpumpe** auftreten, liegt es nahe, dass die Krankheit durch **verschmutztes Wasser und andere Materialien** übertragen wird.

Durch Verbesserungen im Gesundheitswesen und der Hygiene wird die **Krankheit eingedämmt.**

verantwortlich. Als Luftverpester wurden verwesende Substanzen, Ausdünstungen aus Sümpfen und Mooren oder üble Winde, die schlechte Luft heranwehten, verantwortlich gemacht. Häufig fielen Erkrankungsausbrüche mit den Sommermonaten zusammen, in denen auch der Gestank aus organischem Müll durchdringend war. Pest und Cholera abhalten sollten unter anderen erfolglose Methoden wie das »Ausräuchern«.

Mitte des 19. Jahrhunderts stank es in den rasch wachsenden Städten, die menschliche und industrielle Abfälle in den Straßen, Kanälen und Flüssen entsorgten, immer mehr. Seuchen wurden ein ernstes Problem.

Über die Ursachen von Cholera und anderen Krankheiten war man sich in Großbritannien noch nicht einig. Treue Verfechter der Miasmentheorie waren der Sanitärreformer Thomas Southwood Smith, der Reformer des Gesundheitswesens Edwin Chadwick und die Begründerin des modernen Pflegewesens, Florence Nightingale. Southwood Smith, der am Londoner Fieberkrankenhaus Arzt war, hielt einen Zusammenhang zwischen den ärmlichen Stadtquartieren und den Ansteckungen für sehr wahrscheinlich. Die gleichen Thesen vertrat auch sein Bekannter Chadwick.

Chadwick glaubte, dass nichts Rätselhaftes, sondern die mangelhaften sanitären Bedingungen der Grund für die Krankheit seien – und diese könne man verbessern. Bessere Lebensbedingungen wären auch ökonomisch sinnvoll: Kranke Männer arbeiten ja nicht.

> »Der jährliche Verlust von Leben durch Schmutz und schlechte Luft ist größer als durch Tod oder Wunden aus jedem Krieg …«
>
> **Edwin Chadwick**

Unterstützt durch Southwood Smith und andere verfasste Chadwick ab 1838 Berichte für die Kommission für die Armengesetze. Southwood Smith meinte, man müsse die Gebäude ausräuchern und besser lüften. Andere wollten »belästigende Tätigkeiten« (etwa Schlachthöfe) aus den Wohngebieten verbannen und Ablaufkanäle und Gruben renovieren, um den Seuchen Herr zu werden.

Chadwicks Lagebericht von 1842 zu den sanitären Umständen der Arbeiter in Großbritannien wurde von Zeitungen wie *The Times* enthusiastisch aufgenommen. Die beschriebenen beengten und unhygienischen Lebensumstände, wie sie im ganzen Land herrschten, mussten sich dringend ändern.

Die Regierung richtete deswegen 1848 eine neue Gesundheitsbehörde ein. Chadwick und »

Southwood Smith waren beide Mitglieder. Als gleich im ersten Jahr erneut in London die Cholera ausbrach, ordneten sie als Notmaßnahmen die Beseitigung der Abfälle und Reinigung der Straßen an.

Nachverfolgung

Der Redakteur der Medizinzeitschrift *The Lancet*, Thomas Wakley, schrieb 1853 über die Cholera: »Ist es ein Pilz, ein Insekt, ein Miasma, eine elektrische Störung, ein Mangel an Ozon …? Wir wissen nichts; wir befinden uns auf See in einem Strudel der Mutmaßung.« Im August 1854 traf ein schwerer Choleraausbruch den Londoner Stadtteil Soho. Tausende Menschen erkrankten, mindestens 600 starben. Zu der Zeit arbeitete der Arzt John Snow in Soho. Er ging selbst der Ursache nach.

Snow hatte bereits Erfahrung mit der Cholera. Während eines Ausbruchs im Nordosten Englands von 1831 ging er zu betroffenen Bergarbeitern der Killingworth-Grube bei Newcastle upon Tyne. Ihm fiel auf, dass viele unter Tage arbeitende Kumpel Cholera bekamen, und fragte sich, wie das mit einer Übertragung durch Miasmen übereinstimmen könnte. Er vermutete, dass die Übertragung anders lief. Diese Beobachtungen bildeten die Basis für seine spätere Arbeit.

Im September 1848 ging Snow einem Ausbruch in London nach. Wie er erfuhr, war das erste Opfer ein Handelsschiffer aus Hamburg, der kurz nach seiner Ankunft im Londoner Hafen am 22. September Cholerasymptome entwickelte und starb. Nur wenige Tage nach dem Tod des Seemanns quartierte sich ein zweiter Mann in dessen Zimmer ein und erkrankte ebenfalls tödlich an Cholera. Diesen zweiten Todesfall nahm Snow als einen starken Beweis dafür, dass er sich angesteckt hatte.

> »Ich fand, dass die Todesfälle fast alle in einem kleinen Umkreis der Pumpe [in der Broad Street] auftraten.«
>
> **John Snow**
> *Medical Times and Gazette*
> (1854)

Als immer mehr Fälle bekannt wurden, entdeckte Snow, dass die Opfer sämtlich über Verdauungsprobleme als erste Symptome klagten. Das bedeutete, die Krankheit musste über verschmutztes Essen oder Wasser übertragen worden sein. Wäre es ein Miasma, hätte es sich wohl zuerst an den Atemwegen bemerkbar gemacht. Snow vermutete, dass der typische starke Durchfall auch die Quelle der Infektion war. Nur wenige Tropfen davon im Trinkwasser konnten die Erkrankung womöglich über einen gesamten Stadtteil verteilen.

Im August 1849 legte Snow in einer Streitschrift mit dem Titel *On the Mode of Communication of Cholera (Über die Art der Übertragung von Cholera)* seine Argumente und Beweise für seine Theorie nieder. So gab es den Fall einer

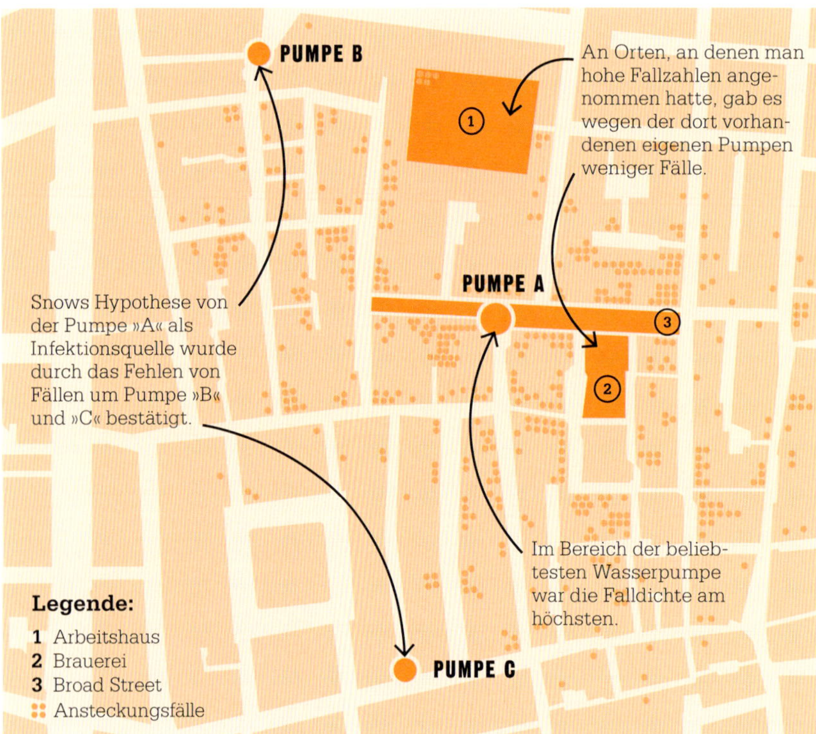

Aus John Snows Punktekarte mit Cholerafällen lässt sich die Infektionsverteilung herauslesen. Mit der neuen statistischen Kartierung konnte er Personengruppen vergleichen. Diese Karten bilden heute ein maßgebliches Instrument in der Epidemiologie.

John Snow

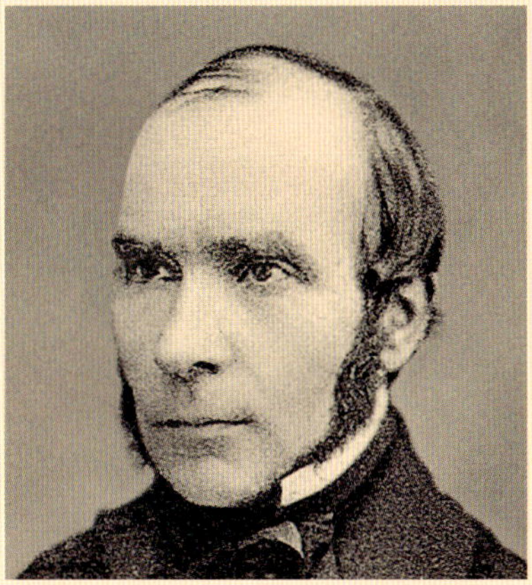

John Snow kam 1813 als ältestes von neun Kindern in York in England zur Welt. Sein Vater war Bergarbeiter und die Familie lebte in einer der ärmeren Yorker Gegenden. Mit 14 begann er eine Lehre bei einem Chirurgen und ging 1836 für ein Medizinstudium nach London, wo er 1844 von der Universität London promoviert wurde.

Im Jahr 1849 veröffentlichte Snow seine Ideen zur Choleraübertragung und stellte damit die vorherrschende Miasmentheorie infrage. Seine Studie zum Choleraausbruch von 1854 in Soho bestätigte seine Thesen. Neben der Epidemiologie brachte er auch die Anästhesie stark voran. Während Prinz Leopolds Geburt 1853 verabreichte er der Mutter, Königin Victoria, Chloroform gegen die Schmerzen.

Als Vegetarier und Abstinenzler forderte er Mäßigkeit in der Gesellschaft, aber seine chronisch schlechte Gesundheit trug vielleicht zu seinem frühen Tod mit 45 im Jahr 1858 bei.

Hauptwerk

1849 *Über die Art der Übertragung von Cholera*

Londoner Straße, in der auf einer Seite viele Bewohner an Cholera erkrankten, auf der anderen Seite nur eine Person. Die Bewohner der ersten Häuser entleerten ihr Schmutzwasser in einen Kanal, der zu ihrem Trinkwasserbrunnen führte. Snow argumentierte, dass Brunnen und Trinkwasserleitungen von den Abwasserleitungen getrennt werden müssten, aber seine Ideen fand bei seinen Medizinerkollegen wenig Nachhall.

Die Pumpe in der Broad Street

Während des Ausbruchs in Soho von 1854 kam Snow zu der Überzeugung, dass die Infektionsquelle in der Wasserversorgung zu suchen sei. Mithilfe von Anwohnern, Informationen des Krankenhauses und öffentlichen Dokumenten zeichnete er die Wohnhäuser, in denen Cholera auftrat, in einer Straßenkarte ein. Sie verteilten sich rund um eine bestimmte Wasserpumpe in der Broad Street. Diese geografische Kartierung der Fallverteilung ist heute ein unverzichtbares Instrument. Snow schloss daraus, dass das Wasser die Quelle der Epidemie war. In einem Brief an die *Medical Times and Gazette* schrieb er: »… In diesem Stadtteil von London gab es keinen besonderen Ausbruch von Cholera oder häufige Fälle, außer bei Personen, die ihr Trinkwasser normalerweise aus der oben angesprochenen Wasserpumpe beziehen.«

Snow überzeugte den Stadtrat, die Pumpe durch Abmontieren des Hebels unbrauchbar zu machen. Kurz darauf war der Ausbruch vorbei. Später entdeckte man die Quelle: In einer Jauchegrube in der Nähe der Pumpe befanden sich die weggeworfenen Windeln eines Babys, das sich die Krankheit anderswo zugezogen hatte.

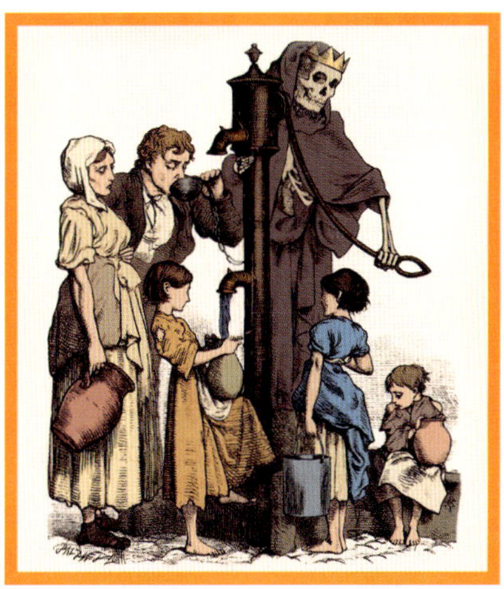

Handpumpen wie die in der Broad Street waren nicht die einzigen Wasserquelle. Cholerafälle in Südlondon brachte Snow mit den Wasserwerken Sauthwark und Vauxhall zusammen, die Wasser aus einem verschmutzten Themseabschnitt zu den Häusern leiteten.

Snows detaillierte statistische Analyse zeigte eindrucksvoll, wie die Qualität des Brunnes mit Cholerafällen zusammenhängt. Kurz nach dem Ende des Ausbruchs trug Snow seine Thesen der medizinischen Gesellschaft von London vor, wo sie allerdings von führenden Ärzten abgelehnt wurden.

Erst Jahre später, als sich die Keimtheorie des französischen Chemikers Louis Pasteur allmählich durchsetzte, wurden Snows Thesen bestätigt. Leider durfte es Snow nicht mehr erleben – er erlag 1858 einem Schlaganfall. Erst 1884 identifizierte Robert Koch das kommaförmige Bazillus *Vibrio cholerae* als den Erreger der Cholera. ■

Eine Satire zu Londons verschmutztem Wasser von 1866 verdeutlicht die Abkehr von der Miasmenlehre mit der Erkenntnis, dass Organismen im Wasser Erkrankungen verursachen.

EIN KRANKENHAUS SOLLTE DEN KRANKEN NICHT SCHADEN

PFLEGE- UND HYGIENEWESEN

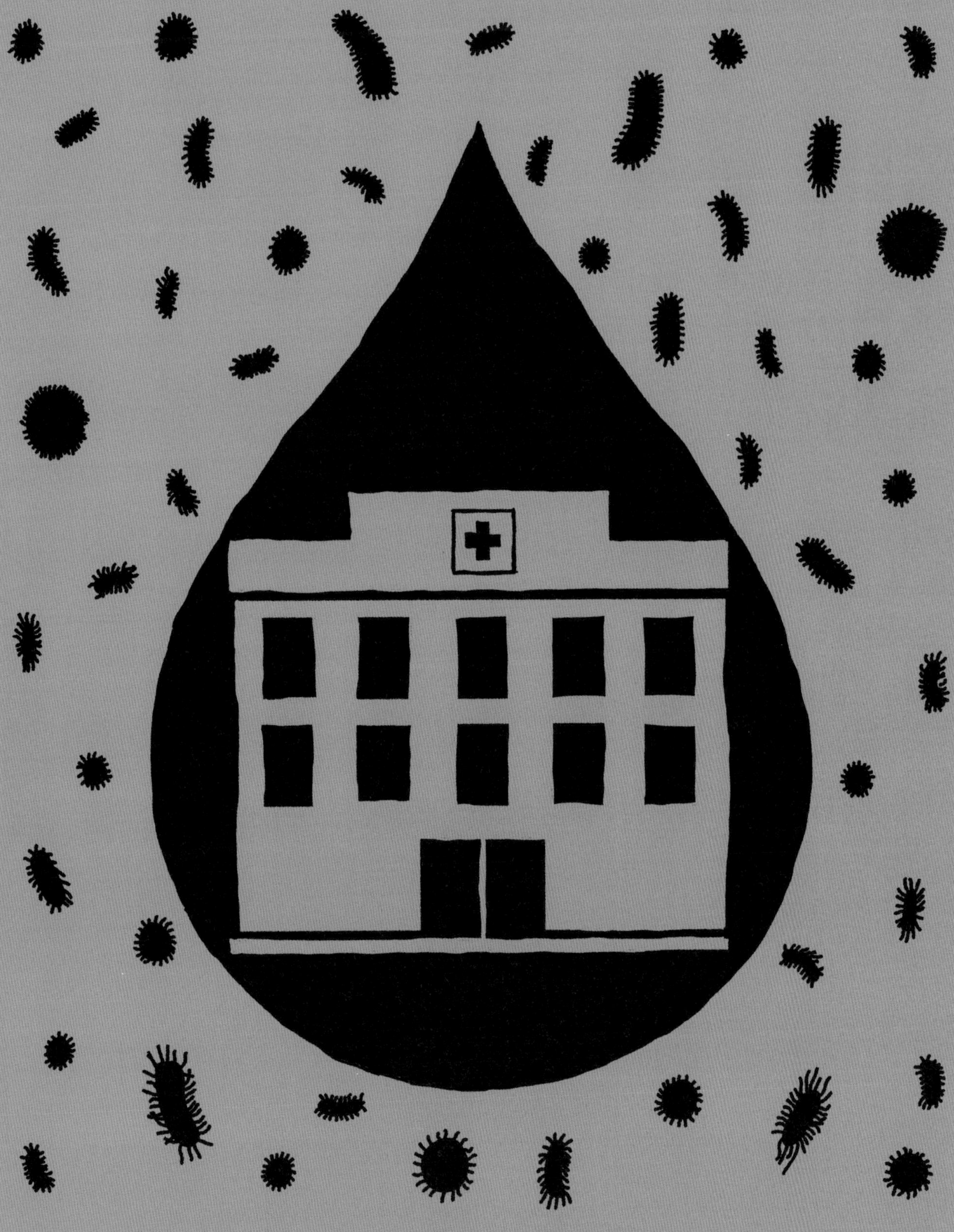

IM KONTEXT

FRÜHER

Um 390 n. Chr. In Rom wird das erste Allgemeinkrankenhaus gebaut.

1633 In Frankreich gründen sich die Töchter der christlichen Liebe als Frauenverband zum Wohle der Kranken.

SPÄTER

1901 Neuseeland führt für Krankenschwestern Standards und eine Registrierung ein.

1916 In Großbritannien wird der weltgrößte Schwesternverband gegründet.

1948 Großbritannien errichtet den öffentlich finanzierten Nationalen Gesundheitsdienst.

Unhygienische Zustände und **Überfüllung fördern** im Krankenhaus **die Verbreitung von Krankheiten.**

↓

Die Krankenhaussterblichkeit ist hoch, dort erworbene Erkrankungen sind die Haupttodesursache.

↓

Ein Krankenhaus sollte den Kranken nicht schaden.

↓

Bessere sanitäre Bedingungen und **allgemeine Hygiene** verringern die Krankheitsfälle und senken die Sterblichkeit.

Schon immer haben sich die Menschen um ihre Kranken und Verletzten gekümmert. In Europa hatte die Fürsorge jedoch lange einen starken religiösen Hintergrund und lag zumeist in der Hand von Nonnen und Mönchen. In der islamischen Welt galt Rufaida al-Aslamia (um 620 n. Chr.) als erste Krankenschwester, die Verletzte versorgte und andere Frauen in Hygiene unterwies. Das moderne Pflegewesen begann mit der Sozialreformerin Florence Nightingale, die sich der Sache wissenschaftlich näherte und die Notwendigkeit von Statistik in der Medizin erkannte.

Mitte des 19. Jahrhunderts war die Krankenpflege kein Beruf für gebildete Frauen und Nightingales reiche Familie wollte nicht, dass die Tochter im Krankenhaus arbeitete. Erst auf einer Europa- und Ägyptenreise mit Freunden der Familie konnte Nightingale verschiedene Krankenhaussysteme kennenlernen. Anfang 1850 hospitierte sie am Institut von St. Vincent de Paul im ägyptischen Alexandria und erlernte dort, sowie bei Praktika in Deutschland und Frankreich, das Beobachten, Organisieren und Versorgen der Kranken. Nach ihrer Rückkehr nach London übernahm sie 1853 die Leitung eines Pflegeheims für Frauen aus guter Familie, wo sie Erfahrungen in der Verwaltung und Pflege sammelte und die Einrichtung voranbrachte.

Dame mit der Lampe

Mit der Kriegserklärung von Großbritannien, Frankreich und der Türkei an Russland begann im März 1854 der Krimkrieg. Die britische Presse übte vernichtende Kritik an der medizinischen Situation der Soldaten, die sie als ineffektiv und inkompetent darstellte. Nightingale, die eigentlich die Leitung der Schwestern am King's College Hospital in London übernehmen sollte, wurde gefragt, ob sie eine Schwesternschaft zu den britischen Militärkrankenhäusern bringen und anführen könne.

Im November 1854 traf Nightingale mit 38 Schwestern und 15 Nonnen in Skutari bei Konstantinopel (heutiges Istanbul) ein. Dort fand sie auf dem Fußboden zusammengepferchte Soldaten ohne Lüftung, unhygienische Operationen und mangelhafte medizinische Ausstattung vor, während Cholera und Typhus grassierten.

Die Militärärzte sahen die Schwestern zunächst als Angriff auf ihren Berufsstand. Doch dann machten sie sich rasch unentbehrlich, als ein paar Tage später viele verletzte Soldaten aus einer größeren Schlacht eintrafen und das Haus zu überfordern drohten. Mit Geldern der Zeitung *The Times*

Siehe auch: Feldmedizin 53 ▪ Krankenhäuser 82–83 ▪ Hygiene 118–119 ▪ Frauen in der Medizin 120–121 ▪ Epidemiologie 124–127 ▪ Keimtheorie 138–145 ▪ Evidenzbasierte Medizin 276–277

» Überall war Ungeziefer, riesige Läuse krabbelten über Leute und Kleidung. … Viele waren von Fieber und Ruhr vollkommen geschwächt. «

Henry Bellew
Britischer Assistenzarzt über das Skutari-Krankenhaus (Januar 1855)

kaufte Nightingale Ausrüstung und forderte von den Ehefrauen der Soldaten einen Wäsche- und Reinigungsdienst. Dabei ging sie nicht nur auf die körperlichen Bedürfnisse der Soldaten ein, sondern half ihnen auch beim Briefeschreiben und organisierte Ablenkung.

Krankheiten spielten auf der Krim eine wichtige Rolle – im Winter 1854/55 waren 23 000 Soldaten wegen Krankheit nicht einsatzbereit. Eine von der britischen Regierung entsandte Kommission fand 1855 heraus, dass das Krankenhaus von Skutari über einem lecken Abwasserkanal stand und die Patienten kontaminiertes Wasser tranken. Unter Nightingales Mithilfe wurden die Rohre repariert, die Aborte und Waschräume renoviert und die Belegung verringert. Die Sterblichkeit fiel von 41 Prozent bei Nightingales Eintreffen auf nur zwei Prozent bei Kriegsende. Nach den Erfahrungen auf der Krim versuchte Nightingale, allgemein bessere sanitäre Bedingungen in den Krankenhäusern durchzusetzen.

Die heimische Berichterstattung über Nightingales Eintreten gegen die elenden Umstände auf der Krim machte Nightingale und die Schwestern zu Heldinnen. Ihr Titel als »Dame mit der Lampe« stammte aus einem Artikel in *The Times*: »Sobald sich alle medizinischen Offiziellen für die Nacht zurückziehen und Ruhe und Dunkelheit über diese endlosen Reihen von Erschöpften einkehren, kann man sie beobachten, wie sie einsam mit einer kleinen Lampe in der Hand ihre Runden macht.«

Obwohl sie selbst am »Krimfieber« erkrankte und zeit ihres Lebens mit Erschöpfungszuständen zu kämpfen hatte, war sie bei ihrer Rückkehr aus dem Krieg 1856 fest entschlossen, die katastrophalen Verluste an Leben, deren Zeuge sie geworden war, für die Zukunft vermeiden zu helfen. Mit Unterstützung von Königin Victoria überzeugte sie die Regierung, eine eigene Gesundheitskommission für die Armee einzurichten.

Zahlen in Bildern

Nightingale besaß seit ihrer Kindheit ein großes mathematisches Talent. Auf der Krim begann sie Daten zu sammeln und schuf ein Dokumentationssystem, um zusammen mit dem befreundeten Statistiker William Farr und John Sutherland von der Sanitärkommission die Sterblichkeit in den Krankenhäusern zu analysieren. Sie fanden heraus, dass die Soldaten weniger durch Schlachten starben, sondern vor allem durch Krankheiten – die sich oft genug durch Hygiene vermeiden ließen. Für verwundete Soldaten war der Tod durch Infektion im Krankenhaus sieben Mal so wahrscheinlich wie durch die erlittene Verletzung.

Nightingale erkannte, dass eine visuelle Darstellung der Daten am besten geeignet war, »um der Öffentlichkeit durch die Augen nahezubringen, was wir nicht schaffen, durch ihre wörterfesten »

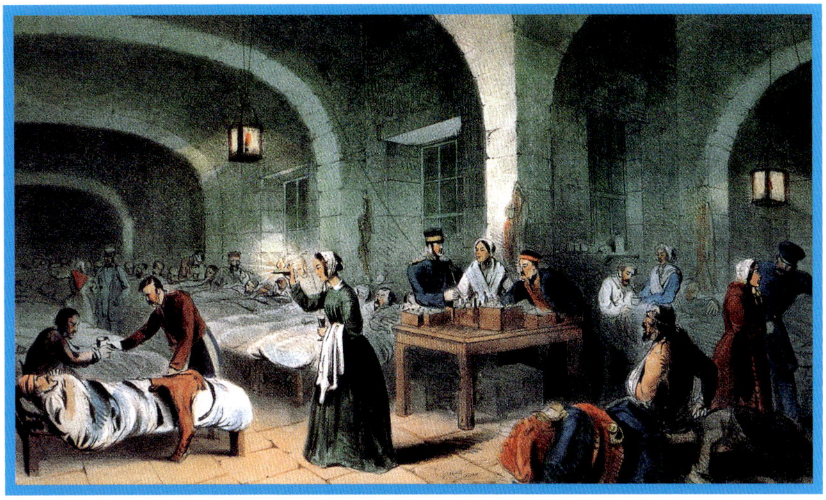

Bild von Florence Nightingales nächtlichen Rundgängen mit ihrer typischen Lampe im Militärkrankenhaus von Skutari während des Krimkriegs.

»Ohren zu vermitteln«. Sie erstellte eine Art Kreisdiagramm (Polar-Area-Diagramm), dessen zwölf Kreisstücke die Monate repräsentierten und je nach der Anzahl der Todesfälle größer oder kleiner ausfielen, während die Farbe die Todesursache angab. Nightingales Sterblichkeitsdiagramme sollten die Epidemiologie – die Wissenschaft des Auftretens, der Verbreitung und der Eindämmung von Epidemien – entscheidend prägen.

Heute sind grafische Visualisierungen Standard, aber Nightingale nutzte sie als eine der Ersten zur politischen Beeinflussung. Auf Vorschlag der königlichen Kommission hin wurde eine statistische Abteilung eingerichtet, um Erkrankungsraten und Sterbezahlen zu erfassen und auf identifizierte Probleme schnell zu reagieren.

In Anerkennung ihrer Arbeit wurde Nightingale 1858 als erstes weibliches Mitglied in die Royal Statistical Society aufgenommen. Während des Internationalen Statistikkongresses von 1860 forderte sie gemeinsame Krankenhausstatistiken, um für jedes Krankenhaus, Region und Land Vergleichbarkeit zu bekommen – das erste Modell einer systematischen Sammlung von Krankenhausdaten. Ebenfalls verlangte sie, wenn auch erfolglos, dass beim neuen britischen Zensus von 1861 auch Fragen zur Gesundheit gestellt würden. Der daraus folgende Überblick und die Daten ergaben für die Gesundheitspolitik einen unschätzbaren Wert.

Ausbildung

Die ersten zehn Schülerinnen traten 1860 an der neuen Nightingale Training School and Home for Nurses am Londoner St. Thomas' Hospital ihre Ausbildung an. Finanziert aus dem Nightingale Fund, der als öffentlicher Fördertopf während Nightingales Zeit auf der Krim aufgesetzt worden war, bereitete die Schule Schwestern gezielt für den Einsatz im Krankenhaus vor. Sie diente weltweit als Vorbild und legte den Grundstein dafür, dass sich die Krankenpflege zu einem angesehenen und verantwortungsvollen Beruf wandelte. Der Nightingale Fund finanzierte 1862 auch eine Hebammenschule am King's College Hospital.

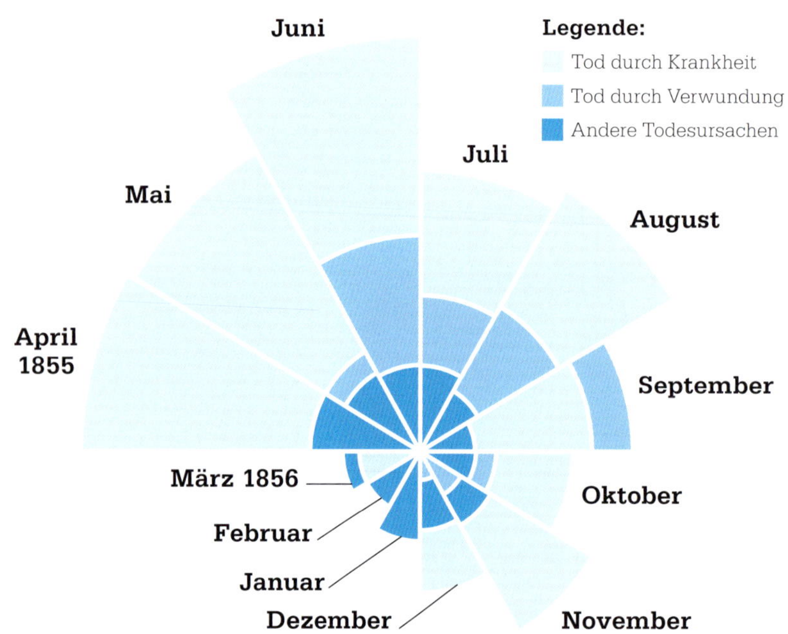

Aus dem Kreisdiagramm (Polar-Area-Diagramm) geht hervor, dass 1855–1856 auf der Krim mehr Soldaten an Krankheiten als an Verwundungen oder anderen Ursachen starben. Je größer das Kreisstück, desto höher die Todesrate.

> »Ein weises und menschliches Behandeln des Kranken ist die beste Vorbeugung gegen Infektionen.«
>
> **Florence Nightingale**
> *Bemerkungen zur Krankenpflege* (1859)

Als Nightingale 1859 ihre *Bemerkungen zu Krankenhäusern* und *Bemerkungen zur Krankenpflege* schrieb, gab es im Vereinigten Königreich noch keinen Gesundheitsdienst und eine private Versorgung konnten sich die Wenigsten leisten. Mit ihren Schriften wollte sie die Öffentlichkeit über Hygiene und die Auswirkung auf die Gesundheit aufklären, Gesundheitsstandards erhöhen und die Pflege verbessern.

Nightingale stieß auch eine Reform der Pflegedienste an, um die Fürsorge auch den Ärmsten in den Arbeitshäusern zugänglich zu machen. In diesen Einrichtungen gab es lediglich eine rudimentäre medizinische Versorgung, die von nicht ausgebildeten, meist selbst in

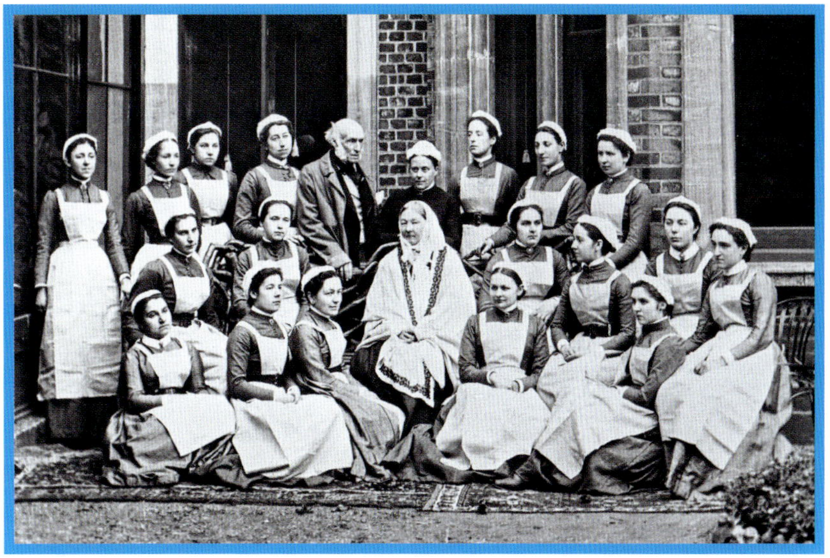

Florence Nightingale mit Schülerinnen der Nightingale Training School am St. Thomas' Hospital, aufgenommen 1866 am Haus ihres Schwagers und Förderers Sir Harry Verney.

den Häusern lebenden Schwestern geleistet wurde. Dank Nightingales Ausdauer und finanziell unterstützt vom Philanthropen William Rathbone traten 1865 in einem Liverpooler Arbeitshaus zum ersten Mal zwölf Absolventinnen von der Nightingale-Schule und 18 Probandinnen ihren Dienst an. Dieses professionelle Pflegesystem setzte sich auch in anderen Häusern durch.

Gesundheitsdienste

Rathbone baute auf Nightingales Anregung hin in Liverpool auch ein Schwesternzentrum als Ausbildungsstätte für die ambulante Pflege. Nach ihrer Eröffnung im Jahr 1862 legte die Schule an der Royal Infirmary den Grundstein für einen regionalen Pflegedienst, bei dem die Schwestern die Kranken zu Hause besuchten.

Nightingale selbst war gesundheitlich zu angeschlagen, um als Schwester zu arbeiten. Sie schrieb aber Tausende Briefe sowie über 200 Bücher, Berichte und Aufklärungsblätter, um Veränderungen zu erreichen. In Indien führten ihre Reformen zu einem drastischen Rückgang der Sterberaten unter den britischen Soldaten und verbesserten die sanitären Bedingungen. Während des Amerikanischen Bürgerkriegs beriet sie die US-Regierung, die umgehend eine Sanitärkommission einrichtete, und förderte Linda Richards als erste professionelle Krankenschwester in den USA.

Florence Nightingales Vermächtnis ist die Umwandlung der Krankenpflege in einen eigenständigen, modernen Berufszweig der Medizin. Die von ihr angestoßenen Reformen der öffentlichen Hygiene und des Sanitärwesens steigerten die Lebenserwartung Tausender Menschen. Seit ihrer Zeit gab es in der Medizin gewaltige Fortschritte, aber ihr praktischer Anspruch und die evidenzbasierte Vorgehensweise zählen in den Gesundheitsdiensten auch heute sehr viel. ■

Florence Nightingale

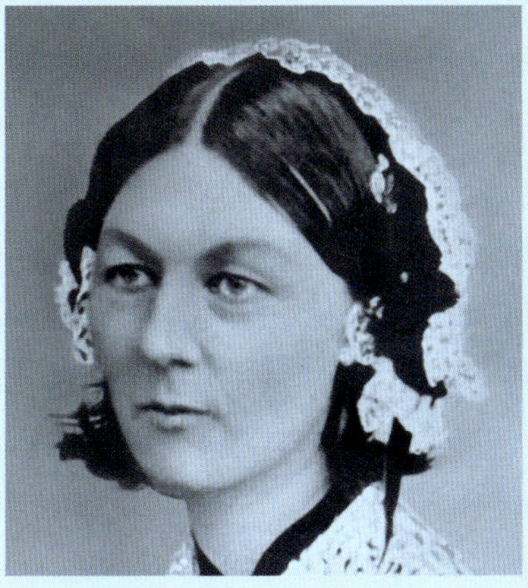

Geboren im Jahr 1820 auf einer Europareise ihrer Eltern, wurde Florence Nightingale nach ihrer Geburtsstadt benannt. Ihr Vater, der auf ihre Bildung viel Wert legte, unterrichtete sie in Geschichte, Philosophie und Mathematik. Seit ihrer Kindheit liebte sie das Ordnen von Informationen – etwa um ihre Muschelsammlung zu dokumentieren.

Entgegen dem Wunsch der Eltern ließ sie sich zur Krankenschwester ausbilden. Im Krimkrieg leitete sie eine Schwesternschaft an und kehrte im Jahr 1856 als Nationalheldin zurück. Ihre Gesundheit hatte jedoch gelitten und ab 1858 war sie ans Haus gefesselt. Dennoch nutzte sie ihren Einfluss für eine Reformation des Pflegewesens in Großbritannien. Als erste Frau erhielt sie den Verdienstorden – und ihre Ideen prägen bis heute den Pflegeberuf. Nightingale starb 1910 mit 90 Jahren.

Hauptwerke

1859 *Bemerkungen zu Krankenhäusern*
1859 *Bemerkungen zur Krankenpflege*

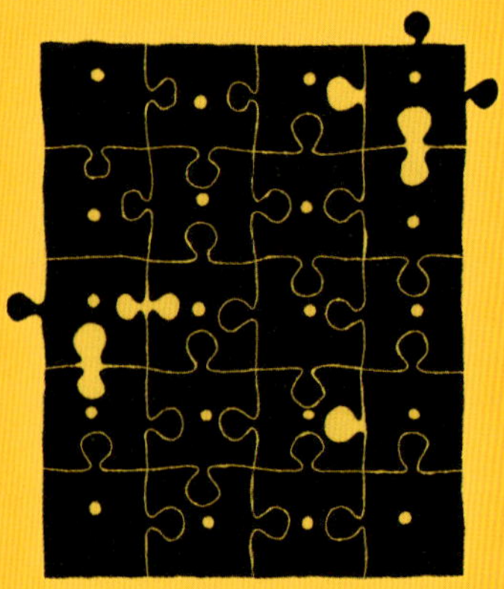

STÖRUNGEN AUF ZELLEBENE

ZELLULARPATHOLOGIE

IM KONTEXT

FRÜHER

1665 In seiner *Micrographia* bezeichnet der Engländer Robert Hooke die mikroskopischen kästchenartigen Einheiten in Korkholz als »Zellen«.

Um 1670 Der Holländer Antoni van Leeuwenhoek beobachtet einzellige »Animalcules«.

1838–1839 In Deutschland erklären Matthias Schleiden und Theodor Schwann, dass Zellen die grundlegenden Bausteine allen Lebens sind.

SPÄTER

1857 Albert von Kölliker beschreibt Mitochondrien, die Energieversorger der Zelle.

1909 In Russland erklärt Alexander Maximow, dass alle Blutzellen von einer Vorläuferzelle, der »Stammzelle«, abstammen.

1998 Die Amerikaner James Thomson und John Gearhart isolieren und züchten embryonale Stammzellen.

Alle moderne medizinische Diagnostik und Therapie beruht auf dem Studium von Zellanomalien – der Zellularpathologie. Den entscheidenden Beitrag auf diesem Gebiet lieferte im 19. Jahrhundert der deutsche Pathologe Rudolf Virchow. Er richtete seinen Blick über Organe und Gewebe hinaus auf die einzelne Zelle, um die Ursachen von Krankheiten zu erforschen.

Virchow gründete seine Arbeit auf die drei Jahre zuvor gemachte Entdeckung des deutschen Physiologen Robert Remak, dass alle Zellen durch Zellteilung aus Zellen entstanden sind *(omnis cellula e cellula)*. Er beobachtete auch, dass normale Zellen entarten können, und vermutete einen zellulären Ursprung für alle Krankheiten.

> »Wir müssen versuchen, … [die Zellen] auseinanderzunehmen und herauszufinden, wie jeder Teil zur Zellfunktion beiträgt und was bei einer Krankheit damit passiert.«
>
> **Rudolf Virchow**
> (1898)

Virchow sah als Erster Krebserkrankungen als Ausprägung von Zellanomalien an und entdeckte, dass bei der häufig tödlichen Leukämie das Blut zu viele Leukozyten (weiße Blutkörperchen) produziert. Auf ihn gehen auch die Begriffe »Thrombus« für Blutverklumpung und »Embolien« für arterielle Blockaden zurück. Virchow zeigte, dass ein Blutklümpchen vom Bein in die Lunge wandern und dort eine Lungenembolie auslösen kann. Viele Jahre war seine *Zellularpathologie* von 1858 die Bibel der Pathologie.

Fortschritte

Virchows bahnbrechende Arbeiten legten den Grundstein für das moderne Verständnis von Krankheiten ab dem Ende des 19. Jahrhunderts. Die Histopathologie, also das Studium von krankem Gewebe auf mikroskopischer Ebene, entwickelte sich auch durch die immer besseren Anfärbeverfahren zum wichtigen Instrument für Forschung und Diagnose. Anhand von

Siehe auch: Histologie 122–123 ▪ Krebstherapie 168–175 ▪ Gezielte Medikamentenabgabe 198–199 ▪ Krebsscreening 226–227 ▪ Stammzellforschung 302–303

Zellstudien erforschte Virchows Schüler Friedrich von Recklinghausen viele Störungen im Bereich von Knochen und Blut, während ein anderer Schüler, Edwin Klebs, Zusammenhänge zwischen Bakterien und Infektionskrankheiten erschloss und das Diphtheriebazillus entdeckte. Ein Meilenstein war 1901 die Unterteilung der Blutgruppen in A, B und 0 und ihre Unterscheidung auf Zellebene durch den österreichischen Immunologen Karl Landsteiner.

Um 1920 identifizierte der griechisch-amerikanische Arzt George Papanicolaou bei Vaginalabstrichen Eierstockkrebszellen, was die seit etwa 1950 angewandten PAP-Massentests und weitere Krebsscreenings vorbereitete. Instrumentelle und technische Neuentwicklungen ermöglichten seit etwa 1950 DNA- und Zellkernanalysen, die Erforschung von embryonalen Stammzellen und die Identifizierung von Gendefekten als Ursache von Krankheiten.

Kleiner werden

Heute erkennen Fachleute an elektronenmikroskopischen Veränderungen am Zellkern Krebsvorstufen und andere Erkrankungen, untersuchen in Gewebeproben die Wechselwirkung von Zellen und identifizieren Anomalien.

Durch tief bis in die molekulare Ebene von Zellen reichende Einblicke lassen sich die genauen Vorgänge bei Krankheiten erklären, während die Zelltherapie – das Einbauen von gesunden Zellen – möglicherweise schon bald hilft, Kranke von bislang als unheilbar geltenden Krankheiten zu erlösen. ■

Der Körper ist aus sehr vielen, **einzeln aktiven** und **voneinander abhängigen** Teilstücken aufgebaut.

↓

Jedes Teilstück besteht aus **vielen Zellen, den grundlegenden Bausteinen** des Körpers.

↓ ↓

Bei den **meisten normalen Zellen teilt sich** der Zellkern in **zwei neue, gleiche Zellen auf.** Es bildet sich gesundes Gewebe.

Bei **manchen normalen Zellen** teilt sich der Zellkern in **anomale Zellen auf** und es bildet sich anomales Gewebe.

↓ ↓

Alle Krankheiten sind Störungen auf Zellebene.

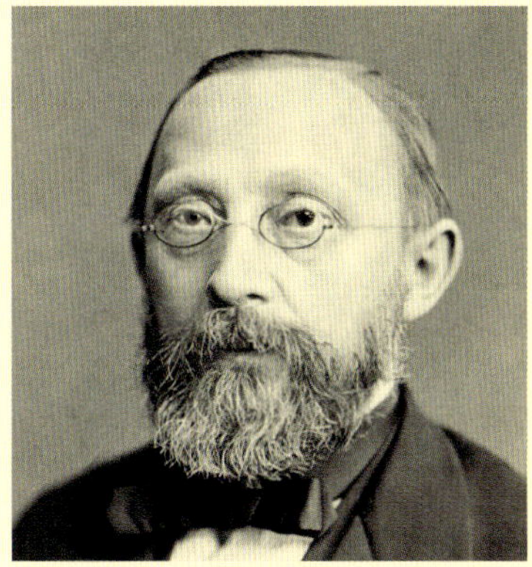

Rudolf Virchow

Der 1821 im pommerschen Schivelbein (heute Świdwin in Polen) geborene Virchow studierte in Berlin Medizin und spezialisierte sich an der Berliner Charité in Pathologie. Wegen seiner Beteiligung an der Revolution von 1848 wurde er entlassen, erhielt aber bald darauf einen Ruf an die Universität von Würzburg. Dort teilte er seine Ideen mit dem Schweizer Histologen Albert von Kölliker.

Nach seiner Rückkehr nach Berlin 1855 setzte er seine zellularpathologischen Studien fort, förderte die praktische Hygiene, gestaltete die Kanalisation und zentrale Trinkwasserversorgung mit und war von 1880 bis 1893 Mitglied im Reichstag. Bei einem Absprung aus der Straßenbahn brach er sich den Oberschenkelhalsknochen und starb 1902 an einer Infektion.

Hauptwerke

1854 *Handbuch der speziellen Pathologie und Therapie*
1858 *Die Zellularpathologie in ihrer Begründung auf der physiologischen und pathologischen Gewebelehre*
1863–1867 *Krankhafte Geschwülste*

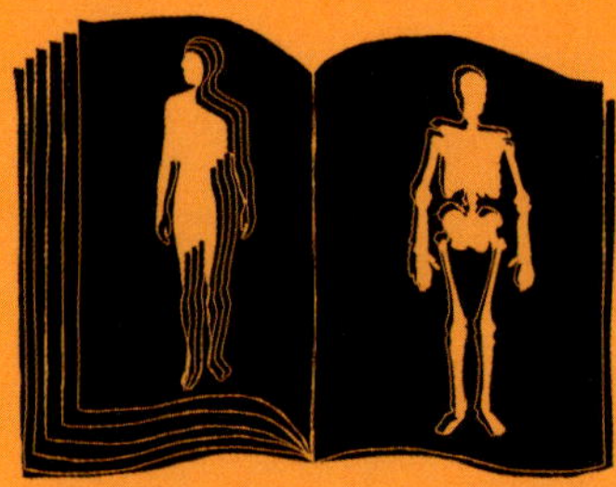

MACHT EUCH ZU MEISTERN DER ANATOMIE

GRAY'S ANATOMY

IM KONTEXT

FRÜHER

1543 Andreas Vesalius' *De humani corporis fabrica* markiert den Beginn der modernen Anatomie.

Um 1780 Mit den immer zahlreicher werdenden Medizinschulen in Europa wächst der Bedarf an Sektionen. Es kommt zu »Leichendiebstählen« aus Friedhöfen.

1828 Der Ire Jones Quain veröffentlicht das dreibändige Werk *Elemente der Anatomie*, das zum Standardlehrbuch der Anatomie wird.

1832 Eine neue Gesetzgebung gibt in Großbritannien Chirurgen, Medizinstudenten und Anatomen das Recht, gespendete Leichen zu sezieren.

SPÄTER

2015 *Gray's Anatomy* erscheint in der 41. Ausgabe, zum ersten Mal mit zusätzlichem Onlinematerial.

Der britische Chirurg Henry Gray begann 1853 an der medizinischen Fakultät des St. George Hospital in London als Dozent für Anatomie. Für seine Studenten brauchte er ein genaues, verbindliches und preisgünstiges Lehrbuch und bat seinen Kollegen Henry Vandyke Carter, dafür die Illustrationen anzufertigen. Der 750 Seiten dicke Wälzer mit dem ursprünglichen Titel *Anatomy: Descriptive and Surgical* kam 1858 heraus und beschrieb den menschlichen Körper anhand von 363 Abbildungen bis ins letzte anatomische Detail. Seit 1938 trägt das Buch den Titel *Gray's Anatomy* und wird noch immer gedruckt.

Großes Lehrbuch

Mehr als 18 Monate sezierten Gray und Carter namenlose Leichen aus Kranken- und Arbeitshäusern. Gray deckte eine Körperschicht nach der anderen auf und Carter zeichnete pedantisch jede Sehne, jeden Muskel und jedes Gewebe ab. Vor allem den Zeichnungen, die für jedes Körperteil die Funktion und Form herausstellen, verdankt das Werk seinen großen Erfolg.

Nicht ganz zufällig zu Beginn des akademischen Jahrs herausgegeben und günstiger als Konkurrenzwerke, wurde es sofort ein Erfolg. Mit seinem klaren Detailreichtum avancierte es schnell zum bekanntesten und ausführlichsten Führer der Anatomie. ■

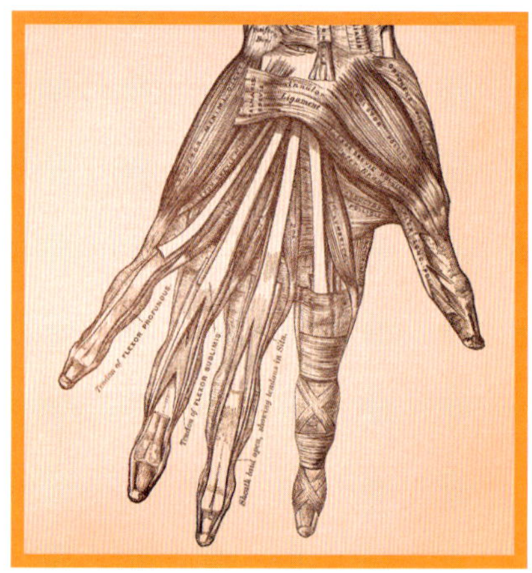

In Grays Buch waren die anatomischen Abbildungen genau beschriftet und zum besseren Verständnis zum Teil sogar lebensgroß dargestellt.

Siehe auch: Römische Medizin 38–43 ■ Anatomie 60–63 ■ Blutkreislauf 68–73 ■ Physiologie 152–153

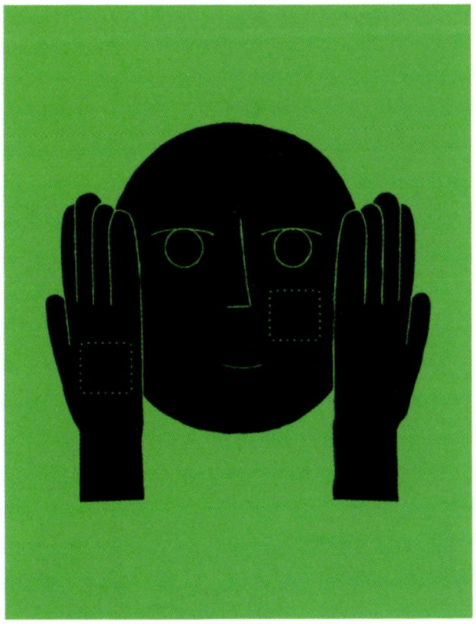

MAN MUSS DAS NARBENGEWEBE ERSETZEN

HAUTTRANSPLANTATION

IM KONTEXT

FRÜHER

1663 Der Engländer Walter Charleton dokumentiert eine Hauttransplantation an einem Hund.

1785 Der italienische Physiologe Giuseppe Baronio zeigt, dass Hauttransplantationen an Tieren möglich sind.

1817 Der Brite Astley Cooper dokumentiert die erste erfolgreiche Hauttransplantation an einem Menschen.

1869 Der Schweizer Jacques-Louis Reverdin transplantiert sehr kleine Hautteilchen (reverdinsches Transplantat).

SPÄTER

1929 Die Amerikaner Vilray Blair und James Brown verändern durch Spalthauttechnik die Dicke der Transplantate.

1939 Die Amerikaner Earl Padgett und George Hood entwickeln ein mechanisches »Dermatom« für große Hauttransplantate.

Im Jahr 1874 berichtete der deutsche Chirurg Thiersch über seine Versuche zur Hauttransplantation. Seine bahnbrechende Forschung zeigte, dass das beste Ergebnis erreicht wird, wenn vor dem Auflegen des rasiermesserdünnen Transplantats, das aus der eigenen Haut gewonnen wird (Autograft), erst die Körnerzellschicht (das sich auf einer Wunde neu bildende Gewebe) entfernt wird. Vorherige Versuche mit Autograften aus der vollen Dicke der Haut schlugen oft fehl, weil sich durch die Fett- und Gewebeschichten zwischen der Wunde und dem Transplantat hindurch keine neuen Blutgefäße bilden konnten.

Erfolg mit Spalthaut

Fünf Jahre zuvor hatte der Schweizer Chirurg Jacques-Louis Reverdin im Jahr 1869 bereits erfolgreich Hautfragmente (die später nach ihm benannten reverdinschen Hautfragmente) auf Brandwunden, Geschwüre und offene Wunden übertragen. Darauf aufbauend, entnahm Thiersch mit neuen Instrumenten größere und dünnere Transplantate, die schneller anwuchsen, länger überlebten sowie weniger Narbengewebe an der Transplantat- und weniger Schaden an der Spenderstelle verursachten. Es war nun möglich, so viel Haut wie nötig zu entnehmen. Thierschs Spalthauttransplantationen revolutionierten die plastische Chirurgie und bilden bis heute das Standardverfahren bei großen Hautreparaturen. ■

» [Thiersch] verfügte nicht nur über die nötige Bestimmtheit von Auge und Hand, sondern auch über eine souveräne Ruhe … «

Nachruf
Popular Science Monthly
(1898)

Siehe auch: Plastische Chirurgie 26–27 ▪ Transplantation 246–253 ▪ Nanomedizin 304 ▪ Gesichtstransplantation 315

DAS LEBEN HÄNGT VON DER GNADE DIESER WINZIGEN KÖRPER AB

KEIMTHEORIE

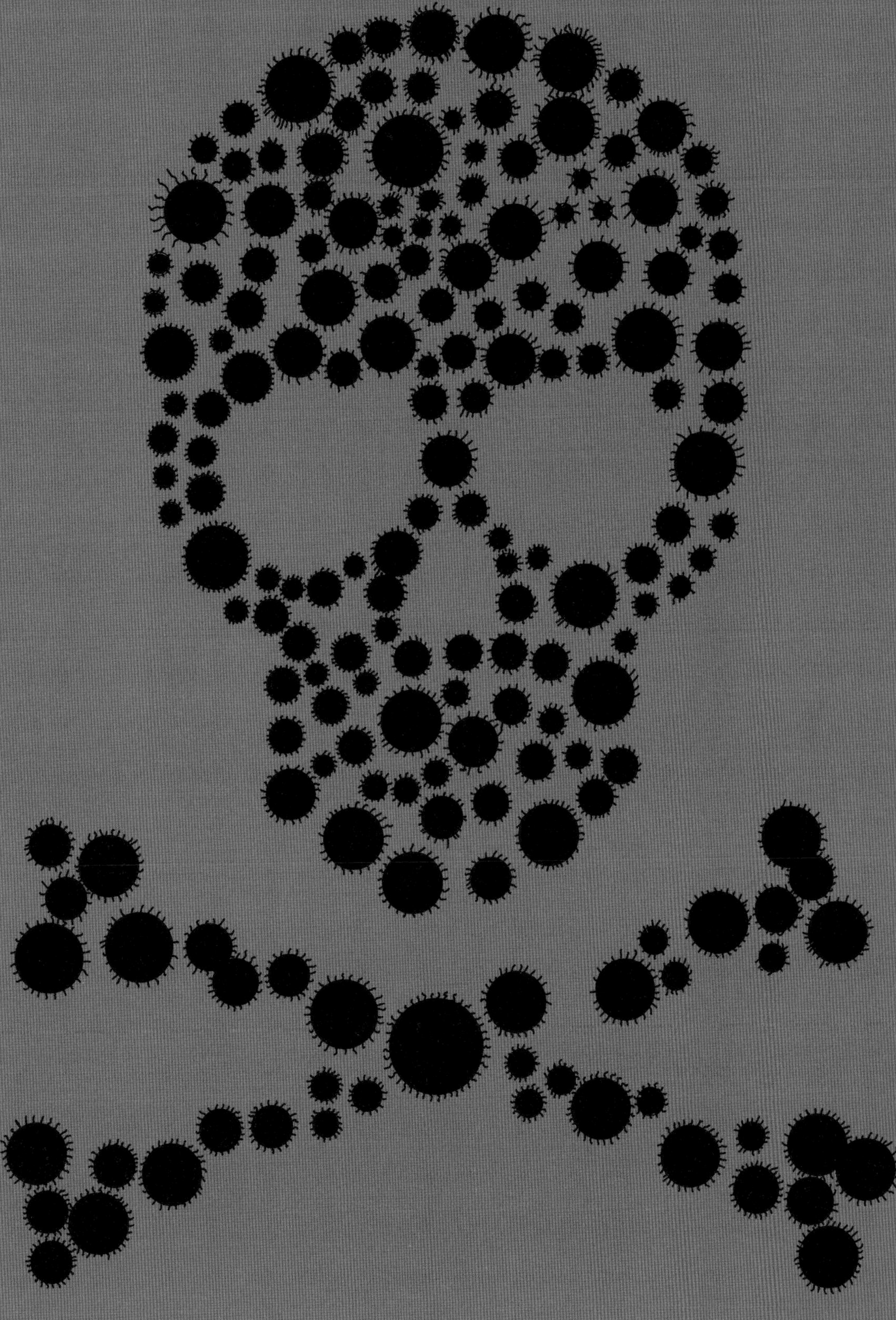

IM KONTEXT

FRÜHER

1656 Athanasius Kirchner sieht im Blut von Pestopfern mikroskopisch kleine Würmer.

Um 1670 Antoni van Leeuwenhoek sieht unter seinem Mikroskop Bakterien oder »Animalcules«.

SPÄTER

1910 Paul Ehrlich entwickelt das Medikament Salvarsan gegen das Syphilisbakterium.

1928 Alexander Fleming entdeckt das Penizillin als erstes wirksames Antibiotikum.

1933 Das Vogelvirus H1N1 wird als Ursache der Grippepandemie von 1918–1919 genannt.

2016 Die Chan-Zuckerberg-Initiative wird gegründet, um bis zum Ende des Jahrhunderts alle Krankheiten heilbar, vorbeugbar oder behandelbar zu machen.

Gemäß der Keimtheorie verursachen winzige, mit bloßem Auge nicht sichtbare Organismen – z. B. Bakterien – das Gros der Krankheiten, von den Pocken bis zur Tuberkulose. Jede Erkrankung ist mit einem bestimmten Keim – einem Erreger oder »Pathogen« – verknüpft, der in den Körper eindringt, sich vermehrt und die Symptome auslöst.

Dass Mikroorganismen an Krankheiten schuld sein könnten, formulierte der französische Chemiker Louis Pasteur im Jahr 1861, aber den Beleg dafür lieferten Experimente, die Pasteur und der deutsche Arzt Robert Koch ab 1870 durchführten. Seitdem wurden Hunderte von Infektionskrankheiten auf bestimmte Keime zurückgeführt. Wenn heutzutage eine neue Krankheit ausbricht, hat das Suchen nach dem verantwortlichen Erreger immer oberste Priorität.

> »Die gnädigen Götter rein'gen von ungesünden Dünsten unsre Luft, solang' Ihr weilt!«
>
> **William Shakespeare**
> *Das Wintermärchen*
> (um 1611)

Erste Theorien

Ansteckungskrankheiten waren schon in der Antike bekannt und die Ärzte spekulierten über ihre Ursache. Vor mehr als 2500 Jahren glaubten die Anhänger des Jainismus, dass winzige Wesen, die *Nigoda*, das Universum durchdringen und Krankheiten wie etwa Lepra auslösen. Im 1. Jahrhundert v. Chr. riet der römische Gelehrte Marcus Terentius Varro seinen Lesern, an Sümpfen aufzupassen, »denn dort wachsen bestimmte winzige Wesen, die mit dem Auge nicht sichtbar sind, in der Luft schweben und in den Körper durch Mund und Nase gelangen und ernste Erkrankungen verursachen«.

Später schrieb der römische Arzt Galen, dass sich die Pest durch luftgetragene »Pestsamen« ausbreite, die sich im Körper ansiedelten.

Zu einem ähnlichen Schluss kamen zwei islamische Ärzte, die im 14. Jahrhundert in Andalusien Ausbrüche des Schwarzen Tods miterlebten. Ibn Khātima schrieb im *Kitab al-Tahsil (Buch der Pest)*, »winzige Körperchen« würden die Krankheit verbreiten. In einer anderen Abhandlung erklärte Ibn al-Khatib, wie solche Einheiten durch Kontakt zwischen den Menschen verbreitet würden und »wer sich isoliere«, gesund bleiben würde.

Lange Zeit glaubten die Menschen, dass sich Krankheiten durch die Luft verbreiten, insbesondere durch die feuchte, neblige Luft von Senken und Sümpfen. Diese »Ausdünstungen« wurden Miasma genannt, vom altgriechischen Wort für Schmutz. Der römische Architekt Vitruvius bemerkte im 1. Jahrhundert n. Chr., dass es unweise sei, eine Stadt nahe Sümpfen zu bauen, da die Morgenlüfte Miasmen und den giftigen Atem von

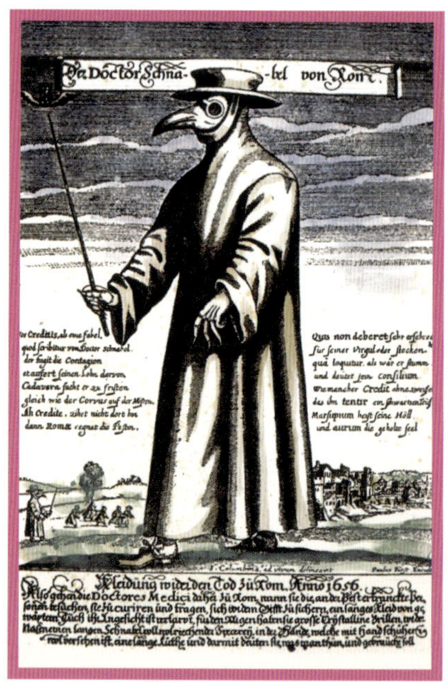

Im Mittelalter trugen die Ärzte eine mit Kräutern gefüllte Schnabelmaske, um sich vor Miasmen zu schützen. Bis ins 19. Jh. glaubten die Menschen, dass Ausdünstungen Krankheiten erzeugen.

Siehe auch: Impfung 94–101 ▪ Epidemiologie 124–127 ▪ Antisepsis in der Chirurgie 148–151 ▪ Immunsystem 154–161 ▪ Virologie 177 ▪ Bakteriophagen 204–205 ▪ Abgeschwächte Impfstoffe 206–209 ▪ Antibiotika 216–223 ▪ Pandemien 306–313

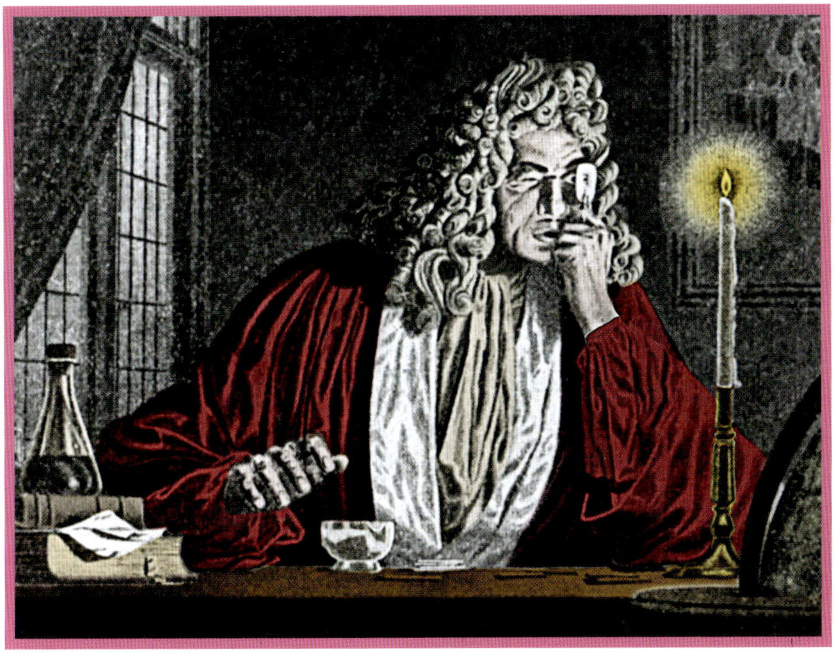

Antoni van Leeuwenhoek betrachtet mithilfe des neu erfundenen Mikroskops »Animalcules«. Die einzelne Linse bestand aus einem Glaskügelchen zwischen zwei Metallplatten.

Sumpfwesen heranwehten, die die Menschen krank machten. Im alten chinesischen Kaiserreich vom 3. Jahrhundert v. Chr. und später wurden Gefangene und Aufrührer nach Südchina abgeschoben, damit sie dort in den feuchten Nebelwäldern üble Luft einatmen, krank werden und sterben.

Würmchen

Der holländische Brillenmacher Zacharias Janssen erfand um 1590 das Mikroskop, das den Wissenschaftlern eine neue Welt von winzigen, mit bloßem Auge nicht sichtbaren Organismen eröffnete. Durch ein Mikroskop erblickte der deutsche Priester und Gelehrte Athanasius Kirchner 1656 in Rom im Blut von Pestopfern »Würmchen«, von denen er annahm, dass sie die Krankheit verursacht hätten. Wahrscheinlich sah er rote Blutkörperchen und nicht das Pestbakterium *Yersinia pestis,* aber seine Vermutung, dass Mikroorganismen ursächlich sind, war korrekt. Im Jahr 1658 formulierte er seine Keimtheorie und empfahl Isolierung, Quarantäne und das Verbrennen von Kleidern der Erkrankten als Maßnahmen.

Eine 200-fache Vergrößerung lieferten bereits die vom holländischen Wissenschaftler Antoni van Leeuwenhoek um 1660 angefertigten Mikroskope. Er entdeckte, dass klares Wasser überhaupt nicht klar war, sondern voller winziger Wesen, die praktisch überall vorkamen, so auch, wie er 1683 schrieb, im Zahnbelag seiner Frau und Tochter. Er teilte die Bakterien in folgende Formen ein: rund (Kokken), wendelförmig (Spirillen) und Stäbchen (Bazillen) und lieferte damit die erste Beschreibung von Bakterien.

Zunehmende Beweislast

Trotz van Leeuwenhoeks Entdeckung blieben die Menschen bis ins frühe 19. Jahrhundert bei der Miasmentheorie. Damals grassierte in der Seidenraupenindustrie die Muscardin-Seuche, der der italienische Insektenforscher Agostino Bassi auf den Grund gehen wollte. Nach 28 Jahren intensiver Forschung identifizierte Bassi einen mikroskopisch kleinen parasitären und ansteckenden Pilz. Die Seidenraupen übertrugen den Organismus *Beauveria bassiana* durch Kontakt und infizierte Nahrung und Ähnliches könne auch für andere Krankheiten von Pflanzen, Tieren und Menschen gelten, schrieb Bassi.

In den folgenden Jahrzehnten fand die Keimtheorie allmählich Unterstützer. Der ungarische Geburtshelfer Ignaz Semmelweis führte 1847 ein striktes Hygieneregime ein (das aber vielfach ignoriert wurde), um das massiv auftretende »

»Ich sah jetzt sehr genau, dass es kleine Aale oder Würmer waren … das ganze Wasser schien lebendig mit diesen zahlreichen Animalcules.«

Antoni van Leeuwenhoek
Brief an den deutschen Naturphilosophen Henry Oldenburg (1676)

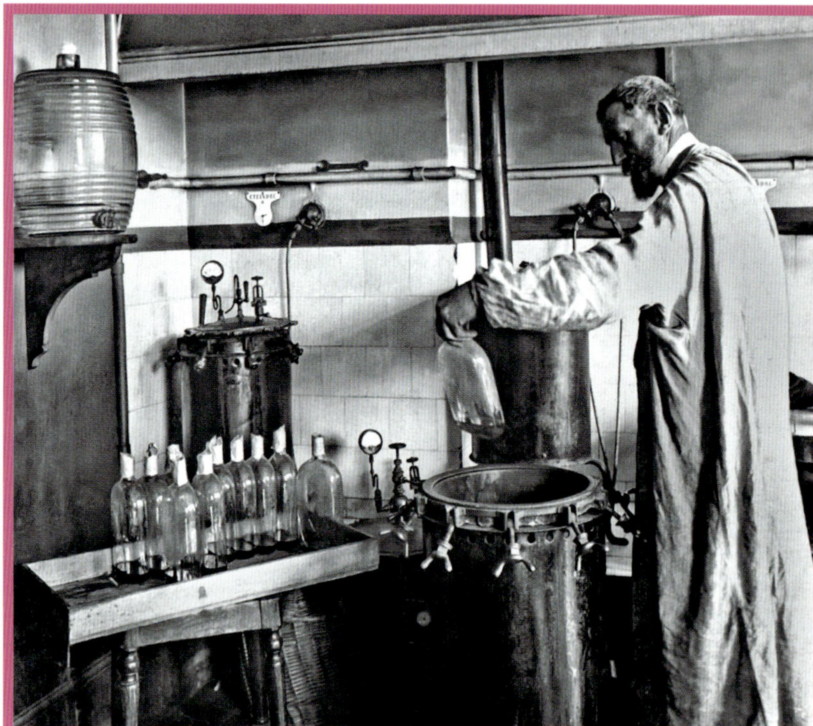

Louis Pasteur in seinem Labor (um 1880). Als Chemiker, der zur Biologie gewechselt war, führte er Experimente sehr sorgfältig durch, um Fehler zu vermeiden.

Kindbettfieber auf den Wöchnerinnenstationen zurückzudrängen. Die Ärzte würden mit ihren Händen, so Semmelweis, »Leichenkörper« aus den Autopsiesälen in den Kreißsaal tragen. Ein Händewaschregime mit Chlorkalk reduzierte die Sterberate drastisch.

Im Jahr 1854 brach im Londoner Stadtteil Soho eine heftige Choleraepidemie aus. Der britische Arzt John Snow bezweifelte, dass Miasmen verantwortlich waren, denn viele Opfer kamen aus einem sehr kleinen Bereich, andere aber lebten verstreut in einem größeren Umfeld.

Nach intensiven Forschungen erklärte Snow, dass alle Opfer, auch die, die weiter entfernt wohnten, Wasser von einer bestimmten Wasserpumpe in Soho getrunken hatten, deren Wasserreservoir mit menschlichen Exkrementen verseucht war. Die Stadtverwaltung war skeptisch, begann aber dennoch mit Verbesserungen an der Wasserversorgung.

Im selben Jahr erlebte auch Florenz in Italien eine Choleraepidemie. Der Anatom Filippo Pacini entdeckte bei allen Opfern im Schleim an den Darmwänden das gleiche Bakterium: *Vibrio cholerae*. Damit wurde zum ersten Mal eine klare Verbindung zwischen einem bestimmten Pathogen mit einer ernsten Erkrankung gefunden. Trotz mehrerer Neuveröffentlichungen ignorierten die alteingesessenen Mediziner Pacini und verfolgten lieber die Miasmatheorie.

Pasteurs Experimente

Semmelweis und Snow hatten gezeigt, dass saubere Hände und ordentliche Abwasserbehandlung Krankheiten eindämmen können, und es wurde immer deutlicher, dass es nicht an der Luft lag. Innerhalb weniger Jahre führte Louis Pasteur Experimente durch, die die Keimtheorie eindeutig bewiesen. Erste mikrobiologische Experimente führte Pasteur um 1850 durch, als er die alkoholische Gärung bei Wein und Bier erforschte. Diese hielten die Wissenschaftler damals für eine rein chemische Reaktion, aber Pasteur zeigte, dass kleine runde Mikroorganismen die Arbeit machten. Manche Hefesorten produzierten allerdings Milchsäure und ruinierten den Wein. Pasteur entdeckte, dass vorsichtiges Erhitzen auf 60 °C die schädliche Hefe abtötete, die gute aber schonte. Dieses Verfahren der »Pasteurisierung« hilft heute nicht nur der Weinindustrie, sondern zerstört auch mögliche Pathogene in Milch, Obstsaft und vielen Lebensmitteln.

Pasteur fragte sich, wie die Mikroorganismen überhaupt in die Substanzen gelangen. Angenommen wurde damals die spontane Erzeugung – dass Maden und Schimmel einfach aus dem Nichts auf dem verderbenden Lebensmittel auftauchen. Im Jahr 1859 zeigte Pasteur, dass sie aus der Luft kamen. In einer Schwanenhalsflasche, die keinen Luftzutritt erlaubte, kochte

»Auf dem Gebiet der Beobachtung begünstigt der Zufall nur den vorbereiteten Geist.«

Louis Pasteur
(1854)

er Fleischbrühe. Sie blieb klar. Nachdem er die Spitze der Flasche abgebrochen hatte, kam Luft in die Flasche, und die Brühe wurde trüb; die Mikroorganismen vermehrten sich. Damit hatte er bewiesen, dass Mikroorganismen aus der Luft etwas kontaminieren und ruinieren konnten – und Ähnliches auch bei der Verbreitung von Krankheiten möglich war.

Vorbeugung

Ein paar Jahre später (1876) sollte Pasteur eine Lösung für Südfrankreichs Seidenindustrie finden, die von einem massenweisen Absterben der Seidenraupen infolge der Fleckenkrankheit (Pébrine) betroffen war. Nach der Lektüre von Bassis Arbeiten 30 Jahre zuvor tippte Pasteur auf einen Parasiten und empfahl drastische Maßnahmen – die Zerstörung aller befallenen Raupen sowie der Maulbeerbäume, von denen sie sich ernährten. Die Seidenproduzenten befolgten den Rat und die Industrie überlebte.

Pasteur war sich jetzt sicher, dass viele Infektionen auf Keime zurückgingen, und begann die möglichen Übertragungswege unter Menschen und Tieren zu studieren. In Schottland bemerkte der Chirurg Joseph Lister, der Pasteurs Arbeiten zu Mikroorganismen kannte, dass Operationen sicherer verlaufen, wenn die Wunden gereinigt und Wundverbände sterilisiert werden. Seine »aseptischen« Maßnahmen reduzierten die Todesfälle zwischen 1865 und 1869 um zwei Drittel.

> »Wahrlich existiert auf der ganzen Welt niemand, dem die Wissenschaft der Medizin mehr schuldet als Ihnen.«
>
> **Joseph Lister**
> Über Louis Pasteur in einer Rede vor der Royal Society, zum Anlass von Pasteurs 70. Geburtstag (1892)

Beweis der Keimtheorie

Im Jahr 1876 machte Robert Koch bekannt, dass er den Erreger des Milzbrands gefunden hatte, einer gefährlichen Nutztierseuche. Aus dem Blut eines an Milzbrand verendeten Schafs hatte er das Bakterium *Bacillus anthracis* isoliert und anschließend in einer Kulturschale mit Nährlösung vermehrt – ursprünglich der Flüssigkeit aus Ochsenaugen, später ein »

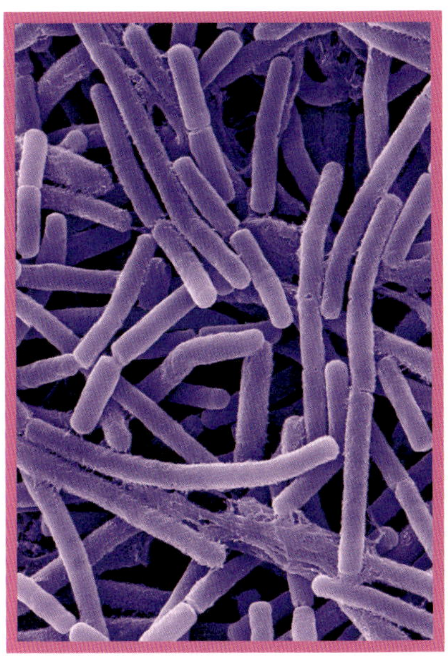

Der Milzbranderreger *Bacillus anthracis* ist ein stäbchenförmiges Bakterium, das eine ernste Erkrankung mit Hautveränderungen, Atemproblemen, Erbrechen und Schock auslöst.

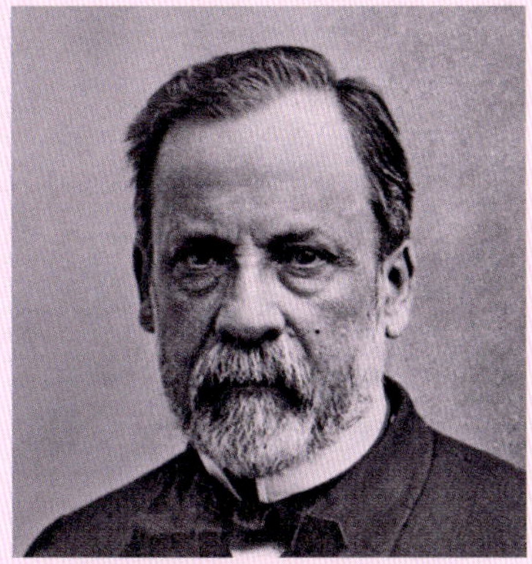

Louis Pasteur

Pasteur wurde 1822 in Dole in den französischen Pyrenäen geboren. Als Junge zog er noch die Kunst der Wissenschaft vor, ging dann aber mit 21 für eine Lehrerausbildung an die *École normale supérieure* in Paris. Ein Jahr nach dem Abschluss verlieh ihm die Akademie der Wissenschaften für seinen Artikel zur molekularen Asymmetrie den Verdienstorden *Legion d'honneur*.

Mit 32 wurde Pasteur Institutsleiter und Professor für Chemie an der Universität von Lille. Zahlreiche Anfragen zur Gärung von den örtlichen Brennereien weckten sein Interesse an Mikroorganismen und der Keimtheorie. Mit Spendengeldern wurde 1888 sein Institut Pasteur gebaut, um Mikroorganismen, Krankheiten und Impfstoffe zu erforschen. Der weltberühmte Forscher erhielt nach seinem Tod 1895 in der Kathedrale von Notre-Dame ein Staatsbegräbnis.

Hauptwerke

1866 *Studien zum Wein*
1868 *Studien zum Essig*
1878 *Mikroorganismen und ihre Rolle in der Gärung, Verwesung und Ansteckung*

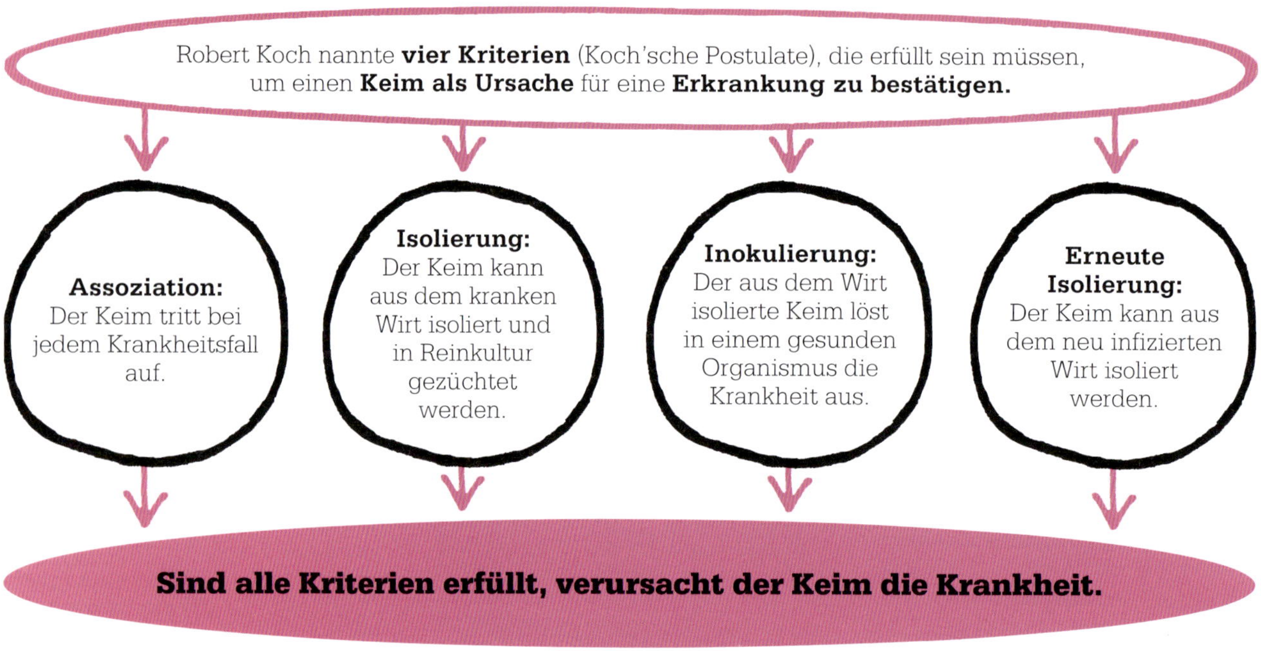

Agar-Gelatine-Gemisch. Dann injizierte er den Keim in eine Maus, die ebenfalls an Milzbrand starb. Damit hatte Koch bewiesen, dass dieses Bakterium den Milzbrand verursachte. Pasteur begann sofort mit eigenen Tests. Er bestätigte Kochs Befunde und zeigte, dass die Keime lang im Boden überlebten. Gesunde Tiere konnten also durch Fressen von einer Weide, auf der zuvor infizierte Tiere standen, krank werden.

Da offenbar ein Erhitzen des Bakteriums den Erreger so weit abschwächte, dass damit infizierte Tiere nicht krank, sondern immun wurden, begann Pasteur mit der Entwicklung eines Impfstoffs.

Kochs Postulate

Der Milzbranderreger *Bacillus anthracis* ist ein stäbchenförmiger, unter dem Mikroskop sichtbarer Organismus. Pasteur und Koch hatten bewiesen, dass *Bacillus anthracis* trotz seiner geringen Größe Tiere und auch Menschen töten kann. Er vermehrt sich im Körper und sein Gift oder er selbst schädigt die Körperfunktionen. Das ist eine Infektion. Nicht jedes infizierende Pathogen macht krank und nicht jeder Mensch reagiert gleich, aber der Zusammenhang ist klar.

Pasteur hatte bewiesen, dass Mikroorganismen über die Luft übertragen werden, und er und Koch hatten gezeigt, dass sie Krankheiten auslösen. Koch wollte beweisen, dass alle Infektionskrankheiten auf eine Armee von pathogenen Mikroorganismen zurückgehen. Mit vier Schritten könne man eindeutig eine bestimmte, zu untersuchende Krankheit auf einen bestimmten Keim zurückführen. Auf Kochs Postulaten aus der Zeit um 1880 bauen heute noch die strengen Kriterien auf, mit denen Wissenschaftler die Ursache einer Ansteckungskrankheit ermitteln.

Koch identifizierte 1882 den Tuberkuloseerreger *Mycobacterium tuberculosis*, der über die Luft in winzigen, durch Husten oder Niesen freigesetzte Tröpfchen übertragen wird. Anschließend ging er nach Ägypten und Indien, um Material

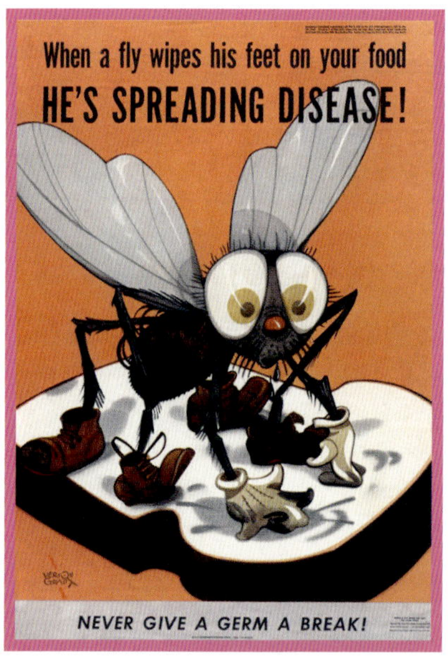

Ein Plakat der US-Regierung von 1944 macht auf einen möglichen Übertragungsweg durch Fliegen von Krankheitserregern wie der Ruhr aufmerksam.

für die Isolierung des Choleraerregers zu sammeln. Er identifizierte 1884 das kommaförmige Bakterium *Vibrio cholerae* und bestätigte damit Pacinis Befunde 30 Jahre zuvor. Da offenbar *Vibrio cholerae* durch verseuchtes Wasser übertragen wurde, schlug er Maßnahmen vor, diesen Weg zu verhindern.

Finden und Zerstören

Ende des 19. Jahrhunderts suchten viele Wissenschaftler aktiv nach Mikroorganismen, die Krankheiten auslösen. Heute ist klar, dass 99 Prozent vollkommen harmlos oder wie die Darmbakterien sogar nützlich sind. Um die 1500 Pathogene sind bekannt – und jedes Jahr werden neue entdeckt. Die meisten Pathogene sind Bakterien, Viren, Pilze und Protozoen (Einzeller, die verschiedene Krankheiten auslösen, darunter die Amöbenruhr).

Das neue Wissen über Krankheitserreger führte zu einem Strategiewechsel bei der Bekämpfung. Es war nun klar, warum Hygiene, Kanalisation und Quarantäne wirken, und auch die Schutzimpfung ließ sich jetzt verstehen. Wissenschaftler konnten nun gezielt Medikamente wie Antibiotika und Stoffe gegen Viren entwickeln, um die Krankheit selbst und nicht nur die Symptome zu bekämpfen.

Seit Mitte des 20. Jahrhunderts haben sich das Gesundheitswesen durch technische Fortschritte in der Diagnostik und die Entwicklung der Biochemie und Genetik entscheidend gewandelt. So waren z. B. in den USA im Jahr 1900 Lungenentzündung, Tuberkulose und Durchfallerkrankungen die Haupttodesursachen und 40 Prozent der Kinder bis fünf Jahren starben daran. Ein Jahrhundert später haben die nicht ansteckenden Krankheiten wie Herz-Kreislauf-Erkrankungen die Infektionskrankheiten klar überholt. Diese forderten aber immer noch weltweit 10 Mio. Todesopfer allein im Jahr 2017, vor allem in den Entwicklungsländern, wo eine armutsbedingte mangelhafte Ernährung, Hygiene und Krankenversorgung die vermeidbaren und behandelbaren Infektionskrankheiten deutlich gefährlicher machen. ■

Wie Keime in den Körper gelangen

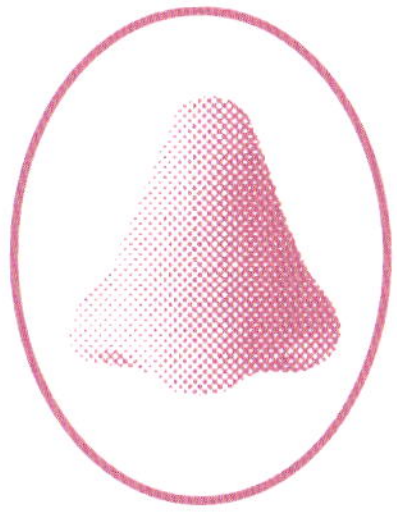

Über die Nase
Keime können sich auf Tröpfchen oder Staubteilchen ansiedeln und eingeatmet werden, wie z. B. das Influenzavirus.

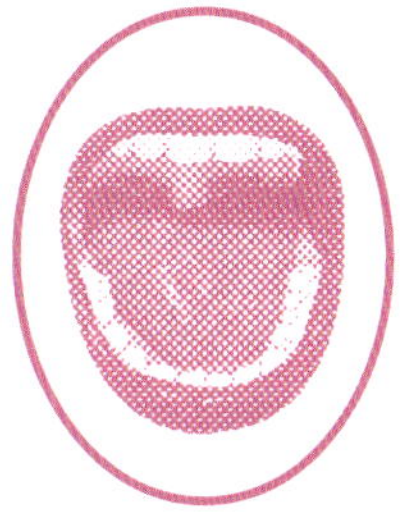

Verdauungstrakt
Durch kontaminierte Nahrung oder Wasser gelangen viele Erreger, etwa Salmonellen oder der Choleraerreger, in den Körper.

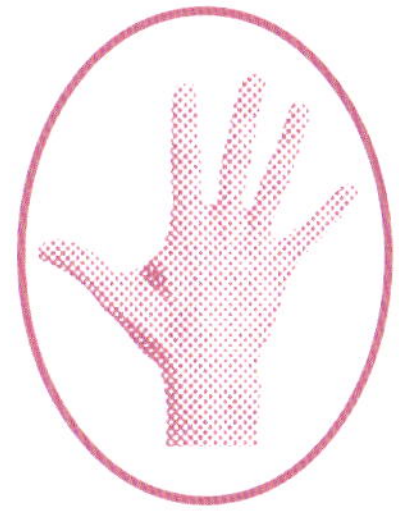

Hautverletzungen
Pathogene können durch Wunden oder Bisse aufgenommen werden. Darunter ist *Clostridium tetani*, der Tetanuserreger.

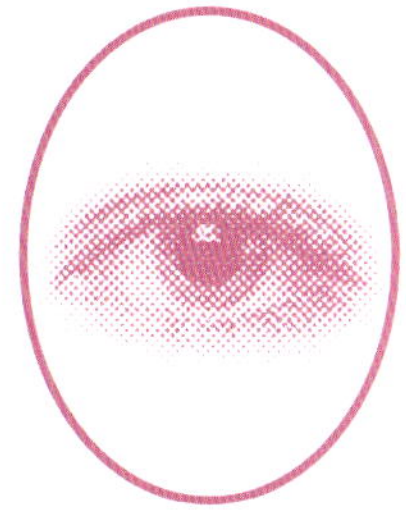

Über die Augen
Durch Reiben der Augen mit Händen, die infizierte Oberflächen berührten, werden z. B. Erkältungsviren übertragen.

Robert Koch

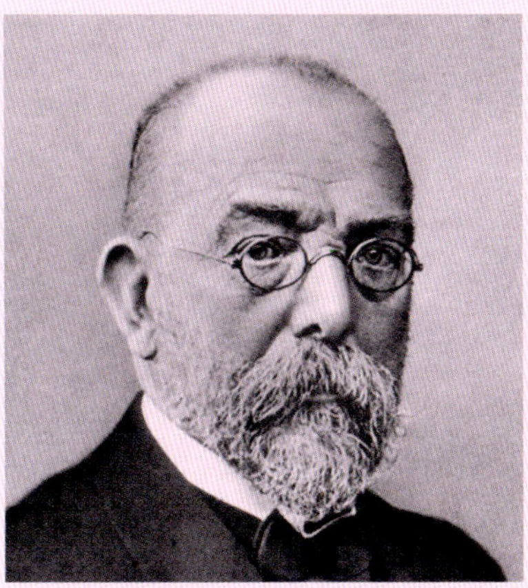

1843 in Clausthal geboren, studierte Robert Koch Medizin an der Universität Göttingen. Im Deutsch-Französischen Krieg (1870–1871) war er Lazarettarzt, von 1872 bis 1880 Kreisphysikus in Wollstein (Wolsztyn) im heutigen Polen.

In einem selbst eingerichteten Labor in seiner Wohnung erforschte er gemäß Pasteurs Keimtheorie den Milzbranderreger. Zwischen den beiden Männern begann eine heftige Konkurrenz um die Entdeckung neuer Mikroorganismen und die Entwicklung von Impfstoffen. Koch bewies die Ursache und Verbreitung von Krankheiten nach der Keimtheorie. Er ging 1880 zum Kaiserlichen Gesundheitsamt, 1885 wurde er Professor für Hygiene an der Berliner Universität. Für seine Arbeiten zur Tuberkulose (Todesursache einer von sieben Personen) erhielt er 1905 den Nobelpreis für Physiologie oder Medizin. Koch starb 1910 in Baden-Baden.

Hauptwerk

1878 *Untersuchungen über die Ätiologie der Wundinfektionskrankheiten*

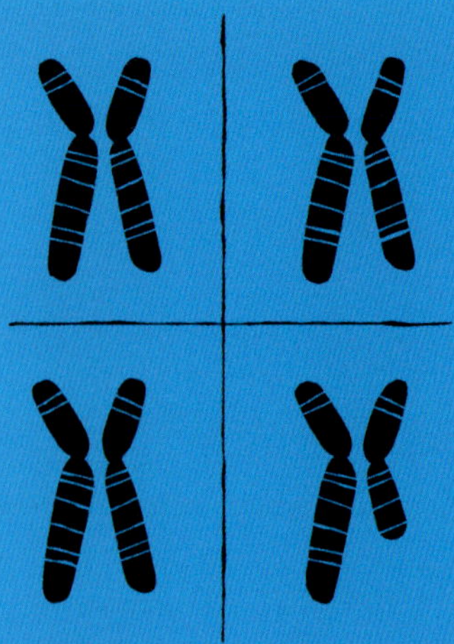

EIN GENETISCHER FEHLER

VERERBUNG UND ERBKRANKHEITEN

IM KONTEXT

FRÜHER

Um 400 v. Chr. Hippokrates meint, dass ein Merkmal durch Übertragung vom Körper des Elternteils auf den Nachkommen vererbt wird.

1859 Charles Darwin schreibt in *Über die Entstehung der Arten*, wie sich nützliche Merkmale ausbreiten.

SPÄTER

1879 Der deutsche Biologe Walther Flemming entdeckt die Chromosomen.

1900 Hugo de Vries, Carl Correns und Erich Tschermak »entdecken« die Mendel-Regeln neu.

1905 William Bateson prägt den Begriff »Genetik« für die neue Vererbungswissenschaft.

1910 Der Amerikaner Thomas Hunt Morgan lokalisiert zum ersten Mal ein Gen auf einem Chromosom – das Gen für die Augenfarbe auf dem X-Chromosom von Fruchtfliegen.

Mit pedantisch genauen Studien an Erbsen, die er im Klostergarten durchführte, legte der österreichische Mönch Gregor Mendel die Grundlage für unser Verständnis von Vererbung. Von 1856 bis 1863 kreuzte Mendel Tausende von Pflanzen, an deren Nachkommen er Merkmale wie Größe, Blütenfarbe und Schotenform untersuchte. Demnach prägten sich die Merkmale nicht durch Vermischung aus, sondern entstammten vererbten »Faktoren« (die später Gene genannt wurden). Außerdem bemerkte er für jeden Faktor verschiedene Ausführungen, die wir heute als Allele kennen.

Fast alle Organismen, von Erbse bis Mensch, haben zwei Sätze von Genen, einen von jedem Elternteil, sowie zwei Allele für jedes Merkmal. Das Vererben der Allele fasste Mendel in drei Regeln zusammen. Nach der Spaltungsregel wird ein Merkmal zufällig und ohne klares Muster auf die Nachkommen verteilt. Die Unabhängigkeitsregel sagt aus, dass jedes Allel, etwa das für die Blütenfarbe, unabhängig von anderen, etwa der Schotenform, vorkommt.

Gemäß der Uniformitätsregel überschreibt ein dominantes Allel das rezessive. Werden Pflanzen mit rosa Blüten mit weiß blühenden gekreuzt, hat die nächste Generation rosa Blüten. Daraus folgerte Mendel, dass das Allel für rosa Blüten über das für weiße Blüten dominiert. Um weiße Blüten zu bekommen, muss die Tochterpflanze das rezessive Allel von beiden Elternteilen erben.

Wiederentdeckung

Mendel veröffentlichte seine Ergebnisse 1865, aber erst im Jahr 1900 wurden sie von den Botanikern Hugo de Vries in Holland, Carl Correns in Deutschland und Erich

»... An den Hybriden treten [die rezessiven Merkmale] zurück oder verschwinden ganz, kommen jedoch unter den Nachkommen derselben wieder unverändert zum Vorschein ...«

Gregor Mendel
Versuche über Pflanzenhybriden
(1865)

Siehe auch: Farbsehschwäche 91 ▪ Zellularpathologie 134–135 ▪ Genetik und Medizin 288–293 ▪ Gentherapie 300

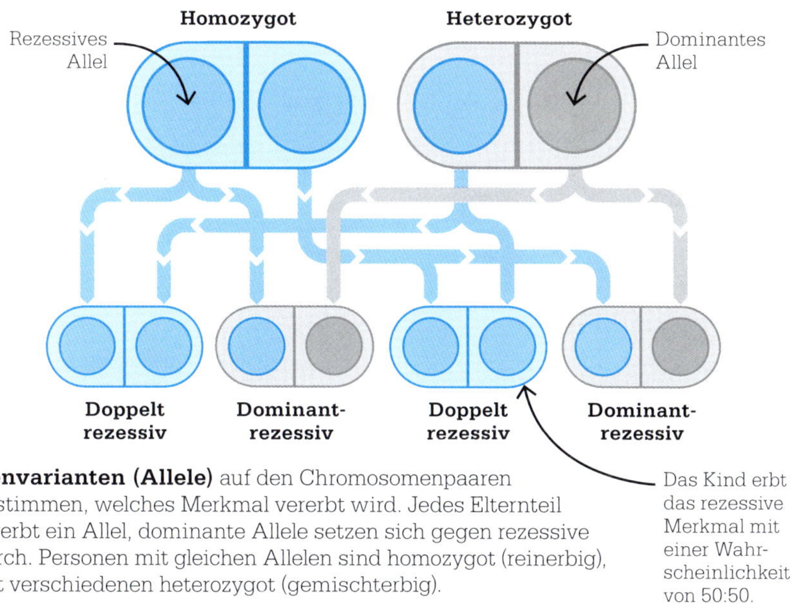

Genvarianten (Allele) auf den Chromosomenpaaren bestimmen, welches Merkmal vererbt wird. Jedes Elternteil vererbt ein Allel, dominante Allele setzen sich gegen rezessive durch. Personen mit gleichen Allelen sind homozygot (reinerbig), mit verschiedenen heterozygot (gemischterbig).

Tschermak in Österreich wiederentdeckt. Die große Aufmerksamkeit regte den britischen Biologen William Bateson zur Neuveröffentlichung der Schrift und zu eigenen Studien an. Das Fachgebiet der Genetik wurde gegründet.

Erbkrankheiten

Mit Mendels Forschung ließ sich jetzt erklären, warum in manchen Familien Erbkrankheiten verbreitet waren, manche Leiden nur ein Geschlecht betrafen oder Generationen übersprungen wurden. So liegt etwa Chorea Huntington in einer Mutation eines dominanten Allels begründet. Die Mukoviszidose wird dagegen rezessiv vererbt und tritt nur auf, wenn jedes Elternteil sein rezessives Allel vererbt hat.

Manche Krankheiten wie die Hämophilie (Bluterkrankheit) betreffen meist Männer. Sie wird von einem rezessiven Allel auf dem X-Chromosom verursacht. Männer haben zwei verschiedene Geschlechtschromosomen (XY) – X von der Mutter und Y vom Vater. Erhält ein Mann das auf dem X-Chromosom liegende Krankheitsallel, kann es nicht mehr von einem dominanten Allel auf dem anderen Chromosom überschrieben werden. Da Frauen zwei X-Chromosomen (XX) haben, müssten sie für den Ausbruch der Krankheit zwei rezessive Krankheitsallele erben, was sehr selten vorkommt. Frauen können die Krankheit also ohne Symptome an ihre Nachkommen weitergeben.

Die Genetik ist komplizierter, als Mendel es sich hat vorstellen können. Derzeit sind mehr als 5000 Erbkrankheiten bekannt, von denen viele nicht nur von einem Gen, sondern von bis zu Hunderten zusammen ausgelöst werden. Manche Allele sind weder dominant noch rezessiv, sondern prägen sich gleich stark aus. Dennoch bildeten Mendels Erbsen die Grundlage für ein neues Verständnis von Genetik und Erbkrankheiten. ■

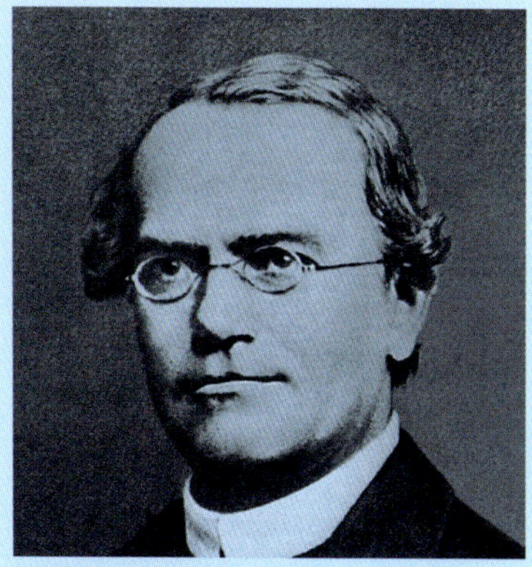

Gregor Mendel

Johann Mendel wurde 1822 in Schlesien, das damals zum österreichischen Kaiserreich gehörte, geboren. Mit hervorragenden Studienergebnissen in Mathematik und Physik trat er 1843 in das Augustinerkloster St. Thomas in Brünn (heute Brno in Tschechien) ein und nahm als Mönch den Namen Gregor an.

Das Kloster ließ Mendel 1851 an der Universität von Wien seine Studien fortsetzen. Dort forschte er unter dem Physiker Christian Doppler und lernte durch Mikroskopieren viel über die Physiologie der Pflanzen. Nach seiner Rückkehr nach Brünn begann er seine Vererbungsversuche an Erbsen, deren Ergebnisse er 1865 präsentierte. Zwei Jahre später wurde er Abt, erforschte aber weiterhin Bienen und das Wetter. In seinen letzten Jahren peinigte ihn eine Nierenerkrankung. Nach seinem Tod 1884 brachte ihm die Wiederentdeckung seiner Ideen 1900 die posthume Anerkennung als Vater der Genetik.

Hauptwerk

1865 *Versuche über Pflanzenhybriden*

ALLES UNGLÜCK KOMMT VON DIESEN KLEINEN TEILCHEN

ANTISEPSIS IN DER CHIRURGIE

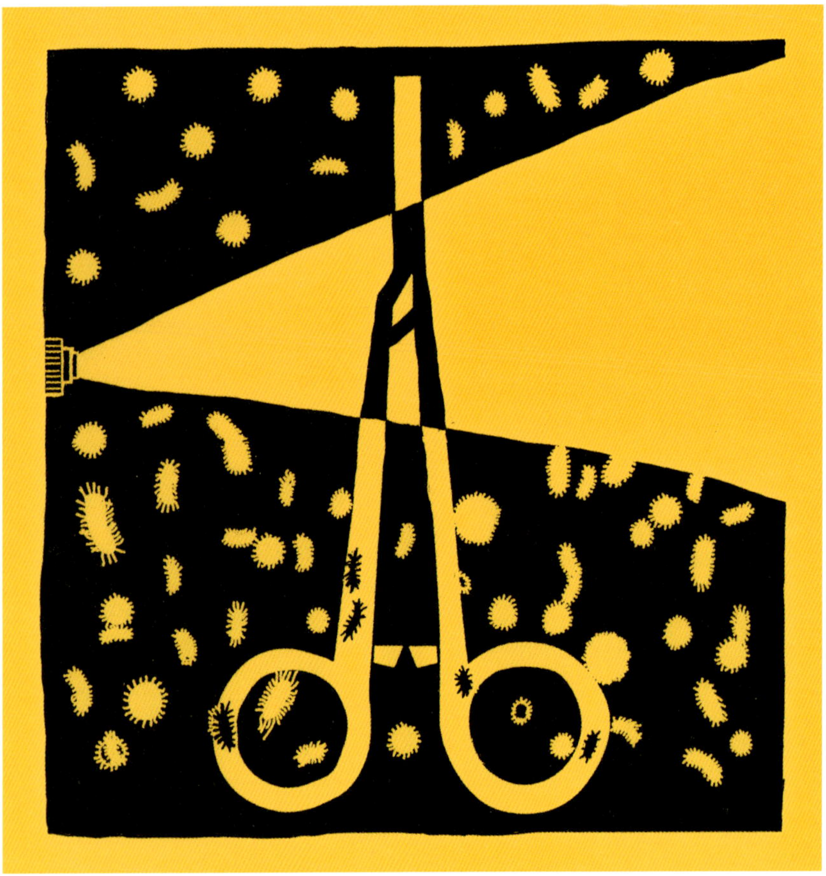

IM KONTEXT

FRÜHER

Um 1012 Der persische Universalgelehrte Ibn Sina formuliert eine Keimtheorie.

Um 1850 Louis Pasteur erkennt in Mikroorganismen die Ursache für das Verderben von Lebensmitteln.

1861 Pasteur veröffentlicht seine Keimtheorie.

SPÄTER

Um 1880 Robert Koch zeigt, dass die Dampfsterilisation Keime genauso gut abtötet wie Antiseptika.

Um 1890 Gustav Neuber führt in seinem OP-Saal Steriltechniken und antiseptische Methoden ein.

Um 1940 Durch massiven Einsatz von Antibiotika werden bei Operationen Keime schon im Körper abgetötet.

Mitte des 19. Jahrhunderts waren die Operationssäle, in denen sich die Chirurgen nur selten die Hände wuschen und keine Vorsorge gegen Wundinfektion trafen, für die Patienten höchst gefährlich. Die Instrumente aus Elfenbein oder Holz waren unsteril und schlecht zu reinigen, die Operationstische wurden nach einem Eingriff nicht abgewischt. Mit ihren blutverkrusteten OP-Schürzen priesen die Chirurgen ihren »guten alten OP-Mief«.

Nachdem 1846 die Narkose entdeckt worden war, mussten Patienten eine Operation nicht mehr wach miterleben und das Prinzip der Schnelligkeit als Schutz vor dem Tod durch Schock oder Blut-

Siehe auch: Anästhesie 112–117 ▪ Hygiene 118–119 ▪ Pflege- und Hygienewesen 128–133 ▪ Keimtheorie 138–145 ▪ Malaria 162–163 ▪ Antibiotika 216–223

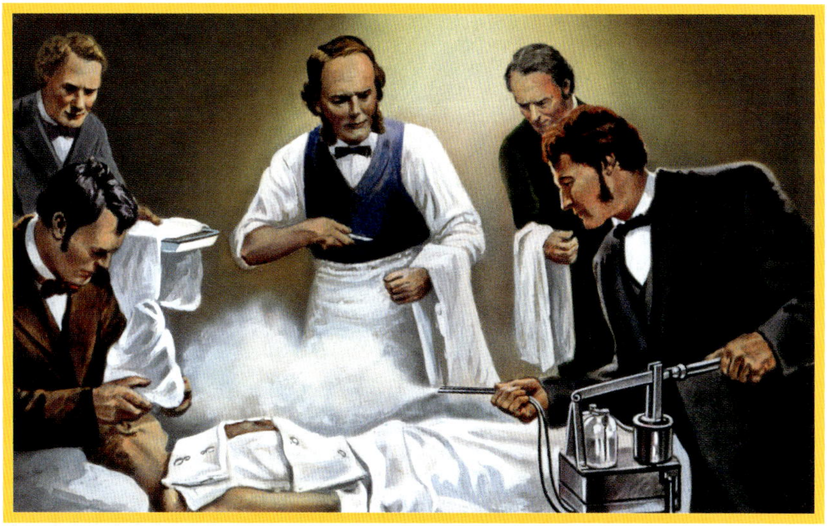

Joseph Lister (Mitte) unterweist einen Assistenten beim Versprühen von Karbol, mit dem Hände, Instrumente und die Umgebungsluft während einer Operation gereinigt wurden.

verlust war nicht mehr so relevant. Die Schmerzfreiheit ermöglichte jetzt auch längere, komplizierte Eingriffe. Dagegen stiegen aber die Todesfälle durch Infektionen als Folge der unsterilen OP-Umgebung drastisch an.

Den Ärzten war nicht bewusst, dass sie das Eindringen von Mikroorganismen (Keimen) in die offene Wunde vermeiden mussten, und sie wunderten sich über die hohe Zahl von postoperativen Infektionen, die besonders nach Beinamputationen auftraten.

Unsichtbare Gefahr

Der junge britische Arzt Joseph Lister hatte mit einer solchen Umgebung zu tun, als er im Jahr 1861 am Glasgow Royal Infirmary in Schottland als leitender Chirurg an der Unfallstation für Männer anfing. Hier war gerade zuvor ein neuer chirurgischer Trakt mit mehreren Stationen errichtet worden, um die hohe Sterblichkeit durch die »Krankenhauskrankheit« (die heute als Sepsis bezeichnet wird und eine Blutvergiftung durch Keimbefall darstellt) zu senken. Aber auch das neue Gebäude konnte die Flut an Todesfällen nicht eindämmen. Lister war entschlossen, der Ursache der Infektionen auf den Grund zu gehen. Bis dahin herrschte unter den Ärzten die Ansicht vor, dass üble Luft (Miasma) Krankheiten verbreite. Andere glaubten, dass etwas im Körper der Überträger sei (Kontagionismus). Lister selbst sah Staubteilchen in der Luft als Ursache, verstand diesen Staub aber nicht als etwas Lebendiges. Dann las er 1865 die Arbeiten des Bakteriologen Louis Pasteur. Lister folgerte daraus, dass es zwischen »

Joseph Lister

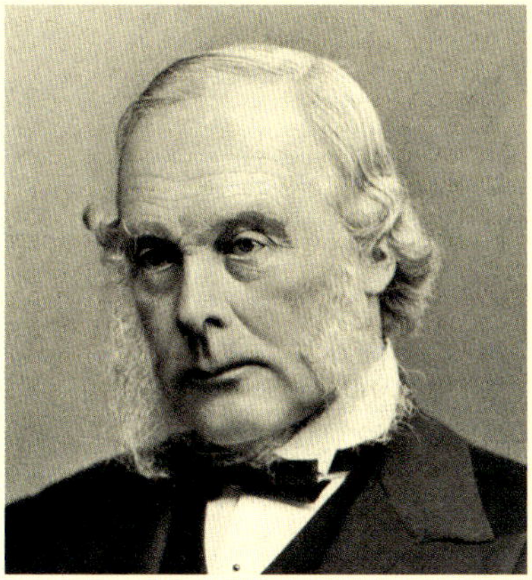

Geboren im Jahr 1827 in Essex in Großbritannien, wurde Joseph Lister als Quäker erzogen. Sein Vater unterrichtete ihn im Mikroskopieren, was er für seine späteren Studien an Wundgewebe anwandte. Nach dem Londoner University College arbeitete er ab 1852 als Assistent des Chirurgen James Syme in Edinburgh. Im Jahr 1856 heiratete er Symes Tochter Agnes, die zur lebenslangen Partnerin im Laboratorium wurde.

Nach chirurgischen Tätigkeiten in Edinburgh und Glasgow arbeitete Lister ab 1877 16 Jahre lang, bis zu seinem Ruhestand 1893, als Professor für klinische Chirurgie am King's College Hospital. Trotz zahlreicher Auszeichnungen wie dem Verdienstorden und seiner Berufung ins britische Oberhaus als erster Chirurg überhaupt lebte Lister eher zurückgezogen. Zu seinem Begräbnis 1912 wurde eine Zeremonie in der Westminster Abbey abgehalten.

Hauptwerk

1867 *Über das antiseptische Prinzip in der chirurgischen Praxis*

Anfang des 19. Jh. werden **Operationen in schmutziger Umgebung** und mit **unsterilen Instrumenten** durchgeführt. **Nahezu die Hälfte der Patienten stirbt.**

↓

Wenn **»schwebende Teilchen« – oder Mikroorganismen –** Lebensmittel verderben lassen, so vermutet Lister, **können sie** auch **Wunden infizieren.**

↓

Durch **Versprühen von Antiseptika** und antiseptisch eingeweichte Verbände **tötet** Lister diese **Mikroorganismen ab,** sodass sie nicht mehr in die Wunden gelangen.

↓

Die Sterblichkeit nach Operationen verringert sich drastisch.

Keimen und postoperativen Infektionen einen Zusammenhang geben müsste.

Pasteur hatte die krank machende Rolle von Mikroorganismen bei seiner Gärungsforschung an Bier und Milch entdeckt. Demnach verdirbt nicht der Sauerstoff in der Luft die Lebensmittel, sondern Mikroorganismen, die sich in sauerstoffreicher Umgebung anreichern.

Ausschluss von Bakterien

Lister beschloss, Pasteurs Keimtheorie auf Operationen zu übertragen. Nach den Erkenntnissen sollten sich Mikroorganismen durch Hitze, Filtern oder Chemikalien entfernen lassen. Die ersten beiden Methoden waren bei Wunden kaum anwendbar. Deshalb behandelte Lister infiziertes Wundgewebe mit Chemikalien und betrachtete es unter dem Mikroskop. Sein Ziel war es, das Eindringen von Keimen in eine offene Wunde durch eine chemische Barriere zu verhindern. Den entsprechenden chemischen Stoff nannte er später »Antiseptikum«.

Als wirksames Antiseptikum erwies sich die Karbolsäure oder Karbol, mit dem damals in Schottland die am schlimmsten stinkenden Abwasserkanäle gereinigt wurden. Verdünntes Karbol schien bei infizierten Wunden den Wundbrand zu verhindern. Daraufhin überlegte er, dass ein Versprühen der Substanz auf die Instrumente, die Hände und auf die Verbände ebenfalls die Keimübertragung in die Wunde verhindern sollte.

Lister überprüfte seine Thesen 1865 zum ersten Mal an einem elfjährigen Jungen, der von einem Wagen überfahren worden war und mit einem offenen Bruch am Bein eingeliefert wurde. Ein solcher Bruch, bei dem der Knochen aus der Haut trat, war damals wegen der Infektion im Anschluss an die OP noch ein Todesurteil. Deshalb nahmen die Chirurgen in solchen Fällen das Bein lieber gleich ab, was aber ebenfalls lebensgefährlich war. Lister richtete das Bein und versorgte die Wunde mit einem karbolgetränkten Verband. Nach ein paar Tagen begann der Knochen offensichtlich ohne Infektion zu heilen. Der Junge wurde fünf Wochen später vollständig geheilt entlassen.

Nach weiteren Arbeiten mit Karbol veröffentlichte Lister 1867 seine Befunde im *British Medical Journal* unter dem Titel »On the Antiseptic Principle in the Practice of Surgery« (»Über das antiseptische Prinzip in der chirurgischen Praxis«). Die Ergebnisse waren überwältigend. Von 1865 bis 1869 wurden auf Listers Unfallstation zwei Drittel weniger Todesfälle durch postoperative Infektionen gezählt.

Skeptiker überzeugen

Trotz Listers offenkundigen Erfolgen stießen seine Theorien sofort auf Ablehnung. Viele Chirurgen störten sich an den Verzögerungen beim Operieren, die Tod durch Blut-

»… Seit die antiseptische Behandlung in vollem Umfang angewendet wird, … haben sich meine Abteilungen … vollständig verändert …«

Joseph Lister
Rede auf der Tagung der britischen medizinischen Vereinigung in Dublin (1867)

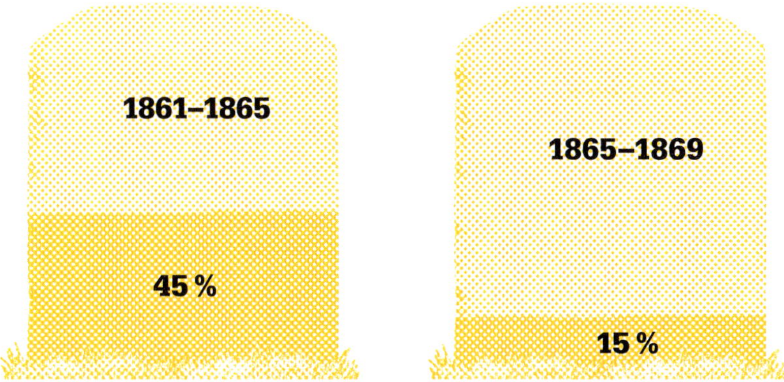

Als Joseph Lister die Leitung der neuen Unfallstation für Männer am Glasgow Royal Infirmary übernahm, starb fast die Hälfte der Patienten an Infektionen infolge der Operation. Nach Einführung seiner antiseptischen Methode sank die Sterblichkeit auf der Station auf 15 Prozent.

verlust wahrscheinlicher machten. Listers Gegner waren auch nicht überzeugt davon, dass das Versprühen von Antiseptika und das Händewaschen mit diesen Substanzen irgendeinen Vorteil bieten sollten. Die versprühten Tröpfchen reizten die Augen und schädigten auch gesundes Gewebe.

Nachdem Lister 1869 James Syme als Professor für klinische Chirurgie an der Universität von Edinburgh nachfolgte, konnte er weiter seine Keimtheorie verfolgen. Seine Arbeiten brachten ihm 1875 auf einer Vortragsreise durch Deutschland viel Applaus ein, während die Chirurgen in den USA sie ein Jahr später strikt ablehnten.

Unbeeindruckt veröffentlichte Lister weiter im *British Medical Journal* und *The Lancet*. Er war aber kein begnadeter Autor und seine Weigerung, Statistiken abzudrucken, machte es ihm schwierig, Leser und Kollegen für sich einzunehmen. Für einen Großteil der Ärzteschaft galt die Chirurgie in Edinburgh im Vergleich zur Londoner nur als zweitklassig. Um sich zu beweisen, musste Lister in die Hauptstadt umziehen.

Das geschah 1877 mit seinem Wechsel auf die Professur für klinische Chirurgie am Londoner King's College Hospital. Hier machte Lister mit der Operation einer gebrochenen Kniescheibe auf sich aufmerksam. Zunächst veränderte er die einfache Fraktur in eine komplizierte, was das Infektions- und Sterberisiko deutlich erhöhte. Mit seinen antiseptischen Maßnahmen konnte er aber die Wunde versorgen und der Patient wurde geheilt. Niemand zweifelte jetzt mehr daran, dass die antiseptischen Methoden einzig und allein der Lebensrettung dienten.

Königliche Anerkennung

Listers Ruf verbesserte sich weiter, als er 1871 bei Königin Victoria einen großen Abszess aus der Achselhöhle entfernte. Während des Eingriffs geriet aber versehentlich etwas versprühtes Karbol in die Augen der Königin. Lister versprühte die Substanz, weil er auch in der Luft um den Operationstisch herum Keime vermutete. Zum Glück gab es keine langfristigen Auswirkungen und Lister sah später von der Methode ab.

Als Lister 1893 in den Ruhestand ging, waren seine Techniken allgemein anerkannt. Noch sicherere Methoden erforschte der deutsche Bakteriologe Robert Koch. Sein antiseptisches System bestand aus Hitze, Antiseptika sowie Wasser und Seife und war die natürliche Weiterentwicklung von Listers Forschung.

Koch zeigte, dass trockene Hitze und Wasserdampfsterilisation Keime ebenso gut abtöteten wie Antiseptika. Der deutsche Arzt Gustav Neuber führte außerdem sterile Kleidung, Gummihandschuhe und Gesichtsmasken ein. Dazu kamen leicht desinfizierbare Böden und Wände.

Antisepsis ist bis heute eine Grundvoraussetzung für sicheres Operieren. Als besonders wichtig gelten steriles OP-Besteck und eine sterile Umgebung. Die Grundlagen lieferten Listers Befunde von 1860 – dass Keime niemals in Wunden gelangen dürfen. ■

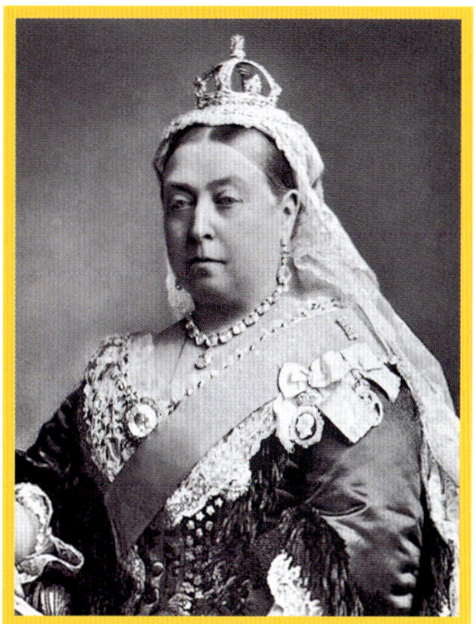

Listers operativer Eingriff bei der englischen Königin Victoria wäre ohne antiseptische Bedingungen vielleicht anders ausgegangen. Zum Dank wurde Lister 1878 Leibchirurg der Königin.

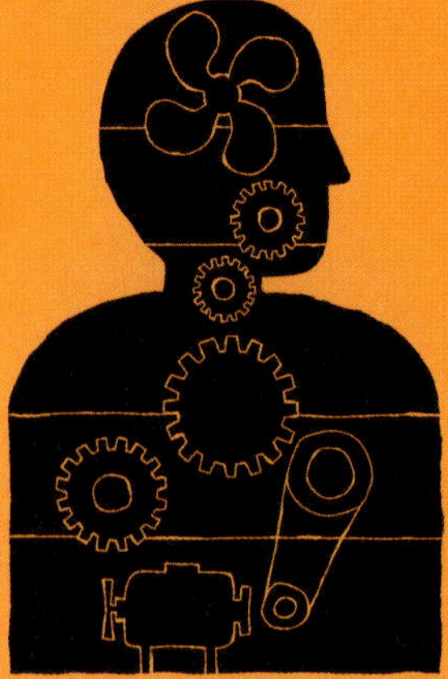

DISZIPLIN DER LEBENS-ERSCHEINUNGEN

PHYSIOLOGIE

IM KONTEXT

FRÜHER

Um 1540 Der französische Arzt Jean Fernel bezeichnet das Studium der Körperfunktionen als »Physiologie«.

1543 Andreas Vesalius revolutioniert mit *De humani corporis fabrica (Über den Bau des menschlichen Körpers)* den Medizinunterricht.

1628 William Harveys Schrift *De motu cordis et sanguinis (Die Bewegung des Herzens und des Bluts)* verändert den wissenschaftlichen Blick auf den menschlichen Körper.

SPÄTER

1891 Der russische Physiologe Ivan Pavlov konditioniert Hunde, dass sie speicheln, wenn sie eine Glocke hören.

1926 Walter B. Cannon prägt den Begriff »Homöostase« für das Beibehalten eines stabilen Zustands im menschlichen Organismus.

Die Anatomie beschreibt den Aufbau des Körpers, die Physiologie erforscht dagegen seine Funktionen. Mitte des 19. Jahrhunderts gingen einige deutsche und der französische Arzt Claude Bernard diesen wissenschaftlichen Weg, um die Biologie von Organismen auf der Ebene der Zellen, des Gewebes sowie des gesamten Körpers zu verstehen.

Wissenschaftlicher Ansatz

Die Physiologie machte 1628 ihren Anfang, als William Harvey mit sorgfältigen Experimenten den Blutkreislauf beschrieb. Als eigenständiges Gebiet der Medizin mit wissenschaftlicher Herangehensweise entfaltete sie sich jedoch nur langsam. Erheblichen Aufwind erhielt sie durch die Zelltheorie, die 1838/39 vom deutschen Botaniker Matthias Schleiden und dem Arzt Theodor Schwann aufgestellt wurde. Demnach sind alle Organismen aus Einheiten – den Zellen – aufgebaut. Nur wenig später stellten Johannes Müller, Justus von Liebig und Carl

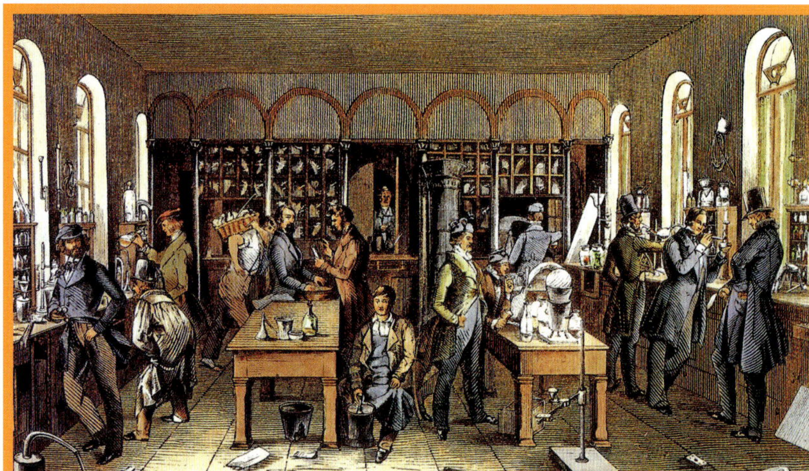

Justus von Liebigs Laboratorium an der Universität von Gießen wurde eigens als Forschungs- und Lehrsaal gebaut.

Siehe auch: Anatomie 60–63 ▪ Blutkreislauf 68–73 ▪ Histologie 122–123 ▪ Zellularpathologie 134–135 ▪ Diabetes 210–213

Anatomisches Wissen – den Aufbau des Körpers zu kennen – reicht **nicht** aus, **um Krankheiten zu heilen.**

↓

Auch die **Physiologie,** das Zusammenspiel der **chemischen, physikalischen und mechanischen Prozesse** im **lebenden Organismus,** muss verstanden werden.

↓

Um die Systeme **wissenschaftlich zu verstehen,** müssen **physiologische Experimente** durchgeführt werden.

Ludwig die Disziplin auf eine stabile experimentelle Grundlage. Müller untersuchte die Reaktion der Sinnesorgane auf Reize und entdeckte, wie die Reflexe in den Nervenbahnen weitergeleitet werden. Liebig und Ludwig führten Atmungs- und Blutdruckmessungen durch und unternahmen chemische Analysen von Körperflüssigkeiten.

Experimentelle Medizin

Claude Bernard war Mitbegründer der experimentellen Medizin. Für ihn waren Reagenzglasversuche nicht aussagekräftig genug – man müsse Eingriffe am lebenden Tier (Vivisektionen) durchführen, um den komplexen Organismus verstehen zu können.

Bernard untersuchte die Wirkung von Giften wie etwa Kohlenstoffmonoxid und Curare. Er zeigte, wie Kohlenstoffmonoxid zusammen mit Hämoglobin Sauerstoffmangel im Blut auslöst und dass Curare durch Angriff auf die motorischen Nerven Tod durch Lähmung hervorruft, aber nicht die Sinnesnerven betrifft. Bahnbrechend waren seine Arbeiten zur Bauchspeicheldrüse und ihrer Rolle bei der Verdauung sowie zum Glycogenabbau in der Leber. Bei Energiebedarf wandelt die Leber die stärkeartige Substanz Glycogen in Glucose (Zucker) um.

Weitreichend war Bernards Konzept eines *Milieu intérieur*, das die Selbstregulierung einer inneren Umgebung beschreibt. So bleibt ein Gleichgewicht bestehen, auch wenn sich die äußeren Bedingungen ständig ändern. Mit diesem 1865 entwickelten Konzept erklärte Bernard, dass ohne die Beziehung zwischen Zellen und ihrer Umgebung die Physiologie nicht verstanden werden kann. Um 1920 leitete daraus der amerikanische Physiologe Walter B. Cannon das Prinzip der Homöostase ab. Eine Schlüsselrolle spielt dabei ein kleiner Abschnitt im unteren Vorderhirn, der Hypothalamus. ■

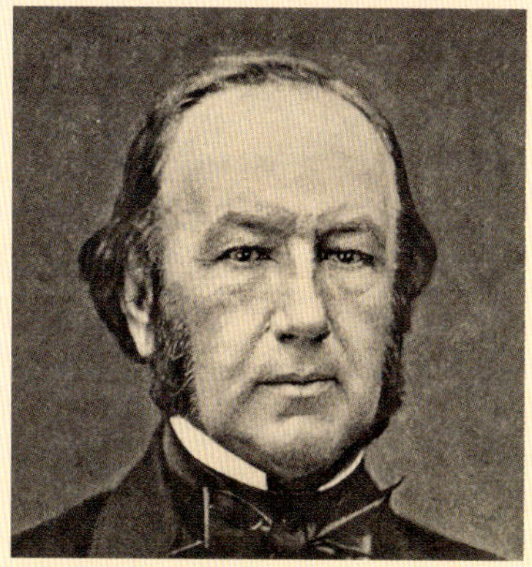

Claude Bernard

Bernard wurde 1813 als Sohn eines Winzers in einem kleinen Dorf im Departement Rhône im Osten Frankreichs geboren. Nach der Schule lernte er bei einem Apotheker und studierte später an der Fakultät für Medizin in Paris. Zwei Jahre nach seinem Abschluss 1843 ging er mit Marie Martin eine Vernunftehe ein. Ihre Mitgift half ihm bei der Finanzierung seiner wissenschaftlichen Experimente, aber als er am Familienhund eine Vivisektion durchführte, verließ sie ihn.

Bernard wurde 1847 Stellvertreter von Professor François Magendie am Collège de France und trat 1855 seine Nachfolge an. Im Jahr 1868 wurde Bernard Professor für allgemeine Physiologie am naturgeschichtlichen Museum des botanischen Gartens und kurz darauf Mitglied der Académie Française. Er starb 1878 in Paris.

Hauptwerke

1865 *Einführung in das Studium der experimentellen Medizin*
1878 *Vorlesungen zum Phänomen des Lebens, wie es Tieren und Pflanzen gemein ist*

ABWEHR VON EINDRINGLINGEN

IMMUNSYSTEM

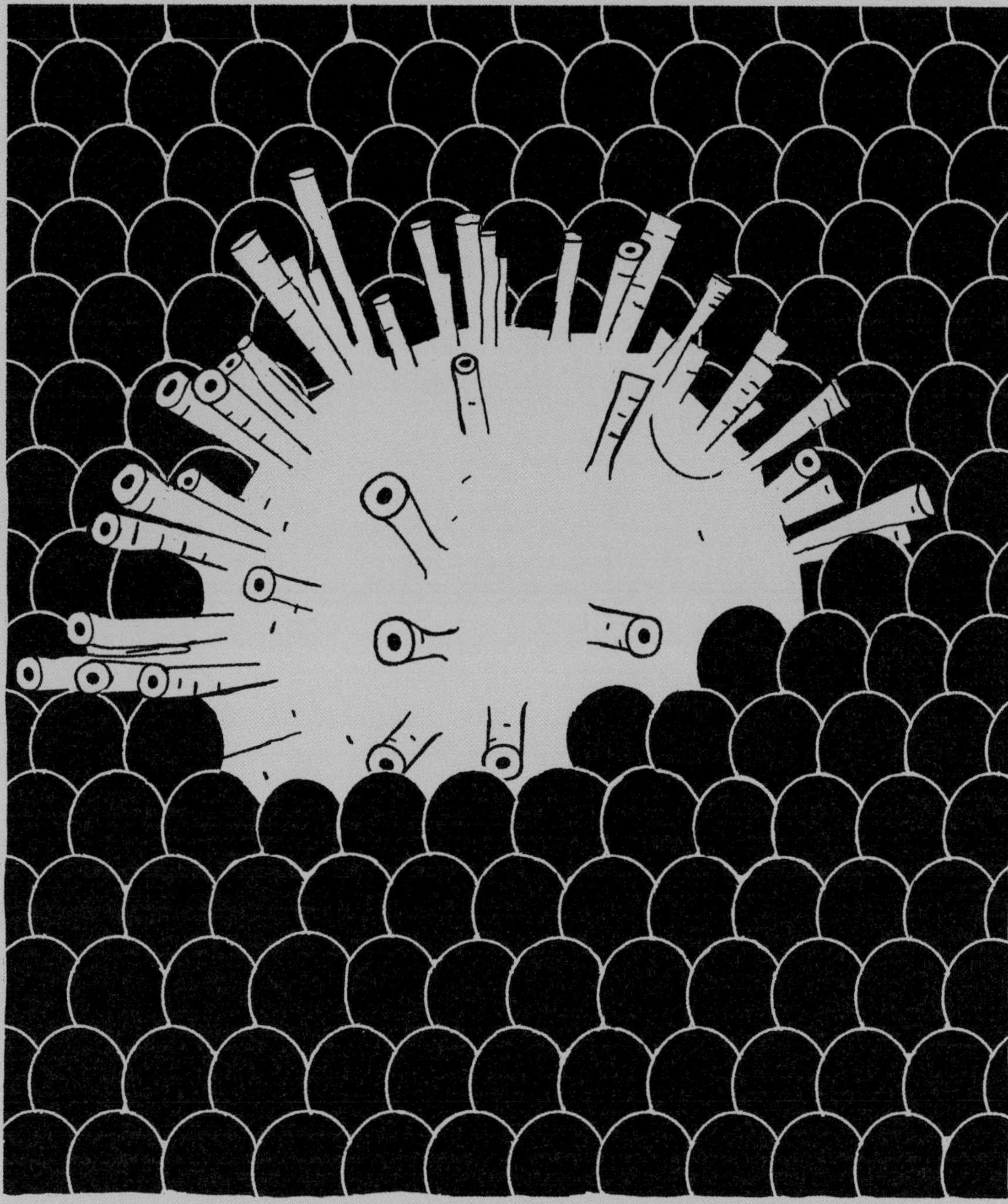

IM KONTEXT

FRÜHER

Um 900 n. Chr. Al-Razi überlegt, wie der Mensch gegen Pocken immun werden könnte.

1546 Girolamo Fracastoro schlägt eine Blutreinigung als Mittel für eine Immunität gegen Pocken vor.

1796 Durch Edward Jenners Impfung werden die Menschen immun gegen Pocken.

1861 Louis Pasteur nennt in seiner Keimtheorie Bakterien als Ursache für Krankheiten.

SPÄTER

2016 Matthew Halpert und Vanaja Konduri aus den USA beschreiben die Rolle von dendritischen Zellen im Zusammenspiel mit T-Helferzellen.

2018 An die Immunologen James P. Allison und Tasuku Honjo wird der Nobelpreis für Physiologie oder Medizin für die Hemmung der negativen Immunregulation in der Krebstherapie verliehen.

Lang war den Ärzten ein gewisser Eigenschutz des Körpers vor Erkrankungen bekannt. Dafür kam der Begriff »Immunität« auf, aber deren Wesen blieb rätselhaft. Ab dem Ende des 19. Jahrhunderts deckten medizinische Wissenschaftler wie Ilja Metschnikow, Paul Ehrlich und Frank Macfarlane Burnet Stück für Stück die fabelhaft komplexe Funktionsweise des Immunsystems auf.

Das Immunsystem fährt zweigleisig. Zur Abwehr von Fremdstoffen nutzt es sowohl die weißen Blutkörperchen (Leukozyten) als auch Antikörper (eine bestimmte Proteinklasse). Sofort auf Keime und andere Fremdkörper reagiert es mit einer unspezifischen »angeborenen« Immunantwort. Dagegen muss sich die spezifische »adaptive« (oder erworbene) Immunität gegen eine neue Bedrohung erst aufbauen, behält sie dann aber im Gedächtnis, was die eigentliche Immunität verleiht. Über die adaptive Immunabwehr verfügen nur die Wirbeltiere.

> »Es gibt im Grunde nur eine streng wissenschaftliche Methode der Behandlung für alle Krankheiten, und das ist, die Bildung der Phagozyten anzuregen.«
>
> **George Bernard Shaw**
> Aus dem 1. Akt seiner Komödie *Des Doktors Dilemma* (1906)

Nicht zweimal krank

Dass Menschen in der Regel nicht zweimal an Pocken erkranken, war altbekanntes Wissen. Nach überstandenem Kampf schien es eine Immunität zu geben. Gott schützte die Gerechten, glaubten manche, andere hielten eine wissenschaftliche Begründung für wahrscheinlicher. Im 19. Jahrhundert räsonierte der persische Arzt al-Razi, dass die Pockenpusteln überschüssige Feuchtigkeit ableiten und somit die Krankheit fernhalten würden. Der italienische Arzt Girolamo Fracastoro hielt im 16. Jahrhundert die Pocken für eine Art Endreinigung vom giftigen Menstruationsblut der Geburt – das erklärte für ihn auch, warum besonders Kinder so stark betroffen waren.

Ohne zu wissen, wie die Immunität funktioniert, aber im festen Glauben, dass es sie gibt, begannen einige Ärzte mit Inokulationen – dem Einbringen von infiziertem Material, um die Immunität zu stimulieren. Zumindest im Fall der Pocken überzeugte die erfolgreiche Impfung (Vakzination) des britischen Arztes Edward Jenner im Jahr 1796 die letzten Zweifler.

Die Vakzination wurde rasch als lebensrettende Maßnahme weithin übernommen, aber was dabei genau passierte, blieb unklar. Die Ärzte waren sich auch nicht einig, ob Fieber und entzündliche Prozesse den Körper schädigten oder doch Teil der Körperabwehr waren.

Keime und Zellen

Dazu kam, dass niemand die eigentliche Ursache von Krankheiten kannte. Einen Hauptschuldigen identifizierten um 1870 Louis Pasteur und Robert Koch in Form von winzigen Mikroorganismen, den Keimen. Allerdings nahmen beide Wissenschaftler noch an, dass der Körper dagegen wehrlos sei. Dann erfuhr im Jahr 1882 Ilja Metschnikow, ein in Sizilien lebender russi-

> »Der Arzt der Zukunft wird ein Immunisierer sein.«
>
> **Almroth Wright**
> Einführungsrede am St. Mary's Hospital, London (1905)

Siehe auch: Römische Medizin 38–43 ▪ Islamische Medizin 44–49 ▪ Impfung 94–101 ▪ Keimtheorie 138–145 ▪ Gezielte Medikamentenabgabe 198–199 ▪ Transplantation 246–253 ▪ Lymphozyten und Lymphsystem 256–257 ▪ Monoklonale Antikörper 282–283

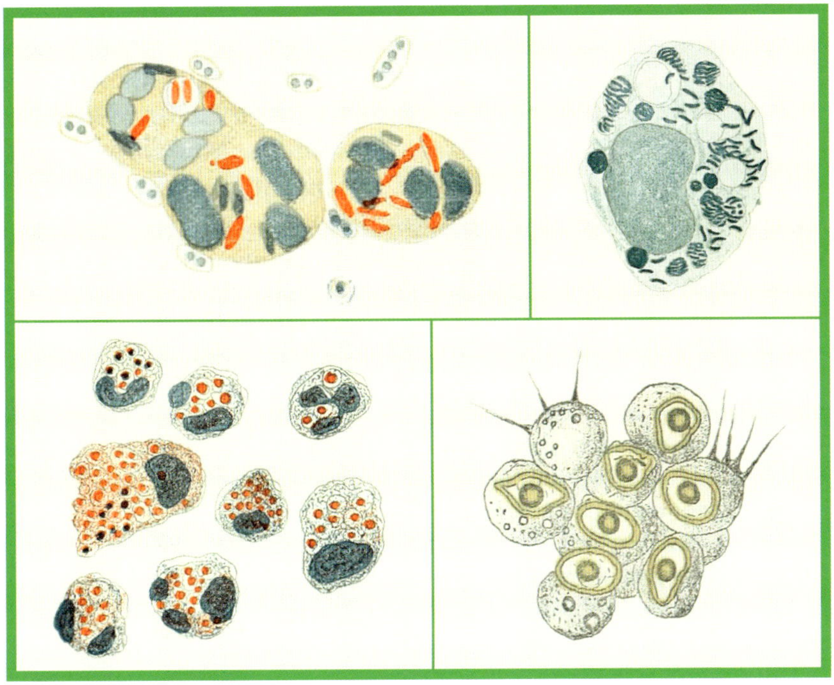

Zeichnerische Darstellung der Phagozytose von Ilja Metschnikow. Weiße Blutkörperchen (Phagozyten) nehmen unter Formveränderung Pathogene auf und zerstören sie.

scher Arzt, von Kochs Entdeckung des Tuberkuloseerregers.

Metschnikow fand es seltsam, dass seine Frau an Tuberkulose erkrankte, er selbst aber offenbar immun war. Er wusste, dass sich weiße Blutkörperchen an den Stellen der Infektion zusammenballen. In ihnen wurden sogar Mikroorganismen beobachtet. Nach der vorherrschenden Theorie verbreiteten aber die weißen Blutkörperchen die Krankheit im Körper. Metschnikow fragte sich nun, ob deren massives Auftreten an einer Stelle nicht eher eine Art Verteidigung sei.

Um das herauszufinden, verletzte Metschnikow Seesternlarven mit Rosenstacheln. Unterm Mikroskop sah er, wie sich weiße Blutkörperchen um den Stachel ansammelten. Schnell entwickelte er die Theorie, dass die weißen Blutkörperchen Fremdkörper angreifen, einschließen und zerstören. Er nannte diese Zellen, die den Erreger keineswegs verteilten, sondern die Infektion bekämpften, »Phagozyten«, aus dem Griechischen für Zell-Esser.

Demnach war die Entzündung Teil der angeborenen Immunabwehr: Sie zog die Phagozyten an den Infektionsherd. Metschnikow unterschied auch zwischen den größeren Phagozyten (Makrophagen) und kleineren Mikrophagen (heute: Neutrophilen).

Glaubenskrieg

Trotz Metschnikows Nobelpreis von 1908 waren viele Kollegen zunächst skeptisch. Zwischen den Verfechtern einer Phagozyten-bedingten zellulären Immunität und den Anhängern einer humoralen (aus Molekülen in Körperflüssigkeiten kommenden) Version entbrannte ein heftiger Streit. Das Wort »humoral« stammt aus der alten Vorstellung, dass eine Erkrankung durch ein Ungleichgewicht von Körperflüssigkeiten verursacht wird. Das humorale Lager lag in Deutschland, das zelluläre in Frankreich, wo Metschnikow am Pasteur-Institut in Paris arbeitete.

Eine Zeit lang feierte das deutsche Lager wichtige Erfolge. Emil von Behring berichtete 1890 in Zusammenarbeit mit dem Japaner Shibasaburo Kitasato, dass Serum (Flüssigkeit aus Blut) von Tieren, die mit Tetanus oder Diphtherie infiziert worden waren, »Antitoxine« enthält. Diese chemischen Substanzen würden als Gegengift andere Tiere immunisieren oder sogar heilen. Damit bezog sich Behring auf die Vorstellung, Krankheiten hätten spezifische Ursachen und der »

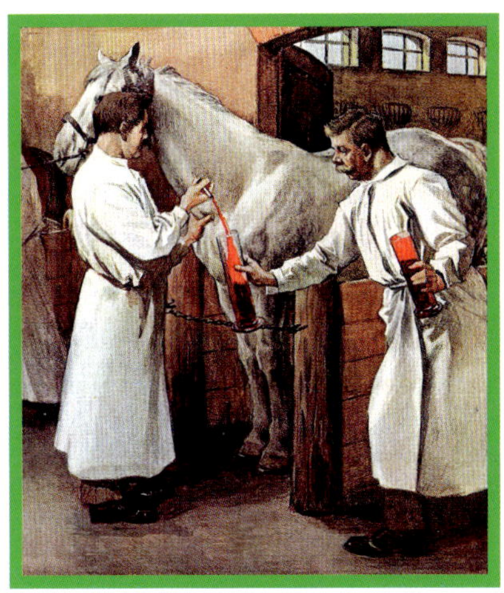

Emil von Behring entdeckte im Serum von infizierten Tieren, z. B. Pferden, Antitoxine. Bevor es 1920 einen Impfstoff gegen Diphtherie gab, wurde dieses Antitoxin angewandt.

Körper entwickle gleichfalls spezifische Gegenmaßnahmen. Behring wurde später einer der wichtigsten Impfstoffforscher.

In der Zwischenzeit befasste sich Paul Ehrlich mit der Rolle von Antigenen und Antikörpern. Antigene sind Substanzen, die im Körper eine Immunreaktion bewirken. (Wie später entdeckt wurde, gehören dazu auch Krebszellen, fremdes Gewebe sowie Keime.) Antikörper (Immunglobuline) sind Proteine, die Keime inaktivieren oder schwächen können. Jeder Antikörper hat ein bestimmtes, passendes Antigen.

Wichtiges Puzzleteil

Im Jahr 1900 verfeinerte Ehrlich seine »Seitenkettentheorie«, dass nämlich Antigen und Antikörper zusammenwirken wie Schlüsselloch und Schlüssel. Antikörper bilden auf weißen Blutkörperchen Rezeptoren, Seitenketten genannt. Trifft ein Antigen auf die passende Seitenkette, setzt die Zelle massiv Antikörper frei, die das Toxin befallen und neutralisieren.

Ehrlich empfahl neue, spezifische Arzneistoffe, die wie Antikörper ein bestimmtes Pathogen (einen Krankheitserreger) verfolgen und zerstören. Mit diesem Ansatz entwickelte er Salvarsan, das erste wirksame Syphilismedikament. Ehrlichs Theorie erklärte zum ersten Mal, auf welche Art die Inokulation den Körper schützt – durch Auslösen der Ausschüttung von Antikörpern –, und legte die Grundlage für die fortwährende Suche nach neuen Impfstoffen als wichtigste und lebensrettende Waffe gegen Infektionskrankheiten.

In einer Weiterführung der Arbeiten seines Kollegen Hans Buchner und des belgischen Wissenschaftlers Jules Bordet (am Pasteur-Institut in Frankreich) führte Ehrlich neben dem Antikörpersystem auch das »Komplement«-System ein. Nach Aktivierung (durch das Pathogen) schüttet es eine Kaskade aus (vor allem Leber-)Proteinen in das Blut und in die Flüssigkeit zwischen den Zellen aus. Diese Proteine bringen dann die Fremdzellen zum Platzen (Lyse) und zur Vernichtung durch Phagozyten und

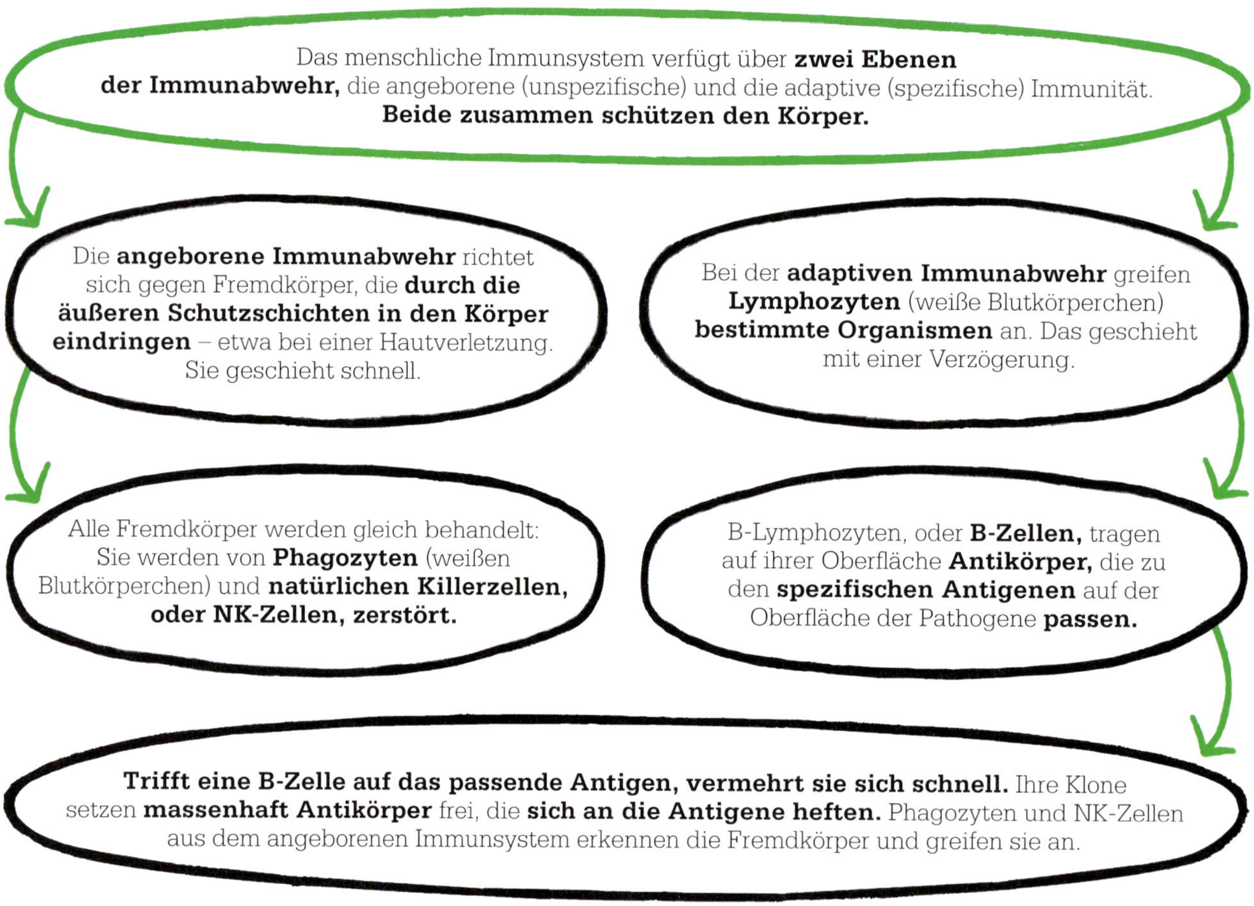
Das menschliche Immunsystem verfügt über **zwei Ebenen der Immunabwehr,** die angeborene (unspezifische) und die adaptive (spezifische) Immunität. **Beide zusammen schützen den Körper.**
Die **angeborene Immunabwehr** richtet sich gegen Fremdkörper, die **durch die äußeren Schutzschichten in den Körper eindringen** – etwa bei einer Hautverletzung. Sie geschieht schnell.
Bei der **adaptiven Immunabwehr** greifen **Lymphozyten** (weiße Blutkörperchen) **bestimmte Organismen** an. Das geschieht mit einer Verzögerung.
Alle Fremdkörper werden gleich behandelt: Sie werden von **Phagozyten** (weißen Blutkörperchen) und **natürlichen Killerzellen, oder NK-Zellen, zerstört.**
B-Lymphozyten, oder **B-Zellen,** tragen auf ihrer Oberfläche **Antikörper,** die zu den **spezifischen Antigenen** auf der Oberfläche der Pathogene **passen.**
Trifft eine B-Zelle auf das passende Antigen, vermehrt sie sich schnell. Ihre Klone setzen **massenhaft Antikörper** frei, die **sich an die Antigene heften.** Phagozyten und NK-Zellen aus dem angeborenen Immunsystem erkennen die Fremdkörper und greifen sie an.

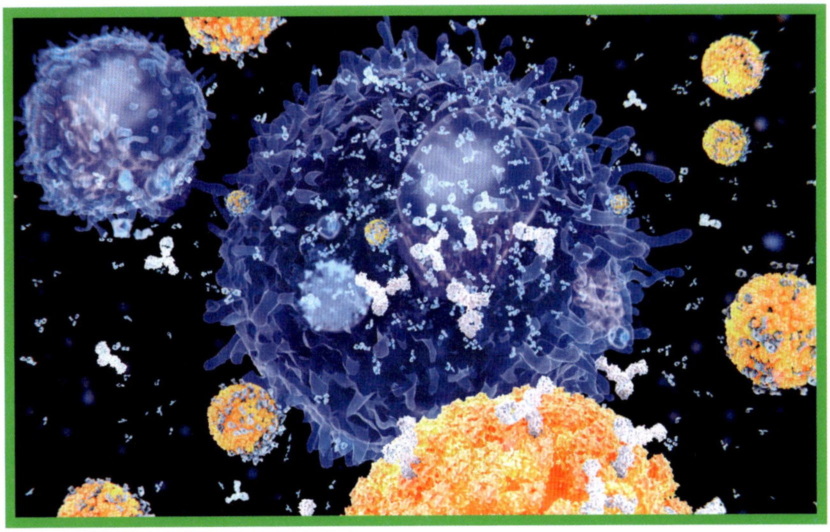

Weiße Blutkörperchen (orange gezeichnet) im Angriffsmodus. Sie sekretieren Antikörper (weiß), die sich an Antigene (blau) binden und sie dadurch für die Vernichtung kennzeichnen.

fördern die Entzündung, um weiße Blutkörperchen anzuziehen.

Nach der Annahme war die Immunität klar zweigeteilt: Eine erste, angeborene Abwehr besorgten die Zellen und dann bekämpfte die kluge, adaptive Immunität spezifische Keime chemisch oder »humoral«. Das Komplementsystem passte jedoch zu beidem. Offenbar war die Sache komplizierter.

Weitere Zweifel an der strikten Aufteilung weckten die Arbeiten des Briten Almroth in den folgenden Jahrzehnten. Manche Bakterien entziehen sich der Phagozytose, aber Wright konnte zeigen, dass Antikörper den Phagozyten bei der Erkennung helfen.

Selbstverteidigung

Um 1940 und 1950 führten fehlgeschlagene Transplantationsversuche zu der Erkenntnis, dass das Immunsystem nicht nur Krankheitskeime bekämpft, sondern allgemein körperfremdes Gewebe. Jede Körperzelle hat ihren eigenen Erkennungsmarker, das HLA (Humanes Leukozytenantigen). Der Brite Peter Medawar und der Australier Frank Macfarlane Burnet sahen, dass das Immunsystem Fremdzellen erkennt und bekämpft, weshalb auch Transplantate abgestoßen wurden.

Burnet arbeitete dann heraus, wie der Körper »eigen« und »fremd« unterscheiden lernt. Wird der Embryo Fremdsubstanzen ausgesetzt, nimmt der Körper diese Antigene als eigen an und entwickelt keine Antikörper dagegen. Alles andere gilt als fremd und wird angegriffen.

Burnet und andere rückten die Zellen wieder in den Vordergrund. Allmählich fügte sich das Bild zusammen. Neben den Phagozyten, die jeden Angreifer verschlucken, besitzt der Körper noch eine Armee von spezifischen weißen Blutkörperchen, den Lymphozyten.

Klonselektion

Im Jahr 1957 stellte Burnet seine bahnbrechende Theorie der »Klonselektion« vor. Daran beteiligt ist »

Frank Macfarlane Burnet

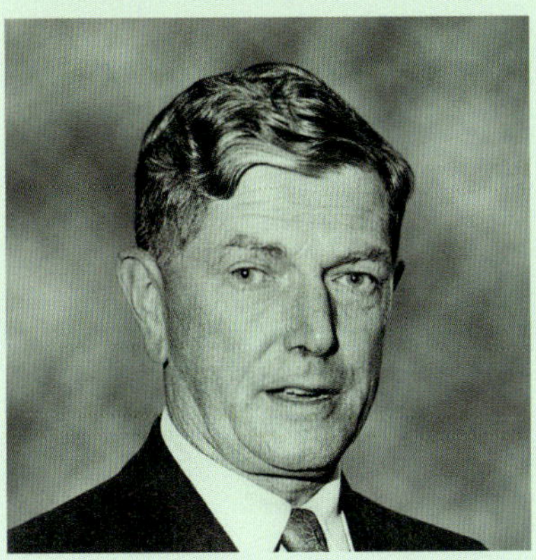

Der 1899 in Traralgon in Australien geborene Frank Macfarlane Burnet sammelte schon in jungen Jahren Käfer und interessierte sich für Biologie. Nach seinem medizinischem Abschluss an der Universität von Melbourne studierte er in Großbritannien in London und ging dann als Forscher nach Melbourne zurück.

Seine Experimente zu Viren, insbesondere dem Influenzavirus, die Bakterien und Tiere angreifen, brachten wichtige Erkenntnisse. Am bekanntesten sind jedoch Burnets immunologischen Befunde – insbesondere seine Theorie zur Selektion von Klonen. Später hielt er Vorträge und schrieb Bücher über Humanbiologie, Alterung und Krebs. Er starb 1985.

Hauptwerke

1940 *Biologische Aspekte von Infektionskrankheiten*
1949 *Die Produktion von Antikörpern* (mit Frank Fenner)
1959 *Klon-Selektionstheorie der erworbenen Immunität*
1969 *Zelluläre Immunologie*

eine Reihe von Lymphozyten, die heute wegen ihrer ersten Isolation aus dem Bursa-Organ von Vögeln B-Zellen genannt werden. Jede B-Zelle wird auf ein bestimmtes Antigen hin vorbereitet. Trifft sie dann auf dieses Antigen, vervielfältigt sie sich sofort durch Klonbildung. Dabei werden massiv Antikörper ausgeschüttet, die sich an den Fremdkörper binden und ihn für den Angriff der angeborenen Immunabwehr – Phagozyten und NK-Zellen (natürliche Killerzellen, eine Lymphozytenart) – kennzeichnen. Den Beweis für die Theorie erbrachten der österreichisch-australische Immunologe Gustav Nossal und der amerikanische Biologe Joshua Lederberg, als sie 1958 zeigten, dass jede B-Zelle nur eine Antikörperart produziert.

Schließen der Lücken

Ein Jahr später entdeckte der britische Immunologe James Gowans, dass die Lymphozyten mit dem Blut und im Lymphsystem durch den Körper wandern. Das Lymphsystem ist eine Art Entwässerung für Toxine und Rückstände aus den ersten Scharmützeln zwischen Phagozyten und Erregern. Es enthält Hunderte von Lymphknoten, wo Cluster von Lymphozyten die vorbeiziehenden Phagozyten und andere Zellen auf »präsentierte« Antigene überprüfen.

Ebenfalls 1959 bemerkte der gebürtige Franzose Jacques Miller, dass eine Gruppe von Lymphozyten aus dem Knochenmark zur Reifung in die über dem Herz gelegene Thymusdrüse wandert. Diese Thymus-gereiften Zellen (T-Zellen) spielen in der Bekämpfung von Viren eine entscheidende Rolle, wie später herausgefunden wurde. Viren können den B-Zellen entkommen.

> »Es ist offensichtlich, dass dieser Versuch, die Antikörperproduktion umfassend zu erörtern, durch in jede Richtung fehlendes Wissen eingeschränkt ist.«
>
> **Frank Macfarlane Burnet**
> *Die Produktion von Antikörpern* (1949)

Die Chemiker Rodney Porter in Großbritannien und Gerald Edelman in den USA identifizierten ebenfalls 1959 die Y-förmige Struktur von Antikörpern. »Monoklonale Antikörper«, die zielgerichtet bestimmte Antigene erkennen, produzierten die Deutschen Georges Köhler und Argentine César Milstein im Jahr 1975.

Trotz der Fortschritte blieb es unklar, wie der Körper diese überwältigende Anzahl von Antikörpern produzieren kann, die bei Weitem die Anzahl der zugrunde liegenden Gene übersteigt. 1976 zeigte der Japaner Susumu Tonegawa, dass dies durch Genverschiebung während der Entwicklung in eine Antikörper produzierende B-Zelle geht.

Helfer und Killer

Um 1980 war die Zusammenarbeit von B- und T-Zellen schon recht gut verstanden: Es gibt zwei Immunantworten.

Bei der humoralen Reaktion greift eine Flut von Antikörpern Pathogene, beispielsweise Bakterien, an, die frei im Körper zirkulieren. Den ersten Schritt im Ablauf machen die »Helfer« genannten

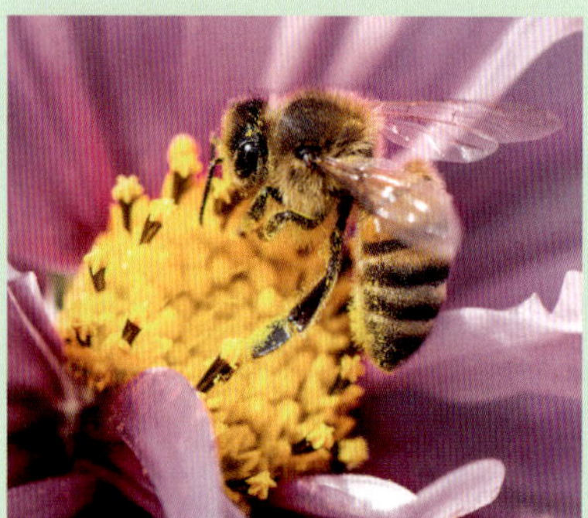

Insektenstiche, z. B. von Bienen und Wespen, lösen bei manchen Menschen eine schwere anaphylaktische Reaktion aus.

Hypersensitivität

Ein überschießendes Immunsystem ist schädlich. Bereits 1902 zeigte der französische Arzt Charles Richet, dass eine Hypersensitivität – die Überproduktion von Antikörpern als Reaktion auf ein Antigen – zu übermäßigen Entzündungsreaktionen oder Schlimmerem führen kann. Eine solche Reaktion sind Allergien.

Einige Jahre später entdeckte Richet den anaphylaktischen Schock – eine extrem starke Immunreaktion, die lebensbedrohlich sein kann. So überreagiert das Immunsystem bei manchen Personen beim Verzehr von Nüssen und führt zu Symptomen wie Atemnot und niedrigem Blutdruck. Da eine Anaphylaxie in wenigen Minuten tödlich sein kann, haben starke Allergiker immer einen Autoinjektor mit Adrenalin bei sich. Das Hormon Adrenalin wird als Antwort auf Stress produziert und wirkt der Anaphylaxie entgegen. Auch mit Antihistaminika oder Steroiden als Immunsuppressoren werden Allergien behandelt.

Immunreaktion

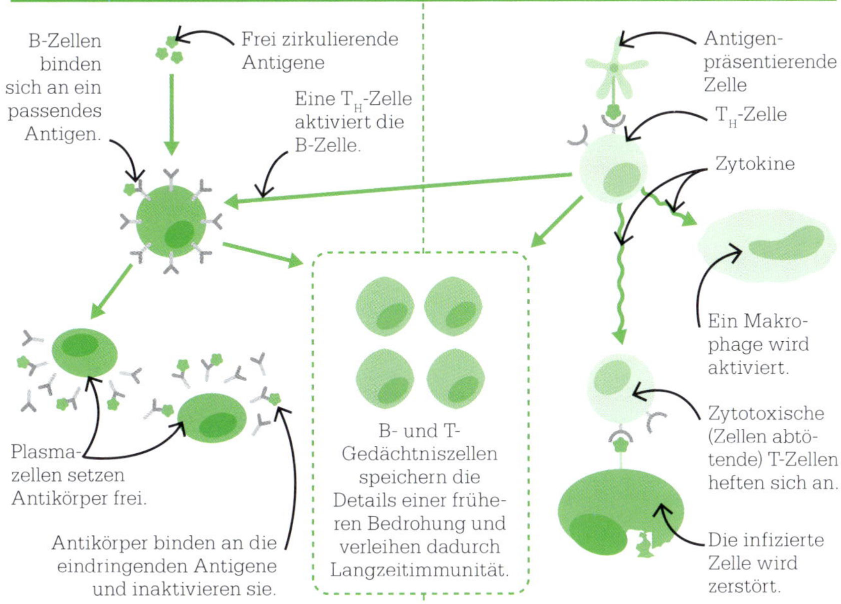

Bei der humoralen Immunantwort werden Pathogene durch die Produktion von Antigen-spezifischen Antikörpern zerstört. Eine B-Zelle bindet mithilfe einer T-Helferzelle (T_H-Zelle) an das passende Antigen, vermehrt sich und produziert Plasma- und Gedächtniszellen.

Bei der zellulären Immunantwort werden Keime, wie z. B. Viren, in der Zelle attackiert. Eine T_H-Zelle bemerkt auf einer infizierten Zelle ein Antigen und setzt Zytokine frei, die zytotoxische T-Zellen und Makrophagen zur Zerstörung der infizierten Zellen aktivieren.

T-Zellen, wovon es für jedes Antigen eine gibt. Findet eine T-Helferzelle ihr passendes Antigen, dockt sie an, vervielfältigt sich und bringt B-Zellen mit den entsprechenden Antikörpern dazu, sich zu vervielfältigen und Plasma- und Gedächtniszellen zu bilden. Plasmazellen werfen Antikörper aus, die an den Erreger binden, ihn neutralisieren, auflösen oder zum Ziel für Phagozyten machen. Gedächtniszellen speichern Informationen, sodass der Körper schnell auf eine Neuinfektion reagieren kann.

Die zelluläre Antwort richtet sich gegen Pathogene, z. B. Viren, die in Zellen eindringen und sie umschreiben. Und hier sind die T-Zellen gefragt. Von Viren befallene Zellen verraten sich durch Antigene auf der Außenseite. Finden T-Helferzellen diese Antigene, setzen sie Zytokine (Signalproteine) frei, die wiederum zytotoxische (zelltötende) T-Zellen aktivieren. Die T-Zellen binden an das Identitätsmerkmal der Zelle, den Haupthistokompatibilitätskomplex (MHC) und vernichten sie mitsamt dem Virus auf chemischem Wege. In seltenen Überreaktionen produzieren die T-Helferzellen zu viel Zytokine. Diese »Zytokinstürme« lösen starke bis fatale Entzündungen aus und sind der Grund für schwere Verläufe bei Virusepidemien wie etwa der Covid-19-Pandemie.

Verknüpfung der Systeme

Der amerikanische Immunologe Charles Janeway fand 1989 heraus, dass Makrophagen (große Phagozyten) und dendritische Zellen (kleine Immunzellen in Haut und Schleimhäuten) mit bestimmten »Zoll«-Rezeptoren (Toll-like-Rezeptoren, TLR) molekulare Pathogenmuster (die »Pathogen-associated molecular Patterns«, PAMPs) als Krankheitsmarker und Muster von geschädigten oder sterbenden Wirtszellen (»Damage-associated molecular Patterns«, DAMPs) identifizieren können. Die entsprechenden Antigene »präsentieren« dann die Makrophagen und dendritischen Zellen den T-Helferzellen – und verknüpfen somit das angeborene mit dem adaptiven Immunsystem.

Vorsorge und Heilung

Seit Metschnikows Entdeckung der Phagozyten brachten die Immunologen nach und nach, trotz noch vieler Unklarheiten, ein äußerst komplexes Bild eines integrierten, verzahnten Abwehrsystems aus Zellen und Proteinen ans Licht. Ganz neue Handlungsoptionen eröffneten sich sowohl für die Vorsorge durch gezielte Impfung und neue Methoden als auch für die Heilung mit immununterstützenden Wirkstoffen. ■

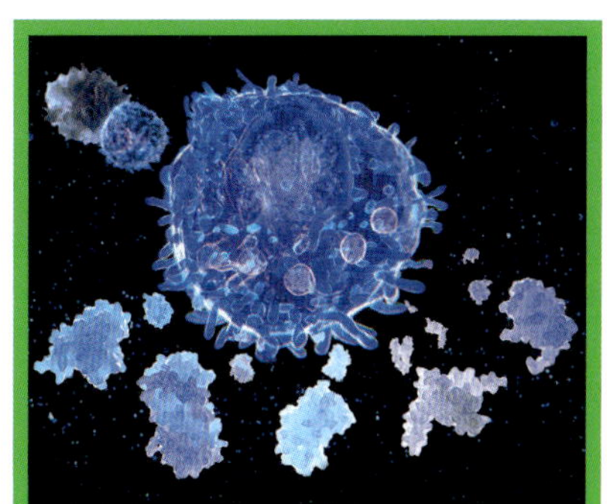

Eine T-Helferzelle (Mitte) setzt Zytokine (unten, oben links) frei. Diese Interleukine gehören zu einer Familie von Zytokinen, die auch Interferone und Chemokine umfasst.

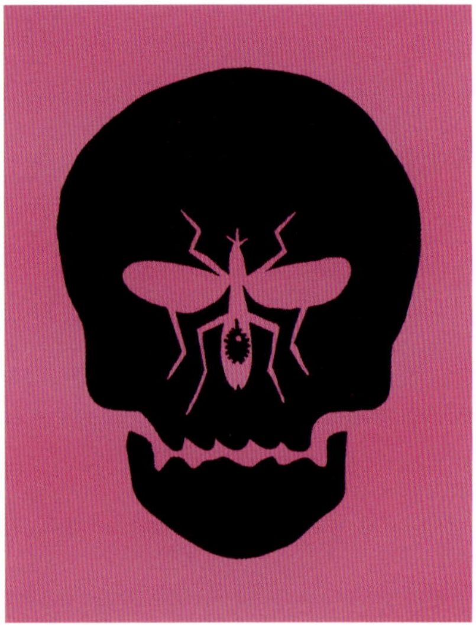

EIN EINZIGER MÜCKENSTICH GENÜGT

MALARIA

IM KONTEXT

FRÜHER

2. Jh. n. Chr. Der römische Arzt Galen sagt, Miasmen (giftige Ausdünstungen) seien »Samen der Pestilenz«.

Um 1670 Antoni van Leeuwenhoek zeigt, dass es Mikroorganismen gibt.

SPÄTER

Um 1940 Chloroquin kommt als umfassendes Malariamittel heraus, aber seit etwa 1950 kommt es zu Resistenzen.

1955 Die WHO startet das erste Programm zur weltweiten Vernichtung von Malaria, das bis 1969 läuft. Die Stifter Bill und Melinda Gates setzen ab 2007 den Kampf fort.

Um 1980 Wissenschaftler beobachten eine ernsthafte Resistenz gegen das hochwirksame Mittel Chinin.

2015 In den USA werden Mücken genetisch verändert, sodass sie den Malariaparasiten nicht weiterverbreiten können.

Was die Ursache von Malaria und anderen von Insekten übertragenen Krankheiten ist, war lang ein Rätsel. Jahrhundertelang gaben die Menschen sogenannten Miasmen – giftigen Ausdünstungen – die Schuld. Das Wort »Malaria« bezieht sich darauf, es kommt aus dem Italienischen für *mala aria* (schlechte Luft). In Europe verbanden die Menschen Miasmen mit Ausdünstungen von Sümpfen und Feuchtgebieten, in deren Nähe viele Menschen krank waren.

Der italienische Arzt Giovanni Maria Lancisi hielt im 18. Jahrhundert Insekten für Malariaüberträger. Um 1880 identifizierte Alphonse Lavaran schließlich den Malariaerreger in Mücken.

Mückenvektor

Bereits 30 v. Chr. schrieb der römische Gelehrte Marcus Terentius Varro, dass in Sumpflandschaften winzige, in der Luft schwebende Wesen in den Körper durch Mund und Nase gelangen und ihn krank machen. Wenige waren davon überzeugt, bis Lancisi 1717 *De noxiis paludum effluviis (Über die giftigen Ausdünstungen von Sümpfen)* schrieb. Lancisi glaubte ebenso wie Varro, dass kleine Organismen Malaria auslösen. Mücken würden sie auf den Menschen durch die minimale Verletzung bei ihren Stichen übertragen. Die Theorie war richtig, aber Lancisi konnte sie nicht beweisen.

Mitte des 19. Jahrhunderts setzte sich die Keimtheorie durch. Louis Pasteur in Frankreich und Joseph Lister in Großbritannien hatten klar gezeigt, dass winzige Lebewesen Krankheiten auslösen.

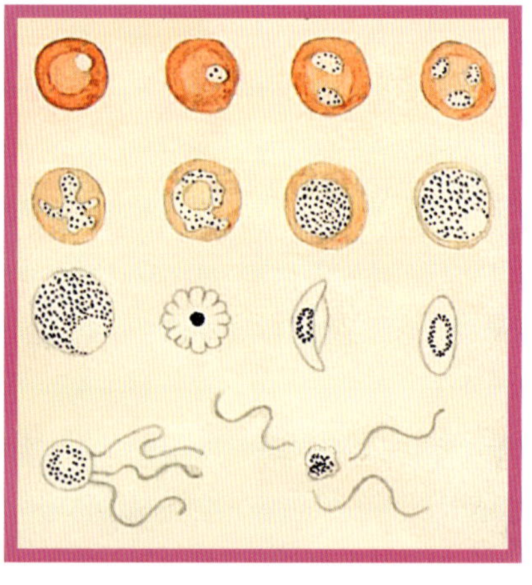

Laverans Zeichnung der Stadien des Malariaparasiten (Entwicklung im Blut von der untersten Reihe aufwärts) im Jahr 1881 im Bulletin der Société Médicale des Hôpitaux de Paris.

Siehe auch: Griechische Medizin 28–29 ▪ Römische Medizin 38–43 ▪ Keimtheorie 138–145 ▪ Antibiotika 216–223 ▪ Ausrottung von Krankheiten 286–287

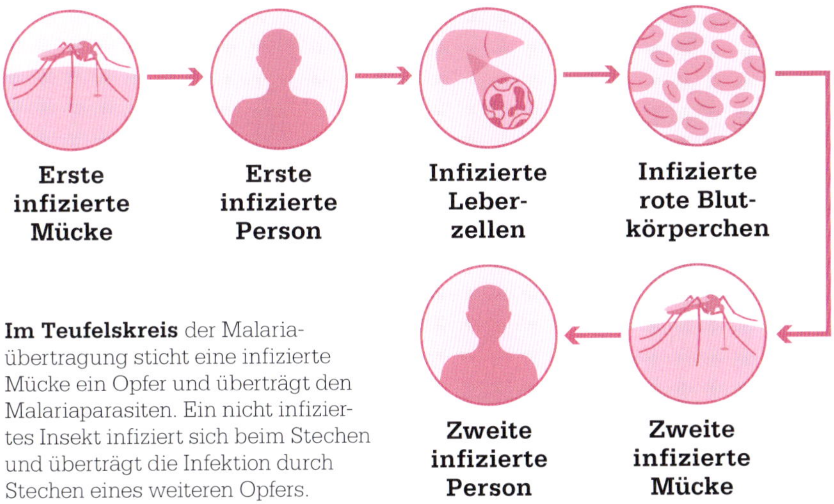

Im Teufelskreis der Malariaübertragung sticht eine infizierte Mücke ein Opfer und überträgt den Malariaparasiten. Ein nicht infiziertes Insekt infiziert sich beim Stechen und überträgt die Infektion durch Stechen eines weiteren Opfers.

Als Laveran 1880 in Algerien Blutproben eines Malariapatienten mit einem leistungsfähigen Mikroskop untersuchte, bemerkte er sichelförmige, sich energisch neben den roten Blutkörperchen bewegende Elemente. Mit der Gewissheit, dass er den Malariaerreger entdeckt hatte, bestimmte er ihn als Protozoon und nicht als Bakterium (die kleiner sind als Bakterien und außerdem einen Zellkern haben). Weder in der Luft, im Wasser oder im Boden war dieser Parasit zu finden und Laveran tippte 1884 in seiner *Abhandlung zu Sumpffiebern* auf Mücken als Trägermedium.

Wissenschaftler, die ein Bakterium als Erreger annahmen, waren jedoch skeptisch. Laveran lud daraufhin Pasteur zur genauen Betrachtung ein – und er war sofort überzeugt. Die italienischen Zoologen Ettore Marchiafava und Angelo Celli klassifizierten den Parasiten 1885 als neue Gattung *Plasmodium*. Schließlich identifizierte der britische Arzt Ronald Ross ihn 1897 im Magen einer Stechmücke der Gattung *Anopheles*.

Heute ist bekannt, dass die Weibchen von 30 bis 40 *Anopheles*-Arten den *Plasmodium*-Parasiten tragen können. Wenn sie Blut für ihre Eier saugen, gelangt der Parasit in das Blut des Opfers und infiziert Leber und rote Blutkörperchen. Nicht infizierte Mücken werden Vektoren (Überträger), wenn sie den Erreger beim Stechen aufnehmen.

Gegenmittel

Bis heute sind Malaria und andere durch Mücken übertragene Krankheiten (ausgelöst etwa durch Zika-, Dengue-, Gelbfieber- oder West-Nil-Virus) tödliche Krankheiten, die im Jahr Millionen von Opfern fordern. Gegen einige von Mücken übertragene Krankheiten gibt es bereits Impfstoffe, andere sind in der Entwicklung. Im Weltmückenprogramm werden Mücken mit dem harmlosen Bakterium *Wolbachia* gezüchtet, das die Vermehrung dieser Viren in den Mücken stoppt und dadurch die Verbreitung der Viren durch infizierte Mücken reduzieren soll. Ein ähnlicher Ansatz ist auch für Malaria denkbar. ▪

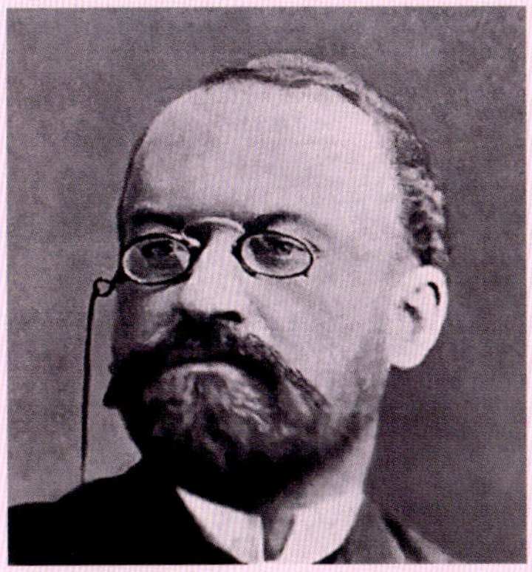

Alphonse Laveran

Geboren im Jahr 1845 in Paris, wurde Charles Louis Alphonse Laveran nach seinem Medizinstudium Militärarzt und diente im Deutsch-Französischen Krieg 1870 als Feldchirurg. Zehn Jahre später identifizierte er am Militärkrankenhaus von Constantine in Algerien den Malariaparasiten.

Von 1884 bis 1894 war er am Militärkrankenhaus Val-de-Grâce in Paris Professor und arbeitete später am Institut Pasteur. Er wurde Mitglied der Académie des Sciences, erhielt den Verdienstorden Légion d'honneur und wurde 1907 zum Mitglied der Royal Society ernannt. Für seine Entdeckung von parasitischen Protozoen als Erreger von Infektionskrankheiten erhielt er 1907 den Nobelpreis für Physiologie oder Medizin. Nach kurzer Krankheit starb er im Jahr 1922.

Hauptwerke

1875 *Abhandlung zu Erkrankungen und Epidemien der Streitkräfte*
1881 *Parasitäre Natur von Malariaereignissen*
1884 *Abhandlung zu Sumpffiebern*

IMPFSTO SEREN UND ANTI 1890–1945

FFE,

BIOTIKA

1890 – Emil von Behring und Shibasaburo Kitasato setzen **Antitoxine,** vom Körper produzierte Stoffe zur spezifischen Abwehr von Erregern, **zur Vorbeugung ein.**

1895 – Mit dem **Röntgenbild** der Hand seiner Frau führt Wilhelm Röntgen ein **neues Diagnoseinstrument** ein.

1896 – Der österreichische Neurologe Sigmund Freud ermöglicht durch **Psychoanalyse das Erkennen und Verarbeiten von verdrängten Erlebnissen.**

1898 – Der Holländer Martinus Beijerinck bezeichnet den Erreger einer Blattfleckkrankheit von Tabak, der **viel kleiner als jedes Bakterium ist,** als **Virus.**

1903 – Der holländische Physiologe Willem Einthoven entwickelt den **Elektrokardiografen,** um den **Herzschlag aufzunehmen.**

1904 – Der britische Neurophysiologe Charles Scott Sherrington beschreibt das Nervensystem als **integriertes neurales Netzwerk.**

1906 – Der deutsche Psychiater Alois Alzheimer identifiziert eine **Hauptursache** von vorzeitiger **Demenz:** die **Alzheimer-Erkrankung.**

1910 – Paul Ehrlich führt Salvarsan als erstes **synthetisches Chemotherapeutikum** und hochwirksames Mittel gegen **Syphilis** ein.

Ende des 19. Jahrhunderts starben jedes Jahr Millionen Menschen an Infektionskrankheiten wie Grippe oder Tuberkulose. Die Lebenserwartung in den USA betrug 1890 nur 44 Jahre. Trotz der Fortschritte in Mikroskopie und Anästhesie und des Wissens um die Keimtheorie und den zellulären Ursprung von Erkrankungen waren den Ärzten viele Körperfunktionen und die Ursachen für Störungen noch unklar. Auch viele Krankheitserreger waren noch nicht entdeckt. Bis 1945 wurden viele neue Instrumente zur Vorbeugung und Behandlung von Erkrankungen eingeführt.

Suche nach Erregern

Auf der Suche nach neuen Mitteln gegen Krankheitserreger gelang dem deutschen Physiologen Emil von Behring und dem japanischen Arzt Shibasaburo Kitasato im Jahr 1890 ein Durchbruch. Im Blutserum von mit Diphtherie infizierten Tieren fanden sie eine chemische Substanz, von ihnen als Antitoxin bezeichnet, die gegen bakterielle Toxine half. Erkrankte Tiere, denen das Antitoxin injiziert wurde, wurden wieder gesund. Diese »Serumtherapie« rettete vielen diphtheriekranken Menschen das Leben.

Der deutsche Wissenschaftler Paul Ehrlich wollte mit einer »magischen Kugel« Krankheiten bekämpfen. Ehrlich bemerkte, dass sich manche Farbstoffe nur an bestimmte Erregerzellen heften, und wollte nach dem gleichen Prinzip Antitoxine einsetzen. Nach jahrelanger Forschung gelang es ihm, mit der synthetischen Verbindung Arsphenamin gezielt nur das Syphilis verursachende Bakterium auszuschalten. Als Medikament Salvarsan kam der Wirkstoff 1910 auf den Markt.

Vorbeugung und Heilung

Nach und nach wurden Impfstoffe gegen Cholera, Tetanus, Keuchhusten, Beulenpest und Gelbfieber entwickelt. Gegen Tuberkulose stellten die französischen Wissenschaftler Albert Calmette und Camille im Jahr 1921 das BCG vor, den ersten Lebendimpfstoff mit abgeschwächten (attenuierten) Erregern. Ein weiterer attenuierter Lebendimpfstoff wurde gegen Diphtherie entwickelt.

Im Jahr 1928 stolperte der schottische Bakteriologe Alexander Fleming über die abtötende Wirkung des Schimmelpilzes *Penicillium* auf *Staphylococcus*-Bakterien, die viele

1918
Die Spanische Grippe, eine **Influenza-pandemie mit 50 Mio. Toten,** bricht aus. Bis zu ihrem Ende 1920 infiziert sich ein Drittel der Weltbevölkerung.

1921
Von Albert Calmette und Camille Gérin wird BCG entwickelt, ein **attenuierter** (abgeschwächter) **Lebend-impfstoff,** der gegen **Tuberkulose schützt.**

1922
In Toronto in Kanada erhält ein Patient zum ersten Mal **Insulin** als wirksames **Medikament gegen Diabetes.**

1923
Margaret Sanger eröffnet in den USA das **erste legale Zentrum für Geburtenkontrolle,** um Frauen den Zugang zu Verhütungsmitteln zu erleichtern.

1928
Alexander Fleming stößt durch Zufall auf das **erste natürliche Antibiotikum** und nennt es **Penicillin.**

1929
Der deutsche Biochemiker Adolf Butenandt entdeckt das **Geschlechtshormon Östrogen.**

1931
Vitamin C – dessen Mangel Skorbut verursacht – wird vom ungarischen Physiologen Albert Szent-Györgyi **isoliert.**

1940
Wissenschaftler stellen die erste **Antibiotika-resistenz** in *E.-coli*-Bakterien fest.

Infektionen verursachen. Penicillin kam als erstes natürliches Antibiotikum auf den Markt. 1945 produzierten die USA 6,8 Billionen Einheiten. Seitdem haben Antibiotika Millionen von Leben gerettet.

Vor allem bei Krebserkrankungen verlief die Forschung weniger geradlinig. Ein essenzielles Diagnose-, aber auch Therapieinstrument war das 1895 von Wilhelm Röntgen erfundene Röntgenstrahlgerät. Neben Krebszellen vernichteten die Röntgenstrahlen jedoch auch gesundes Gewebe. Im Jahr 1942 setzten die amerikanischen Pharmakologen Louis Goodman und Alfred Gilman zum ersten Mal ein chemisches Therapeutikum ein. Ins Blut injiziert, tötet Stickstofflost Leukämiezellen ab. Ein Jahr später stellte der griechisch-amerikanische Arzt George Papanicolaou seine Ergebnisse von Reihenuntersuchungen zum Gebärmutterhalskrebs vor. In den 1950er-Jahren wurde der Pap-Test in den USA ein weitverbreitetes Screeningverfahren.

Verständnis des Körpers

Anfang des 20. Jahrhunderts glaubten die Wissenschaftler, dass die Organe mit elektrische Signalen über die Nervenbahnen kommunizieren. Im Jahr 1902 zeigten dann die britischen Physiologen Ernest Starling und William Bayliss, dass die Bauchspeicheldrüse chemische Botenstoffe ins Blut ausschüttet. Das Fachgebiet der Endokrinologie entstand. Nach und nach entdeckten die Wissenschaftler weitere Substanzen (Hormone) und identifizierten die endokrinen Drüsen, die sie produzieren. Das Hormon Insulin wurde als Regulator des Blutzuckerspiegels identifiziert. Im Jahr 1922 wurde zum ersten Mal ein Diabetiker mit Insulin behandelt.

Was Skorbut, eine tödliche Mangelerkrankung, auslöste, war den Ärzten bekannt. Im Jahr 1912 beschrieb dann der polnische Biochemiker allgemein die vorbeugende Wirkung von Vitaminen. Ende der 1940er-Jahre waren alle essenziellen Vitamine gefunden.

Neue »Lesemöglichkeiten« des Körpers wie die Elektrokardiografie und die Elektroenzephalografie halfen den Ärzten bei der Diagnose und Behandlung von Krankheiten. 1945 lag die Lebenserwartung in den USA schon bei 65 Jahren. Mit den ersten Antibiotikaresistenzen und neuen Problemen wie Übergewicht und neuen Krebsarten entstanden jedoch auch neue Herausforderungen für die Medizin. ■

LÖSUNG FÜR DAS PUZZLE KREBS

KREBSTHERAPIE

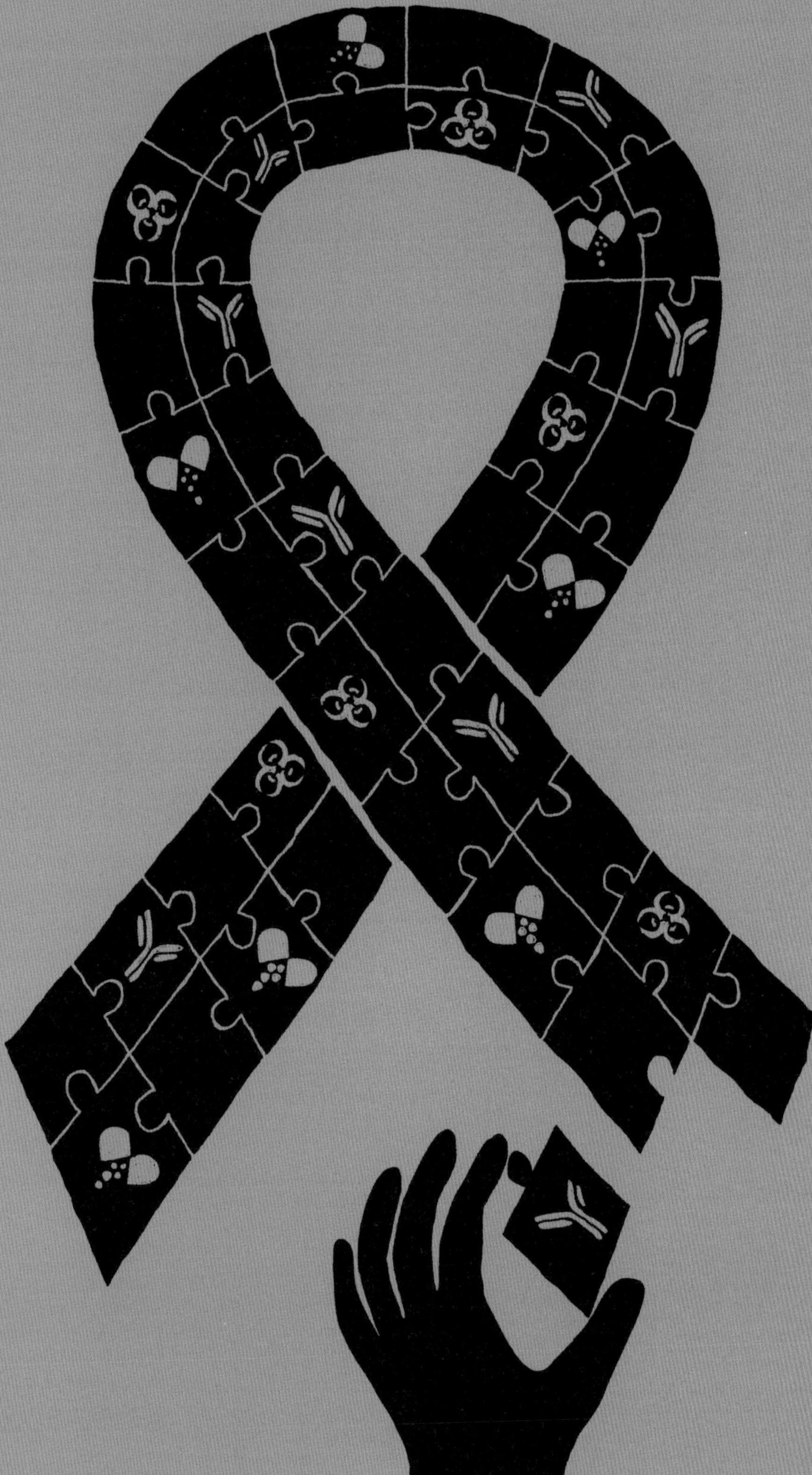

IM KONTEXT

FRÜHER

Um 17. Jh. v. Chr. Der altägyptische *Papyrus Edwin Smith* beschreibt die Kauterisation von Tumoren.

Um 1000 n. Chr. Al-Zahrawi entfernt operativ einen Brusttumor.

1871 Campbell de Morgan beschreibt Metastasen.

SPÄTER

1932 Wissenschaftler messen genaue radioaktive Dosen.

1947 Sidney Farber stoppt mit Aminopterin die Leukämie bei Kindern.

1975 César Milstein und Georges Köhler stimulieren Antikörper bei Krebs.

1976 Harald zur Hausen entdeckt den viralen Ursprung von Eierstockkrebs.

2002 Immunologen »bewaffnen« T-Zellen gegen Krebszellen.

»Die Natur gibt uns oft Hinweise zu ihren tiefsten Geheimnissen und … führt uns möglicherweise selbst zur Lösung dieses schwierigen Problems.«

William Coley
Beitrag zum Kenntnisstand von Sarkomen
(1891)

Im Jahr 1890 amputierte der amerikanische Chirurg William Coley einer jungen Frau wegen eines bösartigen Tumors an der Hand den gesamten Unterarm. Dass sie dennoch starb, weil der Krebs bereits in andere Körperregionen übergesprungen war, hatte Coley schwer erschüttert.

Auf der Suche nach Alternativen zur Operation fand Coley in Krankenhausprotokollen den Fall eines Patienten, der Jahre vor einer Tumorbehandlung am Hals bereits eine lebensgefährliche postoperative Hautinfektion durchlitten hatte – solche Komplikationen waren vor der Zeit von Antibiotika nicht selten. Coley spürte den Mann auf, der keine Krebsanzeichen mehr aufwies. Aus weiteren ähnlichen Fällen schloss Coley (fälschlicherweise), dass bakterielle Infektionen Toxine freisetzen würden, die bösartig entartetes Gewebe angriffen.

Einem Patienten, dem 1891 nur noch wenige Wochen prognostiziert worden waren, injizierte Coley lebende Streptokokken. Der Patient wurde gesund und überlebte noch acht Jahre. Nach weiteren Experimenten ging Coley allerdings von lebenden auf tote Bakterien über, da mehrere Patienten an der ihnen verabreichten Infektion gestorben waren. Innerhalb von 30 Jahren behandelte Coley mehr als 1000 Personen und erreichte eine hohe Heilungsrate. Offenbar ließen die später nach ihm benannten »Coley's Toxine« Tumore schrumpfen.

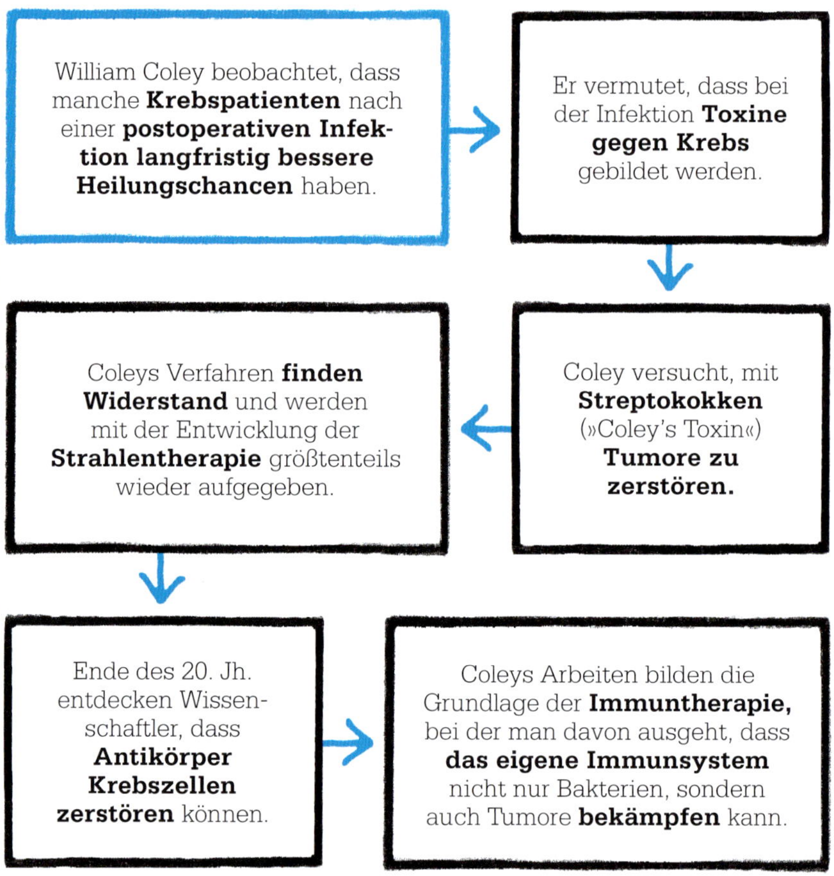

Siehe auch: Zellularpathologie 134–135 ▪ Immunsystem 154–161 ▪ Krebsscreening 226–227 ▪ Ultraschall 244 ▪ Interferon 254 ▪ Tabak und Lungenkrebs 266–267 ▪ Monoklonale Antikörper 282–283 ▪ Genetik und Medizin 288–293

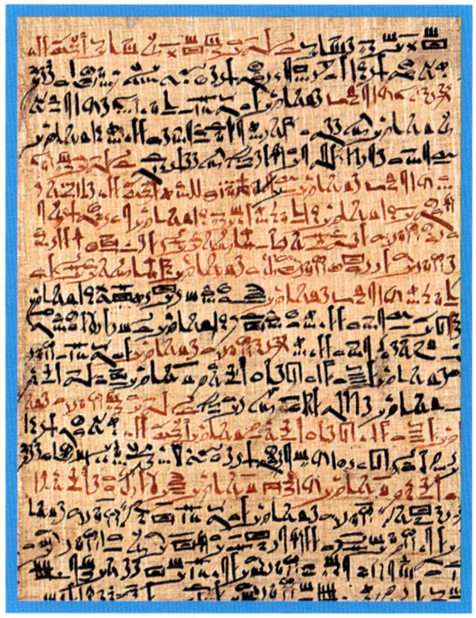

Im *Papyrus Edwin Smith,* dem ältesten bekannten wissenschaftlichen Text über Verletzungen und Erkrankungen, werden bereits im 17. Jh. v. Chr. Tumore beschrieben.

Coley selbst war vom Erfolg seiner Therapie überzeugt, aber unter führenden Kollegen gab es Ablehnung. Die American Cancer Society und dann im Jahr 1894 die allgemeine American Medical Association nannten die Toxine »unbewiesene Heilmittel«. Als die Strahlentherapie aufkam, wurde Coleys Verfahren größtenteils nicht mehr angewandt.

Dennoch gab es einen Nachhall. Wie die moderne Krebsforschung erkannt hat, sprechen manche Tumore auf eine verstärkte Immunisierung an. Genauso wie Bakterien kann das Immunsystem auch Tumore angreifen. Coleys Arbeiten haben somit der in den 1990er-Jahren entwickelte Krebsimmuntherapie den Weg gewiesen.

Behandlungsmöglichkeiten

Spätestens seit der altägyptischen Zeit wussten die Menschen um die katastrophalen Auswirkungen von Krebs. Im *Papyrus Edwin Smith,* einem der ältesten medizinischen Texte aus dem 17. Jahrhundert v. Chr., wird bereits der Brustkrebs beschrieben. Im 5. Jahrhundert v. Chr. nannte der griechische Arzt Hippokrates verschiedene Krebsformen und der römische Medizinschriftsteller Aulus Celsus beschrieb im 1. Jahrhundert n. Chr. die operative Entfernung von Brusttumoren. Al-Zahrawi, der bedeutende Chirurg aus dem Goldenen Zeitalter des Islams, erklärte um 1000 n. Chr. in seiner medizinischen Enzyklopädie *Kitab al-Tasrif* die Entfernung von Brusttumoren.

Mit der Erfindung des Mikroskops war es ab dem 17. Jahrhundert möglich, das Zellgewebe selbst zu untersuchen. Ein weiterer Durchbruch war die Einführung der Narkose im Jahr 1846. Durch radikalere und invasivere Operationen konnten nun viel mehr Tumore aufgespürt und entfernt werden.

Der amerikanische Chirurg William Halsted führte 1894 das radikale Herausschneiden von Gewebe ein. Das führte allerdings dazu, dass viele seiner Nachfolger beim Versuch, alle Sekundärtumore zu erfassen, auch Organbestandteile, Muskeln und Knochen wegschnitten. Die Patienten wurden entstellt, während sich der Krebs bereits unbemerkt vermehrt hatte. Heute versteht man die Heilung von Krebs weniger als erfolgreiche Operation als vielmehr als Resultat von noch nicht gebildeten Metastasen. »

William Coley

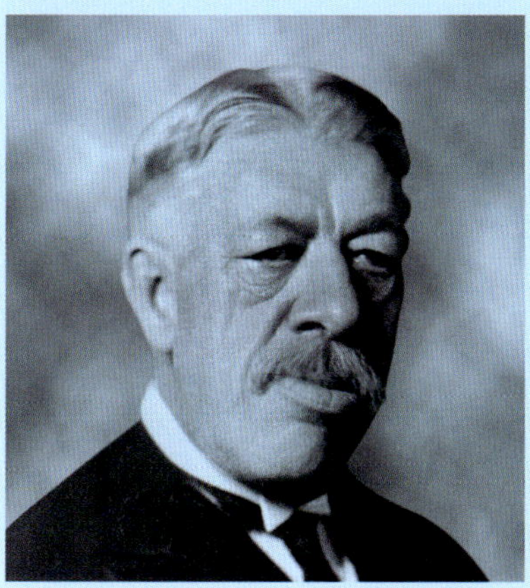

Der »Vater der Krebsimmuntherapie«, William Coley, wurde 1862 im US-Bundesstaat Connecticut geboren. Nach Abschluss seines Medizinstudiums an der Harvard Medical School im Jahr 1888 arbeitete er als Assistenzarzt am Krankenhaus von New York.

Coley erkannte, dass allein durch Chirurgie der Krebs nicht behandelt werden könne. Daher überlegte er, durch Stimulation der Immunabwehr Heilung zu erreichen. »Coley's Toxin« wurde in den USA und Europa vielfach als Mittel gegen Krebserkrankungen eingesetzt, stand dabei aber ständig in der Kritik und verschwand langsam wieder von der Bildfläche. Coley starb 1936. In Erinnerung an sein Werk vergibt das US-Krebsforschungsinstitut jährlich den William B. Coley Award für wesentliche Beiträge in der Tumorimmunologie.

Hauptwerke

1891 *Beitrag zum Kenntnisstand von Sarkomen*
1893 *Behandlung von malignen Tumoren durch wiederholte Inokulation von Erysipelas*

Ende des 19. Jahrhunderts zeigte der britische Chirurg Campbell de Morgan zum ersten Mal, dass Krebs sich aus einem Primärtumor über die Lymphknoten in andere Körperbereiche ausbreitet. De Morgan legte auch dar, was dies praktisch bedeutete, dass nämlich Krebs schon bei seiner Entdeckung behandelt werden müsse, bevor er sich weiter ausbreiten kann.

Strahlentherapie

Bereits ein Jahr nach ihrer Entdeckung von 1895 behandelte der amerikanische Chirurg Emil Grubbe eine Brustkrebspatientin mit Röntgenstrahlung. Die Strahlen deaktivieren die DNA und verhindern dadurch die Zellteilung, was man damals aber noch nicht wusste. Im ersten Jahrzehnt des 20. Jahrhunderts wurden mit der Strahlentherapie (oder Radiotherapie) hauptsächlich Hautkrebsarten therapiert. Nachdem der schwedische Arzt Thor Stenbeck im Jahr 1900 durch Anwendung von kleinen Strahlendosen einen Hautkrebs heilte, wurde das Verfahren rasch übernommen. Durch die Strahlung geht jedoch auch das genetische Material von gesunden Zellen zugrunde, was vor der Einführung von lokal begrenzten Methoden ein großes Problem darstellte. Außerdem kann die Strahlung auch selbst Krebs verursachen, was viele Radiotherapeuten am eigenen Leib zu spüren bekamen. Viele probierten die Strahlungsstärke bedenkenlos am eigenen Arm aus. Insgesamt brachte die frühe Strahlenbehandlung gemischte Ergebnisse und schlimme Nebenwirkungen für das gesunde Gewebe überwogen oft die Vorteile.

Im 20. Jahrhundert wurden die Bestrahlungstechniken verfeinert. Moderne Radiotherapien können extern oder intern angewandt werden: Im ersten Fall richtet sich die Strahlung direkt auf den Tumor, im zweiten Fall wird entweder die Strahlungsquelle neben dem Tumor eingesetzt oder als Flüssigkeit dem Blutstrom zugegeben. Externe Formen sind z. B. die konformale Strahlentherapie, bei der ein Tumor zunächst durch Computertomografie (CT) dreidimensional abgebildet und dann aus verschiedenen Richtungen entlang der Tumorform mit exakt eingestellter Dosierung zerstrahlt wird. Bei der Therapie mit Protonenstrahlen kommen anstelle der Röntgenstrahlen subatomare Teilchen zum Einsatz. Die Protonen tragen eine kleinere Dosis mit sich und können das umliegende Gewebe besser schonen.

> »Die Strahlung war ein mächtiges unsichtbares Messer, aber eben nur ein Messer. Und wie tief ein Messer auch einschneiden mag, so hat es im Kampf gegen Krebs doch nur begrenzte Wirkung.«
>
> **Siddhartha Mukherjee**
> Indisch-amerikanischer Onkologe (*1970)

Eine Krebspatientin erhält eine Strahlentherapie mit Cobalt-60. Die von Cobalt-60 ausgesandten Gammastrahlen werden seit den 1950er-Jahren für äußere Strahlentherapien eingesetzt

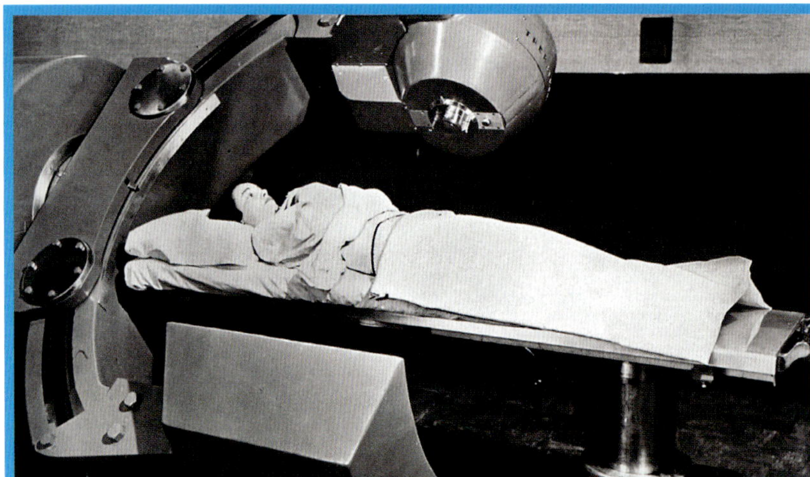

Chemotherapie

Ende 1942 untersuchten die amerikanischen Pharmakologen Louis Goodman und Alfred Gilman die Auswirkungen von Stickstofflost (N-Lost) auf menschliches Gewebe. N-Lost (ebenso wie Schwefellost oder Senfgas) wurde im Ersten Weltkrieg als chemischer Kampfstoff entwickelt, der Zellgewebe absterben lässt. Goodman und Gilman wussten, dass auch Lymphozyten (weiße Blutkörperchen) getroffen werden und injizierten N-Lost Patienten, die Krebs im Endstadium hatten und nicht auf die Strahlentherapie ansprachen, in den Blutstrom. Vorübergehend starben die malignen Lymphozyten tatsächlich ab. Auch wenn sie nach einige Zeit wieder zurückkehrten, stellte die Therapie dennoch einen großen Durchbruch dar. Ausgehend von Versuch und Irrtum brach das Zeitalter der Chemotherapie an.

In den 1940er-Jahren verabreichte der amerikanische Pathologe Sidney Farber leukämiekranken Kindern Folsäure. Er hatte beobachtet, dass diese Substanz gegen bestimmte Anämien helfen konnte. Die Leukämie, ein Blutkrebs, verschlechterte sich jedoch. Farber erkannte, dass Krebszellen Folsäure zur raschen Teilung brauchten – bei einem Mangel starben sie ab. Als eine der ersten systematischen Medikamentenentwicklungen (die nicht auf einem Zufallsfund aufbauten) stellte Farber zwei analoge Verbindungen zur Folsäure her: Aminopterin und Amethopterin (später Methotrexat genannt).

Analoge Substanzen ähneln in ihrem Aufbau der Ausgangsverbindung, greifen aber wegen geringer Unterschiede in deren Zellfunktion ein. Mit Aminopterin stoppte Farber im Jahr 1947 die DNA-Synthese von Krebszellen, die nun nicht mehr wachsen konnten. Damit war ein erster Schritt auf dem Weg zur Therapie von Blutkrebs getan. Aminopterin wurde 1956 vom Markt genommen, aber Methotrexat ist nach wie vor ein Grundbaustein der Chemotherapie.

> »Meine Zukunftspläne lauten, weiter eine Heilung für Krebs zu finden.«
>
> **Jane Wright**
> Dankesrede für den Merit Award (1952)

Metastasen bilden sich, wenn sich Tumorzellen von ihrem Ursprungsgewebe lösen und an anderer Stelle neues Tumorgewebe bilden. Die neu geformten Tumore gehören der gleichen Krebsart an wie der Ursprungstumor, auch wenn sie sich woanders befinden.

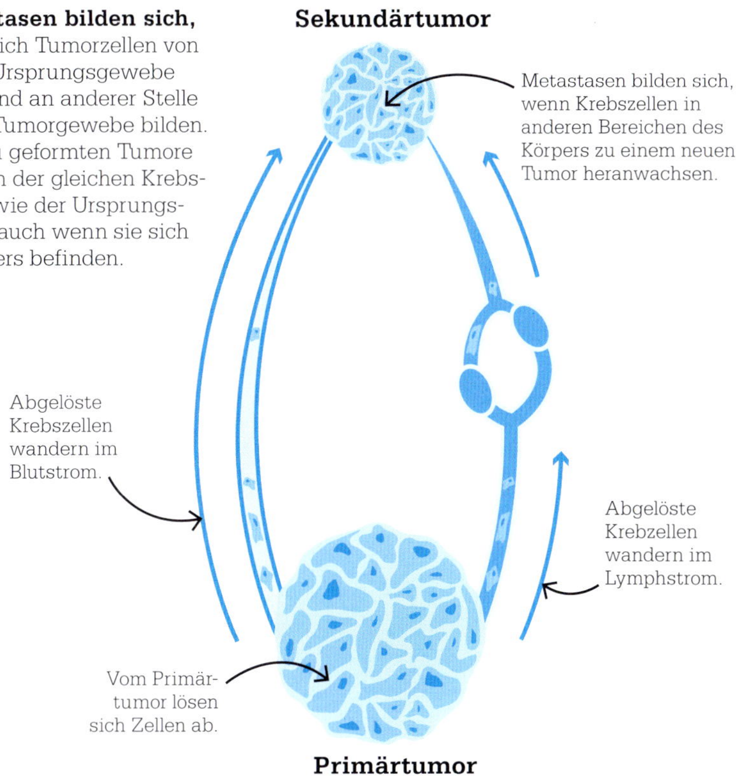

Anfang der 1950er-Jahre galt die Chemotherapie noch als experimentelle Therapieform neben der standardmäßigen Operation und Bestrahlung. Das änderte sich aber grundlegend mit den Arbeiten der afroamerikanischen Onkologin Jane Wright, die das Krebsforschungszentrum des New Yorker Harlem Hospitals leitete. In einer Studie von 1951 zeigte sie, wie feste Tumore (Gewebegeschwulste) durch Chemotherapie zerstört werden können. Brustkrebspatientinnen behandelte sie erfolgreich mit Methotrexat und experimentierte, wie das Protokoll bereits in Richtung einer personalisierten Medizin angepasst werden könnte. Sie und ihre Kollegen züchteten Tumorgewebe in Kultur und prüften verschiedene Chemotherapeutika. Daraufhin wählten sie die jeweils wirksamste Behandlung aus.

Metastasen

Während sich Operationen und Bestrahlung immer auf bestimmte Körperregionen richten, erreichen Chemotherapeutika den gesamten Körper. Diese Behandlungsform eignet sich daher für Krebs, der bereits Metastasen gebildet hat (auf andere Körperbereiche übergesprungen ist). Hierfür gab es in den 1950er-Jahren noch keine wirksame Therapie. Methotrexat konnte zwar die Leukämie stoppen, wirkte aber nicht gegen feste Tumore.

Ein großer Durchbruch gelang im Jahr 1956 den Amerikanern Min Li und Roy Hertz. Li zeigte, dass Methotrexat metastasierte »

Melanome (Hauttumore) zerstörte, Hertz gelang die Heilung eines metastasierten Chorionkarzinoms (Plazentakrebs). Die Auswirkungen waren enorm: Das zuvor fast immer tödliche Chorionkarzinom konnte in den USA bereits 1962 in 80 Prozent der Fälle geheilt werden.

Durch die gleichzeitige Gabe mehrerer Antibiotika ließ sich bei der Tuberkulose das Risiko von bakterieller Resistenzbildung senken. Die amerikanischen Forscher James Holland, Emil (Tom) Frei und Emil Freireich erkannten, dass auch Krebszellen gegen einzelne Medikamente resistent werden können. Bei einer akuten lymphozytären Leukämie und einem Hodgkin-Lymphom setzten sie 1965 erfolgreich einen Cocktail von bis zu vier Wirkstoffen ein, darunter auch Methotrexat. Beide Erkrankungen galten zuvor als unheilbar. Diese Polychemotherapie genannte Therapieform mit mehreren Wirkstoffen ist heute ein Standardverfahren.

Impfung

Der deutsche Virologe Harald zur Hausen vermutete 1976, dass Gebärmutterhalskrebs auf einen Virus zurückgeht. In den folgenden Jahren wurde eine Infektion mit dem humanen Papilloma-Virus (HPV) als Auslöser für das Zervixkarzinom identifiziert. Nach 25 Jahren Impfstoffforschung des australischen Immunologen Ian Frazer und des chinesischen Virologen Jian Zhou kam 2006 der erste HPV-Impfstoff auf den Markt. Heute schützen Impfungen wirksam gegen Gebärmutterhals- und Analkrebs sowie Mund- und Rachenkarzinome. Durch Kombination aus Bestrahlung, Operation, Chemotherapie und Impfung war in der entwickelten Welt Anfang des 21. Jahrhunderts die Überlebensrate bei Krebs stark angestiegen. Insbesondere galt das für Brust-, Lungen-, Darm- und Prostatakrebs. An Brustkrebs starben 2015 in den USA 39 Prozent weniger Personen als 1989 und fünf Jahre nach einer Behandlung lag die Überlebensrate dort bei etwa 90 Prozent, in Westeuropa bei 85 Prozent.

> »Zielgenaue Therapien ersetzen rohe Gewalt durch filigrane Eingriffe. Ziel ist es, die Prozesse zu verhindern oder zu blockieren, durch die Krebszellen wachsen, sich teilen und Metastasen bilden.«
>
> **Nigel Hawkes**
> Britischer Gesundheitsjournalist (2015)

Bauchspeicheldrüsen- und Leberkrebs sowie einige Lungenkarzinome verzeichnen aber immer noch sehr schlechte Überlebensraten: Im Fall der Bauchspeicheldrüse lagen sie 2015 unter 15 Prozent. In der Regel besteht eine Behandlung aus einer Operation mit anschließender täglicher Bestrahlung sowie einer mehrmonatigen Chemotherapie.

Immunologie

Immuntherapien bei Krebs spiegeln die radikalen Therapieansätze von William Coley wider, der Ende des 19. Jahrhunderts Krebspatienten Bakterien verabreichte. Die moderne Immuntherapie versucht, das körpereigene Immunsystem zu

Jane Wright

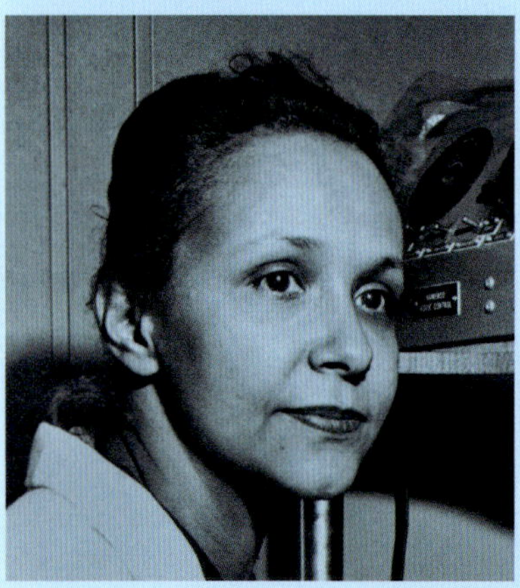

Geboren im Jahr 1919 im US-Bundesstaat Connecticut, folgte Jane Wright ihrem Vater in die Medizin mit einem Abschluss 1945 am New York Medical College und begann am Harlem Hospital mit der Erforschung der Chemotherapie.

Überzeugt von systematischen Studien war sie Vorreiterin der personalisierten Chemotherapie. Mit 33 Jahren übernahm sie die Krebsforschung ihres Vaters am Harlem Hospital. Zusammen mit anderen gründete sie 1964 die American Society of Clinical Oncology und beriet Präsident Lyndon B. Johnson zu Richtlinien für Krebs, Herzerkrankungen und Schlaganfall. Als Forscherin und Chirurgin führte Wright internationale Delegationen in Europa, Asien und Afrika an und behandelte Krebspatienten in Ghana und Kenia. Sie starb 2013.

Hauptwerke

1957 *Untersuchung über den Zusammenhang der klinischen und Gewebereaktion auf Chemotherapeutika bei Krebs*
1984 *Chemotherapie: früher, heute und in der Zukunft*

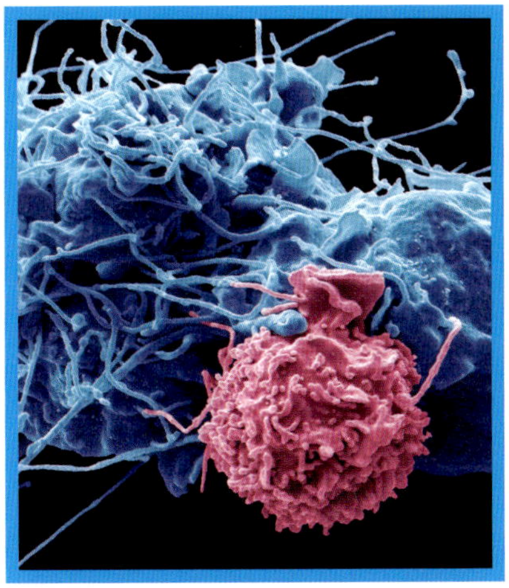

Natürliche Killerzellen sind Lymphozyten, die infizierte Körperzellen angreifen. Hier ist eine natürliche Killerzelle (pink) bei ihrem Angriff auf eine Krebszelle zu sehen.

»erziehen« und so zu stimulieren, dass es Krebszellen erkennen und angreifen kann. Natürliche Killerzellen (eine Form von weißen Blutkörperchen) sollen infizierte Zellen identifizieren und angreifen.

Den beiden Biochemikern César Milstein (aus Argentinien) und Georges Köhler (Deutschland) gelang es zum ersten Mal, mit Antikörpern Krebszellen zu zerstören. Antikörper sind bestimmte, von B-Zellen (einer Lymphozytenart) hergestellte Proteine, die sich auf der Zielzelle (z. B. einem Bakterium) an Antigene (passende Moleküle) binden und somit dem Immunsystem mitteilen, dass es die Zelle zerstören soll. Milstein und Köhler gelang es, die B-Zellen so zu stimulieren, dass sie eine bestimmte Art von Antikörpern (monoklonale Antikörper) in unbegrenzter Zahl produzierten. Mit solchen, speziell auf Krebszellen ausgerichteten Antikörpern können heute bestimmte Krebsarten diagnostiziert und therapiert werden.

Anfang des 21. Jahrhunderts geht die Suche nach einer allgemein anwendbaren Immuntherapie weiter. Ein Forschungsschwerpunkt liegt auf den T-Zellen (eine weitere Art von Lymphozyten). Killer-T-Zellen suchen im ganzen Körper nach fehlerhaften Zellen und vernichten sie. Für jede neue Infektion stellt der Körper T-Zellen her. Nach Beendigung der Mission behält der Körper einige davon in Reserve, falls die gleiche Infektion erneut auftritt. Krebszellen erkennen die T-Zellen jedoch in der Regel nicht als »feindlich«.

Der amerikanische Immunologe James P. Allison sowie der Japaner Tasuku Honjo entschlüsselten in den 1980er-Jahren den chemischen Mechanismus bei der Erkennung von feindlichen Infektionszellen. Damit die T-Zellen Krebszellen erkennen, wollte Allison die T-Zellen »neu bewaffnen«. Mit der Technik des chimären Antigenrezeptors (CAR) gelang es Forschern im Jahr 2002, dass T-Zellen Prostatakrebszellen angriffen. Nach erfolgreichen klinischen Studien werden heute bestimmte Leukämien und Lymphom-Krebstypen mit der CAR-T-Zell-Technik therapiert. Hierbei werden dem Blut des Patienten T-Zellen entnommen und so modifiziert, dass sie mit ihren Rezeptoren ein spezifisches Protein auf Krebszellen erkennen. Die CAR-T-Zellen kommen dann ins Blut zurück. Das gleiche Verfahren wird auch für feste Tumore erforscht. Trotz des frühen Entwicklungsstadiums haben die CAR-T-Zellen ein enormes Potenzial für die Krebstherapie. ■

Die CAR-T-Zell-Therapie ist eine komplexe Individualtherapie. Körpereigene T-Zellen (Immmunzellen) werden außerhalb des Körpers genetisch in CAR-T-Zellen umgewandelt. Die CAR-T-Zellen können Krebszellen im Körper aufspüren und bekämpfen.

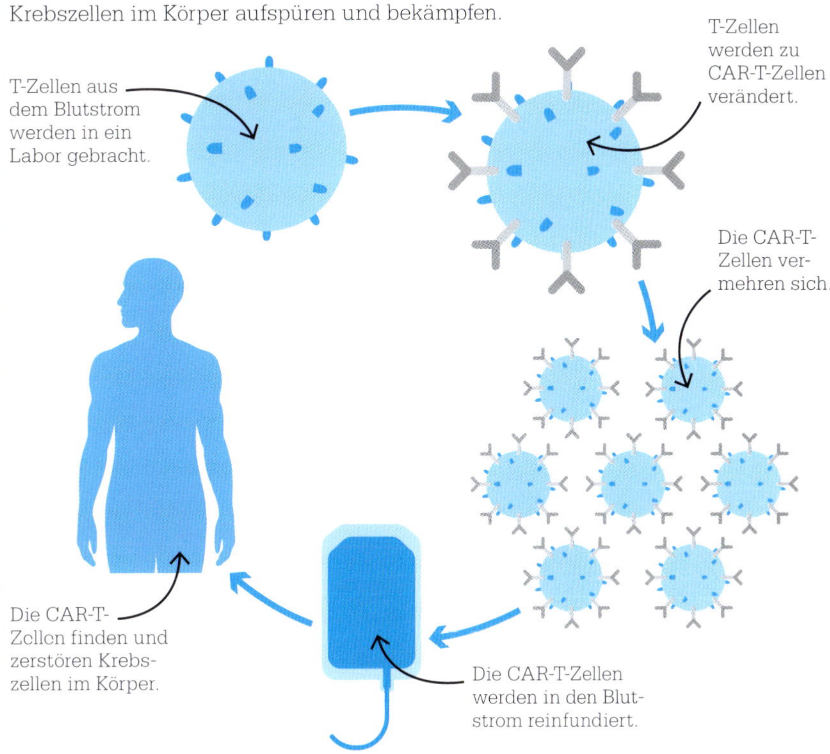

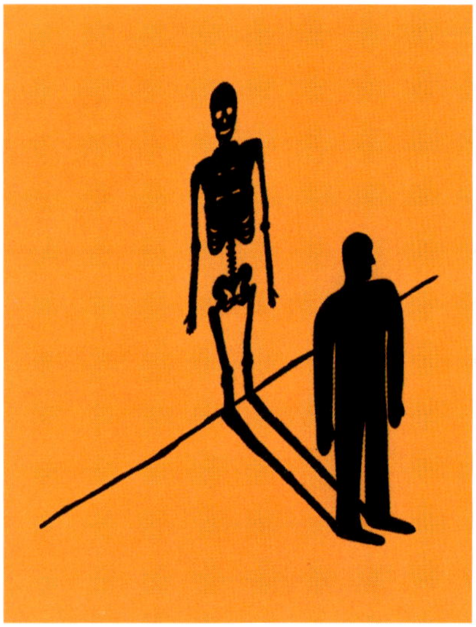

DIE DUNKLEREN SCHATTEN DER HANDKNOCHEN

RÖNTGENSTRAHLUNG

IM KONTEXT

FRÜHER

1800 Der deutsch-britische Astronom William Herschel entdeckt die Infrarotstrahlung von heißen Körpern.

1801 Johann Wilhelm Ritter identifiziert jenseits des blauen Spektralbereichs ultraviolette Strahlung.

SPÄTER

1905 Die US-amerikanische Röntgenpionierin Elizabeth Fleischman stirbt an Krebs infolge der Strahlenbelastung.

1971 An einem Londoner Krankenhaus führen Radiografen zum ersten Mal eine Computertomografie (CT) durch.

1984 In den USA wird die Ganzkörper-Magnetresonanztomografie (MRT) zugelassen.

2018 Wissenschaftler in Neuseeland nehmen Röntgenfarbbilder in 3-D vom Menschen auf.

Im Dezember 1895 schrieb der deutsche Physiker Wilhelm Röntgen, dass er »eine neue Art von Strahlen« entdeckt habe. Seine ersten Röntgenbilder zeigten unter anderem die Hand seiner Frau. Die Ärzte erkannten rasch, welches Potenzial die nach dem Entdecker benannte Röntgenstrahlung für die Diagnose bieten würde. Röntgen erhielt 1901 den ersten Nobelpreis für Physik.

Röntgenstrahlen sind unsichtbare elektromagnetische Strahlen. Die verschiedenen Körpergewebe nehmen sie unterschiedlich gut auf und die Intensitätsunterschiede lassen sich auf einem dahinterliegenden Schirm fotografisch abbilden. Durch »Röntgen« werden Knochenbrüche, Zahnerkrankungen, Skoliosen (Wirbelsäulenverkrümmungen) und Knochentumore nachgewiesen.

Frühe Risiken

Anfangs war den Forschern und Ärzten nicht bewusst, wie gefährlich die Strahlung ist. Viele erlitten Verbrennungen, Haarausfall oder starben sogar. Heute wird die Strahlendosis so niedrig gehalten, dass das Röntgen in der Regel keine Gefahr mehr darstellt. Seit den 1970er-Jahren erhalten Ärzte durch Computertomografie (CT) auch ein dreidimensionales Bild des Patienten. Dabei werden die Röntgenquelle und der Detektor um den Körper in einer Röhre herumgeführt. ■

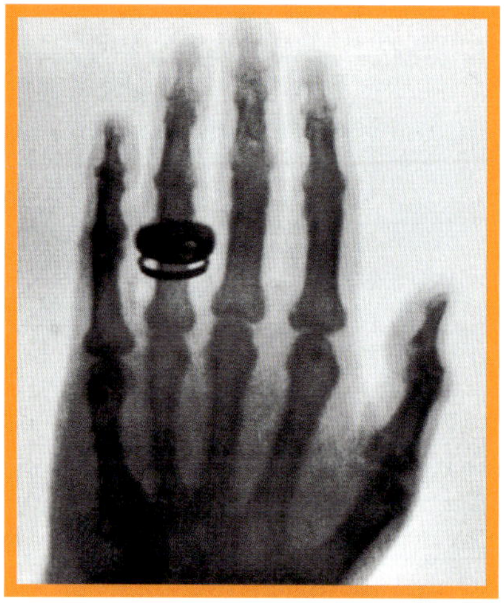

Diese Röntgenaufnahme (mit Ehering) ließ Röntgens Frau an den Tod denken. Heute werden jedes Jahr um die 3,6 Mrd. Röntgenbilder aufgenommen.

Siehe auch: Stethoskop 103 ▪ Histologie 122–123 ▪ Ultraschall 244 ▪ Orthopädische Chirurgie 260–265 ▪ MRT und Rasterverfahren 278–281

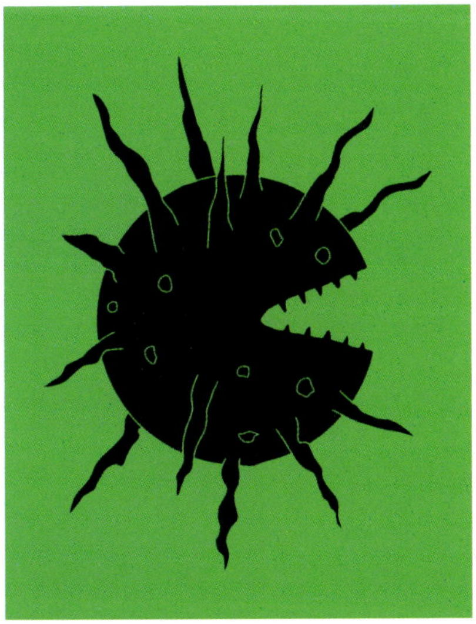

VIREN SIND ALPHA-RAUBTIERE

VIROLOGIE

IM KONTEXT

FRÜHER

1880–1885 Robert Koch nennt vier Kriterien, nach denen ein Keim eine Erkrankung verursacht.

SPÄTER

1901 Der amerikanische Militärarzt Walter Reed entdeckt das Gelbfiebervirus im Blut eines Kollegen; isoliert wird es im Jahr 1927.

1980 Die Weltgesundheitsorganisation (WHO) erklärt die Ausrottung der Pocken, die durch das Variola-Virus verursacht werden.

2019 SARS-CoV-2, das COVID-19 verursachende Virus, taucht in Wuhan in China auf und löst eine Pandemie aus.

2020 Der Brite Michael Houghton und die amerikanischen Forscher Harvey Alter und Charles Rice erhalten für ihre Entdeckung des Hepatitis-C-Virus den Nobelpreis für Physiologie oder Medizin.

Von den unendlich vielen Virusarten auf der Erde gelten etwa 220 als für den Menschen gefährlich. Viren sind oft nur bis zu einem Tausendstel von Bakterien groß und bestehen aus RNA oder DNA umgeben von einer Ummantelung aus Protein. Sie können sich nur vermehren, wenn sie Zellen eines Wirtsorganismus kapern.

Aus Tabaksaft

Bei Studien zur Tabakmosaikkrankheit gebrauchte der holländische Mikrobiologe Martinus Beijerinck im Jahr 1898 als Erster das Wort »Virus«. Sechs Jahre zuvor hatte der russische Botaniker Dmitri Iwanowsky auf die Infektiosität des Filtrats von infizierten Tabakblättern aufmerksam gemacht. Entweder handelte es sich um ein lösliches Toxin oder der Erreger war viel kleiner als Bakterien. Im Jahr 1897 filterte Beijerinck den Saft ein zweites Mal über Gelatine. Das Filtrat blieb infektiös und ließ sich nicht kultivieren. Nur im Blatt selbst vermehrte sich der Erreger. Beijerinck schloss daraus, dass es sich nicht um eine Mikrobe handelte, sondern um einen neuen, flüssigen Erreger. Nach dem lateinischen Wort für »giftige Flüssigkeit« nannte er ihn »Virus«.

Bald wurden Viren auch mit Erkrankungen beim Menschen in Verbindung gebracht, 1901 wurde das Gelbfiebervirus entdeckt. Der US-Wissenschaftler Francis Holmes zeigte 1929, dass Viren Teilchen sind, der amerikanische Virologe Wendell Stanley kristallisierte 1935 das Tabakmosaikvirus aus infizierten Blättern. ■

»Die wahre Natur der Viren war ein vollkommenes Rätsel.«

Wendell Meredith Stanley
Nobelvortrag (1946)

Siehe auch: Impfung 94–101 ▪ Keimtheorie 138–145 ▪ Bakteriophagen und Phagentherapie 204–205 ▪ HIV und Autoimmunerkrankungen 294–297 ▪ Pandemien 306–313

TRÄUME SIND DER KÖNIGSWEG ZUM UNBEWUSSTEN

PSYCHOANALYSE

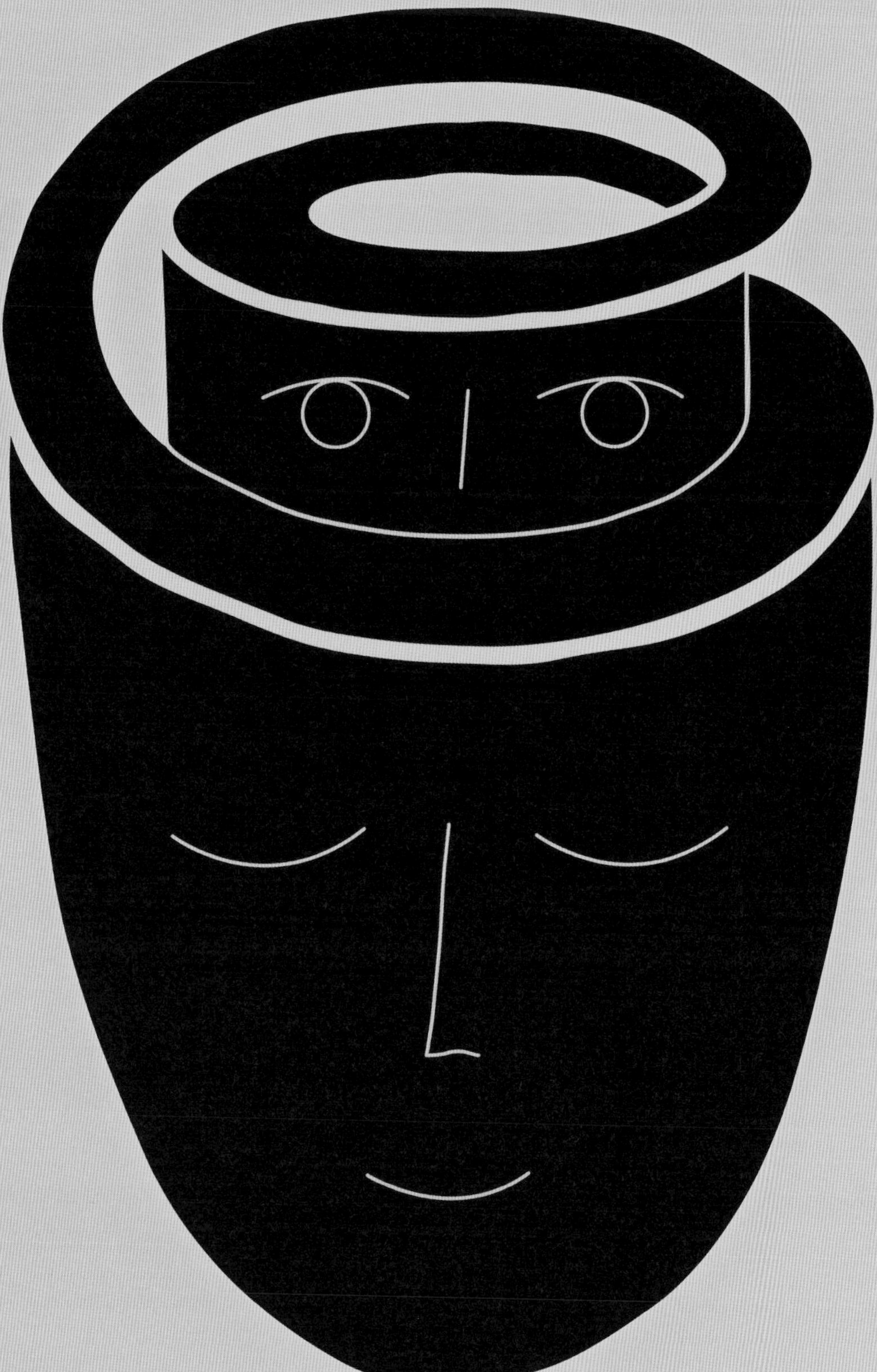

IM KONTEXT

FRÜHER

Um 1012 Der islamische Arzt Ibn Sina erwähnt im *Kanon der Medizin* das Unbewusste. Innere Empfindungen könnten demnach physische Effekte auslösen.

1758 In seinem Lehrbuch *A Treatise on Madness* fordert der Brite William Battie eine einfühlsame Behandlung von psychisch Kranken.

1817 In seiner *Enzyklopädie der Philosophischen Wissenschaften* beschreibt der Philosoph Georg Wilhelm Friedrich Hegel das Unbewusste als »nachtartigen Abgrund«.

SPÄTER

1939 Der österreichische Psychoanalytiker Heinz Hartmann veröffentlicht *Ich-Psychologie und Anpassungsproblem*. In den USA dominieren seine Ideen über 30 Jahre die Psychoanalyse.

1942–1944 Die Psychoanalytikerinnen Melanie Klein und Anna Freud streiten in der Veranstaltungsreihe »Kontroverse Diskussionen« der British Psychoanalytical Society in London über die Kindesentwicklung.

1971 In seiner Schrift *Narzissmus* widerspricht der österreichisch-amerikanische Psychoanalytiker Heinz Kohut Freuds Theorien über die Rolle des Sexualtriebs. Vielmehr sei die Empathie ein wesentliches Element der menschlichen Entwicklung.

Aus dem griechischen Wort *psychologia* für »Lehre von der Seele« stammt der Begriff Psychologie. In den 1870er-Jahren steckte diese Wissenschaft noch in den Kinderschuhen, als der junge Sigmund Freud in Wien Medizin studierte. In Europa versuchten bereits einige Ärzte, wie der Deutsche Wilhelm Wund, die Informationsverarbeitung im Gehirn durch experimentelle Arbeiten mit Sinnen und Nerven zu entschlüsseln. Freud interessierte sich jedoch mehr für die nicht physischen Wurzeln von psychischen Störungen und nannte die Forschungsrichtung später Psychoanalyse.

Beeinflusst wurde Freud durch den französischen Neurologen Jean-Martin Charcot, der ein als Hysterie bezeichnetes Leiden mit Hypnose behandelte. Während eines 19-wöchigen Forschungsaufenthalts bei Charcot im Jahr 1885 lernte Freud die Idee kennen, dass die Quelle von psychischen Störungen weniger im physischen Gehirn als vielmehr im Denken und Bewusstsein zu suchen sei.

Der Fall der Anna O.

Zurück in Wien, war Freud fasziniert vom Fall der »Anna O.«, die der Arzt und dann Mentor Freuds Josef Breuer betreute. Anna O., ein Pseudonym für Bertha Pappenheim, machte andere Mediziner mit Lähmungserscheinungen, Krampfanfällen und Halluzinationen ratlos. Ihr Zustand besserte sich jedoch in Sitzungen bei Breuer, in denen sie frei jeden Gedanken aussprechen konnte, der ihr in den Sinn kam. Breuer nannte die Behandlung »Redekur«.

Anna O.s Symptome hatten sich während der langen und schließlich tödlichen Krankheit ihres Vaters entwickelt. Daraus folgten Angstzustände, etwa eine Aversion gegen Flüssigkeiten – die sich auf eine unterdrückte Kindheitserinnerung an einen aus ihrem Glas schleckenden Hund zurückführen ließ. In den Gesprächen mit Breuer traten verdeckte Emotionen und schmerzvolle Erinnerungen hervor, deren Ansprache Besserung brachte.

Freud beschrieb den Fall der Anna O. in seinen *Studien zur Hysterie* von 1895. Freud sagte, dass sich unterdrückte Konflikte

Hypnose-Vorlesung von Jean-Martin Charcot an der Pariser Klinik Salpêtrière. Auf dem Gemälde von André Brouillet von 1887 stützt ein Assistent eine Hysterikerin.

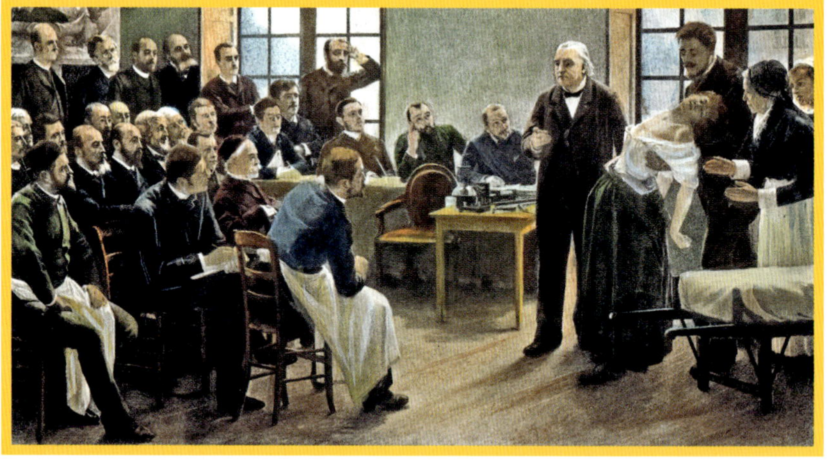

Siehe auch: Islamische Medizin 44–49 ▪ Humanes Anstaltswesen 92–93 ▪ Nervensystem 190–195 ▪ Lithium und bipolare Störungen 240 ▪ Chlorpromazin und Neuroleptika 241 ▪ Verhaltens- und Wahrnehmungstherapien 242–243

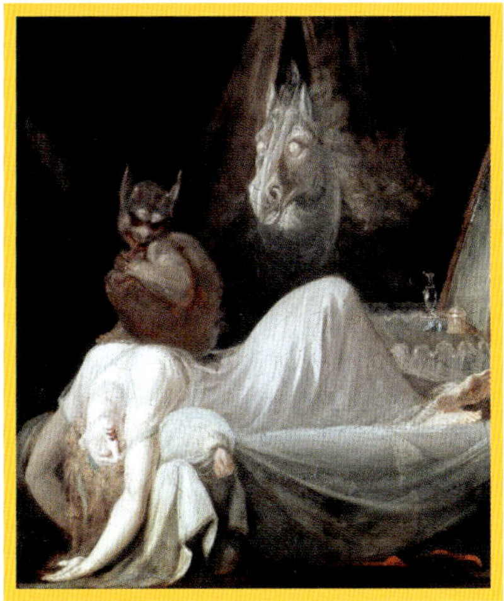

Der Albtraum (um 1790) des Schweizer Malers Henry Fuseli illustriert das erstickende Angstgefühl bei schlechten Träumen. Eine Gravur davon hing angeblich in Freuds Wartezimmer.

Erlebnisse, die für das **bewusste Denken zu schmerzhaft** sind, werden ins **Unbewusste** verdrängt.

↓

Da die Ereignisse **unverarbeitet und ungelöst** bleiben, verursachen sie **psychische Spannungen** – den Konflikt zwischen dem **Bewussten und Unbewussten.**

↓

Der **Konflikt** manifestiert sich als **psychische Störung,** z. B. in Form von **Ängsten, Depressionen** oder **Neurosen.**

↓

Als **Therapiemaßnahme** müssen die **ungelösten Erlebnisse offengelegt** werden.

↓

Die Psychoanalyse versucht, **verdrängte Erinnerungen aus dem Unbewussten** zu holen, damit die Patienten sie im **Bewussten verarbeiten** können.

physisch auswirken können, und definierte drei Ebenen des menschlichen Geistes: das Bewusste, das Vorbewusste und das Unbewusste. Für diese Ebenen wird häufig die Eisberg-Metapher benutzt. Die sichtbare Spitze stellt das Bewusste dar, die Gedanken und Gefühle, die die Person wahrnimmt und versteht. Direkt darunter befindet sich das Vorbewusste, Erinnerungen und Wissen, die ein Mensch leicht abrufen kann. Der größte Bereich liegt ganz unten und enthält das Unbewusste. Für Freud war dieser Bereich eine verschlossene Kammer voller unterdrückter Emotionen, primitiver Wünsche, gewalttätiger Impulse und Ängste.

In Träume eintauchen

Nach dem Tod seines Vaters im Jahr 1896 plagten Freud verstörende Träume, die er im Zuge einer Selbstanalyse aufschrieb und näher untersuchte. In einem dieser Träume erhielt er eine Krankenhausrechnung für jemanden, der vor 40 Jahren und noch vor Freuds Geburt im Hausstand lebte, woraufhin ihm der Geist des Vaters gestand, selbst einmal wegen Trunkenheit eingesperrt worden zu sein. Freud glaubte an die im Traum angelegte Botschaft, dass ihm etwas Unterbewusstes den Einblick in die Vergangenheit seines Vaters wie etwa sexuellen Missbrauch oder verdeckte Übeltaten versperre. Freuds Beziehung zum Vater war schwierig gewesen. Wie er dem befreundeten Arzt Wilhelm Fließ erzählte, hatten ihm die Selbstanalyse und Träume seine Eifersucht auf den Vater und seine Liebe zur Mutter offenbart – was er später als Ödipuskomplex beschrieb. In der griechischen Mythologie tötete Ödipus, der König von Theben, seinen Vater und heiratete seine Mutter.

In seiner wegweisenden Schrift *Die Traumdeutung* von 1899 heißt es, dass die Menschen in den Träumen oder Albträumen ihre unterdrückte Emotionen oder Verlangen (oft sexueller Natur) »

Freuds Sicht auf das menschliche Gehirn: der psychische Eisberg

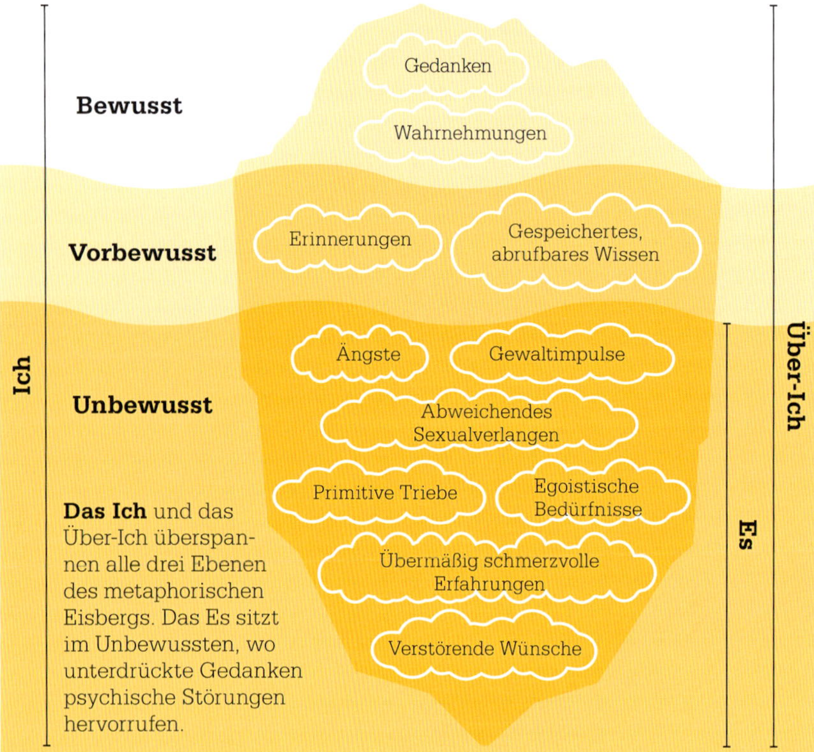

Das Ich und das Über-Ich überspannen alle drei Ebenen des metaphorischen Eisbergs. Das Es sitzt im Unbewussten, wo unterdrückte Gedanken psychische Störungen hervorrufen.

erfüllt sehen. Demnach legten Träume Emotionen offen, die das bewusste Denken wegen der Schmerzbelastung nicht ertragen konnte. Freud war immer mehr davon überzeugt, dass psychische Störungen in traumatischen Ereignissen der Kindheit wurzelten, deren Erinnerungen unterdrückt waren.

Da Patienten Gefühle und Verhalten außerhalb des Bewussten nicht verstehen oder erklären konnten, musste die Heilung im Unbewussten gesucht werden, und dorthinein führten die Träume.

Es, Ich und Über-Ich

In den 1920er-Jahren hatte Freud sein Modell des Unbewussten, Bewussten und Vorbewussten um die Persönlichkeitselemente Es, Ich und Über-Ich erweitert. Es, Ich und Über-Ich entwickeln sich in der Kindheit. In der bekannten Eisberg-Metapher liegt das primitivste, instinktivste Element – das Es – weit unten im Unbewussten. Es umfasst geerbte Wesenszüge, tief sitzende Ängste und aggressives und sexuelles Verlangen. Ohne sich bewusst zu sein, treibt es viele Gedanken an und dringt manchmal in Form von unbeabsichtigten Ausdrücken – den sogenannten freudschen Versprechern – an die Oberfläche.

Das Ich ist nach Freud das Selbst, die Wahrnehmung und Interaktion mit der äußeren Welt, aber auch der Vermittler bei inneren Konflikten. Das Ich entwickelt sich in der Kindheit und reicht über die bewusste, vorbewusste und unbewusste Ebene hinweg. Während sich in der frühen Kindheit das Ich entwickelt, tritt das Über-Ich ebenso auf. Auch das Über-Ich überspannt die drei Ebenen und steuert die Impulshaftigkeit und die Moral.

Da immer ein Element den anderen beiden Elementen entgegengerichtet sei, kommt es zu inneren Konflikten. In der Regel vermittelt dann das Ich zwischen den widerstreitenden Zielen des Es und des Über-Ich. Dabei wendet es Abwehrstrategien wie Leugnung und Verdrängung an.

> »Das Es ist ganz amoralisch, das Ich ist bemüht, moralisch zu sein, das Über-Ich kann hypermoralisch und dann so grausam werden wie nur das Es.«
>
> **Sigmund Freud**
> *Das Ich und das Es*
> (1923)

Instinkt und Fixierung

Freud teilte alle menschlichen Instinkte in zwei gegensätzliche Gruppen ein, Eros als Lebensinstinkt, der das persönliche Überleben sowie das der Art sichert, und Thanatos, den Todesinstinkt. Unter Eros fallen Sex, Hunger und Durst, im Thanatos liegt alles Zerstörerische und Selbstzerstörerische, das sich oft als Aggression oder Grausamkeit anderen gegenüber ausdrückt.

Der Thanatos steht auch im Konflikt mit der Libido, der psychosexuellen, Eros antreibenden Ener-

»Was wir durch die Psychoanalyse über Kindheit und Erwachsensein lernen, zeigt uns, dass alles Leiden im späteren Leben zum größten Teil Wiederholungen früheren Erleidens ist.«

Melanie Klein
Liebe, Schuldgefühl und Wiedergutmachung
(1921–1945)

gie. Freud glaubte, dass sexuelle Impulse die Kindesentwicklung mitbestimmen. So soll sich die Sexualität in fünf Stufen – der oralen, analen, phallischen, latenten und genitalen Phase – entwickeln und sich als Fixierung erst auf den mütterlichen, dann auf den eigenen Körper ausprägen. Wer eine der Stufen in der Kindheit nicht richtig abgeschlossen habe, so Freud, bleibe später auf genau dieses Stadium fixiert und entwickle destruktives Verhalten.

Freud setzte unter anderem den Rorschach-Tintenklecks-Test (Freud analysierte, was die Patienten in Tintenflecken sahen) und die freie Assoziation mit Wörtern sowie die Traumanalyse ein. Dabei saß er hinter dem auf dem Sofa liegenden Patienten und machte Notizen.

Leistungsfähig

Sein ganzes Leben dominierte Freud das Feld der Psychiatrie und er wird zu Recht Vater der Psychoanalyse genannt. Er wurde aber auch heftig attackiert und viele seiner Theorien gelten inzwischen als veraltet. Die Hauptkritik lautet, dass seine Ideen auf keiner wissenschaftlichen Grundlage stehen, die lang dauernde Psychoanalyse zu teuer sei und dass in seinen Sitzungen ein ungesundes Machtungleichgewicht zwischen Therapeut und Patient entstehe. Davon berichtete Freud auch selbst: Die Patienten würden ihre eigenen Gefühle zu den Eltern auf den Therapeuten übertragen – später als Phänomen der Übertragung bezeichnet.

Heute umfasst die Psychoanalyse mehr als 20 Schulrichtungen, die aber meist abseits anderer medizinischer Fächer gelehrt werden. Gerade das wird am meisten kritisiert, dass nämlich die Theorien der Psychoanalyse auf klinischen Fällen gründeten, aber nicht auf replizierbaren wissenschaftlichen Beweisen. Klärung möchte die Neuropsychoanalyse durch Verknüpfung von Bildgebung mit Psychoanalyse bringen, aber viele Psychiater bleiben skeptisch.

Auch wenn es immer weniger Praktiker gibt, so gilt die Psychoanalyse immer noch als reizvoll, und Psychiater würdigen Freuds zentrale Botschaft, nämlich den Patienten und seine Lebensgeschichte genau anzuhören. ■

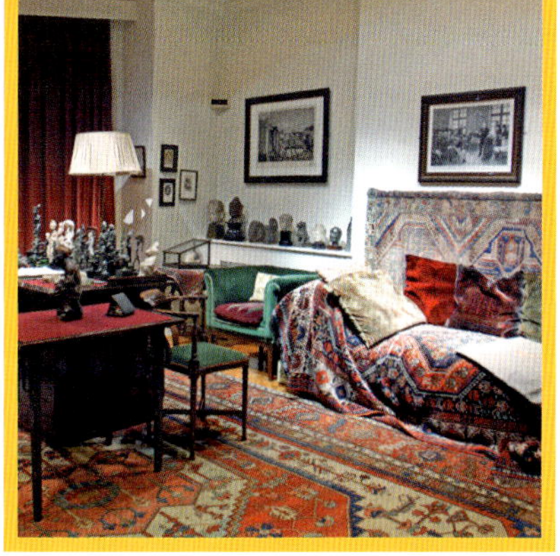

Das Freud-Museum in Hampstead in London wurde in Freuds letztem Wohnsitz eingerichtet. Dort steht noch die Originalcouch in seinem Arbeits- und Behandlungszimmer.

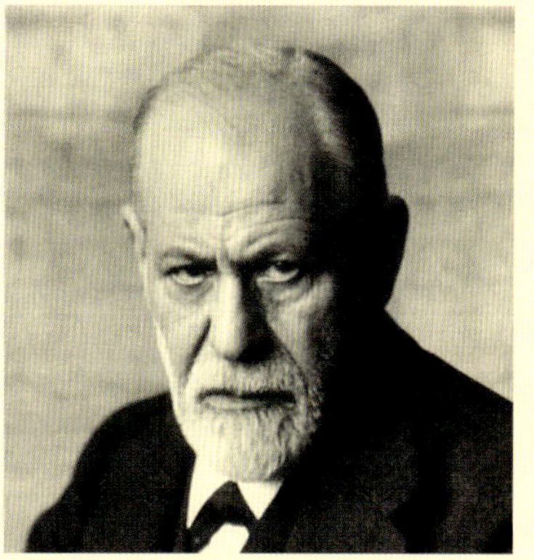

Sigmund Freud

Geboren im Jahr 1856 als Kind jüdischer Eltern in Freiberg in Mähren, wuchs Sigismund (später Sigmund) Freud in Leipzig und Wien auf. Nach seinem Medizinstudium in Wien ging er mit einem Stipendium für einige Wochen nach Paris. Zurück in Wien, befasste er sich zusammen mit Josef Breuer mit der Hysterie und richtete eine Privatpraxis für Patienten mit nervösen Störungen ein. Im Jahr 1886 heiratete er Martha Bernays; das Paar hatte sechs Kinder.

Freud begann 1897 mit intensiven Selbstanalysen und schrieb *Die Traumdeutung.* Die Universität Wien berief ihn 1902 zum Professor für Neuropathologie, im Jahr 1910 gründete er die Internationale Psychoanalytische Vereinigung. Freud floh 1938 mit seiner Familie aus dem von Nazideutschland annektierten Österreich und ließ sich in London nieder. Er litt an Krebs im Endstadium und starb 1939.

Hauptwerke

1899/1900 *Die Traumdeutung*
1904 *Zur Psychopathologie des Alltagslebens*
1923 *Das Ich und das Es*

ES MUSS EIN CHEMISCHER REFLEX SEIN

HORMONE UND ENDOKRINOLOGIE

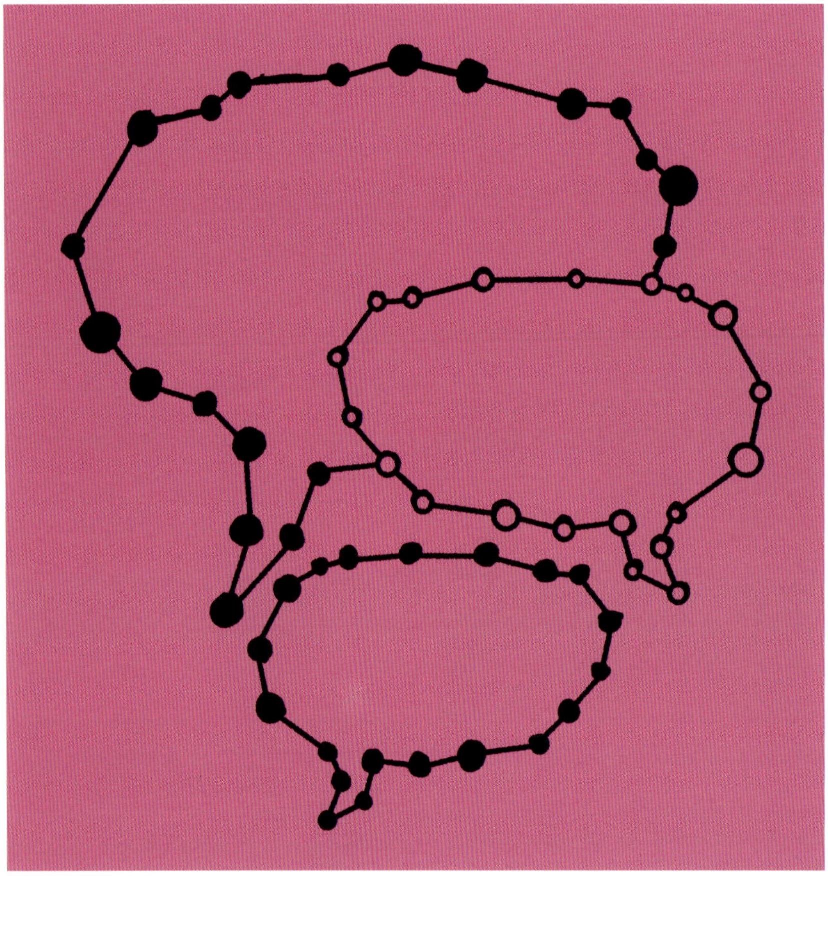

IM KONTEXT

FRÜHER

1865 Claude Bernard zeigt, dass der Körper chemische Substanzen aufbauen und wieder zerlegen kann.

1894 Der britische Physiologe Edward Sharpey-Schafer weist Adrenalin nach und prägt das Wort »endokrin«.

SPÄTER

1920 Die amerikanischen Wissenschaftler Herbert McLean Eavans und Joseph Long identifizieren das humane Wachstumshormon (Somatropin).

1923 Frederick Banting und John Macleod erhalten für die Entdeckung des Insulins den Nobelpreis für Physiologie oder Medizin.

Hormone sind Botenstoffe des Körpers, das Fachgebiet, das sie untersucht, ist die Endokrinologie. Endokrine Drüsen wie Hypothalamus, Hoden und Eierstöcke, Schilddrüse, Nebenschilddrüse, Hypophyse, Nebenniere und Zirbeldrüse bilden spezialisierte Zellen, die Hormone ins Blut ausschütten. Hormone können andere Drüsen dazu bringen, ihren eigenen Hormonspiegel im Blut anzupassen. Oder sie übertragen bestimmte Anweisungen auf Zellen in Organen und Körpergeweben. Auf diese Weise regulieren Hormone die Organe, Abläufe und Funktionen im Körper wie Muskel- und Knochenwachstum, Fruchtbarkeit, Appetit, Stoffwechsel und Herzrate.

Bis 1902 war es wissenschaftlicher Konsens, dass Organe nur durch elektrische Signale in Nerven

Siehe auch: Physiologie 152–153 ▪ Nervensystem 190–195 ▪ Diabetes 210–213 ▪ Steroide und Cortison 236–239 ▪ Hormonale Kontrazeption 258

Das **endokrine System** besteht aus einer Reihe von **Drüsen,** die durch **Hormonausschüttung (Sekretion)** Körperfunktionen regulieren**.**

↓

Die Sekretion wird durch Faktoren wie z. B. die Konzentration bestimmter Substanzen im Blut, **andere Hormone** oder Signale des **Nervensystems ausgelöst.**

↓

Die meisten Hormone **gelangen mit dem Blutstrom** an ihren Bestimmungsort und **aktivieren dort Zellen zu einer Reaktion**.

↓

Durch Rückkopplungsschleifen wird der **Hormonspiegel** im Blut **überwacht** und die **Sekretion** der Hormone **angehoben oder gesenkt.**

miteinander kommunizieren. Dann bewiesen der britische Physiologe Ernest Starling und sein Schwager, die beide am University College London (UCL) arbeiteten, mit einem Experiment, dass Organe sowohl über das Nervensystem als auch durch chemische Botenstoffe miteinander kommunizieren. Ihre Entdeckung legte den Grundstein für das Fachgebiet der Endokrinologie.

Vorzeichen

Bereits im 19. Jahrhundert gab es Experimente, die auf die Existenz von Hormonen und ihre Funktion schließen ließen. Claude Bernards Studien zur Leberfunktion führten 1848 zum Konzept der »internen Sekretion« – dass ein Organ eine Substanz herstellt und ins Blut ausschüttet. Der deutsche Physiologe Arnold Berthold wollte 1849 das geänderte Verhalten und die physischen Auswirkungen durch Kastration verstehen. Junghähne, denen er die Hoden entfernt hatten, entwickelten keinen Hahnenkamm oder andere Geschlechtsmerkmale und balzten nicht mehr um die Hennen. Dann transplantierte er zwei kastrierten Vögeln die Hoden eines Hahns und sie bildeten normal ihre Geschlechtsmerkmale aus.

Nach der vorherrschenden Theorie sollte das Nervensystem die Geschlechtsreifung steuern, aber Berthold fand in seinen Hähnen zwar neue Blutgefäße, aber keine neuen Nervenleitungen. Was auch »

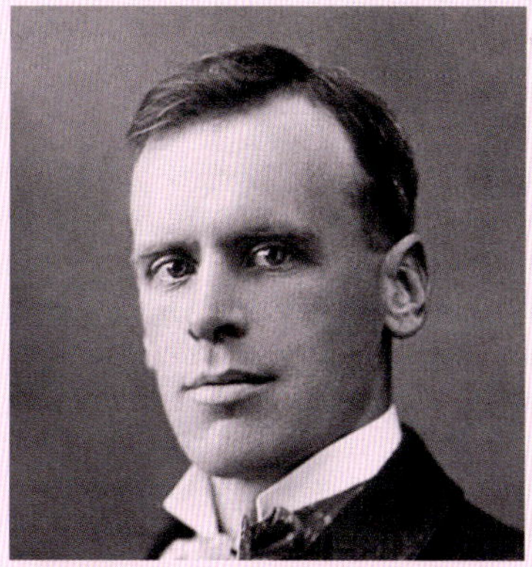

Ernest Starling

Geboren im Jahr 1866 in London in Großbritannien, studierte Starling Medizin an der Guy's Hospital Medical School und wurde 1887 Dozent für Physiologie. Im Jahr 1890 begann eine lebenslange Partnerschaft mit seinem Physiologenkollegen William Bayliss am University College in London. In diesem Team war Starling der ungeduldige Visionär, Bayliss der vorsichtige Methodiker. Bayliss heiratete 1993 Starlings Schwester Getrude. Außer seiner Arbeit mit Bayliss an endokrinen Funktionen trug Starling Wesentliches zur Aufklärung der Regulation der Herzfunktion bei.

Starling wurde 1899 als Mitglied der Royal Society ernannt. Mit seinem großen Ziel, die medizinische Ausbildung zu verbessern, unterstützte er 1910 die Royal Commission bei den medizinischen Studiengängen. Auf einer Reise durch die Karibik starb er 1927 und wurde in Kingston in Jamaica begraben.

Hauptwerke

1902 *Mechanism der Sekretion der Bauchspeicheldrüse*
1905 *Zur chemischen Korrelation der Körperfunktionen*

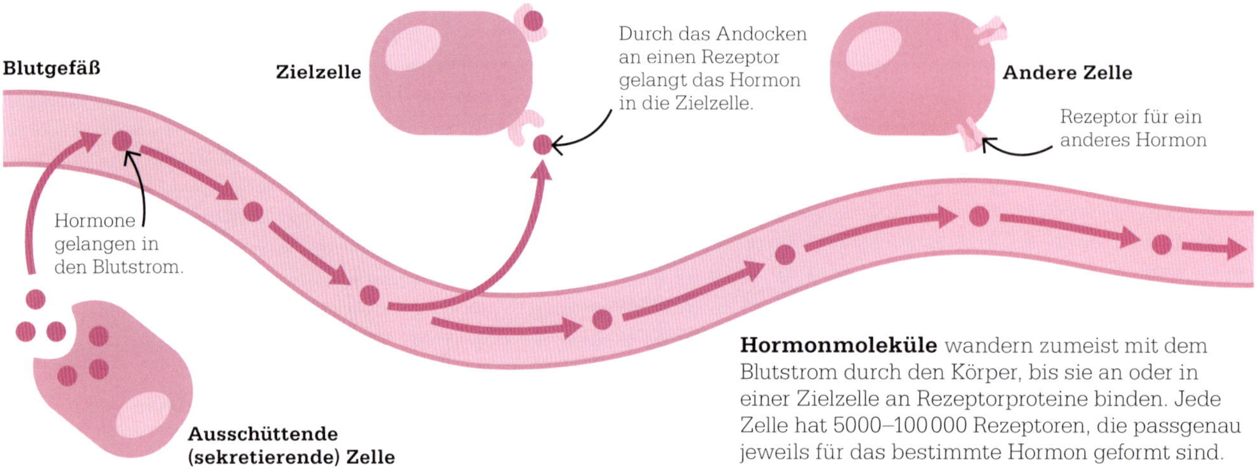

Hormonmoleküle wandern zumeist mit dem Blutstrom durch den Körper, bis sie an oder in einer Zielzelle an Rezeptorproteine binden. Jede Zelle hat 5000–100 000 Rezeptoren, die passgenau jeweils für das bestimmte Hormon geformt sind.

immer die Sexualentwicklung auslöste, musste im Blut transportiert worden sein. Trotz der Ergebnisse änderte sich an der Auffassung, nur Nervenbahnen könnten Botschaften weiterleiten, zunächst nichts.

Im Jahr 1889 berichtete der bereits 72-jährige Charles-Édouard Brown-Séquard an die wissenschaftliche Akademie in Paris, dass er sich selbst einen Cocktail aus Adern, Samen und anderen Flüssigkeiten aus Hunde- und Meerschweinchenhoden injiziert hatte. Dadurch seien seine Kraft, Ausdauer und Konzentrationsvermögen gestiegen. Brown-Séquard schrieb die Wirkung dem Nervensystem zu und empfahl ähnliche Extrakte als Jungbrunnen für Männer.

> »... die Entdeckung der Natur dieser [chemischen] Substanzen ermöglicht es uns, ... vollständige Kontrolle über die Arbeitsweise des menschlichen Körpers zu erlangen.«
>
> **Ernest Starling**
> Vortrag zur Croonian Lecture (1905)

Im folgenden Jahr berichtete Brown-Séquard von der in Paris arbeitenden amerikanischen Ärztin Augusta Brown, die mehreren Frauen einen Extrakt aus den Eierstöcken von Meerschweinchen injiziert hatte, angeblich mit positivem Effekt auf Hysterie, Unterleibsbeschwerden und Alterung. Obwohl die Behauptung nicht verifiziert werden konnte, entwickelte sich ein reges Interesse an der Idee, dass die Sekrete von Organen therapeutischen Nutzen haben könnten.

Chemische Signale

Ende der 1890er-Jahre beschrieben Starling und Bayliss am UCL bei Studien zum Dünndarm zum ersten Mal die Peristaltik (das Weiterschieben von Nahrung durch Muskelkontraktionen). Anschließend untersuchten sie die Rolle des Nervensystems bei der Verdauung.

Bekannt war, dass die Bauchspeicheldrüse Verdauungssäfte ausschüttet, wenn die Nahrung aus dem Magen in den Dünndarm gelangt. Der russische Physiologe Iwan Pawlow schloss 1888 aus seinen Studien, dass dieser Vorgang von Nervensignalen aus dem Dünndarm ans Gehirn und zur Bauchspeicheldrüse gesteuert wird. Diese Theorie wollten Starling und Bayliss 1902 überprüfen. Einem narkotisierten Hund entfernten sie vorsichtig alle Nervenleitungen an der Bauchspeicheldrüse. Nach Ansäuern des Dünndarms schüttete die Bauchspeicheldrüse weiterhin Verdauungssäfte aus.

Starling und Bayliss vermuteten, dass ein Faktor aus dem Dünndarm durch das Blut transportiert wurde. Um ihre Hypothese zu beweisen, injizierten sie eine Mischung aus Darmmaterial und Säuren in eine Vene. Sekunden später schüttete die Bauchspeicheldrüse Verdauungssäfte aus. Damit war klar, dass der Auslöser zwischen Dünndarm und Bauchspeicheldrüse ein chemischer Botenstoff war und nicht durch das Nervensystem geleitet wurde.

Das erste Hormon

Starling verwendete bei einer Vorlesung für Mediziner am Royal College of Physicians im Jahr 1905 die Bezeichnung »Hormon« für die gefundene Substanz und bezog sich dabei auf das griechische Wort *ormao* für »erregen«. Das Hormon nannte er »Sekretin«. Wie das Experiment von 1902 zeigte, gibt der Dünndarm nach Eintritt der Verdauungssäfte aus dem Magen das Hormon Sekretin ins Blut ab. Das Sekretin stimuliert dann die Bauchspeicheldrüse, die Hydrogencarbonat ausschüttet, um die Säuren im Dünndarm zu neutralisieren.

Bald nach der Entdeckung des Sekretins ging die Suche nach weiteren Hormonen los. Der Kanadier Frederick Banting und der schottische Physiologe John Macleod isolierten 1921 das Insulin, ein Hormon der Bauchspeicheldrüse, mit dem der Blutzuckerspiegel reguliert wird. Der deutsche Biochemiker Adolf Butenandt und unabhängig davon der amerikanische Biochemiker Edward Doisy identifizierten 1929 das Geschlechtshormon Östrogen. Progesteron folgte 1934, Testosteron und Östradiol wurden 1935 isoliert. Bis heute wurden mehr als 50 Hormone des Menschen identifiziert.

Neue Therapien

Wie Starling und Bayliss weiter herausfanden, war das Sekretin universell einsetzbar: Die Substanz aus einer Spezies stimulierte die Bauchspeicheldrüse einer anderen. Also konnte möglicherweise ein tierisches Hormon endokrine Störungen beim Menschen therapieren. Als immer mehr Hormone entdeckt wurden, sprangen pharmazeutische Unternehmen schnell auf den Zug auf.

Zwei Jahre nach der Isolierung von Insulin produzierte das amerikanische Pharmaunternehmen Eli Lilly bereits Iletin als Insulinprodukt zur Behandlung von Diabetes. Mitte der 1930er-Jahre waren orale und injizierbare Östrogene zur Regulierung der Menstruation und Behandlung von Symptomen der Wechseljahre auf dem Markt.

Bald war die Nachfrage nach Hormontherapien größer, als durch die Produktion aus Tieren allein gedeckt werden konnte. Die Wissenschaftler erforschten daher biochemische Verfahren, um Hormone in größerer Menge und besserer Qualität herstellen zu können.

Im Jahr 1926 gelang dem britischen Biochemiker Charles Harington die erste chemische Synthese eines Hormons: Thyroxin (das der amerikanische Chemiker Edward Kendall 1914 isoliert hatte). Mit diesem wichtigen Schritt in Richtung Massenproduktion ließ sich auch die Effizienz steigern. Die ersten Insulinpräparationen aus der Bauchspeicheldrüse von Pferden schwankten noch stark in ihrer Stärke und erforderten mehrere Injektionen täglich. Durch Zugabe von Zink verbesserte sich in den 1930er-Jahren die Wirkdauer auf 24 Stunden.

» Wir wollen Frauen nicht in Panik versetzen, aber wir wollen sie auch nicht in falscher Sicherheit wiegen. «

Gillian Reeves
Britischer Krebsepidemiologe zu den Risiken der HRT (2019)

Moderne Entwicklungen

Durch die Hormonsynthese veränderten sich auch die Anwendungen. Einen Wendepunkt markierte die Einführung der Antibabypille aus synthetischem Progesteron und Östrogen im Jahr 1960. Hormone waren jetzt für den allgemeinen Gebrauch verfügbar. Die Hormonersatztherapie half Frauen seit den 1960er-Jahren, durch synthetisches Östrogen die Probleme der Wechseljahre wie Hitzewallungen und Osteoporose besser zu überstehen.

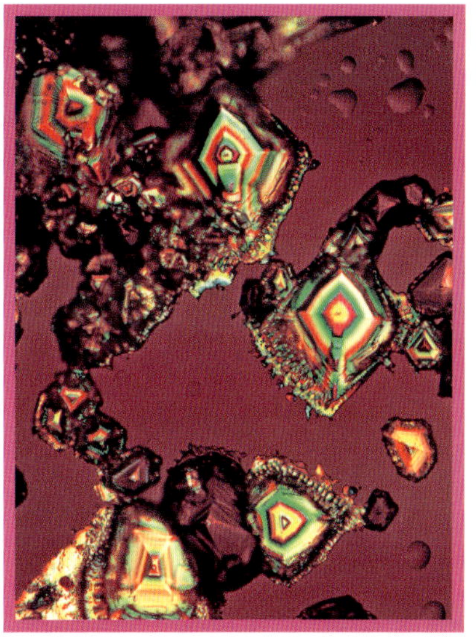

Lichtmikroskopische Aufnahme des weiblichen Geschlechtshormons Progesteron unter polarisiertem Licht. Nach dem Eisprung bereitet es die Gebärmutter auf die Schwangerschaft vor.

Ende der 1970er-Jahre machte die Biotechnologie es möglich, Bakterien wie das menschliche Darmbakterium *Escherichia coli* genetisch zu modifizieren. Hormone wie das Insulin konnten nun im Labor produziert werden.

Mit immer größerem Wissen über die Hormone mehren sich in neuerer Zeit jedoch auch Meldungen über Nebenwirkungen, die von Erschöpfung bis zu Krebs reichen können. So brachten z. B. Studien im Jahr 2002 die Hormonersatztherapie mit einem höheren Risiko für Brustkrebs und Schlaganfall zusammen. Nutzen und Risiken sollten bei einer Veränderung des Hormonspiegels stets sorgsam abgewogen werden. Auch die Wirkung von Medikamenten auf den Hormonhaushalt ist Gegenstand aktueller Forschung. ■

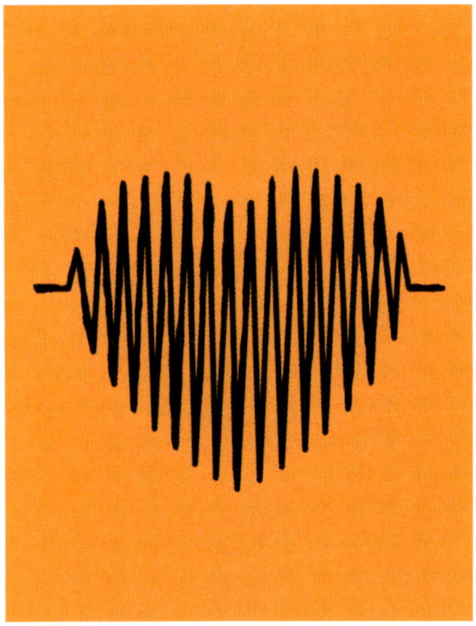

AKTIONSSTRÖME DES HERZENS

ELEKTROKARDIOGRAFIE

IM KONTEXT

FRÜHER

Um 1780 Der italienische Arzt Luigi Galvani stimuliert Tiermuskeln elektrisch und nennt die Reaktion »animalische Elektrizität«.

1887 Mit einem abgewandelten Kapillarelektrometer des französischen Physikers Gabriel Lippmann misst Augustus D. Waller Herzströme.

SPÄTER

1909 Mittels Elektrokardiograf identifiziert der britische Arzt Thomas Lewis das Vorhofflimmern als Ursache für unregelmäßige Herzfrequenz.

1932 Der New Yorker Kardiologe Albert Hyman erfindet ein Gerät, um den Herzschlag neu anzuregen, und nennt es »Herzschrittmacher«.

1958 In Schweden implantiert der Herzchirurg Åke Senning einen Herzschrittmacher nach dem Design des Arztes und Ingenieurs Rune Elmqvist.

In der Antike war es üblich, dass die Ärzte den Körper auf Krankheitszeichen hin abhörten. Zwei Jahrtausende später ließ sich dann der Herzschlag mit dem 1816 in Frankreich von René Laënnec erfundenen Stethoskop klar und deutlich wahrnehmen. Auf ein neues Niveau hob der Niederländer Willem Einthoven die Herzüberwachung 1903 mit dem ersten funktionierenden Elektrokardiografen.

Mit Elektrokardiografen lassen sich die elektrischen Signale des Herzschlags (über Elektroden am Körper) in Form eines Elektrokardiogramms (EKG) aufzeichnen.

Der italienische Physiker Carlo Matteucci hatte 1842 anhand von Tierexperimenten die elektrische Aktivität des Herzens demonstriert: Für jeden Herzschlag wies er einen elektrischen Stromstoß nach. In den folgenden Jahrzehnten ver-

Jeder Herzschlag beruht auf einem **elektrischen Impuls,** der zur Haut hin pulsiert.

Auf die Haut aufgesetzte **Elektroden** messen **die Impulse** in Mikrovolt (µV).

Die Elektroden **übertragen die Informationen** an ein Gerät, das den zeitlichen Verlauf der Spannung anzeigt.

Je **intensiver** der Impuls, desto **höher liegt der Punkt** auf der Messkurve.

Aus dem **Muster der Impulse** lässt sich eine **anormale Herztätigkeit** ablesen.

Siehe auch: Traditionelle Chinesische Medizin 30–35 ▪ Blutkreislauf 68–73 ▪ Stethoskop 103 ▪ Transplantation 246–253 ▪ Herzschrittmacher 255

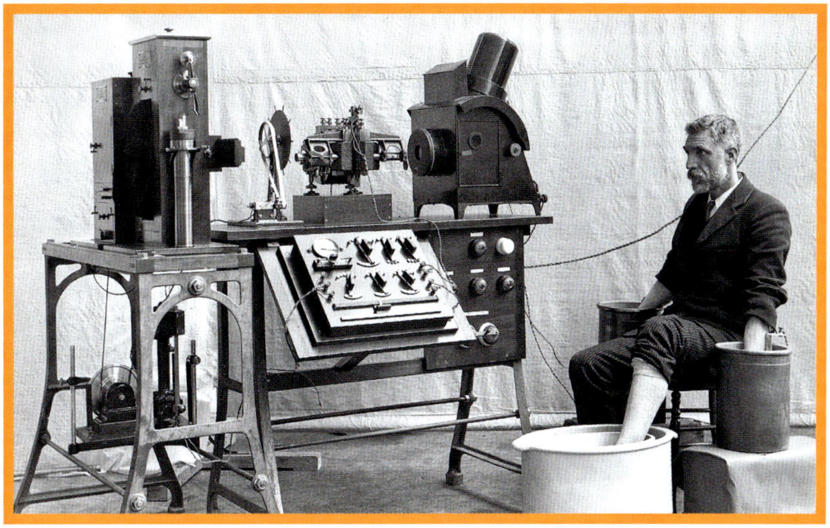

Dieser Elektrokardiograf von 1911 wurde von fünf Personen betrieben. Zur Messung mussten die Patienten beide Arme und das linke Bein in eine Salzwasserlösung tauchen.

suchten viele Wissenschaftler, die elektrische Herzaktivität genauer zu erfassen. Einthovens Interesse wurde bei der Vorführung eines Geräts des britischen Physiologen Augustus D. Waller geweckt, das anschwellende Herzströme als Quecksilberbewegung in einem Glasröhrchen anzeigte.

Verfeinerung der Geräte

Einthoven stellte 1903 sein neues, empfindliches Saitengalvanometer vor. Durch einen feinen Draht (Saite) liefen elektrische Herzströme und der Schatten der schwingenden Saite wurde dann fotografisch erfasst. Einthovens Apparat war genauer als Wallers und benötigte nicht mehr fünf, sondern nur noch drei Elektrodenableitungen (später als Ableitung nach Einthoven bezeichnet): den linken und rechten Arm sowie das linke Bein.

Die zunächst noch recht monströsen Apparaturen wurden bald kleiner und einfacher zu bedienen. Mit den heutigen tragbaren Geräten lässt sich die Herzaktivität über Tage oder Wochen digital erfassen. Die Elektrodenzahl für ein Standard-EKG wuchs auf zehn – sechs an der Brust und eine an jeder Extremität. In zwölf Kanälen wird die Herzaktivität durch unterschiedliche Elektrodenkombinationen gemessen.

Seit Einthovens frühen Apparaten wurden Medikamente wie Betablocker (die den Herzschlag verlangsamen), Herzschrittmacher (zur Regulation der Herzkontraktion) sowie Operationen wie die Transplantation und Bypass- und Herzklappenoperation entwickelt. Das EKG bleibt das zentrale diagnostische Instrument zur Erkennung von Herzerkrankungen, der häufigsten Todesursache weltweit. ■

Willem Einthoven

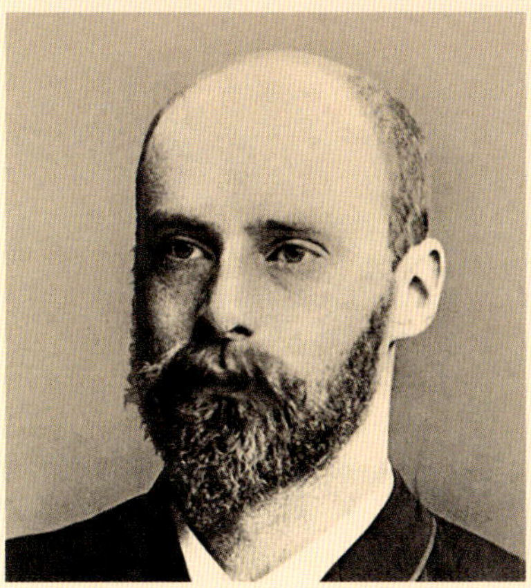

Der 1860 geborene Willem Einthoven verbrachte seine ersten Lebensjahre auf Java in der holländischen Kolonie Westindien (heute Indonesien). Mit sechs Jahren starb sein Vater und die Familie zog 1870 nach Utrecht.

Einthoven wurde in Utrecht als Arzt ausgebildet und erhielt 1886 eine Professur für Physiologie an der Universität von Leiden. Nach Studien zur optischen Täuschung und der elektrischen Augenreaktion auf Licht begann er einen Apparat zu konstruieren, der die elektrische Aktivität des Herzens überwachen kann. Mit seinem Elektrokardiografen beschrieb er, wie sich Herzstörungen als EKG aufzeichnen lassen, und korrespondierte dabei regelmäßig mit dem britischen Arzt Thomas Lewis, der die klinische Anwendung studierte. Einthoven erhielt 1924 den Nobelpreis für Physiologie oder Medizin und starb im Jahr 1927.

Hauptwerke

1906 *Das Telekardiogramm*
1912 *Die unterschiedlichen Formen des humanen Elektrokardiogramms und ihre Bedeutung*

FASERN, DIE FUNKEN VERSPRÜHEN

NERVENSYSTEM

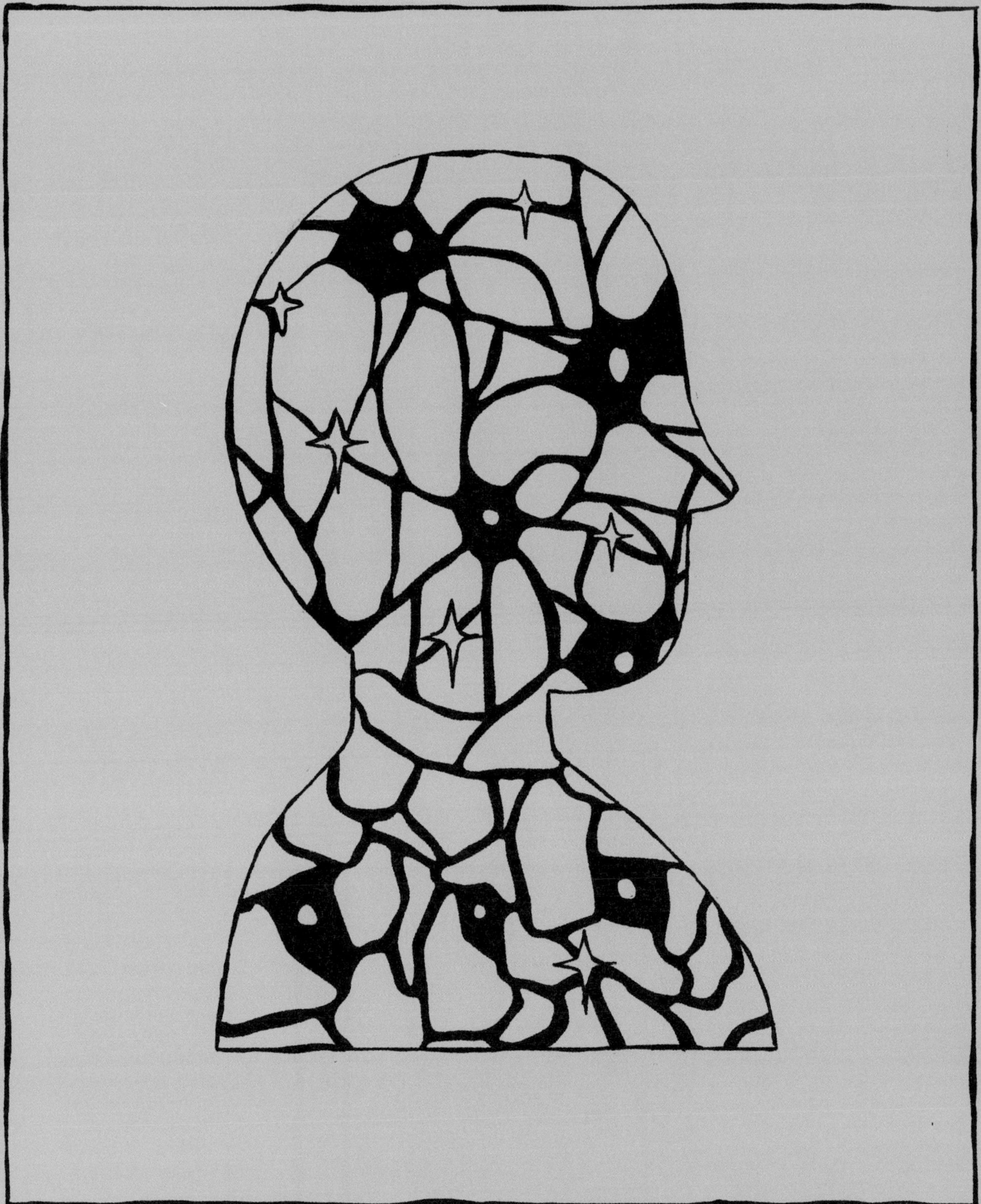

IM KONTEXT

FRÜHER

1600 v. Chr. Im *Papyrus Edwin Smith* werden Rückenmarksverletzungen beschrieben.

1791 Luigi Galvani weist das Zucken von Froschschenkeln bei elektrischer Reizung nach.

1863 Otto Deiters beschreibt bei Nervenzellen Axon und Dendriten.

1872 Jean-Martin Charcots *Vorträge über Krankheiten des Nervensystems* erscheinen.

SPÄTER

1914 Henry Dale entdeckt den Neurotransmitter, über den die chemische Kommunikation zwischen Nervenzellen abläuft.

1967 Levodopa ist das erste wirksame Medikament gegen ein neurodegeneratives Leiden (Parkinson-Erkrankung).

1993 Ein mit einer Erkrankung (Chorea Huntington) assoziiertes Gen wird auf einem menschlichen Chromosom lokalisiert.

In einer Vorlesungsreihe an der Yale University stellte der britische Neurophysiologe Charles Scott Sherrington im Jahr zum ersten Mal das Nervensystem des Menschen im Detail dar. Sein zwei Jahre zuvor geschriebenes Buch *Die integrative Tätigkeit des Nervensystems* übte bereits direkten Einfluss auf die Neurochirurgie und die Behandlung von neurologischen Leiden aus.

Muskelbotschaften

Vor allem drei von Sherringtons Ideen waren bahnbrechend. So sagte er, dass die Muskeln nicht einfach Anweisungen von den Nerven und aus dem Rückenmark (das Botschaften mit dem Gehirn austauscht) empfangen, sondern auch Informationen über Muskelposition und -tonus senden. Sherrington nannte diesen wichtigen Vorgang, ohne den Bewegungen nicht kontrolliert werden können, Propriozeption oder Tiefensensibilität.

Im Jahr 1626 hatte der französische Philosoph und Wissenschaftler René Descartes bereits eine Reziprozität beobachtet – dass eine Muskelaktivität eine andere beeinflusst –, aber Sherringtons Studien um 1890 erklärten, wie das funktionierte. Nach dem »Sherrington-Gesetz« ist jede Aktivierung eines Muskels mit einer Entspannung des gegenüberliegenden Muskels verknüpft. Z. B. werden beim Anwinkeln des Arms gleichzeitig der Bizeps aktiviert (zusammengezogen) und der Trizeps deaktiviert (entspannt).

Sherrington prägte 1897 auch den Begriff »Synapse«, um den Treffpunkt zweier Nervenzellen (Neuronen) zu beschreiben. Er konnte die Synapsen zwar selbst nicht sehen, weil die Mikroskope diese Auflösung noch nicht erreichten. Aber er beobachtete, dass Reflexe (unwillkürliche Bewegungsreaktionen) langsamer abliefen, als wenn nur ein Impuls durch eine Nervenbahn geleitet würde. Demnach musste es Verbindungsstücke geben. Er erklärte auch, wie die Neuronen über elektrische Signale kommunizieren, dass sie nämlich an fadenartigen Ausbuchtungen (Axone) des Neurons entlangwandern und in Form von chemischen Botenstoffen (Neurotransmittern) über eine Synapse hinweg an die Nachbarzelle weitergeleitet werden.

Antike Beobachtungen

Schon im alten Ägypten wurde im *Papyrus Edwin Smith* bemerkt,

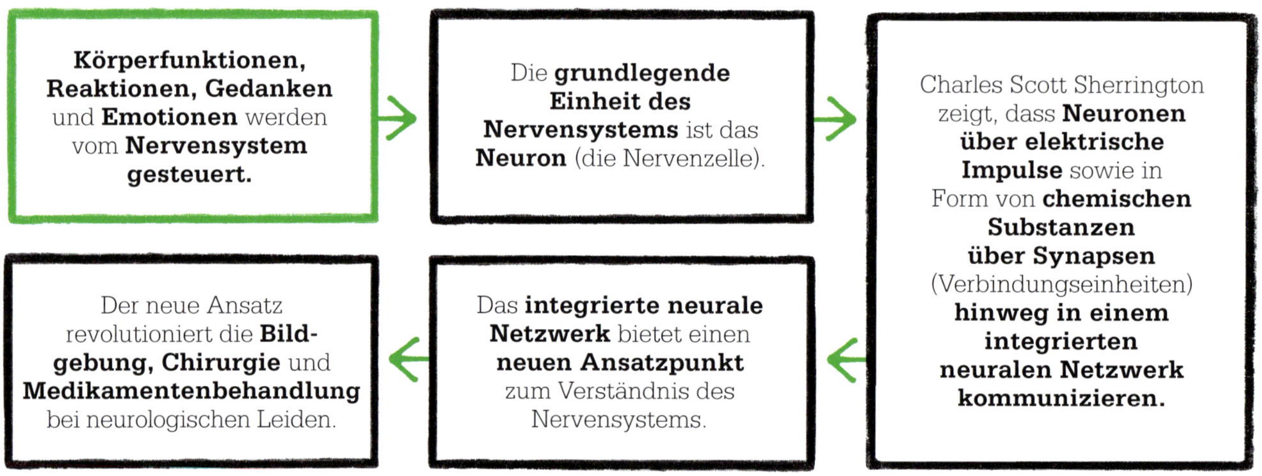

Siehe auch: Anatomie 60–63 ▪ Histologie 122–123 ▪ Alzheimer-Krankheit 196–197 ▪ Elektroenzephalografie 224–225 ▪ MRT und Rasterverfahren 278–281

dass Gehirnverletzungen auch andere Körperfunktionen beeinträchtigen. Die Faltung und die farblose Hirnflüssigkeit – der Liquor, der Stöße auffängt und immunologischen Schutz gibt – wurden ebenfalls beschrieben.

Durch Beobachtung und Philosophie beschrieben die Griechen bereits Einzelheiten des Nervensystems. Hippokrates identifizierte im 4. Jahrhundert v. Chr. das Gehirn als Sitz des Denkens und Fühlens, und im 3. Jahrhundert v. Chr. fasste Herophilus Gehirn und Rückenmark bereits so auf, wie wir es vom Zentralnervensystem kennen: Es sammelt Informationen vom Körper und der Umgebung und steuert Bewegung, Empfinden, Gedanken, Erinnerung und Sprache. Herophilus identifizierte sechs kraniale (zum Schädel hinlaufende) Nerven und die peripheren Nerven, die Gehirn und Rückenmark mit den Körperorganen, Muskeln, Extremitäten und der Haut verbinden.

Durch Tiersektionen fand der römische Arzt Galen aus Pergamon im 2. Jahrhundert n. Chr. heraus, dass Nerven motorische Funktionen

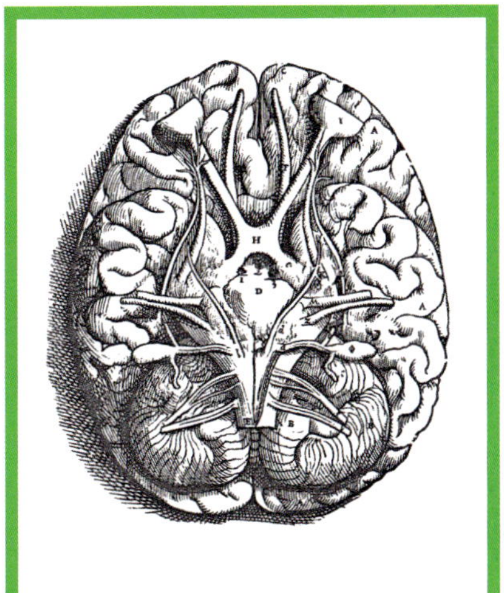

Darstellung der kranialen (zum Kopf weisenden) Nerven aus Großhirn und Hirnstamm sowie die Hirnregionen (Ansicht von unten) in *De humani corporis fabrica*.

» Das Gehirn ist eine Welt aus unerforschten Kontinenten und weiten, unbekannten Gebieten. «

Santiago Ramón y Cajal
Spanischer Neurowissenschaftler
(1852–1934)

steuern und dass es Sinnesnerven gibt. Offenbar gab es ein autonomes Nervensystem, das die automatisch ablaufenden Funktionen von Herz, Lunge, Magen, Blase und Geschlechtsorganen selbstständig steuerte.

Mehr Wissen

Auch neurologische Leiden wurden offenbar schon früh behandelt. Im muslimischen Spanien operierte um 1000 n. Chr. al-Zahrawi Patienten mit zu hohem Liquordruck sowie mit Verletzungen an Kopf und Wirbelsäule. Bis zur Wiederkehr der menschlichen Sektionen im 16. Jahrhundert blieb das neurologische Wissen jedoch gering.

Das Werk *De humani corporis fabrica (Über den Bau des menschlichen Körpers)* von 1543 des flämischen Anatoms Andreas Vesalius enthielt erstmals detaillierte, auf »

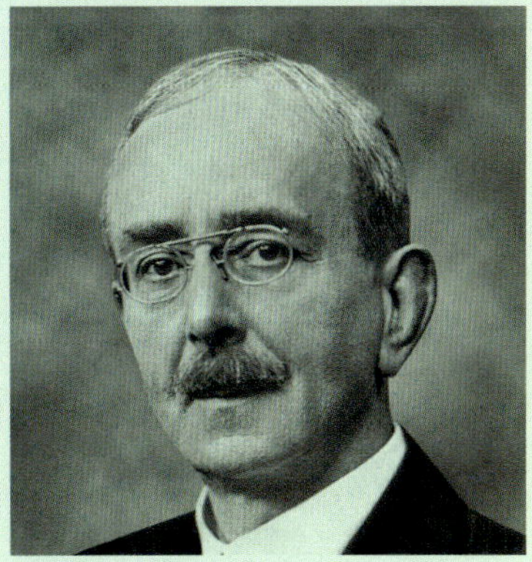

Charles Scott Sherrington

Der 1857 in London geborene Scott Sherrington studierte Medizin an der Universität von Cambridge. Zur Neurologie brachte ihn 1881 ein Vortrag über Nervenfunktionen auf einer Medizinerkonferenz. Fundierte Kenntnisse zur Physiologie und Histologie erhielt er während eines Forschungsjahres beim Mikrobiologen Robert Koch in Berlin.

Von 1892 bis 1913 unternahm Sherrington an den Universitäten von London und Liverpool seine bahnbrechenden Studien zu Reflexen, Muskeln und Nerven und der Nervenkommunikation. Als Lehrstuhlinhaber an der Universität von Oxford erhielt er im Jahr 1932 gemeinsam mit Edgar Adrian für die Arbeiten zur Funktion der Neuronen den Nobelpreis für Physiologie oder Medizin. Drei seiner Studenten aus Oxford sollten später ebenfalls den Nobelpreis erhalten. Er ging 1936 in den Ruhestand und starb 1952 an Herzversagen.

Hauptwerke

1906 *Die integrative Tätigkeit des Nervensystems*
1940 *Körper und Geist*

Leichensektionen gegründete Beschreibungen des menschlichen Gehirns. Das Buch revolutionierte das anatomische Wissen und die medizinische Praxis. Später ergänzte der englische Arzt Thomas Willis die Informationen mit der Funktion der kranialen und spinalen Nerven, die er Anfang des 17. Jahrhunderts eingehend studierte.

Luigi Galvani, italienischer Physiker und Arzt, schrieb 1791 über einen wichtigen Durchbruch: Er hatte beobachtet, dass die Beine eines toten Frosches in Kontakt mit elektrischem Strom zucken. Seine Entdeckung war der erste Hinweis darauf, dass Nerven über elektrische Signale kommunizieren und elektrisch stimulierte Nerven eine Muskelkontraktion hervorrufen.

Krankheit verstehen

Mit den neuen Kenntnissen über die Gehirnstruktur und die Funktion ließen sich neurologische und psychische Erkrankungen in immer mehr Einzelheiten studieren. So beschrieb der britische Chirurg James Parkinson 1817 die Symptome von sechs Personen mit »Schüttellähmung« (die später Parkinson-Krankheit genannt wurde). Als Ursache nahm er zwar fälschlicherweise Verletzungen an der Halswirbelsäule an, aber seine systematische und analytische Methode war wegweisend.

> »Das Gehirn scheint eine Passierstation zu sein, worüber die Nerventätigkeit für die tierische Bewegung läuft.«
>
> **Charles Sherrington**
> *The Brain and its Mechanism,* 1933

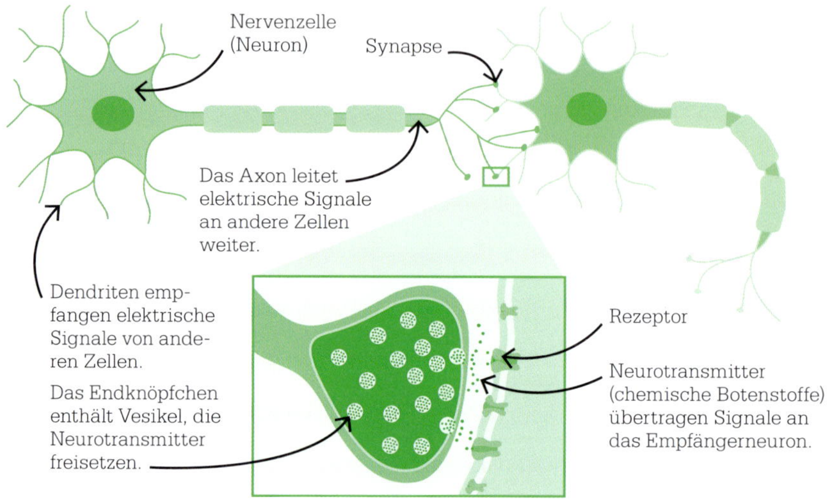

Entlang von Neuronen wandern Nervensignale elektrisch. Werden die Signale zwischen Neuronen oder auf eine Muskel- oder Drüsenzelle übertragen, erfolgt dies auf chemische Weise. Wird die Kommunikation aufgrund von Virusinfektionen, Medikamenten, Altern oder genetischen Faktoren unterbrochen, kann es zu neurologischen Störungen kommen.

Zwischen 1868 und 1891 studierte Jean-Martin Charcot in Frankreich ebenfalls neurologische Erkrankungen und beschrieb die multiple Sklerose (MS) als Schädigung der Mark- oder Myelinscheiden von Nervenzellen. Seine von ihm identifizierten drei Anzeichen für die MS wurden später Charcot-Trias genannt. Auch die moderne Psychiatrie verdankt Charcot einiges. Am bekanntesten sind aber wohl seine Studien zur Hysterie unter Hypnoseanwendung bei Vorlesungen an der Salpêtrière in Paris.

Ära des Mikroskops

Die stark weiterentwickelte Mikroskopie eröffnete Anfang des 19. Jahrhunderts das neue Fachgebiet der Histologie (Gewebelehre), das eine Reihe von neuen neurologischen Erkenntnissen hervorbrachte. Der tschechische Anatom Jan Purkinje beschrieb im Jahr 1837 zum ersten Mal die Neuronen und entdeckte an sehr großen Vertretern im Kleinhirn (den nach ihm benannten Purkinje-Zellen) verzweigte fadenartige Ausstülpungen. Diese wurden später Dendriten genannt und vom deutschen Anatom Otto Deiters 1863 als die Empfangsstellen der Neuronen identifiziert. Deiters beschrieb auch das Axon als signalableitende Faser.

Der französische Anatom Paul Boca erbrachte Anfang der 1860er-Jahre den anatomischen Beweis für einzelne Funktionsareale im Gehirn. Aus Autopsien kürzlich verstorbener Patienten stellte er einen Zusammenhang zwischen Verletzungen im Vorderlappen (im später Broca-Sprachzentrum genannten Bereich) mit deren fehlender Sprachproduktion (Aphasie) her.

Ende der 1870er-Jahre fertigte der italienische Biologe und Neuroanatom Camillo Golgi detaillierte Beschreibungen des Rückenmarks, Geruchszentrums, Kleinhirns und des Hippocampus an. Mit

Die wichtigsten Neurotransmitter	
Neurotransmitter	**Funktion im Körper**
Acetylcholin	Dieser Neurotransmitter steuert alle Körperbewegungen durch Aktivierung der Muskeln. Im Gehirn spielt er eine Rolle für das Gedächtnis, das Lernen und die Aufmerksamkeit.
Dopamin	Im Belohnungssystem des Gehirns bewirkt dieser Neurotransmitter ein Gefühl des Wohlbehagens, beeinflusst die Stimmung und steuert die Motivation. Auch Bewegung und Sprache werden angeregt.
Gamma-Aminobuttersäure (GABA)	Dieser Neurotransmitter blockiert oder behindert Gehirnsignale. Die Aktivität des Nervensystems wird heruntergefahren, um Prozesse wie Schlafen oder die Regulation von Angst zu ermöglichen.
Glutamat	Als vorherrschender Neurotransmitter im Gehirn und Zentralnervensystem stimuliert Glutamat die Gehirntätigkeit und steuert entscheidend Lernen und Gedächtnis.
Glycin	Glycin wird hauptsächlich von den Neuronen im Hirnstamm und Rückenmark verwendet. Es hilft dem Körper bei der Verarbeitung von motorischen und sensorischen Informationen.
Noradrenalin (oder Norepinephrin)	Dieser Neurotransmitter gehört zu den Stresshormonen und wird in den Blutstrom ausgeschüttet. Er reguliert normale Gehirnprozesse, etwa solche für Emotionen, Lernen und Aufmerksamkeit.
Serotonin	Dieser Neurotransmitter reguliert viele Körperabläufe und beeinflusst die Stimmung, den Appetit und die Erinnerungsfunktion. Auch für unseren Umgang mit Schmerz ist er wichtig.

seiner 1873 erfundenen Anfärbetechnik durch Silbernitrat ließen sich auf den Objektträgern die feinen Nervenzellstrukturen deutlich klarer abbilden. Dies war der zweite große Durchbruch in der Mikroskopiertechnik.

Den Aufbau des Gehirns fasste Golgi als ein einziges großes Netzwerk (Retikulum) aus Nervenfasern auf, durch das ungehindert Signale fließen. Dagegen argumentierte der spanische Neurowissenschaftler Santiago Ramón y Cajal, dass es vielmehr aus vielen einzelnen, miteinander verbundenen Zellen bestehe, eine Ansicht, die auch Sherrington vertrat. In den 1950er-Jahren machten die neuen Elektronenmikroskope die Verbindungen zwischen den Nervenzellen sichtbar und bestätigten damit Cajals Theorie.

Weitere Entwicklungen

Nach Sherringtons wegweisender Beschreibung der Nervenbahnen folgten im 20. Jahrhundert neue Entdeckungen. Im Jahr 1914 beschrieb der britische Physiologe Henry Dale die Wirkung von Acetylcholin, das der deutsche Pharmakologe Otto Loewi 1926 als chemischen Neurotransmitter bestätigte. Seitdem wurden mehr als 200 Neurotransmitter identifiziert.

Das erste Elektroenzephalogramm (EEG) am Menschen nahm der deutsche Psychiater Hans Berger im Jahr 1924 auf. Anhand von EEGs, die die Gehirnaktivität als elektrische Signale der Neuronen erfassen, untersuchte der britische Physiologe Edgar Adrian in den 1930er-Jahren die Gehirnfunktion.

Im Jahr 1952 stellten die beiden britischen Wissenschaftler ihre Forschungsarbeiten zum Nervensystem von Tintenfischen vor. Ihr jetzt als Hodgkin-Huxley-Modell bekanntes Modell zeigt, wie die elektrischen Signale in den Nervenzellen erzeugt werden.

Inzwischen gab es den dritten technologischen Schub: das Elektronenmikroskop. Es machte zum ersten Mal so kleine Elemente des Nervensystems wie die Synapsen sichtbar, die Sherrington noch verborgen geblieben waren.

Aufbauend auf Sherringtons Entdeckungen erweitern neue Technologien wie die Magnetresonanztomografie (MRT) und die Computertomografie ständig unseren Wissensstand. Intensiv erforscht werden auf diese Weise besonders Verhalten, Gehirnfunktion, neuronale Wirkstoffe, Chirurgie und neuronale Leiden wie Epilepsie und die Alzheimer-Krankheit. ■

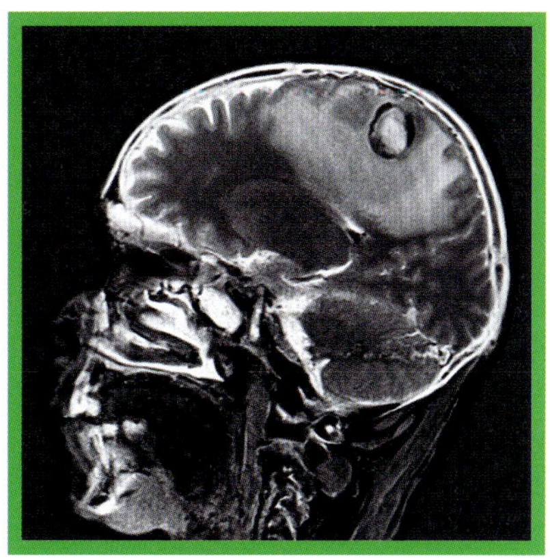

Die Magnetresonanztomografie (MRT) hilft mit ihren detaillierten Abbildungen bei der Diagnose von Demenz, Tumoren, Traumata oder Entwicklungsstörungen.

EINE EIGENARTIGE KRANKHEIT DER HIRNRINDE

ALZHEIMER-KRANKHEIT

IM KONTEXT

FRÜHER

6. Jh. v. Chr. Der griechische Philosoph Pythagoras von Samos beschreibt den körperlichen und geistigen Niedergang im Alter.

1797 Philippe Pinel bezeichnet den allmählichen Abbau der Gehirnfunktion als »Demenz« für lateinisch »fern von Geist«.

1835 Der britische Arzt James Cowles Prichard nennt die »Vergesslichkeit von jüngsten Eindrücken« bei Älteren »senile Demenz«.

SPÄTER

1984 Die amerikanischen Biochemiker George Glenner und Caine Wong isolieren Beta-Amyloid, das plaquebildende Protein im Gehirn von Alzheimer-Kranken.

1993 Der Cholinesterasehemmer Tacrin kommt in den Handel, wird aber aus Sicherheitsgründen 2013 wieder vom Markt genommen.

Unter den Begriff »Demenz« fallen verschiedene neurologische Störungen, die mit dem Niedergang von Hirnfunktionen wie der Gedächtnisleistung und dem Verlust von physischen, sozialen und intellektuellen Fähigkeiten einhergehen. Zu den Ursachen von Demenz gehören Alkoholmissbrauch, Schlaganfall (mit folgender vaskulärer Demenz durch geschädigte Blutgefäße), die Creutzfeldt-Jakob-Krankheit (eine tödlich verlaufende Gehirnschädigung) und die Alzheimer-Krankheit – ein unumkehrbares neurodegeneratives Leiden, das zwei Drittel der Demenzerkrankungen betrifft und letztlich zum Tod führt.

Früher Ausbruch

An Demenz leiden im Allgemeinen Ältere, aber eine vor dem 65. Lebensjahr ausbrechende Demenz geht fast immer auf eine Alzheimer-Erkrankung zurück. In einer Vorlesung identifizierte der Psychiater Alois Alzheimer 1906 diese »eigenartige Krankheit der Gehirnrinde« als Ursache der Demenz von Auguste Deter, einer Insassin einer Frankfurter Irrenanstalt. Deter litt an Gedächtnis- und Sprachstörungen, Desorientierung und Halluzinationen und war seit 1910 Alzheimers Patientin. Ihre Symptome passten zu einer Demenz, aber mit 51 war sie noch zu jung. Alzheimer diagnostizierte eine »präsenile Demenz«.

Nach Deters Tod im Jahr 1906 erbat sich Alzheimer die Erlaubnis, ihr Gehirn einer Autopsie zu unterziehen. Die Hirnrinde, insbesondere

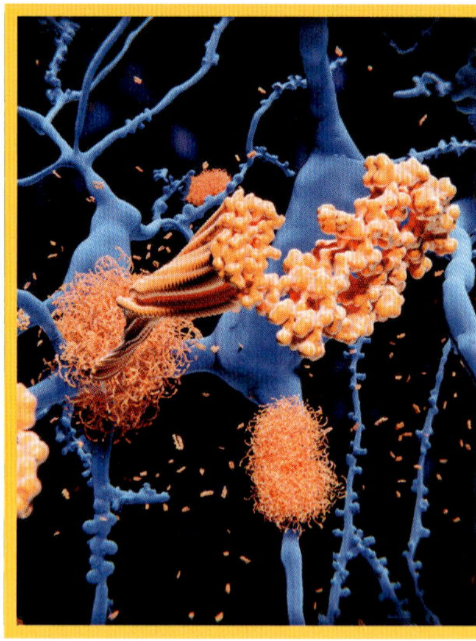

Plaques aus Beta-Amyloid charakterisieren die Alzheimer-Krankheit. Verklumpungen (orange in dieser Illustration) blockieren die Synapsen zwischen den Nervenzellen (blau).

Siehe auch: Humanes Anstaltswesen 92–93 ▪ Vererbung und Erbkrankheiten 146–147 ▪ Nervensystem 190–195 ▪ MRT und Rasterverfahren 278–281 ▪ Genetik und Medizin 288–293 ▪ Stammzellforschung 302–303

Fortschreiten der Alzheimer-Krankheit

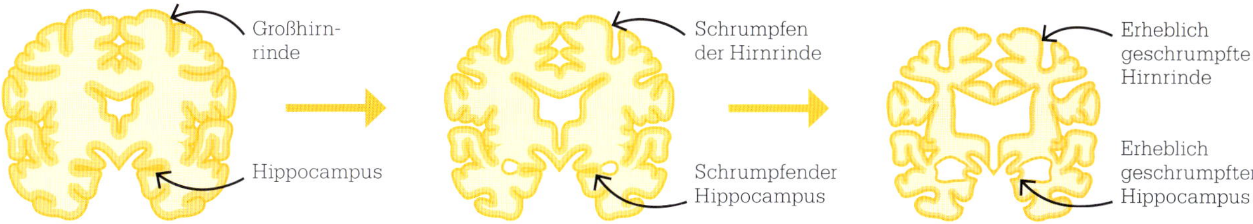

Hippocampus und Hirnrinde sind an der Gedächtnisleistung beteiligt. Hier führt die Alzheimer-Krankheit zum Gewebeschwund (Atrophie).

Ein kleinerer Hippocampus bedeutet, dass das Lernen schwerer fällt. Bei einer geringen Schrumpfung ist das Kurzzeitgedächtnis gestört.

Mit dünnerer Hirnrinde leidet auch das Langzeitgedächtnis. Das Absterben des Gewebes führt zum Verlust von Körperfunktionen und zum Tod.

die Bereiche für die Gedächtnis- und Sprachleistung und das Denken waren beträchtlich geschrumpft. Unter dem Mikroskop fand Alzheimer unlösliche Proteinablagerungen (Plaques) und verdrillte Proteinfäden (die später Alzheimer-Fibrillen genannt wurden). Diese Veränderungen, die den Austausch von elektrischen Signalen zwischen den Neuronen (Nervenzellen) behinderten, waren zwar schon bekannt, aber noch nicht bei einer so jungen Person wie Deter. Heute gelten die bei Gehirnscans sichtbaren Plaques und Fibrillen als eindeutige Marker für die Alzheimer-Krankheit.

Zunehmendes Problem

Wie bei anderen Formen von Demenz nimmt die Inzidenz der Alzheimer-Erkrankung bei Älteren zu. Unter den weltweit etwa 50 Millionen Demenzkranken sind fünf bis acht Prozent über 60-jährig. Eine Heilung gibt es nicht, aber es ist möglich, mit Cholinesterasehemmern die Symptome abzuschwächen. Diese Medikamente erhöhen den Spiegel des chemischen Botenstoffs Acetylcholin, über den die Neuronen kommunizieren.

Was die Alzheimer-Krankheit auslöst, ist noch unklar. Den frühen Formen liegt wahrscheinlich ein Gendefekt zugrunde, während beim späten Ausbruch eher eine Kombination aus genetischer Veranlagung, Umweltfaktoren und dem Lebensstil die Ursache ist. Gesunde Ernährung, Sport und geistige Anregung lassen das Risiko für die Erkrankung wohl kleiner werden, aber der Beweis dafür steht noch aus. ▪

Alois Alzheimer

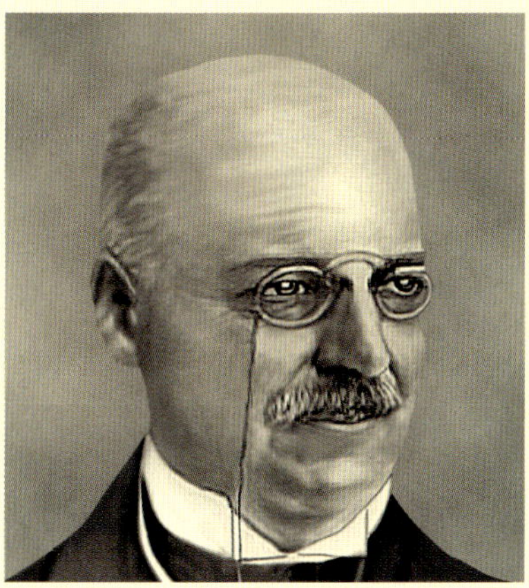

Geboren 1864 in Markbreit, einem kleinen Dorf in Bayern, zeigte Alois Alzheimer in der Schule herausragende Leistungen in den Wissenschaftsfächern. Er studierte Medizin in Berlin, Tübingen und Würzburg. Nach seinem Abschluss 1887 ging er an die städtische Irrenanstalt von Frankfurt am Main, wo er Psychiatrie und Neuropathologie studierte und mit dem Studium der Hirnrinde begann.

Im Jahr 1903 ging Alzheimer als Assistent von Emil Kraepelin ans Münchner Universitätsklinikum. Nachdem er 1906 Auguste Deters Demenz beschrieben und im folgenden Jahr davon berichtet hatte, verwendete Kraepelin 1910 im *Compendium der Psychiatrie* Alzheimers Namen für die Erkrankung.

Alzheimer zog sich 1913, als er den Lehrstuhl für Psychologie an der Friedrich-Wilhelm-Universität in Berlin übernehmen sollte, eine Infektion zu, von der er sich nicht mehr ganz erholte. Er starb 1915 mit 51 Jahren.

Hauptwerk

1907 *Über eine eigenartige Krankheit der Hirnrinde*

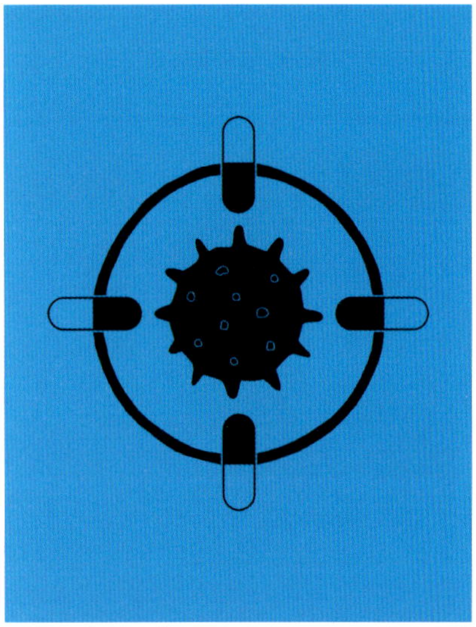

MAGISCHE KUGELN

GEZIELTE MEDIKAMENTENABGABE

IM KONTEXT

FRÜHER

1530 Paracelsus setzt Quecksilber als Therapeutikum gegen Syphilis ein.

1856 William Henry Perkin stellt den vollsynthetischen Farbstoff Mauvein her.

1882 Ilja Metschnikow entdeckt die Makrophagen.

1890 Emil von Behring und Shibasaburo Kitasato entdecken das erste Antitoxin.

SPÄTER

1932 Der deutsche Pharmaziekonzern Bayer führt Prontosil (ein Sulfonamid) als erstes Breitbandantibiotikum ein.

1943 Penicillin, das erste als Arzneistoff entwickelte, natürlich auftretende Antibiotikum, wird gegen Syphilis verschrieben und später als Standardtherapie dagegen eingesetzt.

Um 1970 Tamoxifen wird als zielgerichtetes Krebstherapeutikum eingeführt.

Als das 20. Jahrhundert anbrach, richtete der deutsche Wissenschaftler Paul Ehrlich einen vollkommen neuen Blick auf Medikamente. Er wollte Wirkstoffe erschaffen, die wie »magische Kugeln« nur den Erreger trafen und den Körper ansonsten unbeschadet ließen.

Ehrlich entwickelte diese Idee, als er mit synthetischen Farbstoffen experimentierte, die der britische Chemiestudent William Henry Perkin 1856 entdeckt hatte. Ehrlich fand es faszinierend, dass manche Farbstoffe, wie z. B. Methylenblau, tierisches Gewebe sofort und intensiv anfärbten, andere dagegen nicht, sodass Zellen im Labor anhand ihrer Färbung unterschieden werden können. Offenbar reagierten die lebenden Zellen spezifisch mit dem Farbstoff. Ehrlich glaubte, dass Medikamente so wie Farbstoffe in ihrem chemischen Aufbau zum Zielorganismus passen müssen, um wirken zu können.

Im Jahr 1890 entdeckten der deutsche Physiologe Emil von Behring und der japanische Arzt Shibasaburo Kitasato, dass Antitoxine, die der Körper bei einer Immunreaktion produziert, Krankheiten verhindern können. Ehrlich vermutete, diese Antitoxine müssten chemische Rezeptoren oder »Seitenketten« von Zellen sein und einen ähnlichen chemischen Aufbau haben wie die Farbstoffe. Und diese Seitenketten (Antikörper) sollten zu den Seitenketten der Erreger passen wie ein Schlüssel zum Schloss. Sollte er einen Farbstoff mit der passenden Seitenkette finden, hätte Ehrlich seine magische Kugel gefunden.

Ziel Syphilis

Gemeinsam identifizierten die deutschen Wissenschaftler Erich Hoffmann und Fritz Schaudinn 1905 das Bakterium *Treponema pallidum* als den Erreger der Syphilis, einer

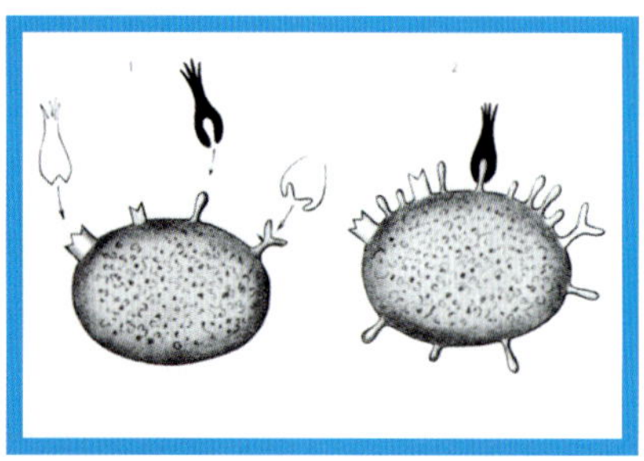

Ehrlichs Seitenkettentheorie als Illustration aus der Croonian-Vorlesung von 1900. Substanzen oder Pathogene docken an spezifische, genau passende Rezeptoren auf den Körperzellen an.

Siehe auch: Pharmazie 54–59 ▪ Krebstherapie 168–175 ▪ Bakteriophagen und Phagentherapie 204–205 ▪ Antibiotika 216–223 ▪ Monoklonale Antikörper 282–283

Natürliche Antitoxine binden an den **Krankheitserreger** über **Seitenketten.**

Farbstoffe haben **Seitenketten,** die an **chemische Strukturen** im Organismus **passen.**

↓

Ein **Farbstoff** kann mit der korrekten Seitenkette an einen bestimmten **Erreger andocken.**

↓

Der Farbstoff wird zur **magischen Kugel,** die den **Krankheitserreger ausschaltet, ohne dem Körper** selbst **zu schaden.**

Erkrankung, die seit Jahrhunderten den Betroffenen das Leben zerstörte. Ehrlich machte dieses Bakterium zu seinem ersten Ziel.

In den Laboratorien der damaligen Farbwerke Hoechst synthetisierten Ehrlich und sein Team zunächst die arsenhaltige Verbindung Arsanilsäure oder Atoxyl. Nach Hunderten von Versuchen mit ähnlichen Verbindungen fanden sie 1907 endlich die passende Substanz: Arsphenamin oder »Präparat 606«. Formulierungen davon gaben sie einigen schwer an Syphilis erkrankten Patienten, von denen einige vollständig gesund wurden. In klinischen Studien zeigte sich bald, dass 606 vor allem im frühen Erkrankungsstadium erfolgreich war. Unter dem Namen Salvarsan kam es 1910 auf den Markt – und bis Ende des Jahres wurden bereits 14 000 Ampullen täglich produziert.

Salvarsan war das erste wirksame Mittel gegen Syphilis. Allerdings war die Verabreichung schwierig und bei nicht korrekter Lagerung hatte es katastrophale Nebenwirkungen. Ehrlichs Labor entwickelte daher 1912 das weniger giftige Neosalvarsan.

Ehrlichs Traum einer magischen Kugel gegen alle Krankheiten hatte sich zwar nicht erfüllt, aber seine Ideen begründeten die Chemotherapie, die Entwicklung zahlloser Medikamente und den Aufstieg der pharmazeutischen Industrie. ▪

»Zum Erfolg braucht man die vier Gs: Glück, Geduld, Geschick und Geld.«

Paul Ehrlich

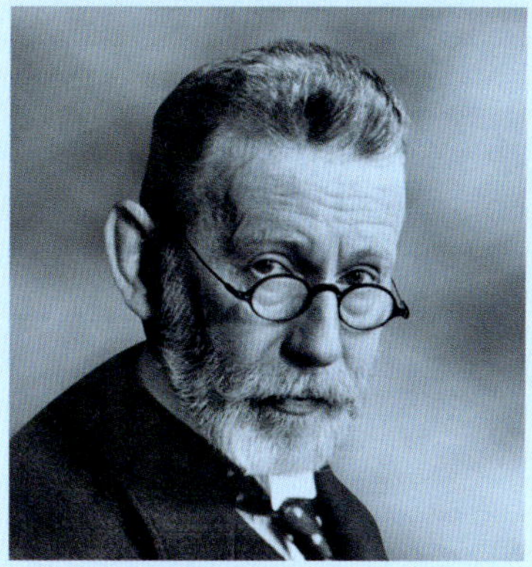

Paul Ehrlich

Geboren 1854 im schlesischen Strehlen, studierte Paul Ehrlich Medizin und erforschte danach die Einfärbung von tierischem Gewebe. Mit seinen Arbeiten zur Einteilung von Farbstoffen und seine Gewebefärbung legte er die Grundlage für die Hämatologie.

Ehrlich ging 1890 an Robert Kochs Institut für Infektionskrankheiten und wandte sich der Immunologie zu. Er bewies die körpereigene Produktion von Antikörpern, deren chemische Strukturen zielgenau auf einen Erreger passen. Für diese bahnbrechende Entdeckung erhielt er 1908 zusammen mit Ilja Metschnikow (Entdeckung der Makrophagen) den Nobelpreis für Physiologie oder Medizin. Ehrlichs »Zauberkugel«-Medikament Salvarsan kam 1910 auf den Markt, aber die sich darum entspannenden Kontroversen setzten ihm gesundheitlich zu. Er starb 1915 an einem Herzinfarkt.

Hauptwerke

1900 *Croonian-Vortrag: Über die Immunität, besonders in Bezug zum Zellleben«*
1906 *»Die Aufgaben der Chemotherapie*

UNBEKANNTE, LEBENS-NOTWENDIGE SUBSTANZEN

VITAMINE UND ERNÄHRUNG

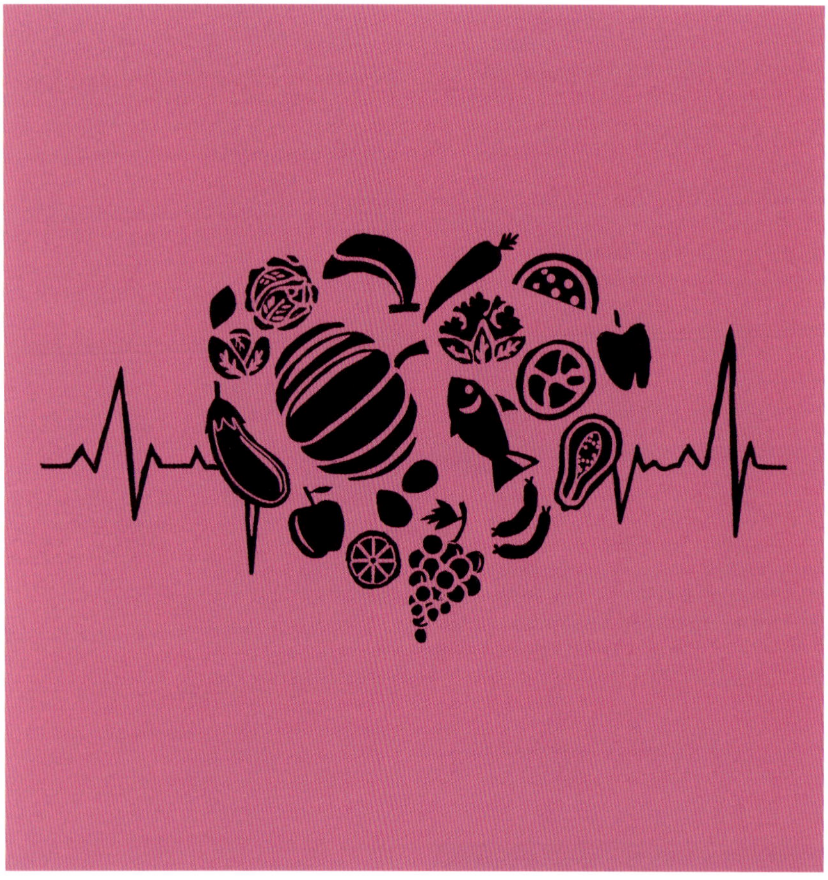

IM KONTEXT

FRÜHER

Um 1500 v. Chr. Die Altägypter wissen bereits, dass Nachtblindheit durch eine bestimmte Ernährung geheilt werden kann.

1747 James Lind heilt Skorbut mit Zitrusfrüchten.

1881 Laut dem russischen Biochemiker Nikolai Lunin gibt es »unbekannte Substanzen, die lebensnotwendig sind«.

SPÄTER

1929 Christiaan Eijkman und Frederick Hopkins erhalten für ihre Vitaminforschung den Nobelpreis für Physiologie oder Medizin.

1931 Albert Szent-Györgyi glaubt, dass die Hexuronsäure (später Ascorbinsäure genannt) Vitamin C ist. Ihre Wirksamkeit gegen Skorbut wird später bewiesen.

Vitamine sind chemische Stoffe, die jedes Tier in kleinen Mengen aufnehmen muss, um gesund zu bleiben. Der menschliche Körper benötigt 13 verschiedene Vitamine, fast alle davon kommen aus der Nahrung. Zusammen mit anderen Nährstoffen sorgen die Vitamine für eine gesunde Zellfunktion. Bei einem Mangel wird der Körper krank, bis hin zum Tod.

Entdeckt wurden die Vitamine erst relativ spät. Der gebürtige Pole Casimir Funk verwendete den Begriff erstmals im Jahr 1912, als er in einem Artikel über die Ursachen von Mangelerkrankungen wie Rachitis, Pellagra und Beriberi schrieb. Anfangs nahm Funk

Siehe auch: Ayurveda 22–25 ▪ Traditionelle Chinesische Medizin 30–35 ▪ Skorbutvorsorge 84–85 ▪ Keimtheorie 138–145 ▪ Physiologie 152–153 ▪ Evidenzbasierte Medizin 276–277

Lebensmittel wie z. B. Zitrusfrüchte haben **positive Eigenschaften.**

Studien zeigen, dass **nicht alle Erkrankungen Infektionen** sind oder von **Toxinen** verursacht werden.

Auch ein Mangel an bestimmten Faktoren kann krank machen. Diese Faktoren **– Vitamine und andere Nährstoffe – werden** aus der Nahrung **gewonnen** …

… und zur **Vorbeugung von ernährungsbedingten Erkrankungen** eingesetzt.

an, dass alle diese Substanzen Amine (chemische Stoffe, ohne die menschliche Zellen nicht wachsen und sich teilen können) seien, und kreierte das Wort durch Verknüpfung mit dem lateinischen Wort *vita* für »Leben«. Funks Arbeiten revolutionierten das Verständnis von Nahrung und Ernährung und begründeten die Ernährungswissenschaften.

Falsch verstanden

Bis zu Funks Forschungsarbeiten Anfang des 20. Jahrhunderts gab es keinen Beweis für die Existenz von Vitaminen. Allerdings waren nährstoffbedingte Krankheiten wie Rachitis weitverbreitet. Ironischerweise behinderte möglicherweise die Revolution im medizinischen Denken seit Louis Pasteurs Entdeckung der Mikroben in den 1860er-Jahren die Suche nach Wirkstoffen gegen diese Leiden. Da die Ärzte jetzt davon ausgingen, dass die meisten Erkrankungen Infektionen waren, übersahen sie schlichtweg die Folgen mangelhafter Ernährung. Eine Ausnahme war der Skorbut, der sich bekanntermaßen durch Zitrusfrüchte heilen ließ. Das dafür verantwortliche Vitamin C isolierte der ungarische Physiologe Albert Szent-Györgyi dann 1931.

Suche nach Heilmitteln

Funk hatte sich bei seinem Versuch, gesundheitsfördernde Substanzen aus Lebensmitteln zu isolieren, von früheren Forschern inspirieren lassen, insbesondere von den Arbeiten des holländischen Arztes Christiaan Eijkman, der in den 1890er-Jahren in Indonesien nach Heilung der Beriberi-Krankheit suchte. An Beriberi, die sich durch Gewichtsverlust, Anschwellen der Extremitäten und Gehirnschäden bis hin zum Tod äußert, litten in Südostasien sehr viele Menschen.

Eijkman fand den Zusammenhang von Nahrungsmitteln und Beriberi im Jahr 1897 durch Zufall. Er beobachtete, dass Hühner, die polierten Reis erhielten, Beriberi entwickelten, aber mit ihrem normalen Futter aus Küchenabfällen wieder gesund wurden. Offenbar fehlte dem weißen Reis ein essenzieller Inhaltsstoff, den Eijkman »Anti-Beriberi-Faktor« nannte.

Aus kontrollierten Experimenten an Gefängnisinsassen, die entweder polierten oder unpolierten Reis erhielten, schloss dann sein Kollege Adolphe Vorderman, dass sich der Anti-Beriberi-Faktor in der Reishülle und im Kern befand.

Isolierung von Vitaminen

Identifiziert wurde der Anti-Beriberi-Faktor schließlich durch den japanischen Forscher Umetaro Suzuki, der 1911 mit einer aus Reiskleie gewonnenen Substanz (der er den Namen *aberic acid* oder Oryzanin gab) Beriberi-kranke Personen heilte. Der Artikel wurde wenig gelesen, aber die Substanz später als Thiamin oder Vitamin B_1 bestätigt.

Im folgenden Jahr schrieb der britische Biochemiker Frederick Gowland Hopkins von »Zusatz- »

»Nur die Versorgung mit Proteinen und Energie reicht nicht für eine normale Ernährung.«

Frederick Gowland Hopkins
Journal of Physiology
(1912)

Vitamintabelle

	Chemische Verbindung	Hauptquelle	Erkrankung durch Mangel
A	Retinol	fetter Fisch, Lebertran, Leber, Milchprodukte	Nachtblindheit
$^*B_1$	Thiamin	Vollkornprodukte, Fleisch	Beriberi
$^*B_2$	Riboflavin	Milchprodukte, Fleisch, grünes Gemüse	Entzündung der Zunge
$^*B_3$	Niacin	Fleisch, Fisch, Vollkornprodukte	Pellagra
$^*B_5$	Pantothensäure	Fleisch, Vollkornprodukte	Sensibilitätsstörung der Haut
$^*B_6$	Pyridoxal	Fleisch, Gemüse	Anämie (Blutarmut)
$^*B_7$	Biotin	Fleisch, Eier, Nüsse, Samen	Dermatitis
$^*B_9$	Folsäure	Blattgemüse, Hülsenfrüchte	Anämie, Geburtsdefekte
$^*B_{12}$	Cobalamin	Fleisch, Fisch, Milchprodukte	Anämie
***C**	Ascorbinsäure	Zitrusfrüchte	Skorbut
D	Calciferol	Fischöle, Milchprodukte	Rachitis
E	Tocopherol	unraffinierte Pflanzenöle, Nüsse, Samen	milde Anämie
K	Phyllochinon	Blattgemüse	Blutungen

*wasserlösliche Vitamine

faktoren«, die der menschliche Körper neben Proteinen, Kohlenhydraten, Fetten und Mineralstoffen benötigt. Ebenfalls 1912 stellte Funk die Ergebnisse seiner von Eijkman inspirierten Studien vor.

Nachdem Funk Tauben ausschließlich polierten Reis gegeben hatte, zeigten sie Krankheitssymptome, aber sie erholten sich wieder, als er sie mit Reishüllenextrakt fütterte. Also musste in den Extrakten eine für die Tiere lebensnotwendige chemische Substanz sein (die später Thiamin oder Vitamin B_1 genannt wurde). Deren chemischer Aufbau wurde erst 1931 geklärt, aber Funk hatte die Existenz von Vitaminen bewiesen.

Ein Jahr später, 1913, identifizierte der amerikanische Biochemiker Elmer Verner McCollum bei Studien zum Nährstoffbedarf von Tieren eine Substanz, die er »fettlöslichen Faktor A« nannte. Ohne diese Substanz (die später Vitamin A genannt wurde) waren seine Laborratten gestorben.

Vitaminversorgung

Funks Arbeiten legten den Grundstein für die Ernährungswissenschaften und zur Erforschung von Rachitis und anderen Leiden, die im 19. und frühen 20. Jahrhundert insbesondere in den Industriestädten grassierten und zu hoher Kindersterblichkeit führten.

Die Knochenerkrankung Rachitis führt zu einem geschwächten Skelett, Wirbelsäulenverkrümmung und verringertem Wachstum bei

> »Allen Mangelerscheinungen kann durch eine vollwertige Ernährung vorgebeugt werden.«
>
> **Casimir Funk**
> *Journal of State Medicine*
> (1912)

Kindern. Bis zu den Fütterungsstudien an Hunden von 1918 bis 1921 des britischen Biochemikers Edward Mellenby hatten die Ärzte nicht an falsche Ernährung gedacht. Inspiriert von den Arbeiten von Funk und McCollum, beobachtete Mellenby bei ausschließlich mit Hafermehl gefütterten Welpen Rachitis, die sich durch Lebertran oder Talg wieder zurückbildete. Damit hatte er zweifelsfrei gezeigt, dass die Erkrankung durch eine Mangelernährung entsteht.

Mellenby erklärte, dass die Phytinsäure des Hafers die Aufnahme von Calcium und Phosphor (die für ein gesundes Knochenwachstum benötigt werden) unterdrückt. Das in Fisch (sowie Milch, Eiern und Schmalz) enthaltene Vitamin D hilft hingegen bei der Aufnahme. Durch Mellenbys Arbeiten änderte sich die Einstellung gegenüber Rachitis so drastisch, dass bereits Anfang der 1930er-Jahre London als frei von der Krankheit galt.

Die Symptome von Pellagra sind Hautekzeme, Durchfall, Zahnfleischentzündung und Demenz. Von 1906 bis 1940 waren 3 Mio. Amerikaner betroffen, in Maisanbaugebieten wurden 100 000 Todesfälle verzeichnet. Anfang des 20. Jahrhunderts nahmen die Wissenschaftler an, dass Mais entweder die Krankheit überträgt oder ein Gift enthält. In Mesoamerika, wo Mais seit Jahrhunderten eine Ernährungsgrundlage ist, gab es dagegen kaum Fälle.

Die US-Regierung beauftragte 1914 den Arzt Joseph Goldberger mit der Suche nach einem Mittel. Da die Ernährungslage offenbar eine Rolle spielte, testete Goldberger eine Reihe von Nahrungszusätzen. Fleisch, Milch, Eier und Gemüse – oder Hefe in geringen Mengen – konnten Pellagra verhindern. Den Vitaminmangel bestätigte 1937 der amerikanische Biochemiker Conrad Elvehjem: Mit Niacin (Vitamin B_3) ließ sich Pellagra heilen.

Neue Erkenntnisse

Mit der Entdeckung der Vitamine E und K und sieben weiterer B-Vitamine wuchs die Zahl der essenziellen Substanzen von 1920 bis 1948 auf 13 an. Die Vitamine F bis J und L bis Z haben sich als nicht essenziell (z. B. ist Vitamin F eine Fettsäure) oder als nicht wissenschaftlich anerkannt herausgestellt und wurden neu klassifiziert.

Von den 13 essenziellen Vitaminen sind die acht B-Komplex-Vitamine sowie Vitamin C wasserlöslich. Da der Körper sie leicht ausscheiden kann, müssen sie ihm regelmäßig zugeführt werden. Die fettlöslichen Vitamine A, D, E und K kann der Körper auch speichern.

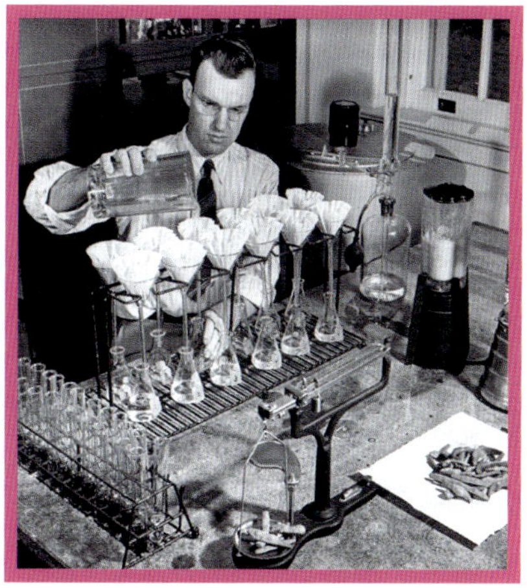

Ernährungswissenschaftler versuchten in den 1940er-Jahren, durch Prüfung des Vitamingehalts eine ausgewogene Ernährung sicherzustellen – und Mangelerkrankungen vorzubeugen.

Vitamine haben sehr unterschiedliche Funktionen. Wie und warum der Körper sie verwertet, ist zum Teil noch unklar. So benötigt z. B. das Auge eine Form von Vitamin A zur Lichtverarbeitung in Stäbchen und Zäpfchen. Fehlt es, nimmt die Sehfähigkeit bis hin zur Erblindung ab. Dennoch ist noch nicht klar, ob Vitamin A auch vor Augenerkrankungen wie der Linsentrübung (Katarakt) oder der altersbedingten Makuladegeneration schützen kann.

Künstliche Vitamine

Bereits in den 1920er-Jahren wurde versucht, Vitamine auch künstlich herzustellen. Die erste Synthese (von Vitamin C) gelang dem britischen Chemiker Norman Haworth – und bereits 1940 war eine ganze Vitaminindustrie ins Rollen gekommen. Mit den nunmehr in Massenproduktion erzeugten Vitaminen werden jetzt nicht nur Mangelerscheinungen behandelt, sondern sie gelten allgemein als beliebtes Nahrungsergänzungsmittel. Jedes Vitamin, sei es pflanzlichen oder tierischen Ursprungs, kann heute synthetisiert werden. So wird z. B. das aus Zitrusfrüchten isolierbare Vitamin C viel billiger künstlich aus Glucose (Traubenzucker) hergestellt. Additive (Zusatzstoffe) in den Vitamintabletten fördern deren Aufnahme in den Körper. ■

Casimir Funk

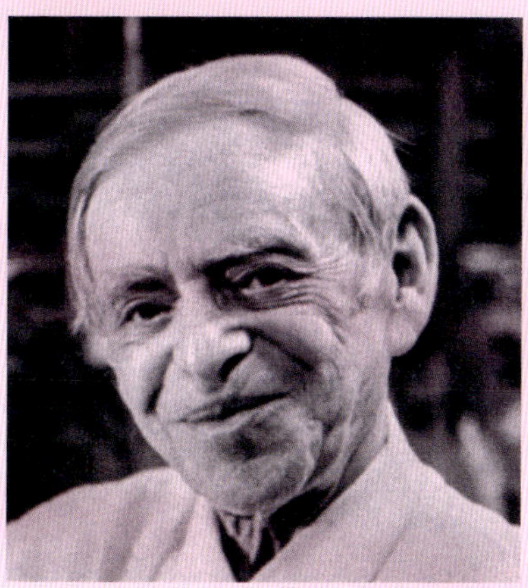

Geboren im Jahr 1884 in Warschau in Polen, studierte Casimir (eigentlich Kasimierz) Funk Chemie an der Universität Bern und arbeitete darauf am Pasteur-Institut in Paris und dann am Lister-Institut in London. Hier führte er mit seinen Forschungen zu Beriberi, Skorbut, Pellagra und Rachitis seine bahnbrechenden Arbeiten zu Vitaminen durch.

Im Jahr 1915 ging Funk nach New York, kehrte mit Unterstützung der Rockefeller Foundation 1923 nach Warschau zurück und gründete vier Jahre später das Forschungsinstitut Casa Biochemica in Paris. Als Jude verließ er im Zweiten Weltkrieg Frankreich und ging nach New York zurück. Dort gründete er die Funk Foundation für medizinische Forschung. Außer Vitamine untersuchte Funk auch Hormone und die Biochemie von Krebs, Diabetes und Geschwüren. Er starb 1967 in New York.

Hauptwerke

1912 *Die Ätiologie der Mangelerkrankungen*
1913 *Studien zu Pellagra*
1914 *Vitamine*

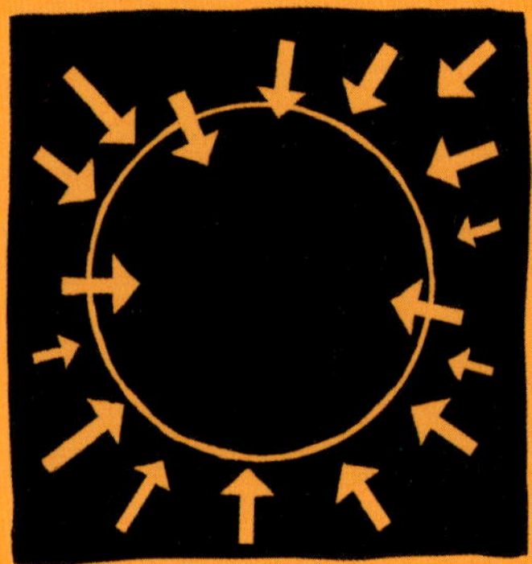

EINE UNSICHTBARE, ANTAGONISTISCHE MIKROBE

BAKTERIOPHAGEN UND PHAGENTHERAPIE

IM KONTEXT

FRÜHER
1854 Der italienische Anatom Filippo Pacini beschreibt den Cholerabazillus.

1892 Dmitri Iwanowski entdeckt infektiöse Partikel, die kleiner als Bakterien sind; Martinus Beijerinck nennt sie 1898 »Viren«.

SPÄTER
1952 Alfred Hershey und Martha Chase identifizieren die DNA als Erbsubstanz.

2002 In den USA wird der phagenproduzierte Antikörper Adalimumab als Medikament gegen rheumatoide Arthritis zugelassen.

2017 In London heilt eine bakterielle Infektion bei einem 15-Jährigen nach einer beidseitigen Lungentransplantation durch Phagentherapie.

2019 In den USA wird eine klinische Studie zu einer intravenösen Phagentherapie zugelassen.

Bakteriophagen sind Viren, die Bakterien infizieren. Mit Abertrilliarden gibt es davon auf der Erde etwa doppelt so viele wie Bakterien. Zum ersten Mal beschrieben wurden Bakteriophagen im Jahr 1917 vom frankokanadischen Mikrobiologen Félix d'Hérelle. Er sah in ihnen eine Möglichkeit, bakterielle Erkrankungen zu kurieren – durch Phagentherapie.

Tote Flecken

Auch der britische Mikrobiologe Frederick William Twort war schon mit Bakteriophagen in Berührung gekommen. Er versuchte im Jahr 1915, Vaccinia-Bakterien für einen Pockenimpfstoff zu kultivieren und erhielt ständig Flecken mit abgestorbenen Bakterien. Der Erste Weltkrieg verhinderte, dass Twort seiner Vermutung eines bakteriellen Virus nachgehen konnte.

Ähnliches beobachtete im selben Jahr d'Hérelle, der an einer Außenstelle des Pariser Pasteur-Instituts in Tunesien an der Züchtung eines Bazillus gegen Heuschrecken arbeitete. Wieder in Paris, fielen ihm 1917 sehr ähnliche Flecken in einer Kultur mit Ruhrbazillen auf. D'Hérelle tippte auf ein Virus, das aktiv Bakterien angriff, und nannte es Bakteriophage (Bakterienesser).

Wundersame Heilung?

Lange Zeit war nicht klar, was ein Bakteriophage war. Manche glaubten eher an eine chemische Substanz. D'Hérelle sah jedoch die Möglichkeiten für die Medizin. Wenn dieses Ding Bakterien abtötete, konnte es dann nicht auch bakterielle Erkrankungen heilen? Nach Selbstversuchen behandelte d'Hérelle im Jahr 1919 in Paris erfolgreich ruhrkranke Patienten. Einen ähnlichen Erfolg hatte er bei einer Chole-

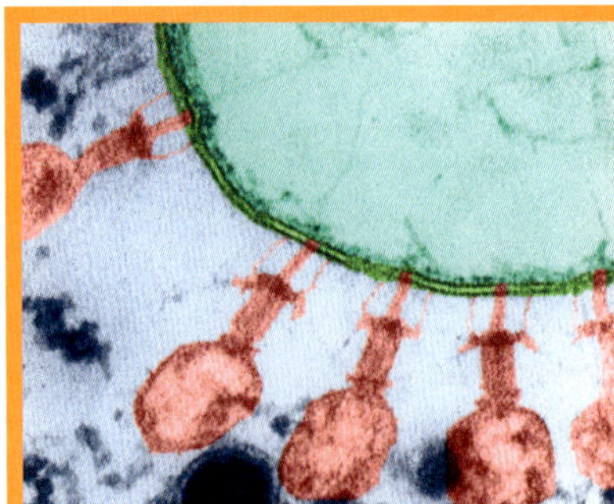

Angriff von T2-Phagen auf eine *E.-coli*-Bakterienzelle. Auf der elektronenmikroskopischen Aufnahme ist zu sehen, wie die Schwanzscheiden Genmaterial in die Zelle injizieren.

Siehe auch: Epidemiologie 124–127 ▪ Keimtheorie 138–145 ▪ Immunsystem 154–161 ▪ Virologie 177 ▪ Antibiotika 216–223 ▪ Monoklonale Antikörper 282–283

Vor- und Nachteile der Phagentherapie

Vorteile	Nachteile
Phagen vernichten Bakterien; Bakterien entwickeln Antibiotikaresistenzen.	Manche Bakterien entwickeln Resistenzen gegen Phagen.
Phagen wirken auch gegen antibiotikaresistente Bakterien.	Phagen können aus der Bakterienzelle möglicherweise schädliche DNA aufnehmen.
Anders als Antibiotika schaden Phagen nützlichen Bakterien kaum. Phagen sind umweltfreundlicher.	Den jeweils richtigen Phagen oder den richtigen Phagencocktail zu finden, ist schwierig und zeitaufwendig.
Phagen vermehren sich auf natürliche Weise. Dadurch reicht für eine Behandlung möglicherweise eine Dosis aus.	Die Auswahl der Phagen und die Dosierung müssen weiter erforscht werden, um sichere Behandlungen zu gewährleisten.

raepidemie in Indien und mit einem Pestausbruch in Indochina. Eine Zeit lang erlebte die Phagentherapie einen Boom. Mit einem »Cocktail« von Phagen wollte d'Hérelle es vermeiden, dass die Bakterien Resistenzen entwickeln.

D'Hérelles Erfolge ließen sich von anderen Wissenschaftlern jedoch nicht wiederholen und über den tatsächlichen Nutzen mehrten sich die Zweifel. Als in den 1940er-Jahren die ersten Antibiotika aufkamen, war der Enthusiasmus bereits abgeebbt. In der Sowjetunion (UdSSR) verfolgte der Mikrobiologe Georgi Eliava in den 1930er-Jahren die Phagentherapie weiter. D'Hérelle arbeitete mit ihm zusammen, musste aber 1937 nach Eliavas Hinrichtung als Volksfeind fliehen. Ohne Zugang zu den westlichen Antibiotika setzte die UdSSR dann die Phagentherapie gegen bakterielle Infektionen ein. In Russland ist sie weiterhin beliebt.

Wiederentdeckung

Ende der 1930er-Jahre begannen die Wissenschaftler die biologische Bedeutung der Phagen besser zu verstehen. In Cold Spring Harbor in den USA gründete sich 1940 die berühmte Phagengruppe und Alfred Hershey und Martha Chase bewiesen 1952 mit Phagen, dass die DNA das Erbmaterial für alles Leben ist.

Wie Forscher inzwischen entdeckt haben, gibt es zwei Arten, wie Phagen Bakterienzellen übernehmen. In beiden Fällen lagern sie sich mit ihrem Schwanz an die Zellwand an und bohren ein Loch, durch das sie ihr Genom aus doppelsträngiger DNA in die Zelle spritzen. Im »Lyse«-Zyklus vermehrt sich der Phage mithilfe der Ressourcen in der Zelle so lange, bis die Zelle platzt. Im »lysogenen« Zyklus bleibt die DNA in einem Ruhezustand. Sie repliziert mit der Zellteilung, lässt aber ihren Wirt weitgehend unbeeinträchtigt.

Mit der Resistenzbildung von Bakterien gegen Antibiotika rückte die Phagentherapie erneut in den Fokus und ist Gegenstand vieler Studien. Vorteile von Phagen sind ihre schnelle Replikation und ihre Spezifität auf bestimmte Bakterien. Phagen könnten auch als Marker und zur Antikörpererzeugung verwendet werden, um z. B. rheumatische und Magen-Darm-Erkrankungen zu behandeln. ▪

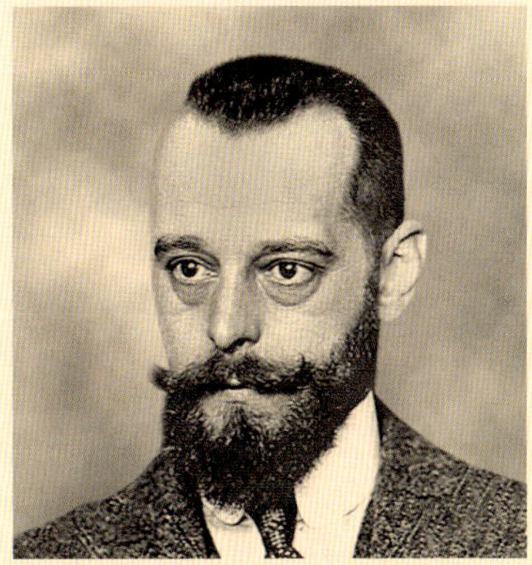

Félix d'Hérelle

Geboren 1873 in Paris, verließ Félix d'Hérelle nach der Schule Frankreich und ging mit 24 Jahren nach Kanada. Er begann sich für die Mikrobiologie zu interessieren und arbeitete als Autodidakt erst in Guatemala, dann in Mexiko. Dort entdeckte er ein Bakterium, das Heuschrecken befällt. Daran arbeitete er in Tunis für das Pasteur-Institut weiter und fand, dass etwas die Bakterien abtöten konnte.

In Paris beschrieb er erstmals die Bakteriophagen. Über Leiden in Holland und Alexandria in Ägypten ging er für einen Lehrauftrag an die Yale University in den USA. Bevor er 1938 nach Paris zurückkehrte und dort die Phagentherapie entwickelte, war er Forscher in der UdSSR.

Trotz vieler Nominierungen erhielt d'Hérelle nie den Nobelpreis. Seine Studien führte er bis zum seinem Tod 1949 fort.

Hauptwerke

1917 *Eine unsichtbare, antagonistische Mikrobe des Dysenterie-Bazillus*
1921 *Der Bakteriophage: Seine Rolle für die Immunität*
1924 *Der Bakteriophage und sein Verhalten*

EINE ABGESCHWÄCHTE FORM DES KEIMS

LEBENDIMPFSTOFFE

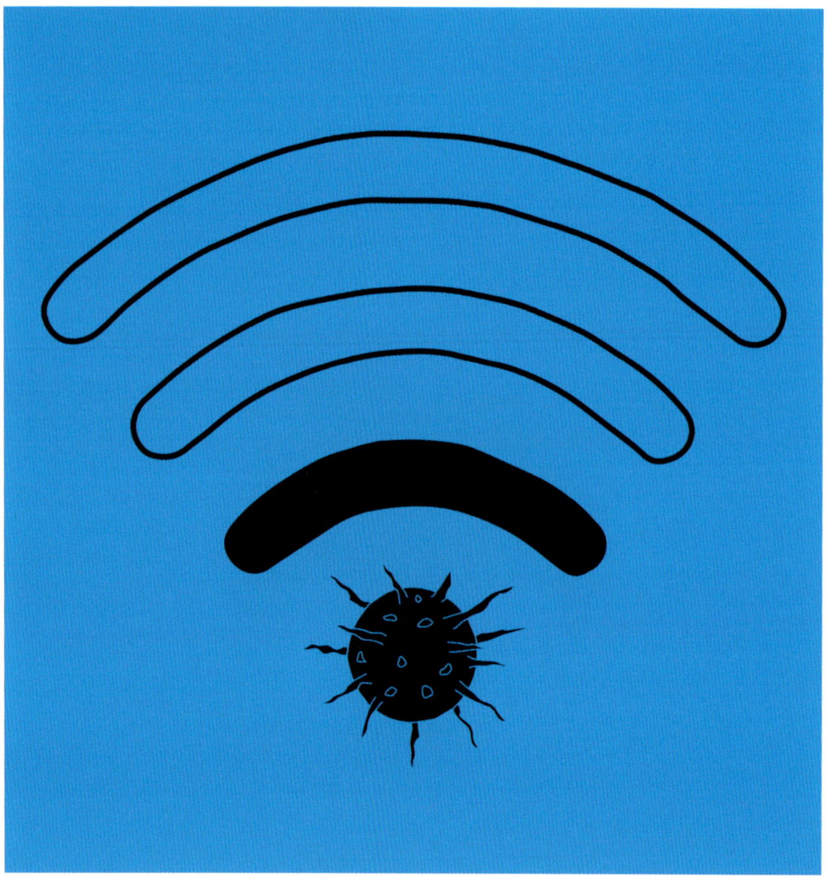

IM KONTEXT

FRÜHER

1796 Edward Jenner impft gegen die Pocken.

1881 Louis Pasteur immunisiert Vieh gegen Milzbrand.

1885 Pasteur führt einen Impfstoff gegen Tollwut ein.

SPÄTER

1937 Der südafrikanischstämmige Virologe Max Theiler entwickelt den 17D-Impfstoff gegen Gelbfieber.

1953 Der amerikanische Virologe Jonas Salk stellt einen Impfstoff gegen Polio vor.

1954 Thomas C. Peebles, amerikanischer Virologe, isoliert das Masernvirus. Ein Impfstoff wird 1963 von John F. Enders entwickelt und 1968 von Maurice Hilleman verbessert.

1981 Gegen Hepatitis B wird in den USA ein Blutplasma-Impfstoff zugelassen.

Nach Louis Pasteurs erfolgreicher Entwicklung von Impfstoffen gegen Milzbrand und Tollwut in den 1880er-Jahren entbrannte unter den Wissenschaftlern ein regelrechter Wettlauf um die Entdeckung von neuen Vakzinen. Damit, so glaubten sie, ließe sich die Welt eines Tages von Krankheiten befreien.

Die Aufgabe war schwieriger und gefährlicher als gedacht. Bei der Entwicklung von neuen Methoden gab es Todesfälle, aber auch großes Heldentum, wenn sich Personen für die Versuche zur Verfügung stellten. Nach und nach wurden Impfstoffe gegen tödliche Krankheiten wie Cholera,

Siehe auch: Impfung 94–101 ▪ Keimtheorie 138–145 ▪ Immunsystem 154–161 ▪ Ausrottung von Krankheiten 286–287 ▪ Genetik und Medizin 288–293 ▪ HIV und Autoimmunerkrankungen 294–297 ▪ Pandemien 306–313

»Wie Jugend bleicht und schleicht und siecht und schwindet, …«

John Keats
britischer Dichter, der mit 25 Jahren an Tuberkulose starb; aus seinem Gedicht *Ode an eine Nachtigall* (1819)

Diphtherie, Tetanus, Keuchhusten und die Beulenpest gefunden. Die berühmte BCG-Impfung der französischen Wissenschaftler Albert Calmette und Camille Guérin von 1921 rettete Millionen vor der Tuberkulose.

Neue Methoden

Heute entwickeln die Wissenschaftler Impfstoffe zumeist aus Genmaterial, aber in den 1880er-Jahren dienten lebende Erreger oder deren giftige Sekrete als Grundlage. Edward Jenner hatte seinen Pockenimpfstoff aus den weniger gefährlichen Rinderpocken erzeugt, Pasteur schwächte (attenuierte) den Milzbranderreger ab. Die Schwierigkeit mit den »lebenden« Impfstoffen lag darin, dem Erreger die Fähigkeit zu nehmen, den Patienten krank zu machen, ihn aber dennoch so stark zu belassen, dass das Immunsystem anspringt.

Der französische Bakteriologe Émile Roux und sein Schweizer Assistent Alexandre Yersin identifizierten 1888 das Toxin, das vom Diphtherieerreger freigesetzt wird und die Symptome auslöst. In Deutschland zeigten 1890 Emil von Behring und sein japanischer Kollege Shibasaburo Kitasato in Tierexperimenten, dass der Körper Immunität gegen die Diphtherie durch den Aufbau von Antitoxinen erwirbt. Aus Blutserum isolierten sie Antitoxine und entwickelten daraus ein Antiserum. Diese »Serotherapie« stellte die erste wirksame Behandlungsmethode für Diphtherie dar und bewahrte Zehntausende vor dem Tod, bevor ein Impfstoff zur Verfügung stand.

Totimpfstoffe

Führend auf der Jagd nach einem Choleraimpfstoff war der ukrainische Bakteriologe Waldemar Haffkine. Dessen Methode war die »Passage«: Der Erreger durchlief eine Reihe von Tieren, z. B. Tauben, bis er die richtige Form hatte. Bei manchen Impfstoffen sollte dadurch der Erreger abgeschwächt werden. Haffkin wollte dagegen die Virulenz steigern, um auf jeden Fall eine Immunantwort zu erhalten. Nach der Passage tötete er den Erreger durch Abkochen ab und testete den Impfstoff an sich selbst aus.

Anfangs blieben die Kollegen skeptisch, obwohl sich der Reporter des *New York Herald* Aubrey Stanhope Ende 1892 wagemutig für eine Vorführung zur Verfügung stellte. Nach der Injektion des neuen Impfstoffs begab sich Stanhope direkt nach Hamburg, wo gerade eine Choleraepidemie tobte. Er übernachtete bei Choleraopfern und trank deren Wasser, blieb aber gesund. Ein Jahr später ging er nach Indien, das sehnlichst einen Wirkstoff gegen die Cholera erwartete. Wie bei der Serotherapie gab es auch Rückschläge, aber Haffkins Impfstoff rettete in Indien Hunderttausende Menschen vor dem Tod. »

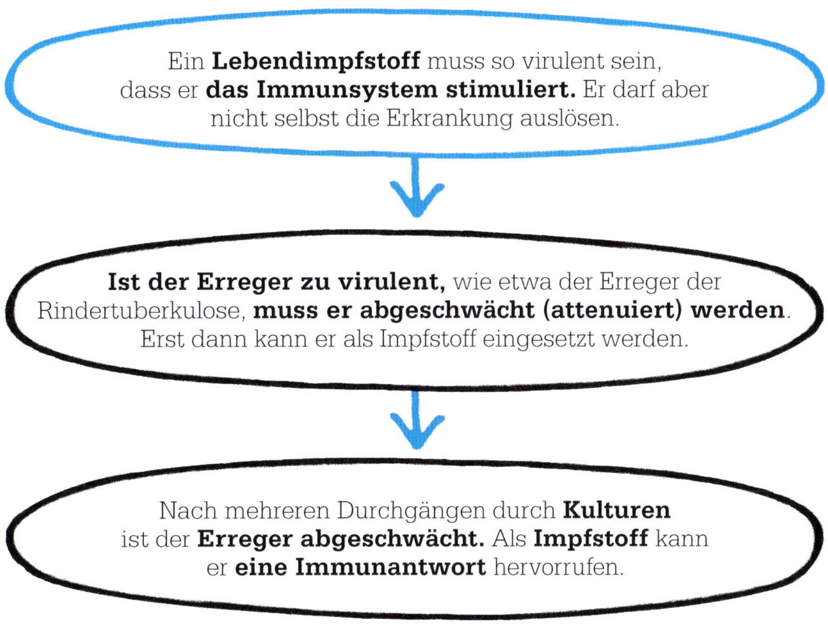

Andere Wissenschaftler folgten. Im Jahr 1896 produzierte der britische Bakteriologe Almroth Wright einen Typhusimpfstoff aus abgetöteten Erregern. Wie Haffkine probierte er ihn erst an sich selbst aus. Er wirkte, trotz anfänglich starker Nebenwirkungen. Im Ersten Weltkrieg wurde die gesamte britische Armee damit geimpft.

Der Weg zum BCG

Den größten Durchbruch verzeichnete aber wohl der von Calmette und Guérin entwickelte Impfstoff BCG gegen Tuberkulose, der ihnen zu Ehren Bacillus Calmette-Guérin (BCG) genannt wurde.

In den 1890er-Jahren gab es Versuche zu einem Tuberkuloseimpfstoff aus Rindern, ähnlich wie Jenner mit seinem Pockenimpfstoff vorgegangen war. Aber die Rindertuberkulose war zu virulent für Menschen und ein Versuchslauf in Italien endete katastrophal. Die durch Kochen abgetöteten Erreger hatten dagegen keinen Effekt auf das menschliche Immunsystem. Calmette und Guérin wussten, dass sie einen lebenden, aber abgeschwächten Keim nehmen mussten.

> »Gemeinsam in Herz und Geist [zur] Vorbeugung gegen Tuberkulose durch den Impfstoff BCG.«
>
> **Plakette zur Erinnerung an Calmette und Guérin**
> Pasteur-Institut, Paris

Calmette und Guérin isolierten 1908 den Erreger der Rindertuberkulose *Mycobacterium bovis* aus der Milch einer infizierten Kuh und züchteten den Stamm in Kultur auf Glycerin, Kartoffeln und Ochsengalle (gegen das Verklumpen) weiter. Alle drei Wochen begannen sie eine neue Kultur. Mit jedem Umsetzen wurden die Bakterien weniger virulent. Dennoch waren sie erst nach fünf Jahren bereit für einen ersten Test an Rindern.

Der Erste Weltkrieg unterbrach die Arbeiten, aber die Kultur blieb erhalten. Nach elf Jahren und 239 Folgekulturen hatten Calmette und Guérin den Impfstoff BCG erzeugt – eine attenuierte Form des Erregers der Rindertuberkulose. BCG löste in Tieren keine Tuberkulose aus, induzierte aber eine Immunantwort. Im Jahr 1921 impfte Calmette ein Baby, dessen Mutter an Tuberkulose gestorben war. Das Baby wurde immun.

Sicherere Impfstoffe

Im Jahr 1930 waren in Frankreich bereits Tausende Kleinkinder erfolgreich mit BCG geimpft worden. Die Wissenschaftler befürchteten dennoch, dass die Bakterien wieder virulent werden und die Geimpften infizieren könnten. Die Furcht schien berechtigt. Von 250 Kindern, die im selben Jahr in einem Lübecker Krankenhaus geimpft wurden, starben 73 und 135 erkrankten.

Die darauffolgende Untersuchung ergab jedoch, dass in den Lübecker Laboratorien der Impfstoff mit virulenter Tuberkulose kontaminiert worden war. Zwei Ärzte wurden verurteilt. Erst Jahrzehnte später kam das Vertrauen in BCG wieder. Heute gilt es als einer der sichersten Impfstoffe überhaupt.

Albert Calmette

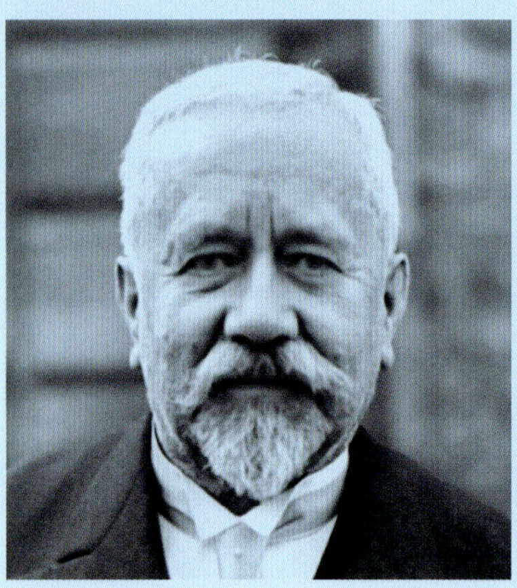

Geboren im Jahr 1863 im südfranzösischen Nizza, ging Calmette für eine Arztausbildung nach Paris. In Hongkong kam er in Kontakt mit der Tropenmedizin und arbeitete nach dem Studium im Kongo und im kanadischen Neufundland. Als Direktor des neu eröffneten Pasteur-Instituts in Indochina (heutiges Vietnam) unternahm Calmette Impfkampagnen gegen Pocken und Tollwut. Wegen einer Erkrankung ging er nach Frankreich zurück, wo er seine Studien an Schlangengiften fortsetzte und eines der ersten Gegengifte entwickelte.

Calmette wurde 1895 zum Direktor des neuen Pasteur-Instituts in Lille ernannt. Hier traf er Camille Guérin. Gemeinsam entwickelten sie den Impfstoff BCG. Die Lübecker Katastrophe belastete Calmett enorm, auch wenn sich das BCG als unschuldig herausstellte. Nur wenig später starb er im Jahr 1933.

Hauptwerk

1920 *Die Infektion durch Tuberculosis Bacilli in Menschen und Tieren*

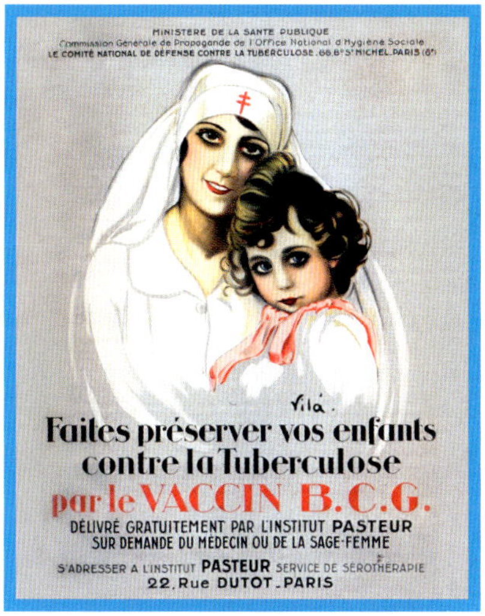
MINISTERE DE LA SANTE PUBLIQUE
Vila
Faites préserver vos enfants contre la Tuberculose
par le VACCIN B.C.G.
DÉLIVRÉ GRATUITEMENT PAR L'INSTITUT PASTEUR
SUR DEMANDE DU MÉDECIN OU DE LA SAGE-FEMME
S'ADRESSER A L'INSTITUT PASTEUR SERVICE DE SÉROTHÉRAPIE
22, Rue DUTOT, PARIS

Das französische Gesundheitsministerium warb 1917 mit Plakaten für kostenlose Impfungen von Kindern zum Schutz vor Tuberkulose.

Derweil suchten auch andere Wissenschaftler am Pasteur-Institut in Lille nach neuen Wegen zur Impfstoffgewinnung, dieses Mal für Diphtherie. Menschen, die bereits krank waren, profitierten von der Serotherapie, aber ein Impfstoff würde bereits den Ausbruch der Krankheit verhindern. Der französische Tierarzt Gaston Ramon entdeckte 1923 die Neutralisierung des Diphtherietoxins durch Formalin. In Großbritannien beobachteten die Immunologen Alexander Glenny und Barbara Hopkins das gleiche Verhalten mit Formaldehyd.

Im Jahr 1913 stellte Behring aus dem Toxin, das die Immunreaktion auslöst, und dem Antitoxin als Schutzstoff einen ersten Diphtherieimpfstoff her. Aber diese Toxin-Antitoxin(TA)-Kombination funktionierte häufig nicht – in Dallas in den USA starben 1919 zehn geimpfte Kinder. Ramon und Glennys neutralisiertes Toxin oder »Toxoid« konnte die Immunreaktion auslösen und war viel sicherer.

Adjuvanzien

Ramon und Glenny entdeckten auch, dass bestimmte Substanzen die Wirkung steigerten. Warum diese Hilfsstoffe oder Adjuvanzien das taten, blieb zunächst unklar. Ramons Adjuvans war Tapioka, Glennys das heute noch vielfach eingesetzte Aluminiumsalz Alum. Der kombinierte Diphtherieimpfstoff (Toxoid mit Adjuvans) war so wirksam, dass er fünf Jahre später auf der ganzen Welt eingesetzt wurde. Noch 1922 starben in New York City jedes Jahr von 100 000 Menschen 22 an Diphtherie. Im Jahr 1938 war es nur noch einer. Die Immunität hält nicht immer das ganze Leben an, kann aber aufgefrischt werden. Heute tritt die Diphtherie nur noch selten auf.

Die Suche geht weiter

Im Jahr 1930 gab es im Wesentlichen drei Impfstofftypen: die lebende, attenuierte Form des Erregers (wie beim Pockenimpfstoff und BCG), abgetötete Organismen (die Typhus-, Cholera-, Pest- und Keuchhustenimpfstoffe) sowie die neutralisierten Toxine (gegen Diphtherie und Tetanus). Die Impfungen waren nie absolut sicher, aber sie retteten Hunderte Millionen Leben. In den entwickelten Ländern verblasst allmählich die Erinnerung an diese großen Krankheiten.

Dank der Gentechnik schützen seit den 1980er-Jahren Konjugatimpfstoffe und Impfstoffe aus Fragmenten z. B. vor dem humanen Papillomavirus (HPV) und Hepatitis. In den neuen DNA-Impfstoffen löst eine kurze DNA mit der Antigensequenz die Immunantwort aus. Wie die Covid-19-Pandemie zeigt, ist die Impfstoffsuche heute so aktuell wie nie. ■

Verschiedene Impfstofftypen

Lebende Viren oder Bakterien werden abgeschwächt (attenuiert).

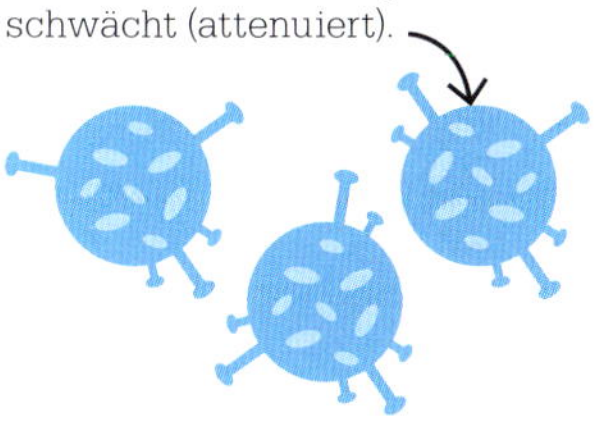

Attenuierte Lebendimpfstoffe wie BCG enthalten lebende Keime. Bei Erwachsenen rufen sie eine starke und lang anhaltende Immunantwort hervor.

Für eine sichere Anwendung werden die Keime durch Chemikalien oder Hitze abgetötet.

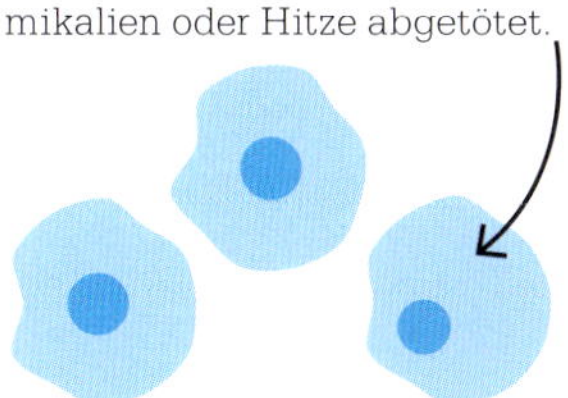

Totimpfstoffe wie das Polio-Vakzin enthalten abgetötete Keime. Für eine lang anhaltende Immunität muss die Impfung aufgefrischt werden.

Von den Bakterien oder Viren werden Toxine entfernt und neutralisiert.

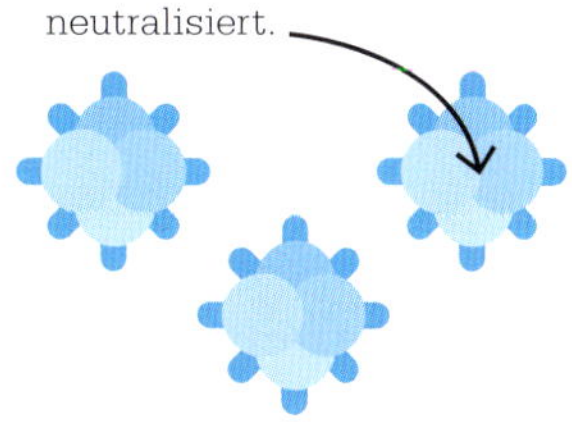

Bei Toxoidimpfstoffen wie dem Tetanusimpfstoff wird nur der krank machende Teil des Erregers (das Toxin) verwendet und inaktiviert (zum Toxoid).

Teile des Keims wie Zucker oder Proteine werden verwendet.

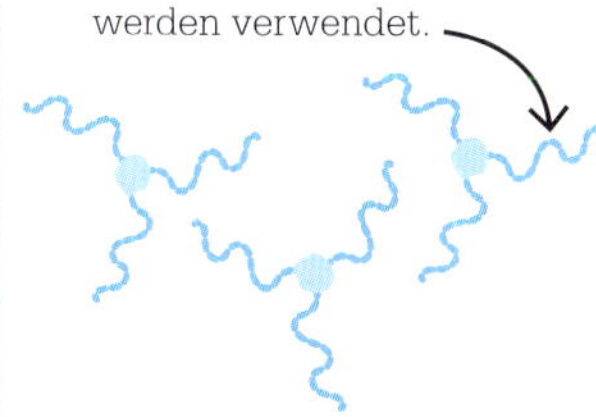

Konjugatimpfstoffe wie der HPV-Impfstoff werden aus einzelnen Bestandteilen des Erregers gemacht, die als Antigen eine Immunantwort auslösen.

DIE BAUCHSPEICHELDRÜSE NACHAHMEN

DIABETES

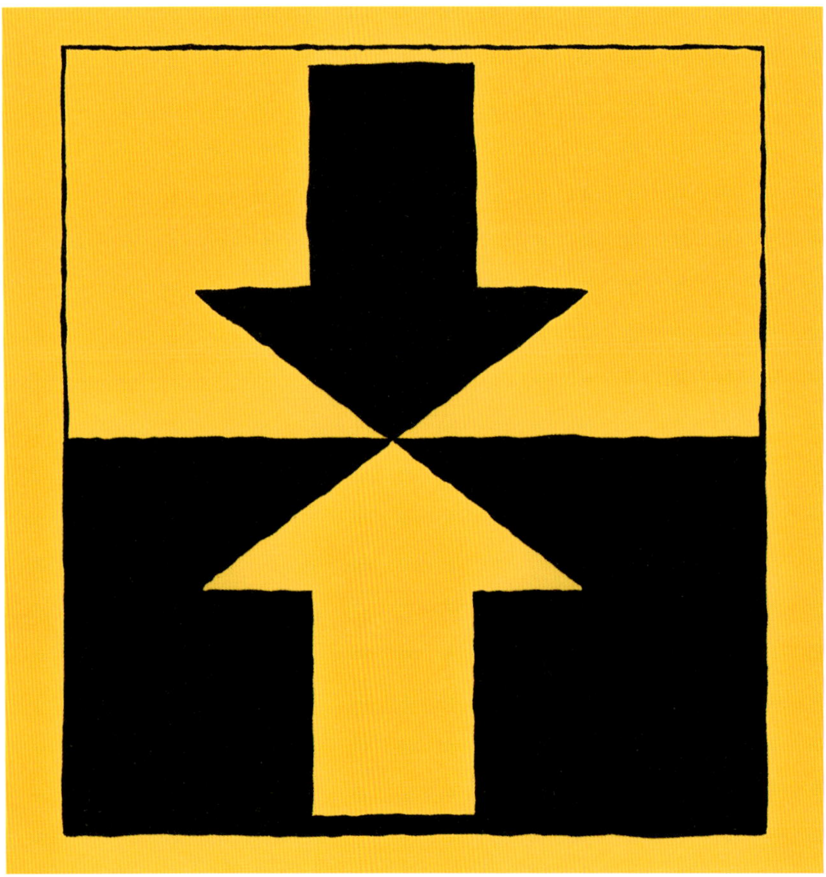

IM KONTEXT

FRÜHER

1776 Matthew Dobson findet im Blut und im Urin von Diabetikern Zucker.

1869 Paul Langerhans entdeckt Ansammlungen von Zellen in der Bauchspeicheldrüse: die Langerhans-Inseln.

1889 Joseph von Mering und Oskar Minkowski zeigen, dass die Bauchspeicheldrüse an Diabetes beteiligt ist.

SPÄTER

1955 Der britische Biochemiker Frederick Sanger bestimmt den molekularen Aufbau von Insulin.

1963 Insulin ist das erste menschliche Protein, das im Labor künstlich hergestellt wird.

1985 In Dänemark wird der Insulinpen eingeführt, um eine einfachere Insulinapplikation zu ermöglichen.

Als Frederick Banting im Jahr 1920 die Ursache von Diabetes fand, hatte er ein medizinisches Rätsel gelöst, das den Ärzten jahrhundertelang Kopfzerbrechen bereitet hatte. Die erste Dokumentation von Diabetessymptomen – häufiges Wasserlassen – findet sich im altägyptischen *Papyrus Ebers* von etwa 1550 v. Chr.

Genauer wird das Leiden im großen Zeitalter der islamischen Medizin vom 9. bis 11. Jahrhundert ausgeführt. Ibn Sina und andere berichteten von süßem Urin, abnormem Appetit, Faulbrand und Sexualstörungen. Zur Diagnose wurden Farbe, Geruch und Geschmack

Siehe auch: Altägyptische Medizin 20–21 ▪ Hormone und Endokrinologie 184–187 ▪ Genetik und Medizin 288–293 ▪ HIV und Autoimmunerkrankungen 294–297

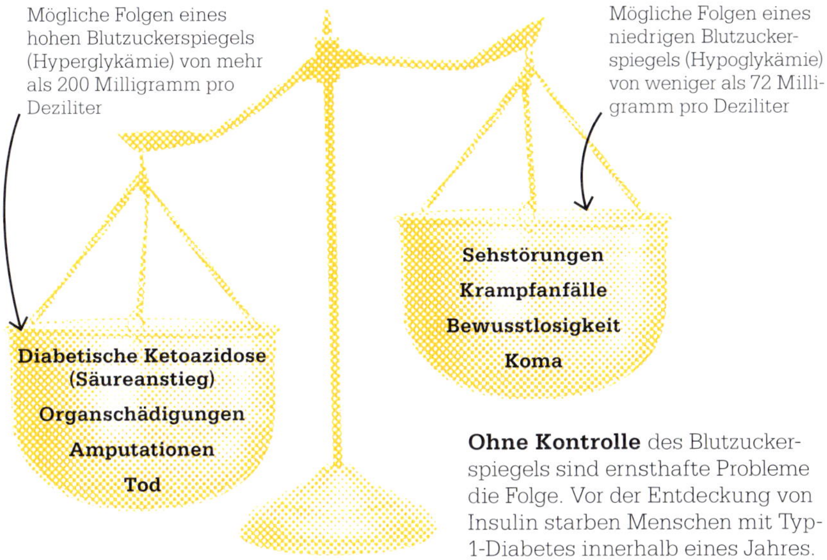

Ohne Kontrolle des Blutzuckerspiegels sind ernsthafte Probleme die Folge. Vor der Entdeckung von Insulin starben Menschen mit Typ-1-Diabetes innerhalb eines Jahres.

von Urin bestimmt. Der britische Arzt Matthew Dobson schrieb 1776, dass der süße Geschmack von Urin wahrscheinlich von überschüssigem Zucker (Glucose) in Urin und Blut stammt und dass Diabetes bei manchen tödlich verläuft, bei anderen aber nicht. Damit wies er bereits auf zwei Typen des Diabetes hin: Typ 1 und Typ 2.

Bauchspeicheldrüse

Mitte des 19. Jahrhunderts empfahl der französische Chemiker und Arzt Apollinaire Bouchardat erste Behandlungsmethoden für Diabetes. Diabetiker sollten auf Zucker und stärkehaltige Produkte verzichten und sich körperlich bewegen. Als einer der Ersten stellte er einen Zusammenhang von Diabetes und Problemen mit der Bauchspeicheldrüse her. Experimente an Hunden bestätigten die Vermutung. Die deutschen Ärzte Joseph von Mering und Oskar Minkowski beobachteten 1889 bei Hunden, denen sie die Bauchspeicheldrüse entfernt hatten, Diabetessymptome.

Der Zusammenhang zwischen Bauchspeicheldrüse und Diabetes blieb unklar. 20 Jahre früher hatte der deutsche Medizinstudent Paul Langerhans in der Bauchspeicheldrüse, deren Funktion er nicht kannte, Zellansammlungen entdeckt. Schädigungen an diesen Zellen (die jetzt Langerhans-Zellen genannt werden) brachte der amerikanische Pathologe Eugene Opie 1901 mit dem Ausbruch von Diabetes zusammen. Der britische Physiologe Edward Sharpey-Schafer schrieb 1910, dass sich Diabetes entwickelte, wenn die Betazellen (ein Zelltyp in den Langerhans-Inseln) eine bestimmte Substanz nicht produzierten. Die Substanz nannte er Insulin, vom lateinischen Wort *insula* für Insel. Sie wurde später als Proteinhormon identifiziert.

Frederick Banting, kanadischer Arzt und Wissenschaftler, folgerte dann 1920, dass in den Sekreten »

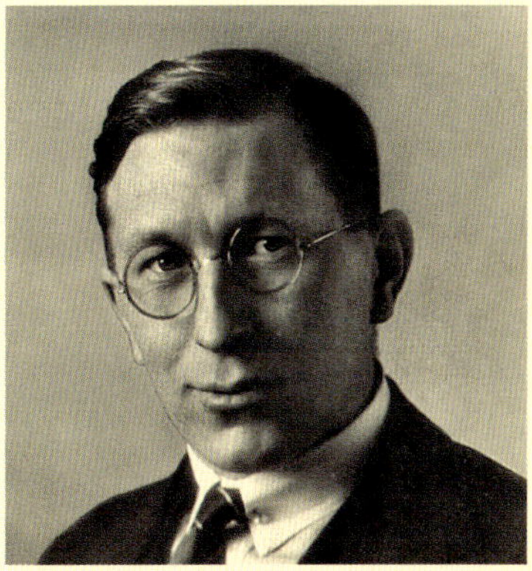

Frederick Banting

Geboren im Jahr 1891 in Alliston im kanadischen Bundesstaat Ontario, wuchs Banting als jüngster Sohn einer Farmerfamile auf. Er studierte Medizin in Toronto und diente nach seinem Abschluss 1916 als Bataillonsarzt in Europa im Ersten Weltkrieg.

Nach seiner Rückkehr eröffnete er 1919 in London (Ontario) eine chirurgische Klinik, in der er auch unterrichtete. Für seine Vorlesung über die Bauchspeicheldrüse begann er deren Rolle beim Diabetes zu erforschen.

Für seine Arbeiten zum Diabetes wurde Banting 1923 den Nobelpreis für Physiologie oder Medizin zuerkannt und er wurde Leiter des Banting and Best Department of Medical Research an der Universität von Toronto. Mit dem Ausbruch des Zweiten Weltkriegs schloss sich Banting 1939 erneut dem medizinischen Korps der Royal Canadian Army an. Nach einem Flugzeugabsturz starb er 1941 in Neufundland.

Hauptwerk

1922 *Extrakte der Bauchspeicheldrüse für die Behandlung des Diabetes mellitus*

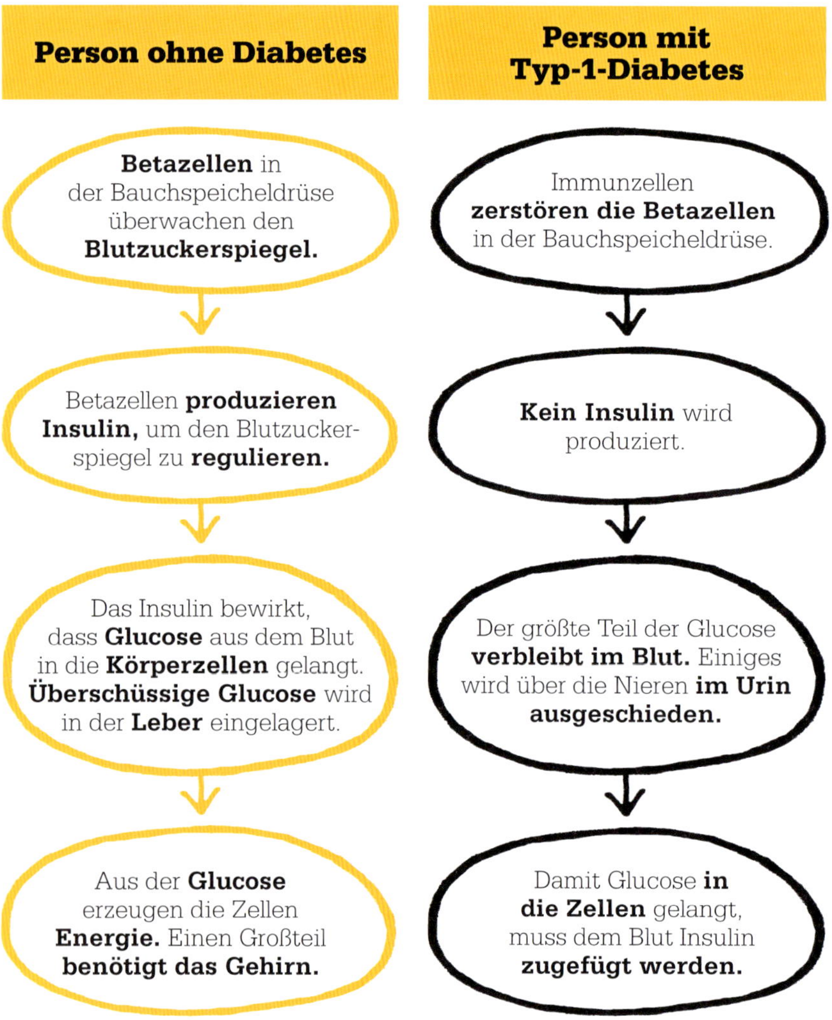
Person ohne Diabetes
Person mit Typ-1-Diabetes
Betazellen in der Bauchspeicheldrüse überwachen den Blutzuckerspiegel.
Betazellen produzieren Insulin, um den Blutzuckerspiegel zu regulieren.
Das Insulin bewirkt, dass Glucose aus dem Blut in die Körperzellen gelangt. Überschüssige Glucose wird in der Leber eingelagert.
Aus der Glucose erzeugen die Zellen Energie. Einen Großteil benötigt das Gehirn.
Immunzellen zerstören die Betazellen in der Bauchspeicheldrüse.
Kein Insulin wird produziert.
Der größte Teil der Glucose verbleibt im Blut. Einiges wird über die Nieren im Urin ausgeschieden.
Damit Glucose in die Zellen gelangt, muss dem Blut Insulin zugefügt werden.

der Bauchspeicheldrüse der Schlüssel für eine wirksame Behandlungsmethode liegen könnte. Weiteren Rat holte er sich bei John Macleod, dem schottischen Experten für den Kohlenhydratstoffwechsel. Macleod richtete ihm umgehend an der Universität von Toronto ein Labor ein und stellte ihm den Assistenten Charles Best zur Seite.

Entdeckung von Insulin

Banting und Best begannen im Mai 1921 mit Experimenten an Hunden, denen sie entweder die Bauchspeicheldrüse ganz entfernten oder nur ihren Ausführungsgang abschnürten. Die Hunde ohne Bauchspeicheldrüse entwickelten Diabetes, die anderen aber nicht. Bei den Hunden mit abgeschnürten Gängen verfielen nur die Zellen, die Verdauungssäfte produzierten. Die Langerhans-Inseln blieben unbeschädigt. Offenkundig produzierten diese Zellen die Sekrete, die Diabetes verhinderten.

Banting und Best wollten die Sekrete extrahieren und untersuchen, aber die Hunde starben, bevor sie sie weiter untersuchen konnten. Nach vielen Rückschlägen und mehreren verendeten Hunden gelang es ihnen, einen diabetischen Hund mit Injektionen aus einem Extrakt, den sie aus der abgeschnürten Bauchspeicheldrüse isoliert hatten, am Leben zu erhalten. Den Extrakt nannten sie *isletin*. Als Nächstes mussten sie einen Weg finden, genügend Extrakt für eine praktikable Diabetesbehandlung zu gewinnen.

Dafür hatten sie nicht genügend Hunde zur Verfügung. Banting und Best gingen auf die Bauchspeicheldrüse von geschlachteten Rindern über und isolierten daraus eine Substanz, die einen höheren Anteil des aktiven Inhaltsstoffs besaß. Sie injizierten die Substanz in einen der Laborhunde, dem die Bauchspeicheldrüse entfernt worden war. Sein Blutzuckerspiegel sank deutlich.

Versuche am Menschen

Ende 1921 bat Macleod den versierten Biochemiker James Collip, Banting und Best bei der Aufreinigung der Bauchspeicheldrüsenextrakte für Versuche bei Menschen zu helfen. Am 11. Januar 1922 erhielt der todkranke 14-jährige Diabetiker Leonard Thompson am Toronto General Hospital die erste Spritze

»Das Insulin gehört nicht mir, es gehört der Welt.«

Frederick Banting
Über den Verkauf des Patents auf Insulin (1923)

mit diesem Extrakt. Das Ergebnis war zunächst enttäuschend, aber zwei Wochen später gelang es, mit einem reineren Extrakt den Blutzucker auf ein normales Niveau zu senken. Auch die anderen Symptome gingen zurück.

Auf der Jahreskonferenz der amerikanischen Ärztevereinigung von Mai 1922 präsentierte Macleod im Namen seines Teams einen Artikel mit dem Titel »Auswirkungen von Bauchspeicheldrüsenextrakten auf Diabetes«. Es gab stehende Ovationen. Zum ersten Mal wurde der Begriff »Insulin« genannt.

Den Erfolg trübten Rivalitäten. Banting bestand darauf, dass seine Idee und seine und Bests Experimente zum Durchbruch geführt hatten. Andere fanden, dass Macleod und Collip einen unverzichtbaren Beitrag geleistet hatten. Das Nobelkomitee vergab 1923 den Preis für Physiologie oder Medizin gemeinsam an Banting und Macleod. Banting teilte sein Preisgeld mit Best, Macleod seines mit Collip.

Formen des Diabetes mellitus

Diabetes mellitus ist eine Stoffwechselerkrankung. Zwei Formen werden unterschieden: Beim Typ 1 kann der Körper nicht selbst Insulin produzieren, weil das Immunsystem die produzierenden Zellen in der Bauchspeicheldrüse fälschlicherweise angreift und vernichtet. Durch die Gabe von Insulin kann die Krankheit dauerhaft behandelt, aber nicht geheilt werden. Beim Typ 2 produziert der Körper nicht genügend Insulin oder er kann es nicht richtig verwerten. Diese Form kommt viel häufiger vor als Typ 1 und betrifft in der Regel Menschen ab 30 Jahren, zunehmend jedoch auch jüngere.

Warum Menschen Typ-2-Diabetes entwickeln, wird intensiv erforscht. Wahrscheinlich spielt der Lebensstil eine Rolle, ein Risikofaktor ist Übergewicht. Helfen weder Sport noch gesunde Ernährung, kann Insulin verschrieben werden. Wegen der Gefahr der Unterzuckerung müssen Diabetiker mehrmals am Tag ihren Blutzuckerspiegel überprüfen.

Insulinproduktion

Insulin konnte Diabetes nicht heilen, bot aber die Möglichkeit einer sehr wirksamen und lebensrettenden Behandlung für Millionen. Baning, Best und Collip verkauften der Universität von Toronto die Patentrechte für nur einen Dollar. Für die Produktion großer Mengen Insulins für den medizinischen Bedarf beauftragte die Universität dann das Pharmazieunternehmen Eli Lilly.

Dort begannen die Wissenschaftler im Juni 1922 mit der Arbeit, konnten aber zunächst weder die Ausbeute aus der Bauchspeicheldrüse von Schweinen steigern noch eine gleich bleibende Qualität erzeugen. Das Insulin, das Eli Lilly an die neu eröffnete Diabetesklinik des Krankenhauses von Toronto lieferte, schwankte so deutlich in seiner Potenz, dass die Ärzte ständig auf eine Unterzuckerung (Hypoglykämie) durch zu viel Insulin achtgeben mussten. Hypoglykämie äußert sich in Schweißausbrüchen und Benommenheit bis hin zur Ohnmacht.

Gegen Ende des Jahres gelang dem Chemiker George Walden bei Lilly mit einer neuen Aufreinigungsmethode der entscheidende Durchbruch. Durch isoelektrische Ausfällung ließ sich das Insulin viel reiner und in wirksamerer Form isolieren. Erst jetzt war die Firma in der Lage, große Vorräte an Insulin aufzubauen.

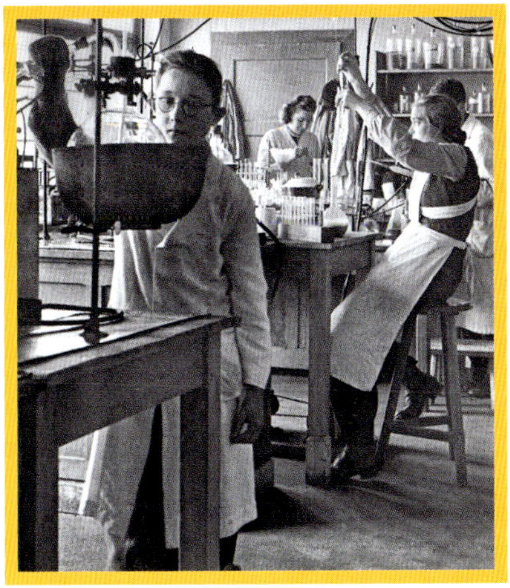

Insulinproduktion aus tierischen Bauchspeicheldrüsen im Nachkriegsdeutschland. Vor der Insulingewinnung konnten Diabetiker ihr Leiden nur durch die Ernährung verbessern.

Weitere Durchbrüche

In den folgenden Jahrzehnten verbesserten die Forscher die Produktion und Verabreichung von Insulin weiter. In den 1950er-Jahren entschlüsselten Biochemiker den chemischen Aufbau von Insulin und bestimmten später die genaue Lage des Gens für das Protein auf der menschlichen DNA.

Im Jahr 1977 wurde das Insulingen aus Ratten in bakterielle DNA eingefügt, woraufhin das Bakterium Ratteninsulin produzierte. Das erste Humaninsulin wurde ein Jahr später mithilfe genetisch veränderter *E.-coli*-Bakterien produziert. Eli Lilly brachte es 1982 unter dem Markennamen Humulin als ersten gentechnisch erzeugten Arzneistoff heraus. Heute beziehen fast alle Diabetiker auf diese Art erzeugtes Insulin. ■

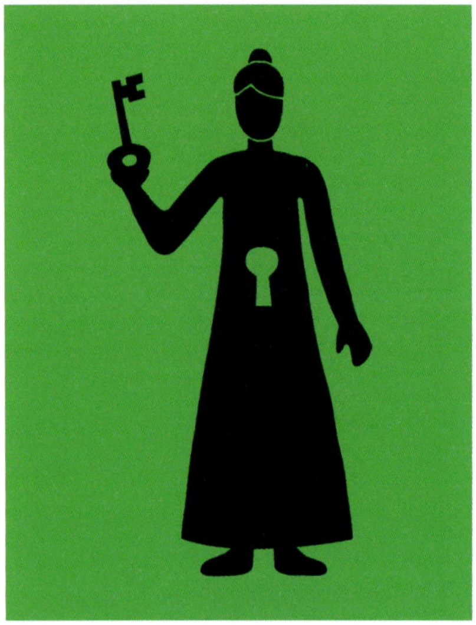

KEINE FRAU IST FREI, DEREN KÖRPER NICHT IHR SELBST GEHÖRT

GEBURTENKONTROLLE

IM KONTEXT

FRÜHER

1484 Papst Innozenz VIII. befürwortet die Hinrichtung von »Hexen«, die Frauen über Verhütungsmethoden beraten.

1855 Der amerikanische Chemiker Charles Goodyear stellt aus vulkanisiertem Kautschuk Kondome her.

1873 In den USA verbietet ein Gesetz die Verbreitung von Verhütungsmethoden.

SPÄTER

1942 Die Planned Parenthood Federation zur Unterstützung von Frauen wird in den USA gegründet.

1960 Die US-Regierung lässt das erste oral anwendbare Verhütungsmittel zu: die »Pille«.

1973 Das oberste Gericht in den USA gesteht Frauen das Recht auf Abtreibung zu.

2012 Die UN erklärt den Zugang zu Verhütungsmitteln als Menschenrecht.

Ungewollte Schwangerschaften können **gesundheitlich schwer belasten,** Frauen in die **illegale Abtreibung** drängen oder zum **Tod** führen.

→

Durch eine **Legalisierung der Geburtenkontrolle** haben Frauen ihre **Gesundheit** und ihr **Leben** in eigener Hand.

↓

Der Körper einer Frau gehört ihr selbst, wenn sichere Verhütungsmethoden zugänglich sind.

Für die amerikanische Krankenschwester und Feministin Margaret Sanger war die Geburtenkontrolle ein Frauengrundrecht. Aus ihrer Tätigkeit in den Elendsvierteln von New Yorks Lower East Side waren ihr die katastrophalen Folgen einer ungewollten Schwangerschaft unter den bitterarmen Einwanderinnen wohlbekannt. Häufig wurde sie zu Frauen gerufen, die sich einer lebensgefährlichen Abtreibung durch nicht ausgebildete Personen mit unsterilen Instrumenten unterzogen hatten. Sanger entging nicht, dass viele Frauen nicht wussten, wie ihr eigener Körper funktionierte. Vielfach wurde sie gefragt, ob sie ihnen »das Geheimnis« von weniger Kindern verraten könnte.

Gesetzliche Hürden

Im Jahr 1873 war mit dem Comstock Act ein Gesetz verabschiedet worden, nach dem jede Schwangerschaftsverhütung und Literatur darüber »obszön« sei und nicht verbreitet werden dürfe. Sanger machte es sich zu ihrer Mission, an so viele Frauen wie möglich Verhütungsmittel zu verteilen. Jede Frau sollte das Recht haben, über eine Schwangerschaft selbst zu ent-

Siehe auch: Geburtshilfe 76–77 ▪ Frauen in der Medizin 120–121 ▪ Hormonale Kontrazeption 258 ▪ In-vitro-Fertilisation 284–285

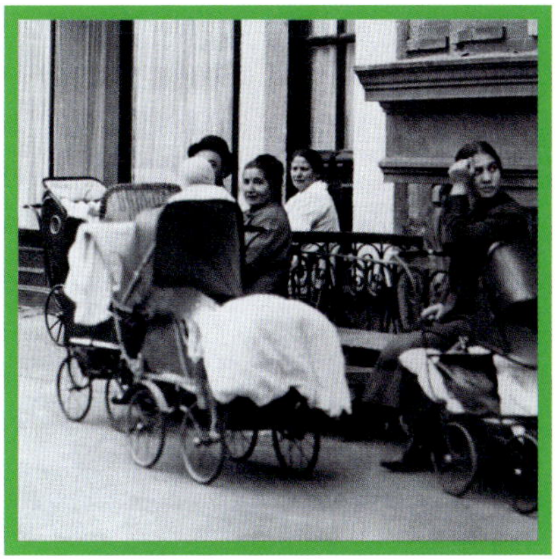

Frauen vor Amerikas erster Klinik für Geburtenkontrolle in Brooklyn, New York. Nur zehn Tage nach der Eröffnung musste die von Margaret Sanger errichtete Klinik wieder schließen.

scheiden. Dies sei ein erster Schritt, den Armutskreislauf bei Frauen zu beenden. Je größer die Familie, desto härter die Arbeit, weniger Chancen auf Bildung und mehr lebensgefährliche Abtreibungen.

In ihrer 1914 gegründeten feministischen Zeitschrift *The Woman Rebel* forderte Sanger den Zugang zu Verhütungsmitteln und prägte den Begriff »Geburtenkontrolle«. Nach einer Strafanzeige floh sie nach Großbritannien, kehrte aber ein Jahr später zurück. Angesichts öffentlicher Unterstützung nach dem Tod der fünf Jahre alten Tochter war die Anklage fallengelassen worden.

Nachdem sie 1916 im New Yorker Stadtteil Brooklyn eine Klinik für Geburtenkontrolle eröffnet hatte, musste sie 30 Tage ins Gefängnis. Das Gericht urteilte jedoch, dass Ärzte aus medizinischen Gründen Verhütungsmittel verschreiben durften. Umgehend eröffnete Sanger 1923 ein Forschungsbüro zur Geburtenkontrolle, in dem ausschließlich Ärztinnen tätig waren. Die Organisation ging später in der Planned Parenthood Federation of America auf, einer Vereinigung für Familienplanung, über die Sanger in den folgenden 30 Jahren Geburtenkontrolle in jede Gesellschaftsschicht zu bringen versuchte.

Errungene Reformen

Sanger erreichte unter anderem, dass die Verschreibung von Verhütungsmitteln in den Bundesstaaten New York, Connecticut und Vermont 1936 legalisiert wurde. Und 1971 wurde aus dem Comstock Act der Bezug zur Verhütung herausgenommen.

Inzwischen war die Pille als orales Kontrazeptivum eingeführt und Frauen standen nun deutlich mehr Mittel zur Verfügung. Um ihre Entwicklung zu fördern, hatte Sanger eigens die reiche Erbin Katharine McCormic und den Biologen Gregory Pincus angeworben. Mit der Zulassung der Pille durch die US-Regierung 1960 war für Sanger der Kampf für amerikanische Frauen um die Kontrolle ihres eigenen Körpers endlich gewonnen worden. ■

»Unsere Gesetze zwingen Frauen zum Zölibat … oder zur Abtreibung … Beides halten medizinische Fachleute für gesundheitsschädlich.«

Margaret Sanger

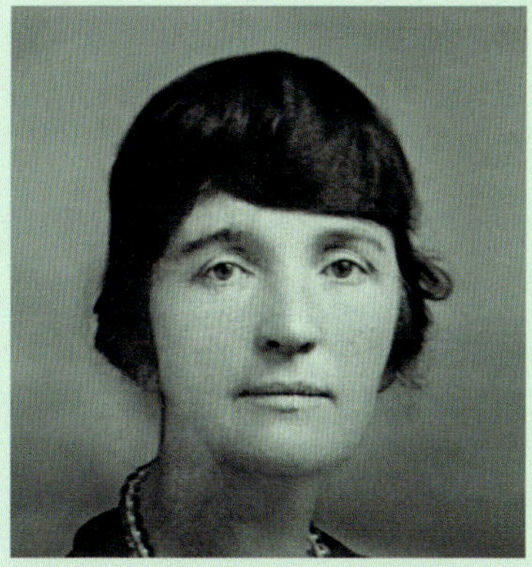

Margaret Sanger

Geboren im Jahr 1879 in Corning im US-Bundesstaat New York, wuchs Sanger als eines von elf Geschwistern in einer irischen Arbeiterfamilie auf. Ihr fortschrittlich denkender Vater unterstützte die Suffragetten, die das Wahlrecht für Frauen forderten. Margaret heiratete nach ihrer Ausbildung zur Krankenschwester 1902 den Architekten William Sanger. Das Paar engagierte sich politisch und Sanger trat der Frauenbewegung der New Yorker Sozialisten und der Arbeitergewerkschaft bei.

Ihre gesamte Karriere lang kämpfte Sanger gegen die US-Gesetzgebung zur Geburtenkontrolle. Das schloss auch ein vehementes Eintreten für die Denkrichtung der Eugenik ein, die »unerwünschtes« Leben durch Geburtenkontrolle und Sterilisation verhindern wollte. Sanger bezog sich dabei nicht auf Rasse oder Gesellschaftsschichten, aber ihre Reputation litt daran. Sie starb 1966.

Hauptwerke

1914 *Familienlimitationen*
1916 *What Every Girl Should Know*
1931 *My Fight for Birth Control*

ERSTAUNLICHER, LEBENSRETTENDER SCHIMMEL

ANTIBIOTIKA

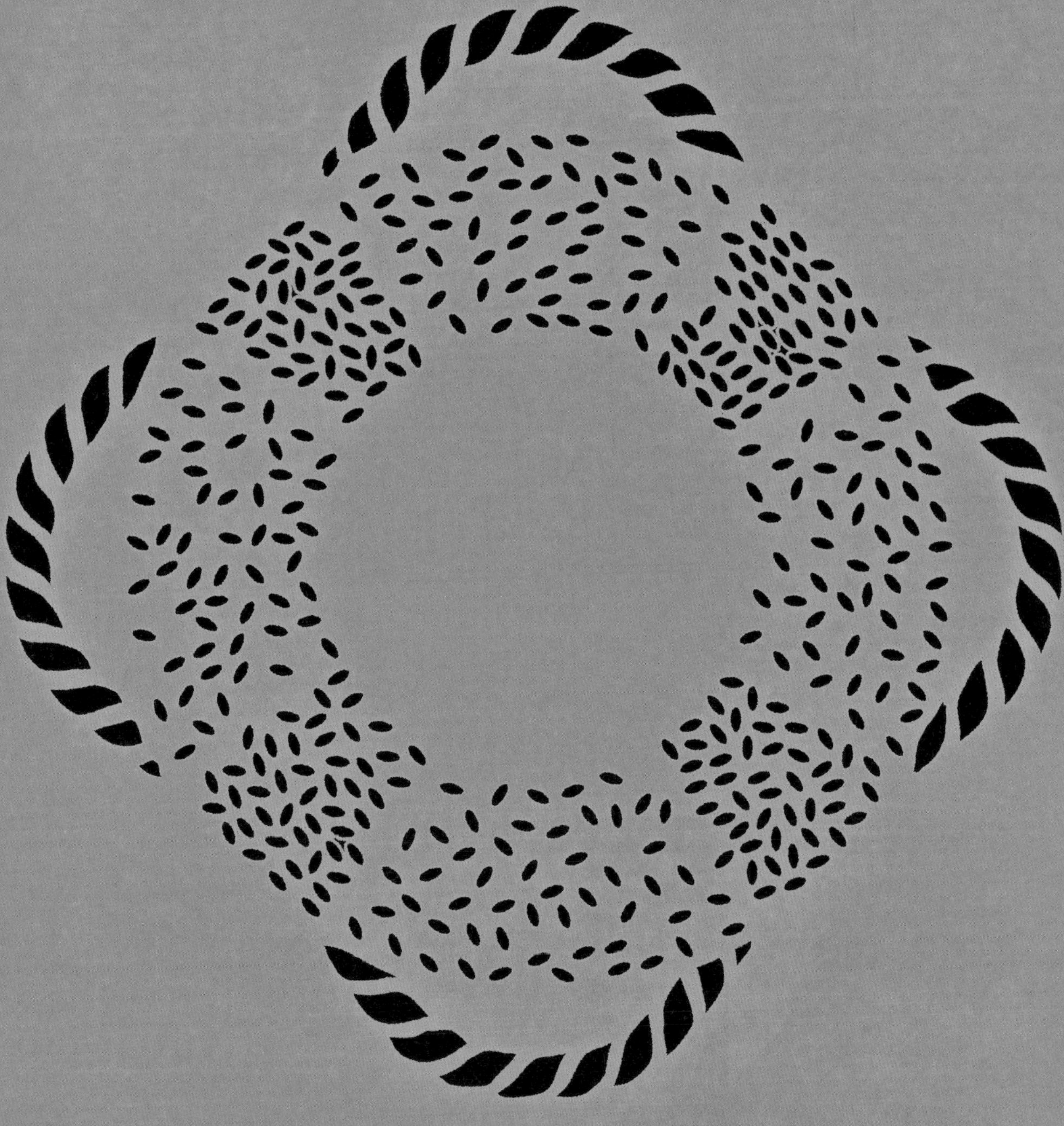

IM KONTEXT

FRÜHER

1640 Der englische Pharmazeut John Parkington behandelt Wunden mit Schimmel.

1907 Paul Ehrlich entwickelt Arsephenamin (Salvarsan), den ersten vollsynthetischen antimikrobiellen Wirkstoff.

SPÄTER

1941 Howard Florey, Ernst Chain und Norman Heatley behandeln einen septischen Patienten mit Penicillin. Die Massenproduktion beginnt.

1948 Benjamin Duggar entdeckt das erste Tetracyclin in Bodenproben.

1960 In Großbritannien bringt das Pharmaunternehmen Beecham den Wirkstoff Methicillin gegen penicillinresistente Keime auf den Markt.

2017 Die WHO gibt eine Liste mit den zu priorisierenden Erregern in der Antibiotikaforschung heraus.

Vor dem 20. Jahrhundert gab es gegen bakterielle Infektionen, z. B. Lungenentzündung, Tuberkulose, Durchfallerkrankungen, rheumatisches Fieber, Harnwegsinfektionen, und Geschlechtskrankheiten wie Syphilis und Gonorrhö (Tripper), keine wirksame Behandlungsmöglichkeit. Das änderte sich grundlegend im Jahr 1928, als der schottische Bakteriologe Alexander Fleming am St. Mary's Hospital in London Versuche mit *Staphylococcus*-Bakterien durchführte, die Blut- und Lebensmittelvergiftungen hervorrufen, und sich ein Fehler als gewaltiger medizinischer Durchbruch herausstellte.

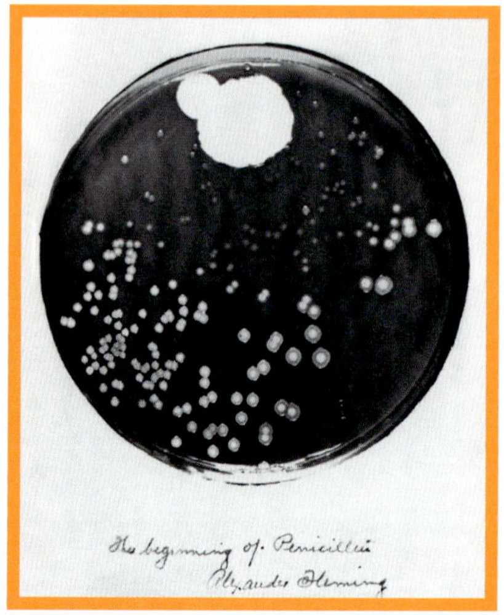

Alexander Flemings Originalkultur von *Penicillium notatum* (hier zu sehen) führte zur bahnbrechenden Entdeckung von Antibiotika und zu einem Wendepunkt in der Medizingeschichte.

Das erste Antibiotikum

Aus einem kurzen Urlaub zurückgekehrt, fand Fleming in einer der in Petrischalen gezüchteten Kulturen einen Schimmelpilz vor. Um den Pilz herum befand sich eine bakterienfreie Zone. Der Schimmelpilz war *Penicillium notatum* (heute als *P. chrysogenum* bezeichnet). Zufällig hatte Fleming das erste natürliche antibiotische Therapeutikum entdeckt, es sollte die medizinische Welt revolutionieren. Die bakterienabtötende Substanz nannte Fleming zuerst »Schimmelsaft«, dann ab 1929 »Penicillin«.

Fleming zeigte, dass Penicillin gegen bestimmte Bakterien wirkte, gegen andere aber nicht. Wissenschaftler teilen Bakterien in zwei Gruppen ein, in grampositive und gramnegative Bakterien. Der dänische Bakteriologe Hans Christian

Alexander Fleming

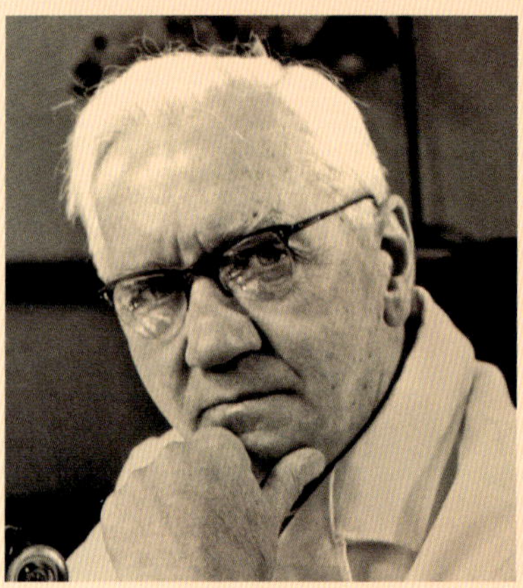

Geboren im Jahr 1881 im schottischen Ayrshire, folgte Alexander Fleming seinem Bruder in die Medizin. Bis 1906 studierte er an der Medical School des St. Mary's Hospitals in London und assistierte dort beim großen Immun- und Impfforscher Almroth Wright.

Als Militärarzt in der Royal Army sah Fleming im Ersten Weltkrieg die Auswirkungen der Sepsis bei Verwundeten. Nach seiner Rückkehr ans St. Mary's Hospital entdeckte er das Enzym Lysozym, das in Tränen und Speichel vorkommt und Bakterienwachstum hemmt. Fleming machte um seine Rolle in der Penicillinentwicklung nie Aufhebens, erhielt aber 1944 den Ritterschlag und 1945 gemeinsam mit Florey und Chain den Nobelpreis für Physiologie oder Medizin. Im Jahr 1947 wurde er mit der US-Verdienstmedaille ausgezeichnet. Fleming starb 1955.

Hauptwerke

1922 *Über ein bemerkenswertes bakteriolytisches Element in Geweben und Sekretionen*
1929 *Über die antibakterielle Wirkung von Penicillinkulturen*

Siehe auch: Epidemiologie 124–127 ▪ Pflege- und Hygienewesen 128–133 ▪ Zellularpathologie 134–135 ▪ Keimtheorie 138–145 ▪ Immunsystem 154–161 ▪ Malaria 162–163 ▪ Gezielte Medikamentenabgabe 198–199 ▪ Pandemien 306–313

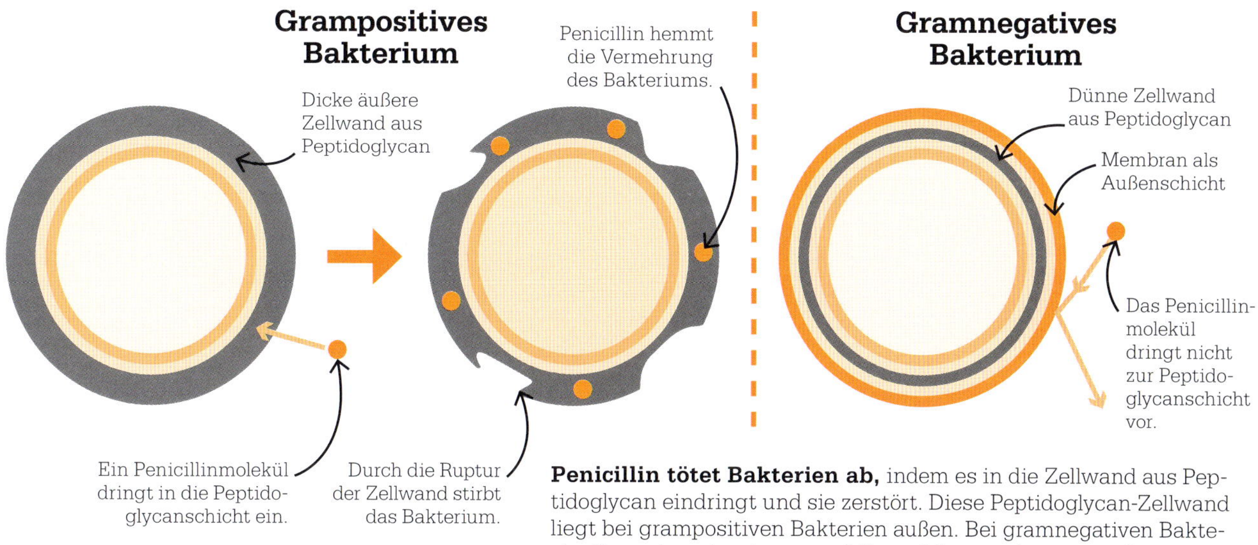

Penicillin tötet Bakterien ab, indem es in die Zellwand aus Peptidoglycan eindringt und sie zerstört. Diese Peptidoglycan-Zellwand liegt bei grampositiven Bakterien außen. Bei gramnegativen Bakterien liegt sie weiter innen und lässt sich nur schwer erreichen.

Gram hatte im Jahr 1884 eine Färbemethode zur Unterscheidung von Bakterien mit äußerer Membran von solchen ohne diese Membran entwickelt. Noch heute wenden Mikrobiologen diese Technik an: Bakterien ohne Membran (grampositiv) bleiben lila gefärbt und sind im Mikroskop sichtbar; solche mit Membran (gramnegativ) verlieren die Farbe wieder.

Fleming zeigte, dass Penicillin die grampositiven Bakterien der Lungenentzündung, Meningitis und Diphtherie angriff. Auch bei den gramnegativen Gonorrhö-Bakterien war es wirksam, nicht aber bei Typhus oder Paratyphus. Fleming veröffentlichte seine Befunde 1929, aber zunächst ohne große Resonanz.

Massenproduktion

Bis 1938 ruhte die Idee, aus Penicillin ein Antibiotikum zu entwickeln. Dann suchte sich der australische Pathologe Howard Florey an der Universität von Oxford eine Arbeitsgruppe zusammen, um das Potenzial von Penicillin weiter auszuloten. In Floreys Team waren der von den Nazis geflohene Jude Ernst Chain sowie die Briten Norman Heatley und Edward Abraham. Hindernisse gab es einige: Das Verhältnis von Penicillin zum Schimmel betrug 1:2 Mio., zudem war die Substanz schwer zu handhaben und unstabil. Erst nachdem Heatley als letzten Aufreinigungsschritt Penicillin in wässriger Lösung erhalten hatte, konnten die Forscher mehr isolieren. Die erste klinische Anwendung fand 1941 am Patienten Albert Alexander statt, der eine akute Blutvergiftung im Gesicht hatte. Niemand wusste, wie viel Penicillin ausreichend war oder wie lang eine Behandlung dauern musste. Versuchsweise erhielt Alexander das Antibiotikum intravenös mit einer Spritze. Nach 24 Stunden war die Temperatur gefallen und die Infektion zurückgegangen. Dennoch stand zu wenig Penicillin zur Verfügung. Als es nach fünf Tagen ausging, kehrte die Infektion wieder und der Patient starb.

> »Man findet manchmal, wonach man nicht sucht.«
>
> **Alexander Fleming**
> (1881–1955)

Florey erkannte, dass viel mehr *Penicillium* nötig war. Trotz Wachstumsversuchen in verschiedenen Gefäßen wie Kolben, Pfannen und Porzellanschalen blieb die Produktion langsam.

Im Zweiten Weltkrieg wuchs der Bedarf an Penicillin enorm an, aber die gesamte Kapazität der britischen pharmazeutischen Industrie ging in andere Arzneistoffe. »

Aufbau von Penicillin

Die britische Biochemikerin Dorothy Hodgkin studierte im Jahr 1945 den molekularen Aufbau von Penicillin durch Röntgenkristallografie. Dadurch entdeckte sie den Betalactamring (einen Ring aus einem Stickstoffatom und drei Kohlenstoffatomen) im Penicillinmolekül. Dies war eine entscheidende Beobachtung, denn durch den Betalactamring entfaltet das Penicillin seine Wirkung.

Die äußere Zellwand von grampositiven Bakterien besteht aus Peptidoglycanschichten, die mit Proteinen quervernetzt sind. Teilt sich das Bakterium, bindet sich das Penicillin an die Proteine und verhindert die Quervernetzung. Die Zellwand wird destabilisiert und die Zelle, die dem osmotischen Druck nicht mehr standhalten kann, platzt auf und stirbt.

Hodgkin erhielt 1964 für ihre Studien zum strukturellen Aufbau von biochemischen Substanzen den Nobelpreis für Chemie.

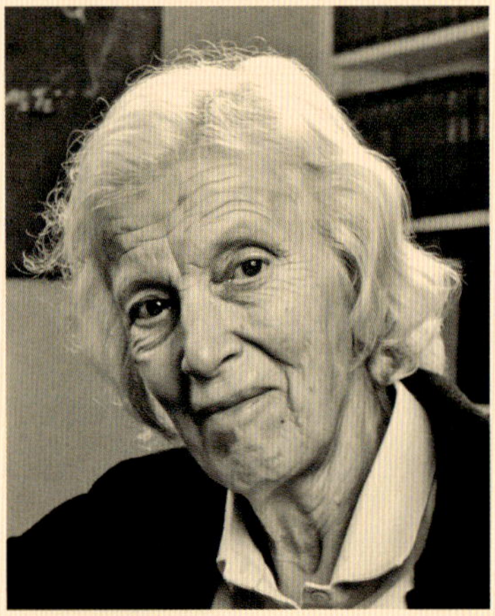

In Anerkennung ihrer Arbeit zur Penicillinstruktur wurde Dorothy Hodgkin 1947 in die britische Royal Society aufgenommen.

Florey und Heatley suchten in den USA Unterstützung, dessen Landwirtschaftsministerium ab 1941 die Massenproduktion einleitete. Ein Jahr später wurde eine Patientin mit Streptokokken-Blutvergiftung (Septikämie) erfolgreich behandelt. Die Produktion wuchs exponentiell an und erreichte 21 Mrd. Einheiten im Jahr 1943 und 6,8 Bio. Einheiten im Jahr 1945. Tausende Leben wurden gerettet. Ebenfalls 1945 entdeckte die britische Biochemikerin Dorothy Hodgkin den molekularen Aufbau von Penicillin. Anhand der Penicillinstruktur war jetzt nicht nur die chemische Synthese möglich, sondern die Wissenschaftler konnten auch neue, von Penicillin abgeleitete Wirkstoffe gegen andere Infektionen finden.

Synthese

Schon immer wussten die Menschen um die Heilwirkung bestimmter Substanzen. In Altägypten wurden infizierte Wunden mit Brotschimmel behandelt, auch im alten Griechenland, Rom, China und im mittelalterlichen Europa gab es ähnliche Wundtherapien. Ohne es zu wissen, hatte man Antibiotika eingesetzt. Im 19. Jahrhundert

> »Ohne Fleming kein Chain oder Florey; ohne Florey kein Heatley; ohne Heatley kein Pencillin.«
>
> **Henry Harris**
> Australischer Pathologe (1925–2014)

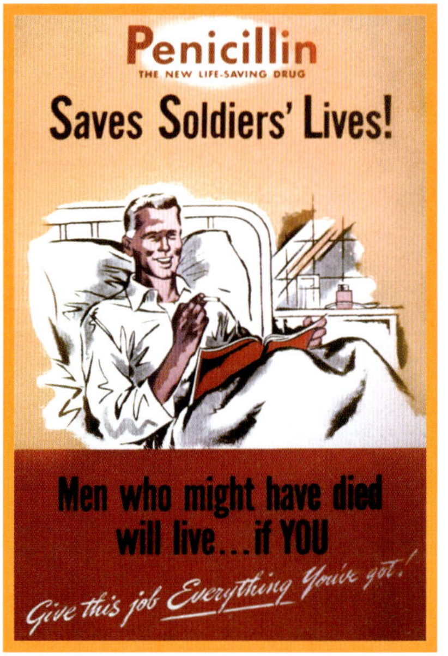

Penicillin
THE NEW LIFE-SAVING DRUG
Saves Soldiers' Lives!
Men who might have died will live... if YOU
Give this job Everything You've got!

Plakatwerbung für Penicillin im Zweiten Weltkrieg. Die US-Regierung ließ 20 Unternehmen das Mittel herstellen und führte Werbekampagnen durch, um Ärzte anzusprechen.

begannen systematischere Studien. Im Jahr 1871 bemerkte der britische Physiologe John Sanderson ein Anhalten des Bakterienwachstums durch *Penicillium*-Sporen. Im selben Jahr beobachtete auch der britische Chirurg Joseph Lister die antibakterielle Wirkung von Schimmel auf Wunden. Der französische Arzt Ernst Duchesne behandelte 1897 Typhus bei Meerschweinchen mit *Penicillium notatum*.

Der Deutsche Paul Ehrlich begann 1900 mit der Suche nach einer »magischen Kugel«, eines Wirkstoffs, der schädliche Keime ausschaltet, aber gesunde Körperzellen nicht angreift. Ihm fiel die spezifische Anfärbung von manchen Mikrobenzellen auf. So färbte Methylenblau z. B. gezielt den einzelligen Parasiten und Malariaerreger *Plasmodium* an.

Ehrlich wollte ein Therapeutikum für die Geschlechtskrank-

> »Die erste Regel beim Tüfteln ist, alle Teile aufzuheben.«
>
> **Paul Ehrlich**
> (1854–1915)

heit Syphilis entwickeln. Bei einer Reihenuntersuchung von Arsenverbindungen entdeckte sein japanischer Mitarbeiter Sahachiro Hata den Wirkstoff Arsphenamin als potentes Mittel gegen den Syphiliserreger *Treponema pallidum*. Unter dem Namen Salvarsan kam er im Jahr 1910 auf den Markt. Es gab aber heftige Nebenwirkungen. Zudem schmähte ihn die russische orthodoxe Kirche, da Syphilis eine göttliche Strafe für Unmoral sei. Mit Neosalvarsan brachte Ehrlich 1912 eine verbesserte Version heraus, die lang die Standardtherapie für Syphilis war. Neosalvarsan ist die erste synthetische antimikrobielle Arznei. Allerdings war die Lagerung schwierig und der Arsengehalt rief weiter Nebenwirkungen hervor. Seit den 1940er-Jahren setzte sich Penicillin dann als sicherere Alternative durch.

Neue Antibiotika

Bakteriologen verstehen Penicillin heute als Bakterizid – es tötet die Bakterien direkt ab. Bereits Fleming bemerkte jedoch, dass Penicillin nicht jedes Bakterium trifft. Neue Antibiotika mit anderen Wirkmechanismen wurden entwickelt.

Die 1950er- und 1960er-Jahre gelten als das »Goldene Zeitalter der Antibiotikaforschung«, in dem pharmazeutische Unternehmen ein breites Spektrum von Mikroorganismen auf mögliche Wirkstoffe hin untersuchten. Bis 1968 wurden zwölf neue Gruppen von Antibiotika entdeckt. Heute kennt man 20.

Antibiotika greifen Bakterien vor allem auf drei Arten an. Zum einen können sie (wie bei Penicillin) die Zellwandsynthese unterbrechen (siehe die Abbildung auf S. 219). In diese Gruppe gehört auch das seit 1958 verfügbare Vancomycin aus dem Bakterium *Streptomyces orientalis*. Vancomycin wirkt gegen die meisten grampositiven Erreger und auch gegen penicillinresistente Bakterien. Andere Medikamente haben zwar weniger Nebenwirkungen, aber seit in den 1980er-Jahren immer mehr antibiotikaresistente Bakterien auftauchten, wird es wieder vermehrt eingesetzt.

Der andere Wirkmechanismus von Antibiotika ist die Hemmung der Produktion von Proteinen, ohne die sich die Bakterien nicht vermehren können. Der erste Wirkstoff dieser Art war Streptomycin. Der amerikanische Mikrobiologiestudent Albert Schatz isolierte 1943 aus Bodenproben den Bakterienstamm *Streptomyces griseus*, woraus dann das Streptomycin produziert wurde. Das Antibiotikum wirkt gegen bakterielle Infektionen einschließlich der Tuberkulose.

Auch Tetracycline hemmen die Proteinsynthese. In einer Bodenprobe im US-Bundesstaat Missouri identifizierte der Pflanzenbiologe Benjamin Druggar im Jahr 1948 das Bakterium *Streptomyces aureofaciens*, aus dem Chlortetracyclin isoliert wurde. Unter dem Handelsnamen Aureomycin wurden es als erstes Mitglied der großen Tetracyclinfamilie gegen bakterielle Infektionen bei Tier und Mensch eingesetzt.

In den 1950er-Jahren entwickelten Mikrobiologen weitere Tetracycline. Viele davon werden »

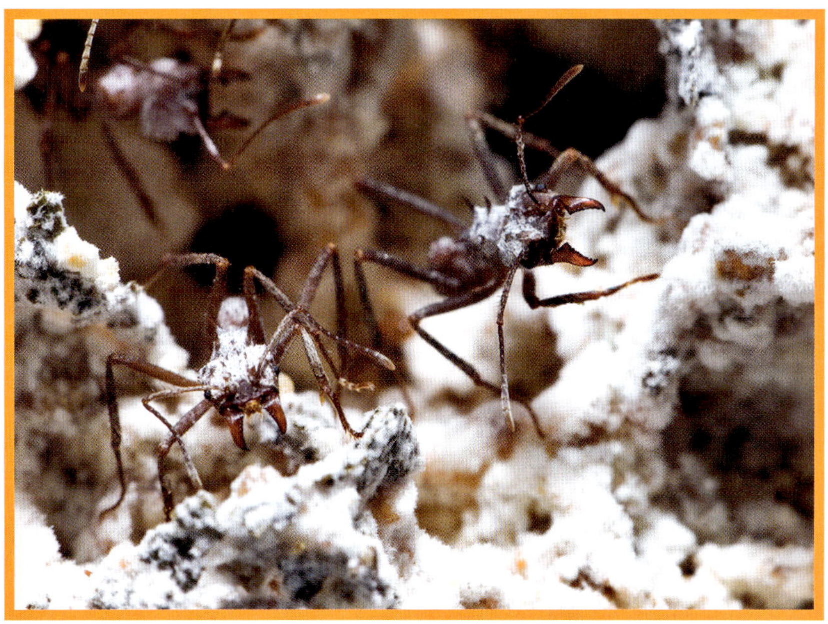

Blattschneiderameisen züchten auf ihren geernteten Blättern einen Pilz, der das Bakterium *Pseudonocardia* als weißen Überzug produziert. Aus den Bakterien lassen sich möglicherweise neue Antibiotika entwickeln.

Eine Person nimmt **Antibiotika** gegen eine **bakterielle Infektion.**

↓

Die meisten Bakterien werden **abgetötet.** Eine **kleine Anzahl überlebt** jedoch. Diese Bakterien haben **Resistenzen** entwickelt.

↓

Der **resistente Bakterienstamm vermehrt sich.** Bei Kontakt kann er auf eine weitere Person **übertragen** werden.

↓

Die neu infizierte Person nimmt Antibiotika, die aber wegen der resistenten Bakterien **nicht mehr wirken.**

gegen eine Reihe von Leiden eingesetzt, darunter Akne, Atemwegsinfektionen, Magengeschwüre, Chlamydien und Borreliose. Tetracycline wirken gegen gramnegative und grampositive Bakterien – und sogar gegen Protozoen wie den Malariaerreger *Plasmodium.*

Tetracycline hemmen die Proteinsynthese, indem sie die Bindung wichtiger Moleküle an das Ribosom (eine Zellstruktur oder Organell) verhindern. Am Ribosom werden Proteine aufgebaut, ohne die der Erreger nicht wachsen und sich teilen kann. Wird der Prozess gestoppt, kann sich die Zelle nicht mehr vermehren.

Fast die Hälfte aller Tetracycline geht in die Tierhaltung. Schweine, Rinder und andere intensiv gehaltene Nutztiere erhalten sie präventiv gegen Magen-Darm-Erkrankungen und zur Wachstumsanregung für eine höhere Fleisch- und Milchproduktion. Wahrscheinlich geht die zunehmende Antibiotikaresistenz auf den übermäßigen Einsatz in der Landwirtschaft zurück: Heute sind Tetracycline nicht mehr so wirksam wie früher.

Die dritte Angriffsmethode üben die Chinolone aus: Durch Zerstörung der DNA verhindern sie, dass der Erreger sein genetisches Material für die Zellteilung vervielfältigen kann. Zu den Chinolonen gehören die Ciprofloxacine, die seit Ende der 1980er-Jahre verfügbar sind und gegen Knochen- und Gelenksinfektionen, Typhus, Durchfall-, Atemwegs- und Harnwegsinfektionen eingesetzt werden.

Multiresistente Bakterien

Der deutsche Wissenschaftler Friedrich Rosenbach entdeckte im Jahr 1884 das Bakterium *Staphylococcus aureus*, das Septikämie (Blutvergiftung), Atemwegserkrankungen und Lebensmittelvergiftungen verursacht. Nach Schätzungen starben vor 1941 82 Prozent der Infizierten. Die Einführung von Antibiotika setzte dann einen »Rüstungswettlauf« in Gang: Bakteriologen erfinden neue Wirkstoffe und Erreger entwickeln Resistenzen.

Bakterien vermehren sich sehr schnell. Und genauso schnell laufen die Mutationsrate und die Evolution. Chain und Abraham, die zu Floreys Team gehörten, beobachteten bereits 1940 penicillinresistente *Escherichia coli (E. coli)* – noch bevor das Medikament überhaupt produziert wurde. *E. coli* kann völlig harmlos sein, aber bestimmte Stämme (genetische Varianten) können Lebensmittelvergiftungen und entzündliche Darmerkrankungen hervorrufen. Ende der 1940er-Jahre waren Penicillinresistenzen bereits häufig. Dagegen wurden in den 1950er- und Anfang der 1960er-Jahre die alternativen Antibiotika

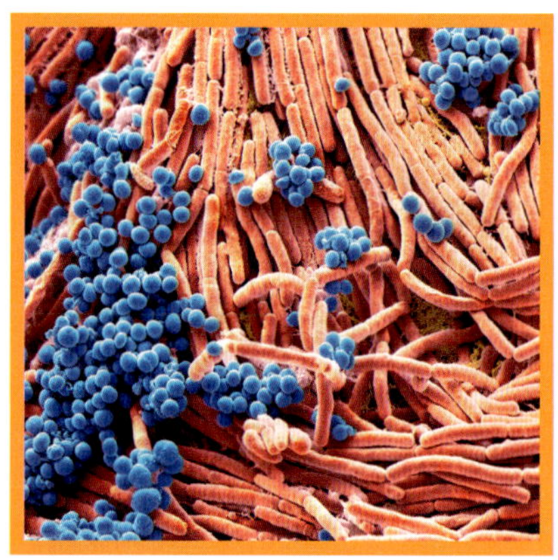

Die hier gezeigten Bakterien tummelten sich auf der Rückseite eines Mobiltelefons, dessen Wärme eine optimale Wachstumsumgebung bietet. Auf Handys und Handsets wurden unter anderem *E. coli* und MRSA entdeckt.

Vancomycin und Methicillin entwickelt, aber dann trat ein methicillinresistenter *S.-aureus*-Stamm auf. Diese MRSA-Stämme zählen heute zu den multiresistenten Keimen.

Multiresistente Keime widerstehen Antibiotika und sind virulenter als ihre Vorgänger. So entwickelte z. B. das Bakterium *Pseudomonas aeroginosa,* das ursprünglich Brandwunden befiel, Anfang des 21. Jahrhunderts Resistenzen gegen mehrere Antibiotika und ist jetzt ein virulenter allgemeiner Krankenhauskeim. Seit der Jahrtausendwende wurden neue Kategorien für extrem resistente und vollständig resistente Erregerstämme eingeführt.

Globales Problem

Multiresistente Keime sind eine globale Bedrohung. Wegen der Resistenz des Tuberkuloseerregers *Mycobacterium tuberculosis* gegen die bislang am besten wirkenden Antibiotika ist die Tuberkulosetherapie gefährdet. Auch die Cholera (verursacht von *Vibrio cholera*) ist schwerer zu behandeln, seitdem in Asien und Südamerika Resistenzen aufgetreten sind.

»Die Welt steuert auf eine Ära zu, in der normale Infektionen und geringfügige Verletzungen, die jahrzehntelang heilbar waren, wieder tödlich verlaufen können.«

Keiji Fukada
Stellvertretender Generaldirektor der Weltgesundheitsorganisation (WHO) (2010–2016)

Gängige Antibiotikaresistenzen

Infolge zu häufiger Verschreibung haben Bakterien Resistenzen gegen wichtige Wirkstoffe entwickelt. Allein in den USA wurden 2018 258,9 Mio. Antibiotika verschrieben. Der globale Antibiotikaumsatz betrug 2018 45 Mrd. US-Dollar, nach Schätzungen sind es 2026 bis zu 62 Mrd. US-Dollar.

Antibiotikum	Marktzulassung	Erste Resistenz
Penicillin	1941	1942
Vancomycin	1958	1988
Methicillin	1960	1960
Azithromycin	1980	2011
Ciprofloxacin	1987	2007
Daptomycin	2003	2004
Ceftazidime-Avibactam	2015	2015

Die Weltgesundheitsorganisation (WHO) bewertet Antibiotikaresistenzen als eines der größten Risiken für die globale Gesundheit und Lebensmittelsicherheit, die viele Errungenschaften der modernen Medizin rückgängig zu machen droht. Wegen immer schwächer wirkender Antibiotika lassen sich Lungenentzündung, Tuberkulose, Lebensmittelvergiftungen und Gonorrhö immer schwerer behandeln. Das wirkt sich auch auf Standardoperationen wie Kaiserschnitt und Organtransplantationen aus, bei denen postoperative Infektionen wieder eine große Gefahr darstellen. In den USA infizieren sich jedes Jahr 2,8 Mio. Menschen mit antibiotikaresistenten Bakterien oder Pilzen, 35 000 sterben daran.

Antibiotikamissbrauch

Resistenzen entstehen auf natürliche Weise, aber der Missbrauch bei Tier und Mensch hat den Prozess erheblich beschleunigt. So werden Antibiotika oft auch bei viralen Infektionen verschrieben, gegen die sie wirkungslos sind. Und viele Patienten nehmen ihr Medikament nicht zu Ende, sodass Bakterien leichter überleben und sich immunisieren können. Und beim Tier werden die Medikamente oft völlig unangemessen eingesetzt. Ernährungswissenschaftler entdeckten 1950, dass Antibiotika im Futter – möglicherweise wegen einer veränderten Darmflora – das Wachstum bei Nutztieren anregen. Da sie vielfach billiger waren als klassische Zusätze, setzte sich diese Praxis vielerorts durch.

Die Wissenschaftlervereinigung Union of Concerned Scientists schätzte 2001 den nicht therapeutischen Einsatz von Antibiotika in der US-Landwirtschaft auf 90 Prozent. Inzwischen rät die WHO von der vorbeugenden oder wachstumssteigernden Antibiotikagabe bei gesunden Tieren ganz ab.

Einfache Hygienemaßnahmen, wie häufiges Händewaschen, um Bakterien nicht zu verbreiten, können die Notwendigkeit für Antibiotika minimieren. Antibiotika retten Leben. Mikrobiologen suchen jetzt jedoch nach neuen Modellen für eine wirksame Infektionsbekämpfung. ■

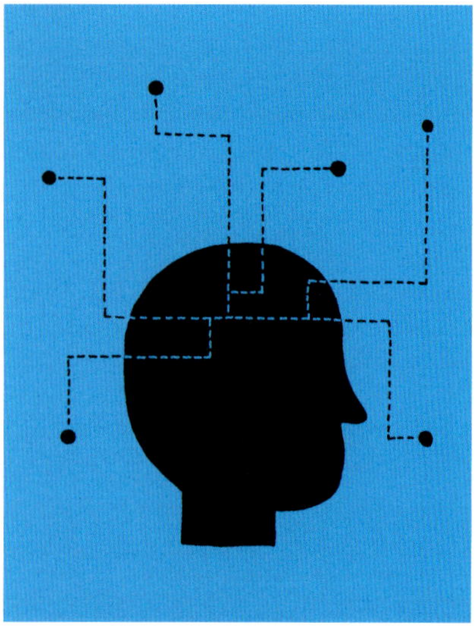

NEUE FENSTER ZUM GEHIRN

ELEKTROENZEPHALOGRAFIE

IM KONTEXT

FRÜHER

1875 Der britische Arzt Richard Caton findet elektrische Aktivität an freigelegten Affen- und Kaninchenhirnen.

1912 Der russische Physiologe Wladimir Prawdicz-Neminski erstellt EEGs an Tieren.

1924 Hans Berger nimmt bei einer Gehirn-OP eines Jungen ein EEG auf.

SPÄTER

1936 Am Massachusetts General Hospital in Boston (USA) entsteht ein EEG-Forschungszentrum.

1953 Die amerikanischen Neurophysiologen Eugene Aserinsky und Nathaniel Kleitman finden die Verbindung von REM-(rapid eye movement-)Schlaf und Träumen.

1992 Der amerikanische Neurologe Kenneth Kwong erforscht das Gehirn durch funktionelle Magnetresonanztomografie (fMRT).

Anhand eines Elektroenzephalogramms (EEG) diagnostizierte der britische Neurophysiologe William Grey Walter im Jahr 1935 einen Gehirntumor. Diese Technik der Messung von elektrischer Aktivität im Gehirn (»Hirnwellen«) hatte der deutsche Neuropsychiater Hans Berger bereits in den 1920er-Jahren eingesetzt. Walter verbesserte sie, um ein breiteres Spektrum von Wellen zu erfassen und Diagnosen zu ermöglichen.

Im Gehirn bilden Milliarden Neuronen (Nervenzellen) ein riesiges, komplexes Netzwerk. Neuronen kommunizieren über Verbindungsstellen (Synapsen) miteinander. Jede Aktivität einer Synapse erzeugt einen elektrischen Impuls. Deren Einzelspannung ist nicht messbar, aber wenn Tausende Neuronen gleichzeitig feuern –

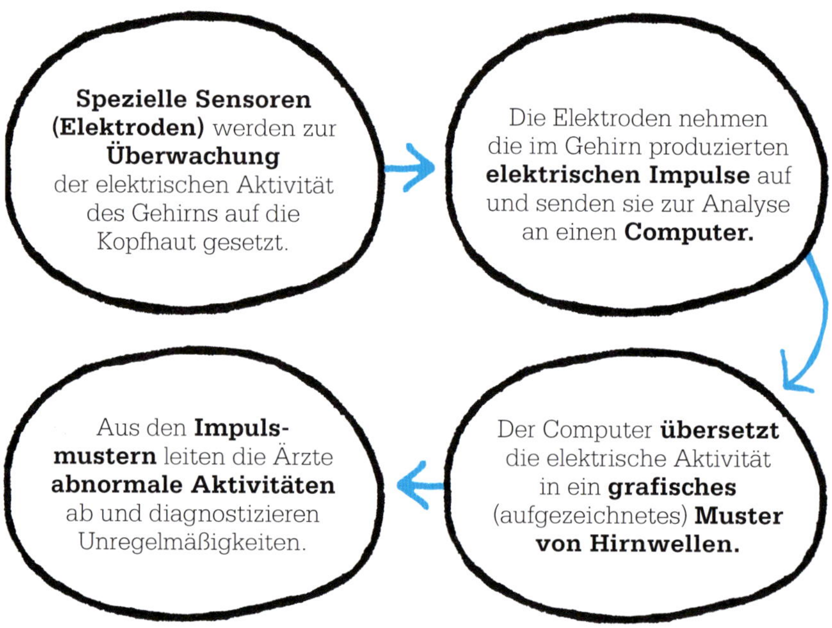

Siehe auch: Röntgenstrahlung 176 ▪ Nervensystem 190–195 ▪ Alzheimer-Krankheit 196–197 ▪ Ultraschall 244 ▪ MRT und Rasterverfahren 278–281

William Grey Walter

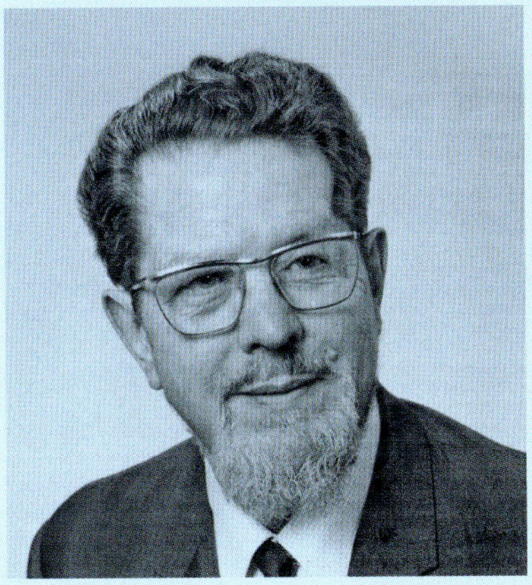

Geboren im Jahr 1910 in Kansas City in den USA, zog William Grey Walter mit fünf Jahren nach Großbritannien. Er studierte Naturwissenschaften an der Universität von Cambridge und ging danach an das Maudsley Hospital in London zum britischen Neurologen Frederick Golla, um mit einer selbst gebauten Apparatur Hans Bergers EEG-Forschung weiterzuführen.

Walter ging 1939 ans Burden-Institut für Neurologie nach Bristol und konstruierte als Vorreiter der Kybernetik die ersten elektronischen Roboter, die er wegen ihrer Form und Bewegung »Schildkröten« nannte. Walter zeigte, dass nur wenige Befehle für ein komplexes Verhalten ausreichen – was er auch für das menschliche Gehirn möglich hielt.

Walter verlor 1970 bei einem Motorradunfall wegen eines freilaufenden Pferds sein Augenlicht und lag drei Wochen im Koma. Er starb 1977.

Hauptwerke

1950 *Eine Imitation von Leben*
1951 *Eine lernende Maschine*
1953 *Das lebende Gehirn*

was im menschlichen Gehirn ständig geschieht –, können Elektroden das elektrische Feld messen.

Walter verteilte Aufnahmegeräte (Elektroden) über den ganzen Kopf, um die darunterliegende elektrische Hirnaktivität bestimmten Orten zuweisen zu können. Anhand der Wellenfrequenz – hoch- bis niederfrequente Wellen (Deltawellen) – konnten seine EEG-Geräte mehrere Bewusstseinszustände unterscheiden. Der große Durchbruch war die Entdeckung, dass unterbrochene Deltawellen auf Hirntumore und Epilepsien hinweisen.

Wellenbänder

Nach wie vor sind viele Zusammenhänge der elektrischen Impulse im Gehirn unklar. Neurophysiologen betrachten fünf Hauptfrequenzbänder. Im Tiefschlaf dominieren Deltawellen mit sehr niederer Frequenz. Thetawellen charakterisieren den wachen, aber entspannten Zustand – wie z. B. in der Einschlafphase oder beim Tagträumen. Die höherfrequenten Alphawellen treten bei Ruhephasen am Tag auf, beim Meditieren oder Reflektieren. Für den aufmerksamen und konzentrierten Zustand sind Betawellen typisch, während die hochfrequenten Gammawellen starke geistige Anstrengung anzeigen.

Seit Walters Modell wurden die EEG-Techniken stark verfeinert, aber das Grundprinzip ist geblieben. Auf der Kopfhaut verteilte Elektroden nehmen die elektrischen Signale auf, mit denen sich die Neuronen untereinander Botschaften schicken, und leiten sie an ein Aufzeichnungsgerät weiter. Neurologen analysieren dann das Ergebnis. EEGs dienen der Diagnose und Überwachung von Epilepsien, Tumoren, Enzephalitis (Hirnentzündung), Schlaganfall, Demenz und Schlafstörungen. Die Elektroenzephalografie ist nicht invasiv und vollkommen sicher.

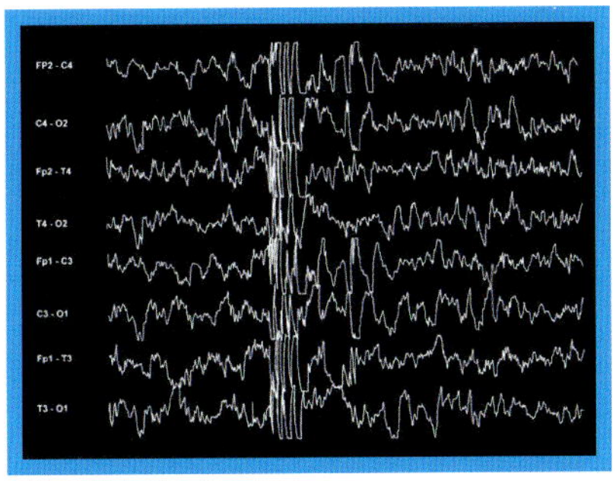

Alternative Scans

Zur Gehirnanalyse gibt es heute noch andere Verfahren, die aber nicht direkt die elektrische Aktivität erfassen. Durch Positronenemissionstomografie (PET) lässt sich der Gehirnstoffwechsel erfassen und die funktionelle Magnetresonanztomografie (fMRT) nimmt Veränderungen im Blut auf. Nur EEGs messen jedoch die äußerst raschen Veränderungen in den elektrischen Hirnströmen mit einer Genauigkeit im Millisekundenbereich und weniger. Durch die äußere Anwendung kann jedoch häufig nicht mit letzter Präzision der Ursprung von sehr tief liegender elektrischer Aktivität bestimmt werden. ▪

Im EEG sind die chaotischen Wellenfunktionen bei einem epileptischen Anfall zu sehen. Epilepsien werden durch plötzlich ansteigende elektrische Hirnaktivität ausgelöst.

STUMME KRANKHEITEN FRÜH ENTDECKEN

KREBSSCREENING

IM KONTEXT

FRÜHER

1908 Der österreichische Gynäkologe Walther Schauenstein beobachtet Veränderungen am Gebärmutterhals, die auf Krebs hinweisen.

1927 Aurel Babes nutzt Zellen des Gebärmutterhalses zur Krebsfrüherkennung.

1930 Der österreichische Pathologe Walter Schiller schlägt angesichts der zellulären Basis von Krebs regelmäßige Untersuchungen vor.

SPÄTER

1963 Eine Studie in New York belegt eine sinkende Brustkrebssterblichkeit um 30 Prozent durch Mammografie.

1988 In Großbritannien wird ein Brustkrebsscreening für 50- bis 70-jährige Frauen aufgesetzt.

2020 Die WHO legt eine globale Strategie vor, Gebärmutterhalskrebs bis 2030 auszulöschen.

Eine möglichst **frühzeitige Diagnose** ist für eine erfolgreiche **Krebstherapie** entscheidend.

→ Durch **Reihenuntersuchungen (Screenings)** werden in einer scheinbar gesunden Bevölkerung **mögliche Krebsfälle** trotz **fehlender Symptome** erkannt.

→ Durch **Screenings** werden Anzeichen bestimmter Krebsarten, wie z. B. **prämaligne Zellen,** entdeckt.

→ Solche **abnormalen Zellen** können **entfernt werden, bevor** sie sich zu Krebszellen **entwickeln.**

An Krebs sterben jährlich schätzungsweise 10 Mio. Menschen. Es wären noch deutlich mehr, wenn Wissenschaftler nicht Verfahren zur Identifizierung von Krebs noch vor dem Ausbruch der Krankheit entwickelt hätten. Am wirksamsten ist dabei das Screening – eine Reihenuntersuchung an scheinbar Gesunden, um symptomfreie Menschen mit Krebsvorstufen identifizieren zu können.

Das erste Screeningprogramm wurde in den USA in den 1950er-Jahren aufgelegt, um anhand einer 1943 eingeführten Abstrichmethode Gebärmutterhalskrebs frühzeitig auffinden zu können. Gebärmutterhalskrebs ist die vierthäufigste Krebsart bei Frauen und lässt sich anhand von Zellabnormalitäten identifizieren.

In den 1920er-Jahren entwickelten der griechisch-amerikanische Arzt George Papanicolaou und der rumänische Gynäkologe Aurel Babes unabhängig voneinander einen Abstrichtest vom Gebärmutterhals. Beide hatten bemerkt, dass sich Krebszellen und gesunde Zellen unterscheiden. Babes fand zusätzlich eine Vorstufe zur Bös-

Siehe auch: Histologie 122–123 ▪ Zellularpathologie 134–135 ▪ Krebstherapie 168–175 ▪ Tabak und Lungenkrebs 266–267 ▪ Stammzellforschung 302–303

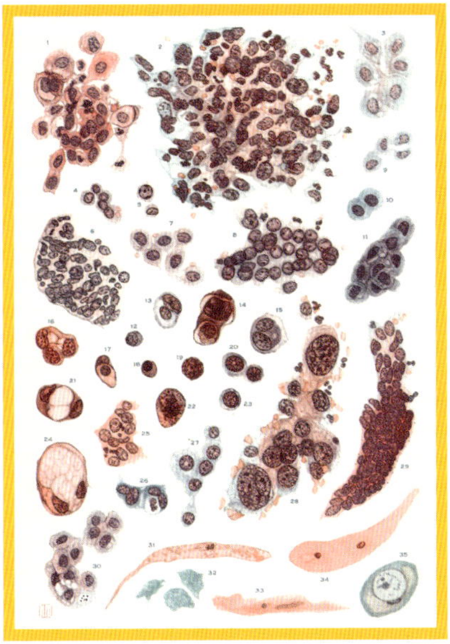

George Papanicolaous *Atlas of Exfoliative Cytology* unterwies Ärzte in der Abstrichzytologie. Veränderungen in den zervikalen Zellen sind in den Zeichnungen festgehalten.

artigkeit. Papanicolaous Methode – der Pap-Test – ist heute Standard und hat seit der Einführung 1943 die Sterblichkeit von Gebärmutterhalskrebs erheblich verringert.

Erfolgreiches Screening

Der Pap-Test zeigte das lebensrettende Potenzial einer Krebsfrüherkennung. Auch für andere Krebsarten wurden Tests aufgesetzt, Ende der 1960er-Jahre standen Untersuchungsmethoden für zwei der häufigsten Krebsarten zur Verfügung: Brust- und Dickdarmkrebs.

Die Brustkrebsfrüherkennung erfolgt durch Mammografie. Sie macht Tumore mittels Röntgenstrahlen sichtbar, die durch Tasten nicht gefunden werden. Seit etwa 2000 kann mit einer verbesserten Technologie das Brustgewebe schichtweise dreidimensional abgebildet werden. Dickdarmkrebs lässt sich bei frühzeitiger Erkennung sehr gut therapieren. Durch Darmspiegelung (Koloskopie) und den Guajak-Test zur Auffindung von okkultem (verborgenem) Blut im Stuhl lässt sich die Erkrankung frühzeitig gut nachweisen. Geschätzt verhindert das Screening 60 Prozent der Todesfälle.

Gemischte Ergebnisse

Screeningverfahren sind aber nicht überall erfolgreich. Für die zweithäufigste Krebsform bei Männern, den Prostatakrebs, gibt es seit den 1990er-Jahren einen Test auf das prostataspezifische Antigen (PSA). Ein hoher Antigenspiegel im Blut gilt als Krebshinweis, aber auch andere Faktoren spielen hinein. Da keine Evidenz für eine durch den Test gesunkene Sterblichkeit erbracht werden konnte, wenden ihn viele Länder nicht mehr an.

Ein Abwägen der Kosten und Risiken (z. B. bei falschpositiven Ergebnissen) ist für den Erfolg der Krebsfrüherkennung entscheidend. Neben der Testentwicklung müssen daher auch wirksame Kriterien und Strategien gefunden werden. ▪

»Vor dem Mammogramm muss man sich nicht fürchten. Es ist kein Feind, sondern ein Freund.«

Kate Jackson
Amerikanische Schauspielerin
(*1948)

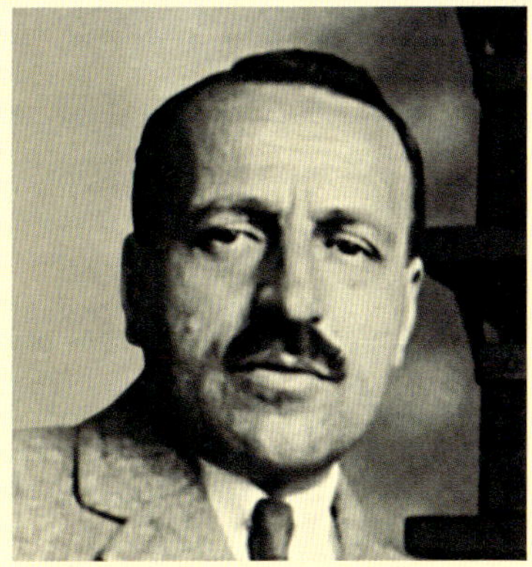

George Papanicolaou

Auf der griechischen Insel Euböa im Jahr 1883 geboren, studierte George Papanicolaou in Athen Medizin. Im Jahr 1913 wanderten er und seine Frau Mary in die USA aus. Er erhielt eine Anstellung am pathologischen Institut des New York Hospital und dann an der anatomischen Abteilung der Cornell University, wo auch seine Frau arbeitete.

Ab 1920 erforschte Papanicolaou Strukturveränderungen an den Zellen des Gebärmutterhalses und nahm den ersten »Pap-Test« an seiner Frau vor. In der darauffolgenden größeren Studie entdeckte er zum ersten Mal Krebszellen in Vaginalabstrichen.

Erst seine Veröffentlichung im Jahr 1943 fand große Beachtung. Daraufhin wurde der Pap-Test weithin übernommen. Papanicolaou erhielt 1961 die Leitung des Miami Cancer Instituts, starb aber bereits drei Monate später 1962 an einem Herzinfarkt.

Hauptwerke

1943 *Diagnosis of Uterine Cancer by the Vaginal Smear*
1954 *Atlas of Exfoliative Cytology*

GLOBALE GESUND 1945–1970

HEIT

1946
Die **Weltgesundheitsorganisation (WHO)** wird in New York (USA) gegründet. Sie erklärt Gesundheit für ein Menschenrecht.

1948
Philip Hench stillt die Schmerzen eines an **rheumatoider Arthritis** erkrankten Menschen mit **Cortison** (»Verbindung E«).

1949
John Cade entdeckt die Wirkung von **Lithium** gegen **bipolare Störungen.**

1951
Der kanadische Ingenieur John Hopps erfindet einen **wirksamen Herzschrittmacher.**

1952
Jean Delay und Pierre Deniker behandeln **schizophrene und manische** Patienten mit **Chlorpromazin.**

1953
Francis Crick und James Watson erstellen an der Universität von Cambridge (Großbritannien) ihr **Doppelhelix-Modell der DNA.**

1954
In den USA **transplantiert** der Chirurg Joseph Murray **erfolgreich das erste Organ** – eine Niere.

1956
In Schottland entwickelt Ian Donald **Ultraschall** zur raschen und sicheren Erkennung von **Fehlbildungen am Fötus.**

Noch unter dem Eindruck des Zweiten Weltkriegs wurde am 7. April 1948 offiziell die Weltgesundheitsorganisation (WHO) gegründet. Ihr Leitbild war eine Gesundheit für alle, die durch eine bestmögliche Gesundheitsversorgung für alle Menschen erreicht werden sollte. Seither haben von der Entwicklung von neuen Medikamenten, gentechnischen, immunologischen und orthopädisch-chirurgischen Fortschritten, einer revolutionären Transplantationstechnik und neuen Behandlungsformen für psychische Leiden Millionen von Menschen profitiert.

Heilung für die Seele

Millionen Kämpfer und Zivilisten litten durch den Krieg an Erkrankungen und körperlichen und seelischen Wunden wie Depressionen. Dass Menschen durch Konditionierung früheres Verhalten und emotionale Reaktionen neu erlernen könnten, glaubte der amerikanische Psychologe B. F. Skinner. Auf seiner in den 1940er-Jahren entwickelten Verhaltenstherapie baute die in den 1960er-Jahren entwickelte kognitive Verhaltenstherapie auf.

Gegen psychische Leiden wurden auch Arzneimittel gefunden. Im Jahr 1949 entdeckte der australische Psychiater John Cade das Gichtmittel Lithium als Medikament gegen bipolare Störung. Auch das ehemalige Betäubungsmittel Chlorpromazin machte 1952 eine neue Karriere als wirksames Mittel gegen Schizophrenie und Manie.

Veränderung des Lebens

In der Nachkriegszeit verbesserte sich die Situation auch für Menschen mit schwerwiegenden körperlichen Schäden. So war Nierenversagen nicht behandelbar, bis der holländische Arzt Willem Kolff 1945 mit seinem Dialysegerät erstmals Giftstoffe und überschüssige Flüssigkeit aus dem Blut eines Patienten herausfilterte. Trotz vieler Verbesserungen in den folgenden Jahren blieben die Patienten aber noch lang an eine Maschine angeschlossen.

Im Jahr 1952 transplantierte der französische Chirurg Jean Hamburger zum ersten Mal erfolgreich eine Niere. Der Verwandtschaftsgrad von Mutter und Sohn reichte aber nicht aus – der Körper stieß das Organ ab und der Junge starb. In den USA gelang 1954 die erste erfolgreiche Nierenverpflanzung zwischen eineiigen Zwillingen.

Geeignete Spender zu finden, blieb das große Problem. Im Jahr

1958
Marthe Gautier entdeckt die **chromosomale Ursache des Downsyndroms.**

1959
James Gowans erkennt, dass **Lymphozyten** zwischen dem **lymphatischen System** und dem Blut **zirkulieren.**

1960
In den USA lässt die FDA **Enovid (»die Pille«) als orales Kontrazeptivum zu.**

1960
Frances Oldham Kelsey von der FDA **verweigert die US-Zulassung von Thalidomid** als Mittel gegen Schwangerschaftsübelkeit.

1962
In Großbritannien gelingt John Charnley **der erste Einsatz eines vollständigen Hüftgelenksersatzes.**

1965
Mit einer **Langzeitstudie unter Ärzten** belegen Richard Doll und Austin Bradford Hill den **Zusammenhang von Rauchen und Lungenkrebs.**

1967
In Kapstadt (Südafrika) führt Christiaan Barnard die erste **humane Herztransplantation** durch.

1967
Cecile Saunders errichtet ein **Hospiz,** das nach dem Grundsatz der ***Palliative Care*** geführt wird.

1967 unternahm der südafrikanische Herzchirurg Christiaan Barnard die erste erfolgreiche Herztransplantation. Erst mit der Einführung von Cyclosporin als einem wirksamen Immunsuppressivum ließ sich in den 1980er-Jahren das Abstoßungsrisiko deutlich senken.

Verständnis des Körpers

In den 1950er-Jahren lösten Wissenschaftler und Ärzte viele Rätsel des menschlichen Körpers. Auf die Entschlüsselung der DNA-Struktur 1953 folgte 1956 die Entdeckung, dass das menschliche Erbgut auf 46 Chromosomen in 23 Paaren verteilt ist. Menschen mit Downsyndrom haben jedoch das Chromosom 21 dreimal, wie die französische Forscherin Marthe Gautier herausfand.

Herausragendes in der Immunologie leistete der britische Arzt James Gowans 1959. Er entdeckte, dass Lymphozyten (eine Art der weißen Blutkörperchen) nicht verschwinden, sondern aus dem Blut in das Lymphsystem übergehen – und dass sie als wesentlicher Bestandteil der Immunantwort Antikörper produzieren.

Nicht nur auf zellulärer Ebene wurden Fortschritte gemacht. In der Orthopädie ersetzte der britische Chirurg John Charnley 1962 ein vollständiges Hüftgelenk, 1968 folgte der kanadische Chirurg Fank Gunston mit einem ganzen Kniegelenk. In der Schwangerschaftsdiagnostik etablierte sich der Ultraschall als ein neues, nicht invasives und sicheres Verfahren, um ohne die Verwendung von Röntgenstrahlen in den Körper zu blicken.

Wer nicht schwanger werden wollte, konnte sich auf die 1960 zugelassene »Pille« verlassen. Dieses orale Kontrazeptivum veränderte das Leben von Millionen Frauen, beschleunigte die Befreiung der Frau und trug zur Protestbewegung der 1960er-Jahre bei.

Vorsicht

Neue Verfahren und Medikamente sollten stets das Leben verbessern. Dennoch bleibt immer ein Risiko. Im Jahr 1961 verursachte das gegen Schwangerschaftsübelkeit verschriebene Thalidomid weltweit bei bis zu 10 000 Neugeborenen schwere Fehlbildungen. Ein Jahr zuvor hatte die Pharmakologin Frances Oldham Kelsey von der Lebensmittel- und Arzneimittelbehörde (FDA) die Zulassung in den USA verweigert, da die Sicherheit des Mittels nicht bewiesen war. Ihre Aktion rettete viele Leben. ■

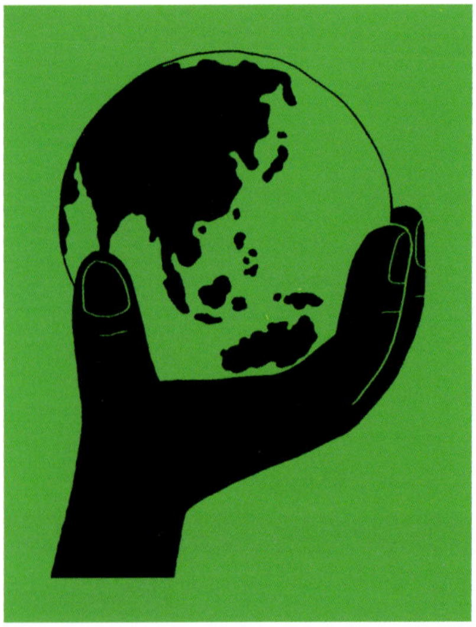

DAS RECHT EINES JEDEN AUF GESUNDHEIT

WELTGESUNDHEITSORGANISATION

IM KONTEXT

FRÜHER

1902 Die Pan American Health Organization wird als erste internationale Gesundheitsorganisation gegründet.

1923 Die Gesundheitsorganisation im Völkerbund wird gegründet.

SPÄTER

1974 Die Weltgesundheitsorganisation (WHO) lanciert ein weltweites Impfprogramm gegen Masern, Tetanus, Keuchhusten, Diphtherie, Polio und Tuberkulose.

1980 Als erste Infektionskrankheit beim Menschen gelten die Pocken als ausgerottet.

1988 Die WHO startet eine Initiative zur weltweiten Ausrottung von Polio. Bis 2020 sind die Krankheitsfälle um 99 Prozent zurückgegangen.

2018 Die WHO hält die erste globale Konferenz zu Luftverschmutzung, Klimawandel und Gesundheit ab.

Die Gründung einer internationalen Organisation zu Fragen der globalen öffentlichen Gesundheit ist dem chinesischen Arzt Szeming Sze zu verdanken. Als Berater des chinesischen Außenministers in den USA nahm er an der Konferenz der Vereinten Nationen am 25. April 1945 in San Francisco teil. Die USA und Großbritannien wollten Gesundheitsthemen eigentlich nicht auf der Agenda haben, aber unterstützt vom Brasilianer Dr. Geraldo de Paula Souza und vom Norweger Dr. Karl Evang beantragte Sze die Einberufung einer Konferenz zur Gründung einer internationalen Gesund-

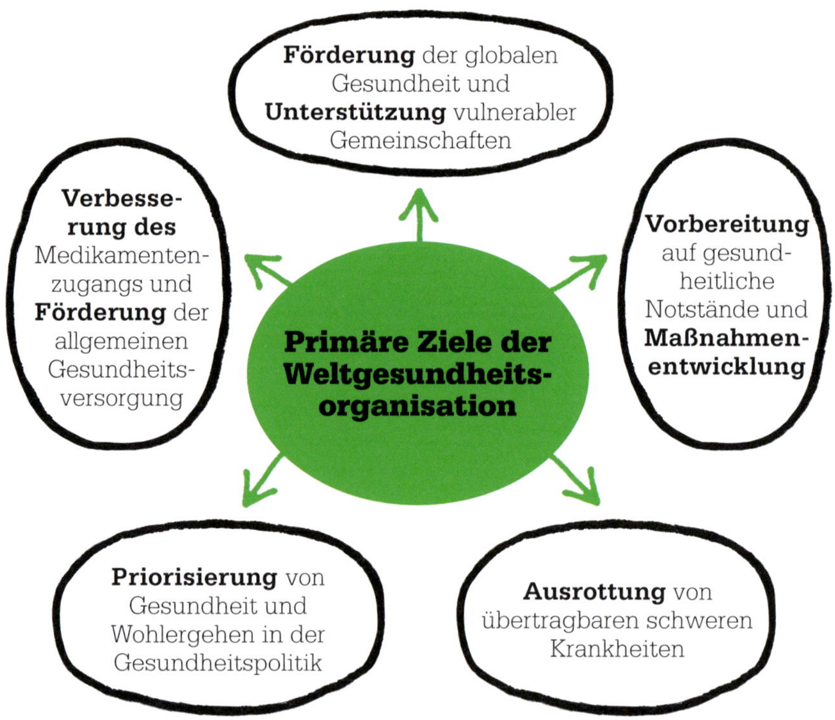
Primäre Ziele der Weltgesundheitsorganisation
Förderung der globalen Gesundheit und Unterstützung vulnerabler Gemeinschaften
Vorbereitung auf gesundheitliche Notstände und Maßnahmenentwicklung
Ausrottung von übertragbaren schweren Krankheiten
Priorisierung von Gesundheit und Wohlergehen in der Gesundheitspolitik
Verbesserung des Medikamentenzugangs und Förderung der allgemeinen Gesundheitsversorgung

Siehe auch: Impfung 94–101 ▪ Keimtheorie 138–145 ▪ Malaria 162–163 ▪ Ausrottung von Krankheiten 286–287 ▪ Pandemien 306–313

heitsorganisation. Die Idee fand überwältigende Unterstützung. Ein Jahr später wurde auf der Internationalen Gesundheitskonferenz in New York die Verfassung der World Health Organization (WHO) unterzeichnet.

Vorgängerorganisationen

Für Sze stand die WHO für eine neue Nachkriegsära globaler Kooperation in internationalen Gesundheitsfragen. Bereits im 19. Jahrhundert hatte es in Europa Versuche gegeben, Länder zur Zusammenarbeit im Gesundheitswesen zu bewegen. Bei einer internationalen Hygienekonferenz in Frankreich im Jahr 1851 sollte eine einheitliche Antwort auf Choleraausbrüche (mit Tausenden Todesopfern) gefunden werden. Das scheiterte jedoch an politischen Differenzen. Erst eine neue Konferenz im Jahr 1892 führte zu einem gemeinsamen Vorgehen.

Anfang des 20. Jahrhunderts wurden mehrere internationale Gesundheitsorganisationen wie die Pan American Health Organization (1902), das europäische L'Office International d'Hygiène Publique (1907) und die Gesundheitsorganisation im Völkerbund (1923) gegründet. Ziel dieser Einrichtungen waren vor allem die Eindämmung und Auslöschung von Krankheiten (Pocken und Typhus).

Am 7. April 1948 nahm die WHO formell ihre Arbeit auf. Ausgestattet mit einem breiten Mandat, für alle Völker »das höchstmögliche Gesundheitsniveau« zu schaffen, konnte sie auf Ressourcen ihrer Vorgängerinstitutionen und ein Budget von 5 Mio. US-Dollar ihrer 55 Gründungsmitglieder zurückgreifen. Erste Themen waren Malariaausbrüche, Tuberkulose und Geschlechtskrankheiten, Strategien gegen Lepra und das zur Erblindung führende Trachom sowie die Verbesserung der Kindergesundheit.

Die WHO heute

Bis 2020 war die WHO auf 194 Mitgliedsstaaten mit einem Budget von 4,2 Mrd. US-Dollar angewachsen. Zu ihren Aufgaben gehören die Aufstellung globaler Leitlinien zur öffentlichen Gesundheit und Hygiene, gesundheitliche Bildung, Impfkampagnen und die Datensammlung. Ihr größter Erfolg ist bislang die Ausrottung der Pocken.

Nach dem Ausbruch der Covid-19-Pandemie im Jahr 2019 stellte sie als weltweites Informationszentrum Regierungen Handlungsanweisungen und neue Forschungsdaten – einschließlich der Todesfallrate – zu dieser tödlichen Atemwegserkrankung zur Verfügung.

Der Weltgesundheitstag am 7. April erinnert an die Gründung der WHO und ihre Mission, der weltweiten Achtung und Förderung der menschlichen Gesundheit. ▪

> »Die Gesundheit ist ein Zustand vollständigen körperlichen, seelischen und sozialen Wohlbefindens und nicht nur das Freisein von Krankheit oder Gebrechen.«
>
> **Verfassung der WHO**

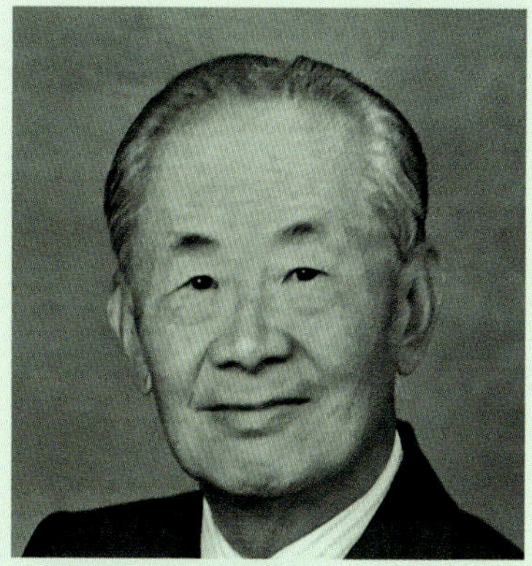

Szeming Sze

Szeming Sze wurde 1908 in Tiajin in China als Sohn des chinesischen Botschafters in Großbritannien und später in den USA geboren. Er studierte Chemie und Medizin am Winchester College und an der Universität von Cambridge.

Nach einem Praktikum am St. Thomas' Hospital in London ging Sze 1934 für eine Stelle im öffentlichen Dienst nach China zurück. Während des Zweiten Weltkriegs unterstützte er als Teil des US-amerikanischen Leih- und Pachtgesetzes in den USA die chinesische Regierung beim Erwerb von Verteidigungsgütern. Im Jahr 1945 war Sze maßgeblich an der Gründung der WHO beteiligt. Er ging 1948 zu den neu gegründeten Vereinten Nationen und wurde 1954 ärztlicher Direktor. Diese Position hatte er bis zu seiner Pensionierung im Jahr 1968 inne. Sze starb 1998.

Hauptwerke

1982 ***The Origins of the World Health Organization: a personal memoir*, 1945–1948**
1986 ***Working for the United Nations: a personal memoir*, 1948–1968**

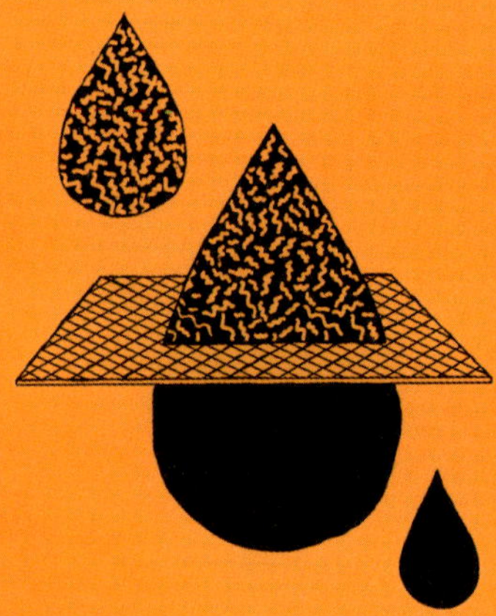

DIE KÜNSTLICHE NIERE KANN LEBEN RETTEN

DIALYSE

IM KONTEXT

FRÜHER

1861 Der schottische Chemiker Thomas Graham extrahiert Harnstoff aus Urin und nennt das Verfahren »Dialyse«.

1913 In den USA testen John Abel, B.B. Turner und Leonard Rowntree eine Nierendialyse an Tieren.

1923 Der deutsche Arzt Georg Ganter beschreibt die Peritonealdialyse mit dem Bauchfell (Peritoneum) als Dialysemembran.

SPÄTER

1950 Ruth Tucker aus Illinois (USA) wird erfolgreich eine Niere transplantiert.

1960 Der amerikanische Arzt Belding Scribner ermöglicht den ständigen Venenzugang durch einen Shunt.

1962 In den USA entwickelt ein Forscherteam um Fred Boen eine ambulant anwendbare automatische Peritonealdialyse.

Akutes oder chronisches Nierenversagen ist lebensbedrohlich. Über die Nieren werden überschüssiges Salz, Flüssigkeit und Abfallstoffe aus dem Körper ausgewaschen. Funktioniert dies nicht mehr, reichern sich diese Substanzen im Blut an.

Dialyse ist das Filtern von Blut in dünnen Hohlfasern, während die Dialyselösung in entgegengesetzter Richtung strömt. Das von Salzen und Abfallprodukten befreite Blut fließt dann zurück in den Körper.

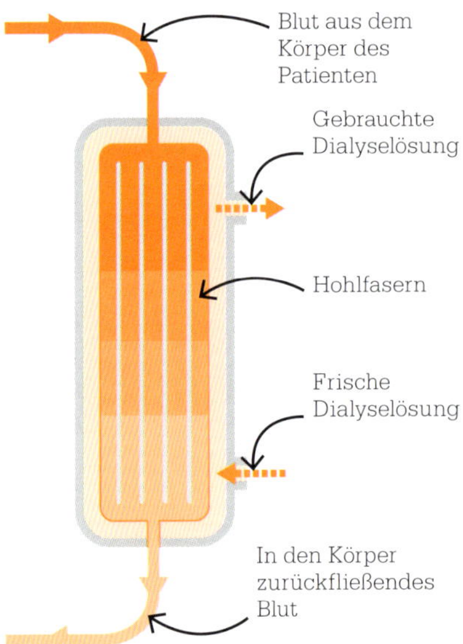

Noch Anfang des 20. Jahrhunderts waren Nierenprobleme kaum verstanden und es gab keine wirksame Behandlung. Das änderte sich erst in den 1940er-Jahren, als der holländische Arzt Willem Kolff einen Nierendialyseapparat entwickelte, der das Blut filterte und von überschüssiger Flüssigkeit befreite.

Die ersten Nierendialysen am Menschen unternahm der deutsche Arzt Georg Haas mit einer selbst gebauten Apparatur in den 1920er-Jahren. Als Gerinnungshemmer verwendete er Hirudin aus dem Speichel von Blutegeln. Wegen der Allergiegefahr stieg er jedoch später auf das natürlich im Menschen vorkommende Heparin um, das auch noch eingesetzt wird. Für eine therapeutische Wirksamkeit dauerten Haas' Dialysen jedoch nicht lang genug. Kein Patient überlebte.

Kolffs Maschine

Der Durchbruch kam 1945, als Kolff einen 67 Jahre alten Patienten mit akutem Nierenversagen eine Woche lang an einem Drehtrommel-Dialysator anschloss, dem Vorläufer des modernen Nierendialysegeräts. Die Maschine war aus leicht zugänglichen Materialien zusammengebaut: hölzerne Bettlatten für die Trom-

Siehe auch: Blutkreislauf 68–73 ▪ Wissenschaftliche Chirurgie 88–89 ▪ Bluttransfusion und Blutgruppen 108–111 ▪ Physiologie 152–153 ▪ Transplantation 246–253

mel, halbdurchlässige Wurstpelle aus Zellophan für die Schläuche und ein Elektromotor.

Bei der Behandlung wurde das Blut des Patienten durch die um die Holztrommel gewickelten Schläuche geleitet. Das Blut war mit dem Gerinnungshemmer Heparin versetzt und die Trommel drehte sich in einem Becken mit Elektrolytlösung (dem Dialysat). Mit jeder Umdrehung wurde das Blut durch Diffusion filtriert, sodass kleine Toxinmoleküle aus der konzentrierteren Lösung (dem Blut) durch die halbdurchlässige Membran in das verdünnte Dialysat diffundieren konnten. Sobald ein Gleichgewicht erreicht war, wurde das filtrierte Blut mit den größeren Proteinmolekülen und Blutkörperchen wieder zurück in den Körper geleitet.

Weiterentwicklung

Kolffs Maschine wurde am Peter Bent Brigham Hospital in Boston in den USA als Kolff-Brigham-Dialysator weiterentwickelt. Weltweit erhielten ihn 22 Krankenhäuser. Im Koreakrieg (1950–1953) wurden damit Soldaten mit posttraumatischem Nierenversagen behandelt. Nachfolgemodelle konnten durch die vom schwedischen Arzt Nils Alwall 1947 eingeführte Ultrafiltration, die den Druckabfall zwischen Blut und Dialysat ausnutzt, noch mehr überschüssige Flüssigkeit entfernen.

Im Jahr 1964 kam der erste Hohlfaserdialysator als heute noch gebräuchlichstes Modell auf den Markt. Er ermöglicht durch die große Oberfläche von 10000 Membrankapillaren eine viel größere Filterleistung.

> »Wenn ich eine Möglichkeit sehe, zögere ich nicht, etwas auszuprobieren, was die meisten anderen nicht angehen würden.«
>
> **Willem Kolff**
> in einem Interview anlässlich der Verleihung des Russ-Preises für Biotechnologie (2003)

Moderne Dialyse

Am üblichsten ist auch heute noch die Hämodialyse mit dialysatorgebundener Blutfilterung. Für geschätzte 300000 Nierenpatienten weltweit bietet die Peritonealdialyse eine sinnvolle Alternative. Bei diesem zu Hause ausführbaren Verfahren fließt die Dialyselösung über einen Katheter in die Bauchhöhle und schwemmt Abfallstoffe durch das Bauchfell (Peritoneum) aus. Der Patient muss die Prozedur vier- bis sechsmal am Tag wiederholen oder im Schlaf von einer Maschine übernehmen lassen.

Heute ist nicht die Technik das Problem bei der Dialyse, sondern die schiere Anzahl von Nierenpatienten. Mehr als 2 Mio. Menschen erhalten weltweit eine Dialyse (wovon 90000 ein Nierentransplantat bekommen). Wahrscheinlich gibt es aber zehnmal mehr Personen, die sich eine solche Behandlung schlicht nicht leisten können. ▪

Willem Kolff

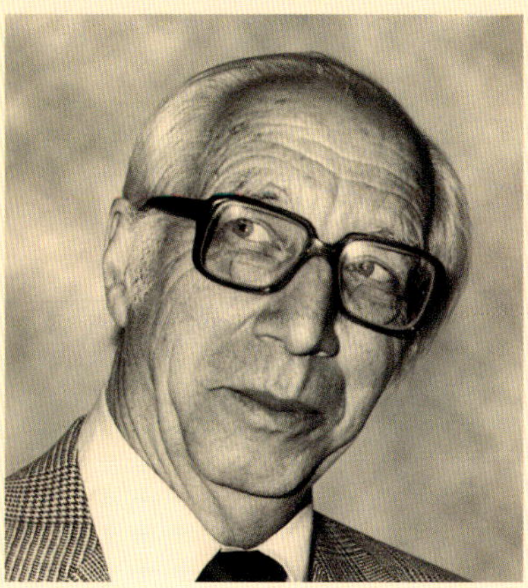

Geboren im Jahr 1911 in Leiden (Niederlande), studierte Willem »Pim« Kolff in seiner Heimatstadt Medizin. Als Forscher an der Universität Groningen begann er sich für die Möglichkeit einer künstlichen Niere zu interessieren. Nach dem Einmarsch von Nazideutschland in die Niederlande 1940 errichtete Kolff in Den Haag die erste Blutbank Europas. An einem kleinen Krankenhaus in Kampen entwickelte er 1943 das erste Nierendialysegerät. Zwei Jahre später setzte er es zum ersten Mal bei einer wegen Kollaboration mit den Nazis eingesperrten Frau ein und rettete ihr Leben. Kolff ging 1950 in die USA und widmete sich von da an der kardiovaskulären Forschung und künstlichen Herzen. Er wurde 1985 in die Inventors Hall of Fame aufgenommen und arbeitete bis 1997 weiter. Im Jahr 2009 starb er an Herzversagen.

Hauptwerke

1943 *Die künstliche Niere: Ein Dialysator mit großer Oberfläche*
1965 *Erste klinische Erfahrungen mit der künstlichen Niere*

DRAMATISCHES ANTIDOT DER NATUR

STEROIDE UND CORTISON

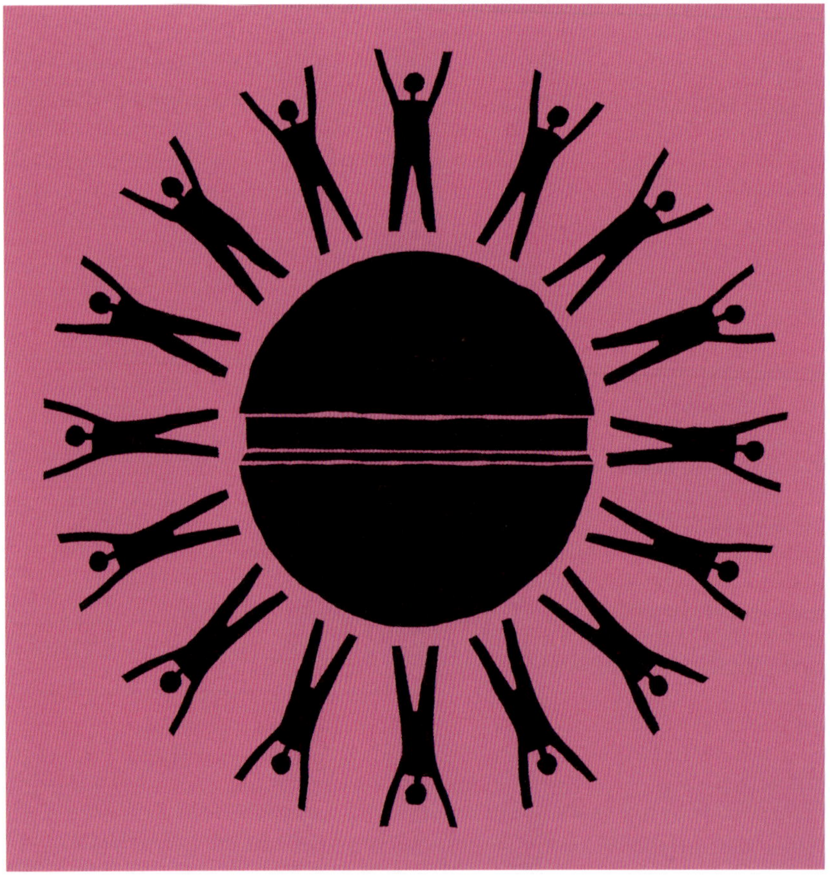

IM KONTEXT

FRÜHER

1563–1564 In Italien beschreibt der Anatom Bartolomeo Eustachi die über den Nieren liegenden Nebennieren.

1855 Der britische Arzt Thomas Addison beschreibt die später als Morbus Addison benannte Krankheit, bei der die Nebennieren zu wenig Cortisol produzieren.

Um 1930 Forscher in den USA und der Schweiz isolieren Nebennierenhormone.

SPÄTER

1955 Das amerikanische Pharmaunternehmen Schering stellt das Kortikosteroid Prednison als Entzündungshemmer her.

2020 Nach positiven Ergebnissen aus klinischen Studien in Großbritannien empfiehlt die WHO das Kortikosteroid Dexamethason gegen schwere Covid-19-Verläufe.

Rheumatoide Arthritis ist eine Autoimmunerkrankung, bei der das Immunsystem fälschlicherweise gesunde Zellen an den Gelenken angreift. Entzündliche schmerzhafte Gelenkschwellungen wurden im Jahr 1800 zum ersten Mal beschrieben und 1859 mit einem eigenen Namen versehen. Als der amerikanische Arzt Philip Hench in den 1930er-Jahren mit der Erforschung begann, war noch kaum etwas darüber bekannt und es gab keine Therapie.

Im Jahr 1948 wurde die lindernde Wirkung von Cortisol entdeckt, einem natürlichen, in der Nebennierenrinde produzierten Hormon. Damit begann die Ent-

Siehe auch: Zellularpathologie 134–135 ▪ Immunsystem 154–161 ▪ Hormone und Endokrinologie 184–187 ▪ Transplantation 246–253 ▪ Monoklonale Antikörper 282–283 ▪ Genetik und Medizin 288–293

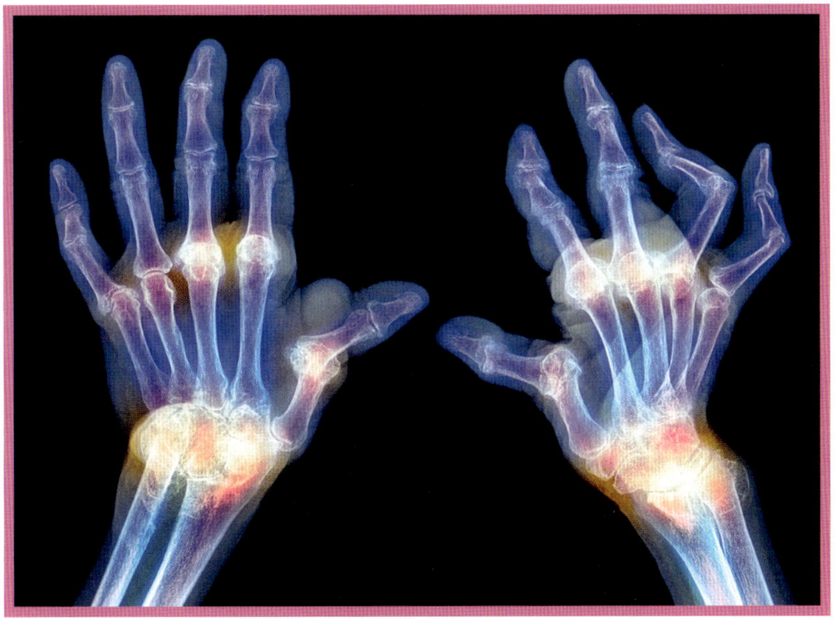

Rheumatoide Arthritis kann, wie die Röntgenaufnahme zeigt, zu schweren Verkrüppelungen an den Händen führen. Bei der Erkrankung schwellen die Gelenkkapseln schmerzhaft an.

wicklung einer neuen Klasse von entzündungshemmenden Arzneistoffen, den Kortikosteroiden oder Steroiden. Hench, sein Kollege Edward Kendall und der Schweizer Forscher Tadeus Reichstein erhielten 1950 für ihre Arbeiten den Nobelpreis für Physiologie oder Medizin.

Gelbsucht

Eine Grundlage für die Erforschung der rheumatoiden Arthritis legte Mitte des 19. Jahrhunderts der britische Arzt Alfred Garrod. Er differenzierte die Erkrankung von der Gicht, bei der sich zu viel Harnsäure im Blut befindet. Das war bei keiner Arthritis der Fall.

Bis in die 1920er-Jahre hielt sich die Überzeugung, dass rheumatoide Arthritis von einer Infektion ausgelöst wurde. Hench glaubte das nicht. Als Leiter der Abteilung für rheumatische Erkrankungen in Minnesota beobachtete er 1929, wie bei einem Patienten, der am Tag zuvor eine Gelbsucht entwickelt hatte, die Symptome nachließen. Noch Monate nach seiner Genesung litt er weniger Schmerzen. Auch bei anderen Gelbsuchtpatienten beobachtete Hench diesen Effekt.

Hench dokumentierte bis zum Jahr 1938 mehr als 30 Fälle, bei denen während einer Gelbsucht (Ikterus) die Arthritis zurückgegangen war. Auch Schwangerschaft und Situationen, bei denen der Körper mehr Steroide bildet als normal, boten offenbar Entlastung. Daraus schloss Hench, dass ein natürliches Steroidhormon diese schmerzlindernde Eigenschaft hatte.
Eine Gelbsucht oder Schwangerschaft linderte auch Allergien wie Asthma, Heuschnupfen und Nahrungsmittelunverträglichkeiten. »

Während einer **Schwangerschaft** oder einer **Gelbsucht** lässt bei Personen, die an **rheumatoider Arthritis** leiden, die **schmerzhafte Gelenkentzündung** vorübergehend nach.

↓

Der Körper produziert einen **natürlichen, entzündungshemmenden Wirkstoff: Substanz X.**

↓

Wie weitere Forschungen zeigen, stammt **Substanz X** aus den **Nebennieren.**

↓

Während weniger Jahre isolieren Forscher in der **Schweiz** und den **USA** **28 Verbindungen** aus der Nebennierenrinde.

↓

Als am wirksamsten **gegen die Schmerzen** erweist sich **Verbindung E oder Cortisol.**

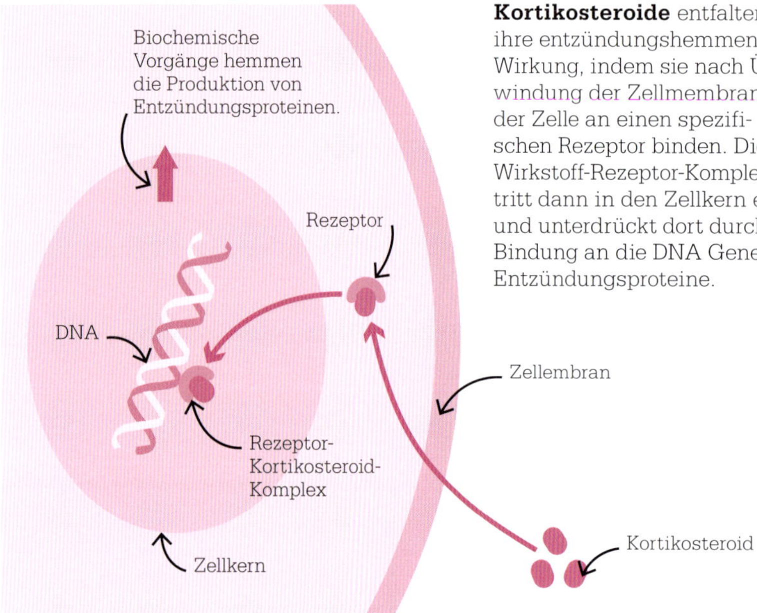

Kortikosteroide entfalten ihre entzündungshemmende Wirkung, indem sie nach Überwindung der Zellmembran in der Zelle an einen spezifischen Rezeptor binden. Dieser Wirkstoff-Rezeptor-Komplex tritt dann in den Zellkern ein und unterdrückt dort durch Bindung an die DNA Gene für Entzündungsproteine.

Offenbar war hier das gleiche Hormon beteiligt.

Substanz X

In Zusammenarbeit mit Kendall, der Professor für physiologische Chemie an der Mayo Clinic war, untersuchte Hench die Nebennierenrinde als mögliche Quelle für das Hormon, das er »Substanz X« nannte. Aus der Nebennierenrinde hatte Kendall neben anderen amerikanischen Forschern in den 1930er-Jahren einen Extrakt namens Cortin gewonnen, ein Hormongemisch mit wichtigen biologischen Funktionen. Bis 1940 hatten die Mayo Clinc, andere amerikanische Labore und das Baseler Labor, in dem Reichstein arbeitete, 28 Verbindungen isoliert. Eine davon, »Verbindung E«, musste die Gesuchte sein, waren sich Hench und Kendall ein Jahr später sicher.

Der Zweite Weltkrieg legte ihre gesamte Forschung zunächst auf Eis. Hench wurde zum Leiter des medizinischen Dienstes und zum Direktor des Rheumazentrums der US-Streitkräfte am Army and Navy General Hospital ernannt. Deren Arbeit wurde besonders gefördert, nachdem die US-Regierung unbestätigte Berichte erhalten hatte, dass die Piloten der Deutschen Luftwaffe dank Injektionen mit Nebennierenextrakt in großer Höhe fliegen konnten. Nach dem Krieg arbeitete Kendall mit Lewis Sacket vom Pharmazieunternehmen Merck zusammen, um mehr von der Verbindung E produzieren zu können, und mit diesem Material führte auch Hench seine Studien zur rheumatoiden Arthritis weiter.

Erfolg

Henchs erstes Untersuchungsobjekt war die 29-jährige Mrs. Gardner. Seit fünf Jahren litt sie an so schwerer rheumatoider Arthritis, dass sie an den Rollstuhl gefesselt war. An der Mayo Clinic war sie seit knapp zwei Monaten. Hench begann 1948 mit täglich zwei Injektionen von Verbindung E. Die Wirkung war sensationell. Bereits nach zwei Tagen gingen Gardners Gelenkschmerzen deutlich zurück. Nach drei Tagen konnte sie wieder leicht humpelnd gehen und vier Tage nach dem Beginn der Behandlung unternahm sie bereits eine dreistündige Einkaufstour. Bei 13 weiteren Patienten mit vergleichbar schweren Symptomen wie bei Gardner verlief die Behandlung ähnlich. Hench beschrieb die Ergebnisse im April 1949 bei einer Tagung und erhielt stehende Ovationen. Nie wurde schneller für eine Forschungsarbeit ein Nobelpreis vergeben wie ein Jahr später an Hench, Kendall und Reichstein.

Nebenwirkungen

Die Nachricht von Verbindung E oder Cortison, wie Hench sie taufte (die natürlich auftretende Verbindung wurde später Cortisol genannt), verbreitete sich rasch. Die *New York Times* und andere Zeitungen verkündeten, es sei ein »Wundermittel« gefunden worden. Patienten stürmten die Arztpraxen. Hench selbst hatte jedoch nie von einer perfekten Lösung gesprochen. Ihm wurde rasch klar, dass Cortison die Krankheit nicht heilte: Schon kurz nach dem Absetzen kehrten die Symptome stets wieder. In einem Artikel von 1950 forderte er, dass das Verfahren nur »investigativ« einzusetzen sei. Besorgt war er auch über die

> »[Cortison] ist teuer, und möglicherweise hat es gefährliche Nebenwirkungen.«
>
> ***The Lancet***
> Leitartikel
> (1955)

Nebenwirkungen, die sich bei vielen Patienten herauskristallisierten.

Kortikosteroide wie Cortison ahmen die natürliche Wirkung von Nebennierenhormonen nach. Das natürlich vorkommende Cortisol ist an der Umwandlung von Proteinen in Kohlenhydrate und der Regulierung des Salzspiegels im Körper beteiligt. Als Entzündungshemmer eingesetzt übersteigt die Cortisondosis den normalen Spiegel um das Vielfache. Mögliche Nebenwirkungen sind Ödeme (Schwellungen), Bluthochdruck, Osteoporose (Knochenschwund) und psychische Probleme. Nach längerer Gabe von hoch dosiertem Cortison litten Gardner und andere Patienten daran. Daraufhin verschrieb Hench kein Cortison mehr an Patienten, bei denen es abzusehen war, dass sie besonders stark reagieren würden.

Kortikosteroide

Ende der 1950er-Jahre kamen neue, nebenwirkungsärmere Medikamente auf. Unter anderem die nichtsteroidalen Antirheumatika (NSAIDs) verdrängten allmählich das Cortison als Mittel gegen rheumatoide Arthritis. Derweil hatten Forscher das Potenzial von Cortison und anderen Kortikosteroiden für die Behandlung anderer Erkrankungen erkannt. Vier Studien beschrieben im Jahr 1950 unabhängig voneinander die positive Wirkung von Cortison gegen eine Reihe von Leiden wie Asthma, Augenerkrankungen wie Bindehautentzündung und Bindegewebsstörungen wie Lupus. Da die Behandlungsdosen hier deutlich niedriger liegen, spielen die Nebenwirkungen eine geringere Rolle.

Synthetische Kortikosteroide revolutionierten in den 1950er-Jahren die medizinischen Fachrichtungen von der Rheumatologie über Dermatologie, Gastroenterologie, Ophthalmologie (Augenheilkunde) bis zur Behandlung von Atemwegserkrankungen. Sie helfen bei Hepatitis, Schuppenflechte und sogar bei Organtransplantationen, indem sie durch Unterdrückung des Immunsystems die Immunabstoßung des Fremdorgans unterbinden. ■

Anwendung von Kortikosteroiden

Kortikosteroid	Behandlung
Betamethason	schwere Dermatitis (Hauterkrankungen)
Budesonid	Asthma, Heuschnupfen, Autoimmunhepatitis
Dexamethason	Krupp, Makulaödem, Gelenk- und Weichgewebeentzündung
Hydrocortison	Windeldermatitis, Ekzeme und andere leichtere Hautentzündungen, schweres Asthma, Morbus Addison, schwere Darmentzündung
Methylprednisolon	Gelenkentzündung, entzündliche und allergische Reaktionen, Organtransplantation, Multiple-Sklerose-Schübe
Prednisolon	chronische obstruktive Lungenerkrankung, schwerer Krupp, leichtes bis mittelschweres akutes Asthma, Colitis ulcerosa, Morbus Crohn, systemischer Lupus, akute Leukämie
Triamcinolon-Acetonid	Heuschnupfen, Gelenk- und Weichgewebeentzündung

Philip Hench

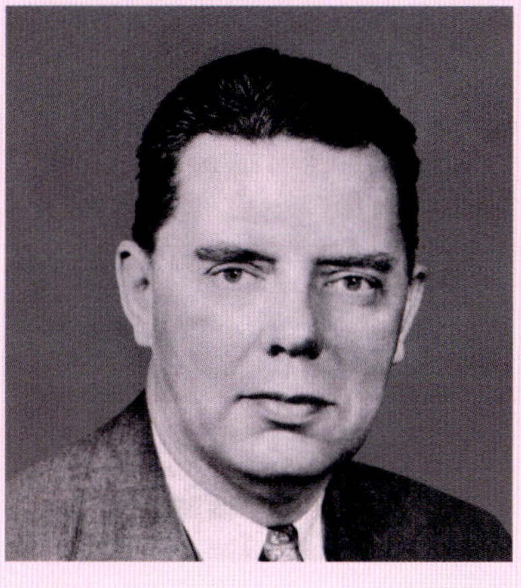

Der 1896 geborene Philip Showalter Hench wuchs in Pittsburgh im US-Bundesstaat Pennsylvania auf. Im Jahr 1917 trat er ins Medizinkorps der US-Armee ein. Im Jahr 1920 promovierte er an der Universität von Pittsburgh und ging 1923 an die Mayo Clinic, wo er 1926 Leiter der Abteilung für rheumatische Erkrankungen wurde. Er heiratete 1927 und wurde Vater von vier Kindern.

Hench war Gründungsmitglied der American Rheumatism Association, der er 1940 und 1941 als Präsident vorstand. Im Zweiten Weltkrieg bekleidete er mehrere medizinische Positionen und wurde 1947 Professor an der Mayo Clinic. Hench ging 1957 in den Ruhestand und starb 1965 bei einem Urlaub auf Jamaika.

Hauptwerke

1938 *Wirkung von spontanem Ikterus auf rheumatoide Arthritis*
1950 *Wirkung von Cortisonacetat und Hypophysen-ACTH auf rheumatoide Arthritis, rheumatisches Fieber und andere Erkrankungen* (mit Edward Kendall, Charles H. Slocumb u.a.)

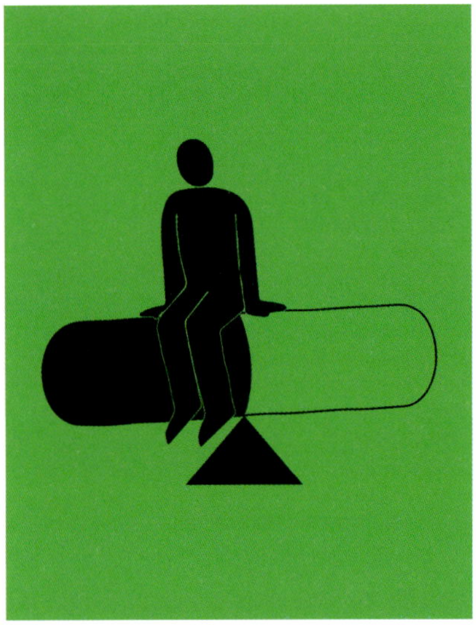

BERUHIGENDE WIRKUNG

LITHIUM UND BIPOLARE STÖRUNGEN

IM KONTEXT

FRÜHER

1871 In den USA behandelt der Neurologe William Hammond manische Zustände mit Lithium-»Salzen«.

1894 Der dänische Psychiater Frederik Lange schlägt Lithium als Mittel gegen »Melancholie« vor.

SPÄTER

1963 Bei Versuchen am Hellingly-Krankenhaus in Sussex in Großbritannien entdeckt Ronald Maggs, dass Lithium »bei akuter manischer Erkrankung einen Wert« hat.

1970 Mogens Schou entdeckt eine vorbeugende Wirkung von Lithium bei bipolaren Stimmungsschwankungen.

1970 Die amerikanische Lebens- und Arzneimittelbehörde (FDA) lässt als 50. Land Lithium gegen Manie zu.

1995 Eine Alternative zu Lithium bieten die neuen »Stimmungsstabilisierer«.

John Cade, ein australischer Psychiater, erreichte 1949 mit der Gabe von Lithium bei bipolaren Störungen einen großen Durchbruch. Cade waren im Gehirn von Bipolarpatienten Blutgerinnsel und andere physische Veränderungen aufgefallen. Er hielt einen organischen Ursprung dieser Erkrankung für möglich. Vielleicht erleide ein manisch-depressiver Patient in seinen manischen Phasen eine Vergiftung mit einer chemischen Substanz, während ein Defizit dieser Substanz ihn depressiv mache, vermutete Cade.

Meerschweinchen

Cade injizierte Urin von Bipolarpatienten in Meerschweinchen und beobachtete eine höhere Letalität als mit dem Urin von Gesunden. Lithium (damals ein Gichtmittel) im Urin verringerte die Giftigkeit, größere Mengen Lithium ließen die Meerschweinchen sehr ruhig werden. Daraufhin verabreichte Cade zehn Bipolarpatienten Lithium. Ihr Zustand verbesserte sich drastisch. Nach der Veröffentlichung im Jahr 1949 zunächst wenig beachtet, übernahmen einige europäischen Länder in den 1960er-Jahren das Medikament gegen die Manie.

Als der dänische Psychiater Mogens Schou im Jahr 1970 eine klare Wirkung nachwies, gingen auch die USA mit. Heute ist Lithium die am häufigsten verschriebene Medizin gegen bipolare Erkrankungen. ■

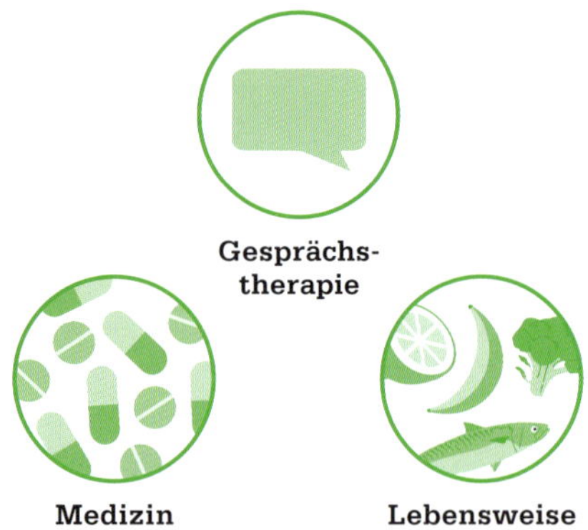

Therapien bei bipolarer Störung sind Medikamente, Gesprächstherapieformen (z. B. kognitive Verhaltenstherapie) oder eine Veränderung der Lebensweise (bessere Ernährung, Sport).

Siehe auch: Pharmazie 54–59 ▪ Humanes Anstaltswesen 92–93 ▪ Nervensystem 190–195 ▪ Chlorpromazin und Neuroleptika 241

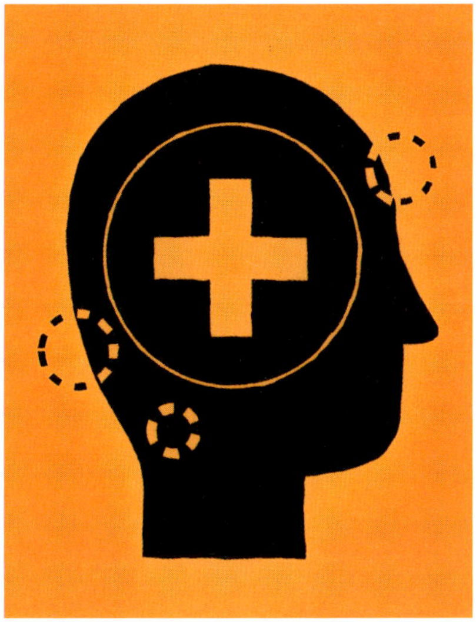

PSYCHISCHES PENICILLIN

CHLORPROMAZIN UND NEUROLEPTIKA

IM KONTEXT

FRÜHER

1920 In den USA bezeichnet der Pharmakologe David Macht neuromuskuläre Wirkstoffe als »Psychopharmaka«.

1949 John Cade entdeckt Lithium als Therapiemöglichkeit bei Patienten mit bipolarer Störung.

SPÄTER

1958 Wissenschaftler, darunter Pharmakologen, Psychiater und Psychologen, tauschen sich auf der ersten Konferenz des Collegium Internationale Neuro-Psychopharmacologicum (CINP) über Forschungsmethoden, therapeutische Wirkung, Nebenwirkungen und den klinischen Bedarf von Psychopharmaka aus.

Um 1960 In den USA belegen große Studien zu Chlorpromazin die Wirkung von Neuroleptika gegen eine Reihe von Symptomen der Schizophrenie.

Auf Anregung des französischen Chirurgen Henri Laborit hin erforschte das Pharmaunternehmen Rhône-Poulenc in den 1940er-Jahren Antihistaminika. Ziel war es, mit diesen auf das Zentralnervensystem wirkenden Substanzen Patienten vor einer Operation zu sedieren. Ergebnis der Forschung war die Einführung von Chlorpromazin im Jahr 1950.

Im Jahr 1952 behandelten die beiden Psychiater Jean Delay und Pierre Deniker am Krankenhaus Sainte-Anne in Paris manische und schizophrene Patienten mit Chlorpromazin. Die Patienten verloren ihre Übererregung. Zuerst »starkes Beruhigungsmittel« genannt, erhielt das Mittel später die Bezeichnung »Neuroleptikum«.

Neuroleptika

Nach wenigen, aber sehr erfolgreichen Versuchen von Heinz Lehmann in Kanada wurde Chlorpromazin 1954 in den USA zugelassen. In den 1960er-Jahren setzte sich das Medikament bei Patienten mit Schizophrenie und bipolarer Störung weithin durch. Chlorpromazin blockiert die Dopaminrezeptoren im Gehirn. Wegen des verringerten Durchsatzes von Signalen zwischen den Gehirnzellen gehen die psychotischen Symptome wie Wahn und Halluzinationen zurück. Behandlungsmethoden wie die Elektroschocktherapie konnten verschwinden.

Kein weiteres Neuroleptikum war seit den 1960er-Jahren so erfolgreich wie das erste: Chlorpromazin. ■

> »Ich konnte nicht glauben, dass psychotische Symptome … von einer einfachen Pille beeinflusst werden können.«
>
> **Heinz Lehmann**
> *Recollections of the History of Neuropsychopharmacology*
> (1994)

Siehe auch: Pharmazie 54–59 ▪ Aspirin 86–87 ▪ Lithium und bipolare Störungen 240 ▪ Verhaltens- und Wahrnehmungstherapien 242–243

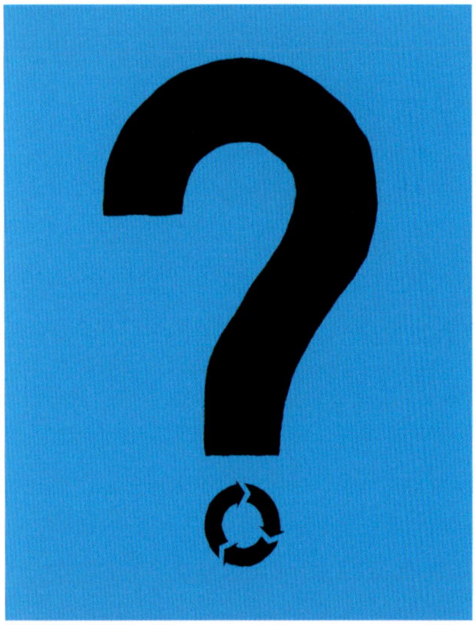

DAS DENKEN VERÄNDERN

VERHALTENS- UND WAHRNEHMUNGSTHERAPIEN

IM KONTEXT

FRÜHER

1897 Ivan Pawlow erläutert die Prinzipien der klassischen Konditionierung.

1913 John Watson beschreibt eine neue psychologische Philosophie, den Behaviorismus.

1924 Die amerikanische Psychologin Mary Cover Jones wird wegen ihrer Desensibilisierungsstudie bei einem Jungen namens Peter »Mutter der Verhaltenstherapie« genannt.

SPÄTER

1955 Der amerikanische Psychologe Albert Ellis führt die Wahrnehmungstherapie durch Konfrontation irrationaler Überzeugungen ein.

1962 Die australische Ärztin Claire Weekes schreibt mit *Self Help For Your Nerves* einen Bestseller zur Behandlung von Angstzuständen mit KVT.

1967 Aaron Beck erklärt Depressionen mit einem kognitiven Modell.

Als in den 1940er-Jahren immer mehr Soldaten mit psychischen Störungen und Depressionen behandelt werden mussten, entwickelten Psychologen und Psychiater, angeregt von der Verhaltensforschung, die sogenannte Verhaltenstherapie (Behaviorismus). Die Behavioristen verwarfen Sigmund Freuds introspektive und eher subjektive psychoanalytische Herangehensweise. Statt das Unbewusste zu suchen, setzten sie auf messbare äußere Faktoren wie Umwelt und Ereignisse, um Verhalten und Emotionen zu beeinflussen. Vorreiter dieser Theorie war der amerikanische Psychologe B. F. Skinner. Auf der von ihm 1953 formulierten Verhaltenswissenschaft bauen noch viele Elemente der heutigen psychotherapeutischen Praxis auf, darunter besonders die kognitive Verhaltenstherapie.

Konditionierung

Skinner zog seine Theorien aus den Arbeiten des russischen Physiologen Iwan Pawlow und des amerikanischen Psychologen John Watson. Pawlow hatte in den 1890er-Jahren an Hunden gezeigt, dass Reaktionen

Die **Verhaltenstherapie** zeigt, dass eine wiederholte positive oder negative **Reaktion unsere künftigen Handlungen** und Emotionen **konditioniert.**

Die **kognitive Therapie** zeigt, dass die Art und Weise, wie wir Ereignisse **wahrnehmen und deuten,** unser Verhalten und unsere Emotionen beeinflusst.

Die **kognitive Verhaltenstherapie** lehrt uns, wie wir **unsere Emotionen** durch Veränderung von **Verhalten und Denkmustern** regulieren und psychische Probleme lösen können.

Siehe auch: Humanes Anstaltswesen 92–93 ▪ Psychoanalyse 178–183 ▪ Nervensystem 190–195 ▪ Lithium und bipolare Störungen 240 ▪ Chlorpromazin und Neuroleptika 241

durch »klassische Konditionierung« antrainiert werden können: Hunde speichelten bereits beim Ton einer Glocke, nachdem diese immer wieder kurz vor der Fütterung geläutet wurde. Watson erklärte sogar die gesamte menschliche Psychologie durch Konditionierung.

Sollten Verhaltensweisen oder emotionalen Reaktionen antrainiert (konditioniert) sein, so schrieb Skinner 1938, müssten wir auch auf ein angemesseneres Verhalten umlernen können. Für diese »operante Konditionierung« setzte Skinner positive oder negative Verstärkung ein: Kleine Bewegungen in Richtung des gewünschten Verhaltens werden belohnt, unerwünschtes Verhalten wird bestraft.

Kognitive Revolution

In den 1960er-Jahren führte ein neu erwachtes Interesse am Denken (als kognitive Verarbeitung) zur Steuerung von Emotionen und Verhalten zu einer Neubetrachtung von Skinners Arbeiten. Eine Welle neuer Psychotherapien rollte heran. Wahrnehmungstherapeuten wie der amerikanische Psychiater Aaron Beck meinten, dass Skinners konditionierte Reaktionen nicht alles Verhalten erklären oder steuern konnten und dass nutzloses oder ungenaues Denken ebenso eine Rolle spielen müsste. Becks wahrnehmungsbasierter Ansatz gründete darauf, diese negativen oder automatischen Gedanken zu identifizieren, auszuwerten und dann zu korrigieren, um ein wirkliches und kein verzerrtes oder dysfunktionales Bild zu schaffen.

Beides, Verhaltens- und Wahrnehmungstheorie, fügten Therapeuten dann zur »kognitiven Verhaltenstherapie« (KVT) zusammen. Dieser Ansatz erwies sich als sehr effizient, und immer mehr Psychologen und Psychiater wollten sichtbares Verhalten durch eine Veränderung des bewussten Denkens beeinflussen.

Dritte Welle

In den 1990er-Jahren rollte die dritte Welle von Therapien. Im Fokus standen nicht mehr die Gedanken selbst, sondern die Beziehung des Menschen zu seinen Gedanken und Emotionen durch Achtsamkeit, Visualisierung und Akzeptanz.

Trotz ihrer steten Weiterentwicklung dient die KVT auch heute noch als Grundlage für Experimente und klinische Fallstudien. Sie ermöglicht messbare Ergebnisse und quantifizierbare Daten, worauf Skinner bei seiner Verwissenschaftlichung der Psychotherapie und Psychologie Wert legte. Auch Skinners Verstärkungslehre wird weiterhin angewandt. ■

> »Eine dauerhafte Genesung liegt in der Fähigkeit des Patienten begründet, zu wissen, wie eine Panik anzunehmen ist, bis er sie nicht mehr fürchtet.«
>
> **Claire Weekes**
> (1977)

B. F. Skinner

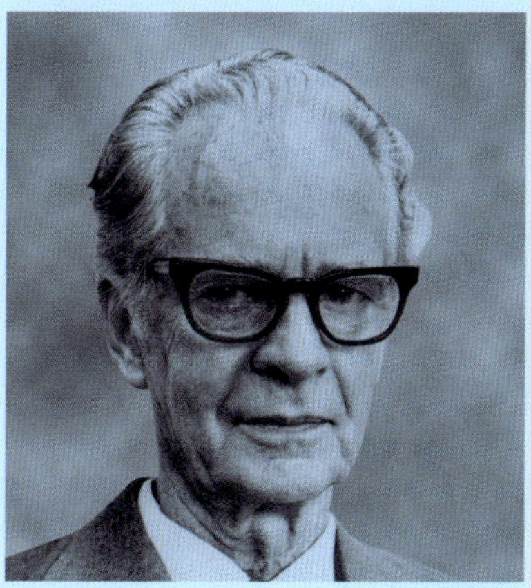

Geboren im Jahr 1904 im US-Bundesstaat Pennsylvania, wollte Burrhus Frederick Skinner ursprünglich Schriftsteller werden. Die Lektüre der Forschungsarbeiten von Iwan Pawlow und John Watson brachte ihn zur Verhaltensforschung. Er wollte beweisen, dass das Verhalten von der Umgebung gelenkt wird und nicht das Resultat von subjektivem Denken oder freiem Willen ist.

In seiner Zeit als Professor für Psychologie an der Harvard University (1948–1974) nutzte Skinner für seine Versuche Erfindungen wie die »Skinner-Box«. In diesem Kasten müssen Ratten oder Tauben für Nahrung oder Wasser einen Hebel bedienen. Es zeigte sich, dass Verhalten veränderbar ist und verstärkt werden kann. Diesen Prozess nannte Skinner »operante Konditionierung«. Seine Ergebnisse beeinflussten die Psychologie und Erziehung. Skinner starb 1990 an Leukämie.

Hauptwerke

1938 *The Behavior of Organisms*
1953 *Science and Human Behavior*
1957 *Verbal Behavior*

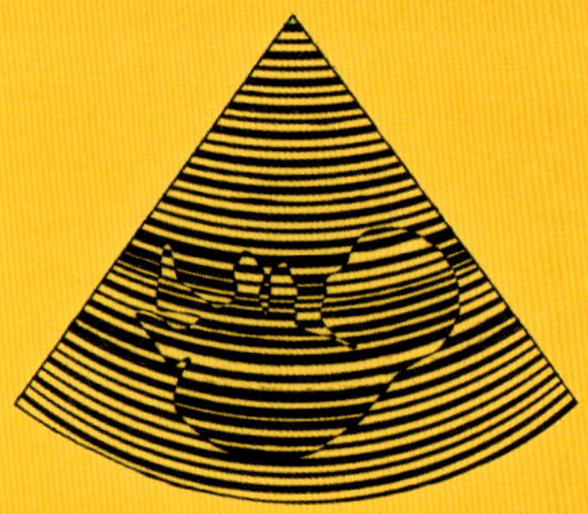

NEUE DIAGNOSTISCHE DIMENSION

ULTRASCHALL

IM KONTEXT

FRÜHER

1794 Der italienische Priester und Wissenschaftler Lazzaro Spallanzani entdeckt, dass Fledermäuse sich anhand eines Ultraschallechos um Objekte herumbewegen.

1917 Der französische Arzt Paul Langevin entwickelt mit Kollegen das Sonar, um im Ersten Weltkrieg U-Boote zu identifizieren.

SPÄTER

1975 Eine medizinische Sonografiefirma entwickelt in den USA ein lineares Rastergerät für eine klare Echtzeitbildgebung in der Schwangerschaftsdiagnostik.

1986 In Japan macht Kazunori Baba die erste 3-D-Ultraschallaufnahme eines Fötus.

2019 Wissenschaftler am iFind-Projekt in London in Großbritannien produzieren das bislang klarste Ultraschall-Digitalbild eines Fötus.

Das erste Ultraschallbild eines Fötus machte der britische Gynäkologe Ian Donald 1956 an der Universität von Glasgow in Schottland. Dafür hatte er zusammen mit dem Ingenieur Tom Brown und dem Geburtshelfer John McVicar den ersten Ultraschallscanner entwickelt.

Mithilfe von Ultraschall – hochfrequenten, oberhalb des menschlichen Hörbereichs liegenden Schallwellen – erhalten Gynäkologen wichtige Informationen über den Fötus. Diese sonografische, nicht invasive Methode ist sicherer als die Röntgenbildgebung, die den Fötus einer Strahlung aussetzt. Eine Ultraschallsonde (Transducer) sendet Schallwellen in den Körper und registriert das Echo, das ein Computer in Bilder umwandelt.

»Jede neue Technik wird attraktiver, wenn gezeigt wird, dass sie einen klinischen Nutzen hat, ohne Schaden anzurichten …«

Ian Donald

Erstmalige Diagnosen

Ian Donald war nicht der Erste, der mit Ultraschall als Diagnoseinstrument experimentierte. Im Jahr 1942 lokalisierten der österreichische Neurologe Karl Dussik und sein Bruder Friedrich Gehirntumore durch Messung der durch den Schädel wandernden Ultraschallwellen. Der Amerikaner George Ludwig detektierte Ende der 1940er-Jahre mit Ultraschall Gallensteine in Tieren, der britische Arzt John Wild entwickelte zusammen mit dem Elektroingenieur John Reid 1951 einen Ultraschall-Handapparat. Im Jahr 1953 erstellten der schwedische Kardiologe Inge Edler und der deutsche Physiker Hellmuth Hertz ein Echokardiogramm zur Messung der Herzaktivität. ■

Siehe auch: Geburtshilfe 76–77 ▪ Röntgenstrahlen 176 ▪ Elektrokardiografie 188–189 ▪ Elektroenzephalografie 224–225 ▪ MRT und Rasterverfahren 278–281

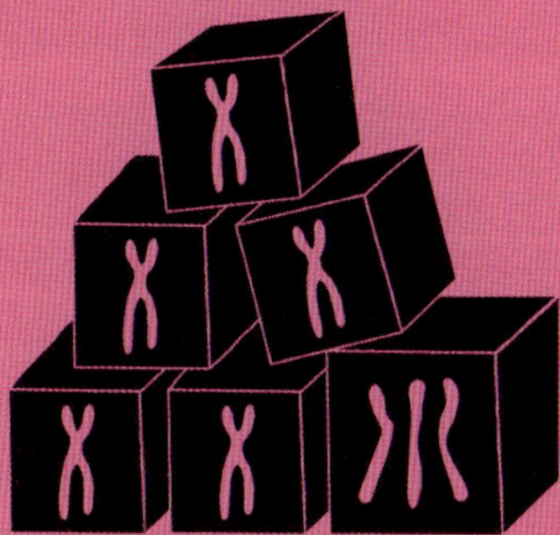

47 CHROMOSOMEN IN ALLEN ZELLEN

CHROMOSOMEN UND DOWNSYNDROM

IM KONTEXT

FRÜHER

1866 Der britische Arzt John Langdon Down beschreibt die Merkmale des jetzt nach ihm benannten Syndroms.

1879 Der deutsche Biologe Walther Flemming findet bei Wirbeltieren Chromosomen.

1956 Albert Levan aus Schweden und Joe Hin Tjio aus den USA weisen 46 Chromosomen beim Menschen nach.

SPÄTER

1999 Im Human Genome Project, einem Kartierungsprojekt für alle Gene im menschlichen Körper, wird der vollständige genetische Code eines Chromosoms (22) veröffentlicht.

2000 Das mit dem Downsyndrom verknüpfte Chromosom 21 wird sequenziert.

2013 Forscher in den USA entdecken einen Zusammenhang der Symptome des Downsyndroms mit dem Gehalt eines Proteins in Hirnzellen.

Marthe Gautier, die in Paris auf dem Gebiet der Kinderheilkunde forschte, entdeckte 1958 die Ursache des Downsyndroms. Bei der Untersuchung von Dünnschnitten fiel ihr auf, dass Kinder mit Downsyndrom nicht nur zwei, sondern drei Kopien des Chromosoms 21 besaßen.

Zwei Jahre zuvor hatten Genetiker an der Universität Lund in Schweden entdeckt, dass in fast allen Körperzellen des Menschen 23 Chromosomenpaare vorkommen – immer ein Chromosom von der Mutter, das andere vom Vater. Spermien und Eizellen haben dagegen nur einen einfachen Satz von 23 ungepaarten Chromosomen. Bei der Befruchtung entsteht eine Zelle mit 23 Chromosomenpaaren oder insgesamt 46 Chromosomen.

Trisomie

Während der Meiose, der Bildung von Spermien und Eizellen in den Fortpflanzungsorganen, kann ein drittes Chromosom mit eingeschlossen werden. Eine solche Trisomie kann jedes Chromosom betreffen, am häufigsten ist aber die Trisomie 21, mit einem dreifachen Chromosom 21, die bei einer von 1000 Geburten auftritt. Menschen mit Trisomie 21 haben bestimmte physische Merkmale wie ein flacheres Gesicht und einen schwachen Muskeltonus, dazu kommt eine milde bis moderate Lernschwäche. Das Ewards-Syndrom, Trisomie 18, tritt bei etwa einem von 6000 Kindern auf. ■

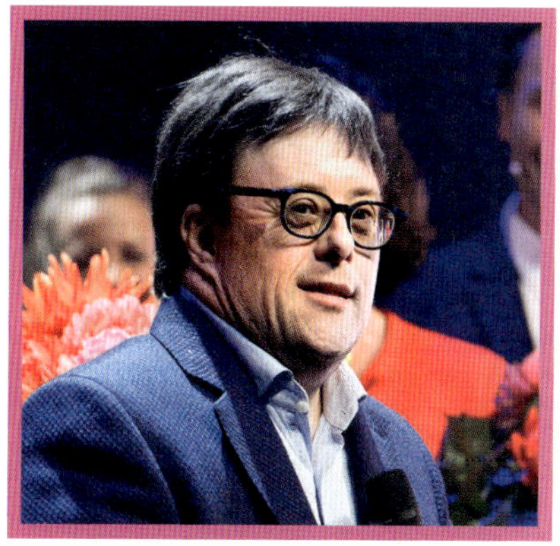

Der spanische Schauspieler Pablo Pineda *(Me too – Wer will schon normal sein?)* ist der erste Europäer mit Downsyndrom und akademischem Titel.

Siehe auch: Vererbung und Erbkrankheiten 146–147 ▪ Genetik und Medizin 288–293 ▪ Human Genome Project 299 ▪ Gentherapie 300

TOD WIRD LEBEN

TRANSPLANTATION

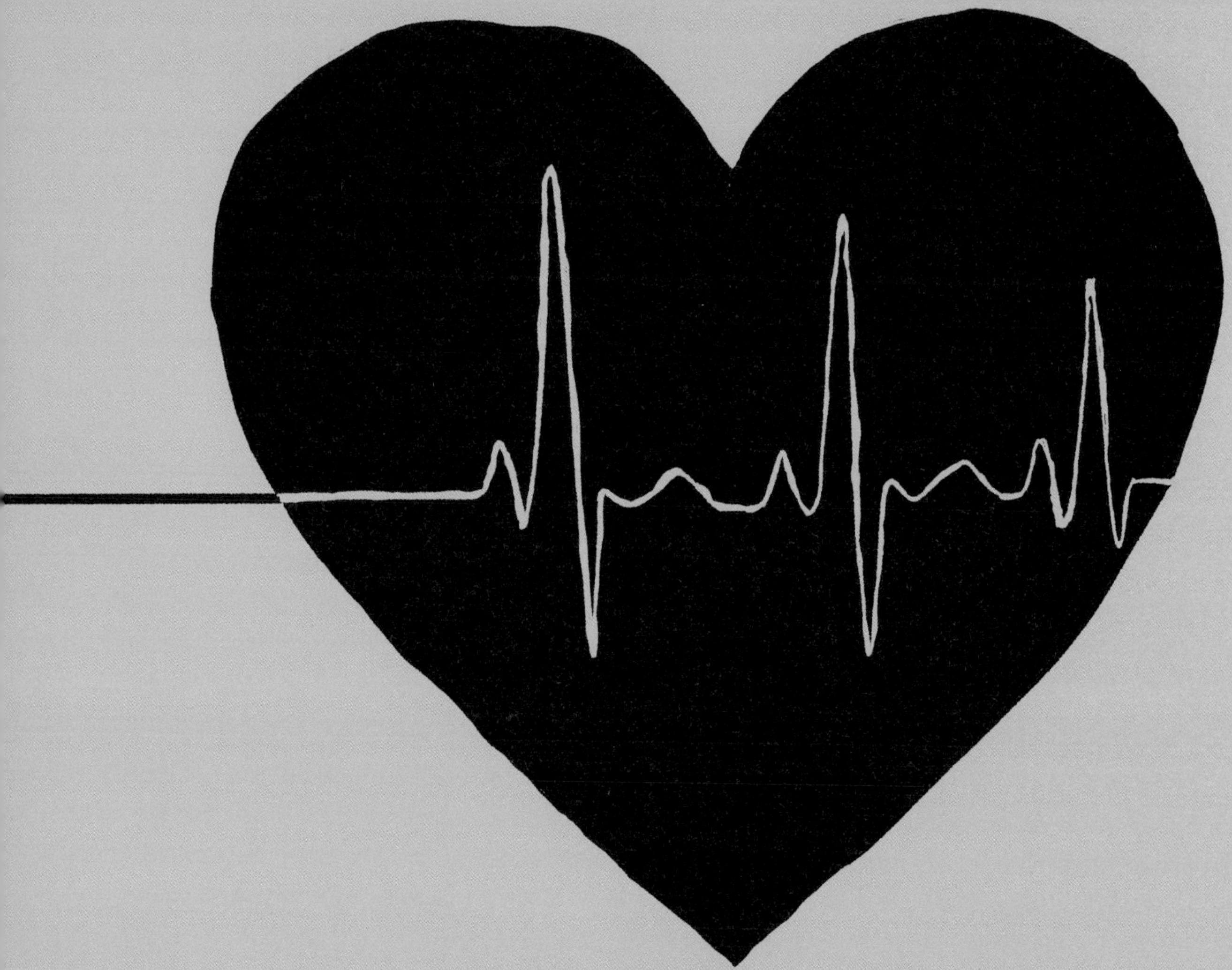

IM KONTEXT

FRÜHER

1668 In den Niederlanden verpflanzt Job van Meekeren erfolgreich Knochengewebe.

1838 In den USA verpflanzt Richard Kissam die Hornhaut eines Schweins und ermöglicht dadurch einem jungen Mann kurzzeitig das Sehen.

SPÄTER

1979 In Spanien wird als erstem Land das »Opt-out«-Verfahren Gesetz: Jede Person gilt als Organspender, wenn sie nicht ausdrücklich widersprochen hat.

1998 Der französische Chirurg Jean-Michel Dubernard transplantiert eine Hand.

2002 In den USA werden geklonte und genetisch veränderte Schweine als Organbank für Menschen gezüchtet.

2008 Der französische Chirurg Laurent Lantieri transplantiert ein volles Gesicht.

Transplantationen – das Ersetzen von geschädigten oder versagenden Körperteilen durch gesunde – gehören zu den erstaunlichsten Errungenschaften der modernen Medizin. Nur 13 Jahre nach der ersten erfolgreichen Nierentransplantation im Jahr 1954 wurde die erste Herzverpflanzung an einem Menschen als Gipfel der Transplantationskunst gefeiert. Seitdem verdanken Hunderttausende ihr Leben einem Transplantat aus Herz, Niere, Lunge oder Leber. Für den Patienten stellt die Prozedur einen gewaltigen Eingriff dar – für viele Chirurgen ist sie bereits Routine.

Die Anfänge

Bevor Mitte des 19. Jahrhunderts die Narkose entdeckt wurde, schien eine Organverpflanzung ein aussichtsloses Unterfangen. Erst mit der Narkose konnten Chirurgen im Körper operieren, ohne dem Patienten unsägliche Schmerzen zuzufügen oder Spasmen der Muskeln hervorzurufen.

Anfang des 20. Jahrhunderts übten Chirurgen bereits an Tieren. In Ungarn verpflanzte Emerich Ullmann 1902 zum ersten Mal die Niere eines Hundes, indem er sie aus der Bauchhöhle in den Hals versetzte und mit Blechröhren wieder anschloss. Der junge französische Chirurg Alexis Carrel verpflanzte sogar das Herz eines Hundes in den Hals.

Bei seinen Versuchen entwickelte Carrel Mikronähtechniken, die ihm später beim Menschen das Anschließen versehrter Blutgefäße ermöglichten. Als Zeuge der tödlichen Messerattacke auf den französischen Präsidenten im Jahr 1894 entsetzte er sich über die Unfähigkeit der Chirurgen, den Präsidenten zu retten, weil sie schlichtweg eine beschädigte Vene nicht verschließen konnten. Um ähnliche Tragödien für die Zukunft auszuschließen, ließ sich Carrel monatelang von Madame Leroidier, der besten Stickerin von Lyon, in der Handhabung von feinsten Nadeln ausbilden. Heute noch wird bei Transplantationen die »Carrel-Naht« angewandt.

Erfolg und Misserfolg

Der österreichische Augenarzt Eduard Zirm verpflanzte 1905 zum ersten Mal eine menschliche Hornhaut. Ein Unfall mit Kalk hatte

Die Carrel-Naht ist eine einfache, aber geniale Technik, Blutgefäße eines neuen Organs an das des Wirts anzuschließen. Für seine Methode der Blutgefäßnaht erhielt Carrel 1912 den Nobelpreis für Physiologie oder Medizin.

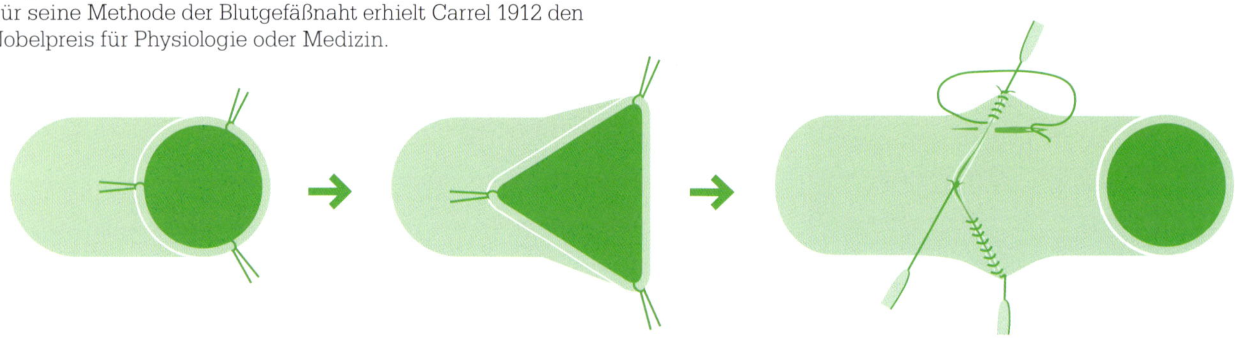

Die offenen Blutgefäße werden in Kontakt gebracht und mit drei gleich weit entfernten Stichen an den Rändern zusammengefügt.

Durch vorsichtiges Ziehen an den Stichen nach außen erhalten die Ränder eine dreieckige Kontaktfläche.

Die geraden Kanten lassen sich gut zusammennähen. Da das Gewebe nicht mit Pinzetten festgehalten werden muss, reißt oder quetscht es weniger leicht.

Siehe auch: Bluttransfusion und Blutgruppen 108–111 ▪ Anästhesie 112–117 ▪ Hauttransplantation 137 ▪ Immunsystem 154–161 ▪ Elektrokardiografie 188–189 ▪ Dialyse 234–235 ▪ Regenerative Medizin 314 ▪ Gesichtstransplantation 315

»Es ist das Geschenk des Lebens an sich.«

Dick Cheney
46. Vizepräsident der USA (2001–2009) über seine Herztransplantation

den tschechischen Landarbeiter Alois Glogar erblinden lassen. Zirm transplantierte ihm die Hornhäute eines elfjährigen Jungen. Der Effekt war enorm. Schon nach drei Monaten konnte Glogar wieder arbeiten – und bis ans Ende seines Lebens konnte er wieder sehen.

Carrel und andere Chirurgen glaubten, dass eine menschliche Organtransplantation nur eine Frage der Zeit sein würde. Allerdings starben seine Hunde spätestens wenige Wochen nach dem Empfang eines Organs eines anderen Hundes, selbst wenn die Operation an sich zunächst erfolgreich verlaufen war. Trotz der chirurgischen Fertigkeiten endete bis in die 1940er-Jahre jeder Versuch mit dem Tod des Patienten.

Einsichten

Im Zweiten Weltkrieg warfen Hauttransplantationen ein neues Licht auf das Problem. Viele Bomberpiloten erlitten entsetzliche Verbrennungen, die nicht durch eine Hauttransplantation geheilt werden konnten. Mit Experimenten an Kaninchen versuchte der britische Biologe Peter Medawar, den Grund dafür zu finden. Er bemerkte, dass der Körper »fremde« Haut aktiv abstieß. Wie bei einer Infektion produziert der Körper Antikörper. Zunächst scheint er das Fremdgewebe anzunehmen, aber dann baut er allmählich Antikörper auf. Nach wenigen Wochen greift das Immunsystem aktiv den Fremdstoff an.

Keine Abstoßungsreaktion beobachtete Medawar jedoch bei eineiigen Zwillingen. Und auch nicht bei sehr nahe verwandten Kühen mit gleicher Immuntoleranz.

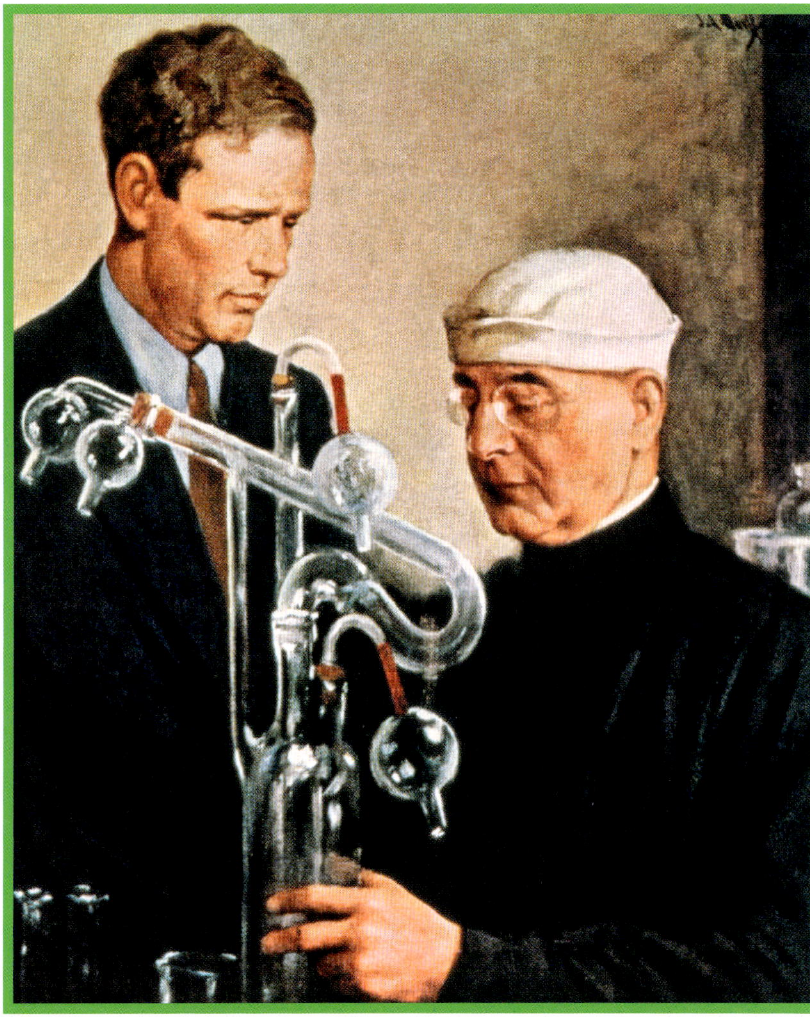

Alexis Carrel (rechts) entwickelte 1937 zusammen mit dem amerikanischen Flugpionier Charles Lindbergh (links) eine Perfusionspumpe – einen Vorläufer der heutigen Herz-Lungen-Maschine.

Angesichts des Abstoßungsproblems hatten Transplantationen nur minimale Erfolgsaussichten. Ein Chirurg möchte jedoch Leben retten, und so blieb die Hoffnung, dass nahe Verwandte eine so ähnliche Immuntoleranz haben, dass ein Überleben möglich sei. »

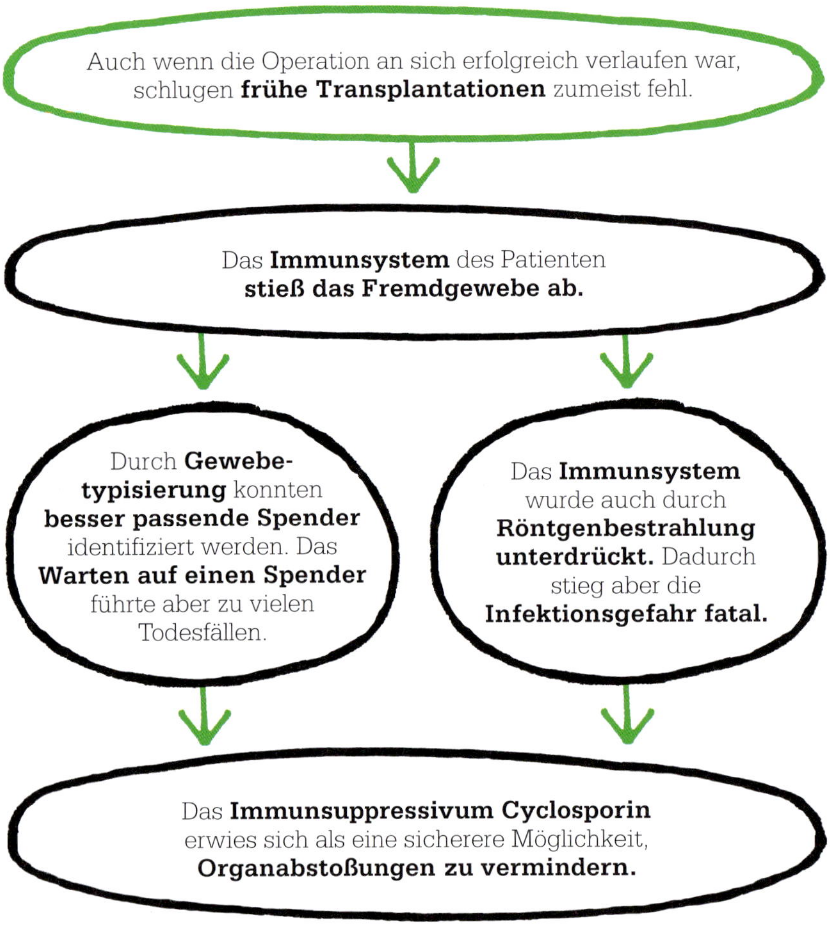

Zu der Zeit entwickelte der holländische Erfinder und Arzt Willem Kolff die Nierendialyse. Ein mechanischer Filter übernahm bei dem 1945 vorgestellten Dialysator für kurze Zeit die Nierenfunktion. Mit dieser Maschine, überlegten manche Ärzte, könnten Patienten eine Nierentransplantation überleben.

Im Jahr 1952 verpflanzte der Chirurg Jean Hamburger an einem Pariser Krankenhaus die Niere einer Mutter auf ihren Sohn, dessen einzige Niere bei einem Sturz geschädigt worden war. Während der Operation hielt ein Dialysator den Jungen am Leben. Eine nähere Verwandtschaft als in diesem Fall (außer bei eineiigen Zwillingen) war kaum möglich. Zunächst schien die Operation erfolgreich zu verlaufen. Weniger als 14 Tage später wurde die Niere jedoch abgestoßen und der Junge starb.

Zwei Jahre später verpflanzte Joseph Murray in Boston (USA) zum ersten Mal erfolgreich ein Organ zwischen eineiigen Zwillingen. Ronald Herrick spendete seinem Zwillingsbruder Richard eine Niere. Richard heiratete später und hatte Kinder. Nach acht Jahren starb er an Herzversagen, aber seine Spenderniere funktionierte.

Der Erfolg ließ Chirurgen zur Nierentransplantation zurückkehren. Aber fast immer wurde die neue Niere abgestoßen und die Patienten starben. Nur bei eineiigen Zwillingen waren Transplantationen möglich. Es musste dringend eine Lösung her.

»Jetzt scheinen Nierentransplantationen Routine. Aber die erste war wie Lindberghs Flug über den Ozean.«

Joseph Murray
The New York Times
(1990)

Umgangene Abstoßung

Um durch eine Unterdrückung des Immunsystems eine Abstoßung zu verhindern, setzten die Ärzte die Patienten Röntgenstrahlen aus. Aber jetzt waren für den Patienten schon kleinste Infektionen hochgefährlich. Der amerikanische Blutspezialist William Dameshek schlug das Krebsmittel 6-mp vor. Er hoffte, dass dieser in den Stoffwechsel von Krebszellen eingreifende Wirkstoff auch die Bildung von weißen Blutkörperchen unterdrückte und somit Fremdgewebe nicht erkannt werden kann.

Anfang der 1960er-Jahre unternahm der britische Arzt Roy Calne einen solchen Versuch an Hunden. Nach einer Nierentransplantation verabreichte er den Tieren Azathioprin, ein ähnliches Arzneimittel wie 6-mp. Azathioprin wirkte bei dem Hund Lollipop so gut, dass er das Medikament auch beim Menschen anwandte. Dennoch überlebten nur wenige seiner Patienten die Transplantation.

Einen Durchbruch brachte die Verabreichung von Azathioprin direkt nach der Operation, wie der amerikanische Chirurg Thomas Starzl im Jahr 1963 herausfand. Zunächst sah es so aus, als ob der Körper das Spenderherz abstoßen würde. Dann verabreichte Starzl zusätzlich hoch dosierte Steroide, die das Immunsystem unterdrückten. Die Kombination von Azathioprin und Steroiden steigerte die Überlebenschancen substanziell.

Zu dieser Zeit erforschten Biochemiker der Schweizer Arzneimittelfirma Sandoz Bodenproben mit Pilzen auf mögliche neue Antibiotika. Aus einer norwegische Probe mit dem Pilz *Tolypocladium inflatum* extrahierten sie eine Substanz namens Cyclosporin. Diese stellte sich als Immunsuppressivum ohne gefährliche Nebenwirkungen heraus. Das Anfang der 1980er-Jahre zugelassene Cyclosporin revolutionierte die Transplantationsmedizin. Cyclosporine reduzieren die Wahrscheinlichkeit einer Organabstoßung, ohne Patienten in Infektionsgefahr zu bringen.

Auch die Suche nach geeigneten Spendern machte Fortschritte. Die Forscher untersuchten außen auf den Zellen sitzende Markerproteine namens Human Leucocyte Antigens (HLAs), die wie ein chemischer Pass wirken. Anhand des HLA-Musters erkennt das Immunsystem sofort, ob eine Zelle eigen oder fremd ist und abgestoßen werden soll. Außer bei eineiigen Zwillingen haben keine zwei Personen die gleichen HLAs. Sie können aber ähnlich sein. Die Wahrscheinlichkeit, ähnliche HLAs zu tragen, ist bei Blutsverwandten größer als bei Fremden. Ein Bluttest kann zeigen, ob die HLAs des möglichen Spenders denen des Empfängers so ähnlich sind, dass ein Organ eher nicht abgestoßen wird. Dieses Verfahren wird als Gewebetypisierung bezeichnet.

> »Die von mir behandelten Transplantationspatienten sind alle Mitglieder einer Art erweiterter Familie.«
>
> **Thomas Starzl**
> *The New York Times*
> (2009)

Lebertransplantation

In den 1960er-Jahren wandten sich die Chirurgen mit zunehmender Routine bei der Nierentransplantation Leber und Herz zu. Die Leber ist größer und komplexer als die Niere, keine Maschine kann das Organ während der Operation vertreten. Außerdem kann eine ganze Leber nur von einem toten Spender kommen. Das Organ leidet unter Blutmangel und muss deshalb innerhalb von 15 Minuten nach dem Tod des Spenders entnommen und sofort gekühlt werden.

Im Jahr 1963 unternahmen Thomas Starzl in den USA und Roy Calne in Großbritannien die ersten Lebertransplantationen. Die Patienten, die ansonsten sicher gestorben wären, überlebten die Operation, starben aber später durch die Organabstoßung. In den folgenden 20 Jahren starben drei von vier Transplantierten innerhalb eines Jahres. Nach der Entdeckung von Cyclosporin Anfang der »

Christiaan Barnard

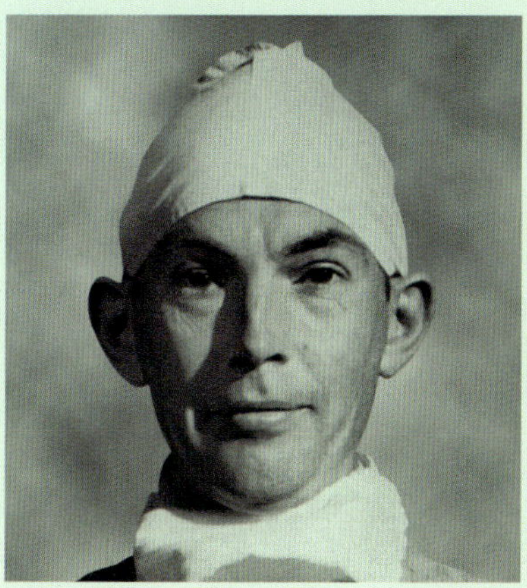

Im Jahr 1922 als Sohn eines verarmten Predigers in der südafrikanischen Provinz Westkap geboren, wollte Christiaan Barnard nach dem Tod seines fünfjährigen Bruders, der an einer Herzerkrankung gestorben war, Herzchirurg werden. Als solcher wurde er weltberühmt, als er 1967 in Kapstadt das erste Herz zwischen Menschen transplantierte.

Danach entwickelte Barnard »Hilfstransplantate«, bei denen der Patient neben seinem kranken ein gesundes Herz erhielt. Barnard entwickelte auch Techniken, Patienten während ihrer Wartezeit auf ein gesundes Herz mit einem Affenherz am Leben zu halten. Wegen rheumatoider Arthritis in seinen Händen zog er sich mit 61 Jahren zurück, schrieb einen Roman und zwei Autobiografien und gründete die Christiaan Barnard Foundation, um benachteiligten Kindern zu helfen. Er starb 2001 78-jährig.

Hauptwerke

1970 *One Life*
1993 *The Second Life*
1996 *The Donor*

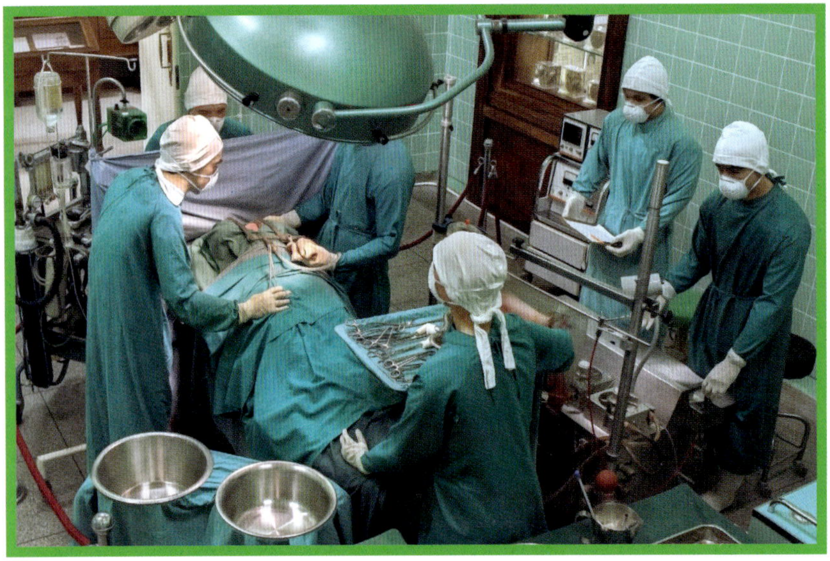

Zum 50. Jahrestag der ersten Herztransplantation wurde 2017 das Ereignis rekonstruiert. Das Tableau ist im Museum des Groote-Schuur-Krankenhauses von Kapstadt ausgestellt.

1980er-Jahre veränderte sich die Situation. Heute überleben neun von zehn Personen ihre Lebertransplantation mindestens ein Jahr, viele genesen vollständig.

Herztransplantation

Die Herztransplantation galt als ultimative Herausforderung. Anfang der 1950er-Jahre unternahm der russische Wissenschaftler Herztransplantationen an Hunden, mit sehr gemischtem Erfolg. Bei der Entnahme und Neueinsetzung starben die Hunde leicht. Ende der 1950er-Jahre entdeckte Norman Shumway an der Stanford University in den USA, dass er Herzschlag und Blutfluss beim entnommenen Herzen durch eiskaltes Wasser anhalten konnte. Er erfand auch eine verbesserte Herzmaschine, um den Blutfluss bis zum Einsatz des neuen Herzens am Laufen zu halten. Zusammen mit dem innovativen Herzchirurgen Richard Lower übte Shumway die Herzentnahme und Neueinsetzung bei Leichen.

Nach jahrelangem Üben an Hunden fand Shumway, dass trotz des erheblichen Abstoßungsrisikos die Zeit für eine menschliche Herztransplantation gekommen sei. Während Shumway noch auf einen geeigneten Patienten und Spender wartete, kam ihm der südafrikanische Chirurg Christiaan Barnard zuvor. Mit Shumways und Lowers Technik unternahm Barnard am 3. Dezember 1967 die erste Herztransplantation am Menschen an der Groote-Schuur-Klinik in Kapstadt. Das Ereignis machte weltweit Schlagzeilen. Barnards Patient war der 54-jährige Lebensmittelhändler Louis Washkansky und das Spenderherz kam von einer jungen Frau, die beim Überqueren einer Straße von einem Auto getötet wurde.

Die Operation verlief erfolgreich. Washkanskys neues Herz begann zu schlagen und ein paar Tage lang sah alles gut aus. Die Medikamente gegen die Abstoßung hatten sein Immunsystem jedoch so stark geschwächt, dass er 18 Tage nach der Operation an einer Lungenentzündung starb. Dennoch war es der Start einer neuen Ära. Die Erfolgsrate stieg nach der Einführung von Cyclosporin Anfang der 1980er-Jahre rasant an.

Knappheit an Spendern

Herztransplantationen kranken an einer Knappheit an Spenden. Bei der Niere stammen fast die Hälfte der Spender von lebenden Personen, die sorgfältig auf ihre Verträglichkeit ausgewählt werden. Viele Spender sind Familienmitglieder. Für ein Herz muss der Spender

Herz-Lungen-Transplantation

Bei vielen Herztransplantierten ist auch die Lunge geschädigt. Als Herztransplantationen zur realen Option wurden, fassten Chirurgen auch eine kombinierte Herz-Lungen-Transplantation ins Auge.

Nur ein Jahr nach der ersten Herztransplantation verpflanzte der amerikanische Chirurg Denton Cooley 1968 zum ersten Mal Herz und Lunge gemeinsam. Der zwei Monate alte Säugling überlebte jedoch nur 14 Stunden. Erst 1981 wurde die Idee wieder aufgegriffen, als das eben zugelassene Cyclosporin neue Möglichkeiten eröffnete. Bruce Reitz von der Stanford University operierte die 45-jährige Mary Gohlke, die fünf Jahre überlebte.

Heutzutage leben nach einer Herz-Lungen-Transplantation fast die Hälfte der Patienten noch mindestens fünf Jahre. Wenige Spender und das sich rapide abbauende Lungengewebe verhindern jedoch eine größere Zahl von Operationen.

»Ein Herz zu verpflanzen, ist unendlich viel besser, als es im Grab den Würmern zum Fraß zu geben.«

Christiaan Barnard
Time Magazine
(1969)

jedoch tot sein. Beim Warten auf ein Spenderherz kann der Patient sterben. Oder das Herz ist zu weit entfernt. Oder die Zeit passt nicht. Beschaffung, Transport und Vorbereitung der Operation sind ein Wettlauf gegen die Zeit. Ohne Sauerstoff geht das Herzgewebe vier bis sechs Stunden nach der Entnahme zugrunde.

Kunstherz

Hilfreich könnte ein elektrisch angetriebenes künstliches Herz sein. Die Kunstherztechnologie wurde vom in den USA arbeitenden argentinischen Herzspezialisten Domingo Liotta und dem amerikanischen Chirurgen O. H. »Bud« in den 1960er-Jahren am Frazier Texas Heart Institute in Houston entwickelt. Anfangs sollte das »Total Artificial Heart« oder TAH, das aus einer Außenpumpe neben dem Patienten bestand, nur die Zeit bis zum Finden eines Spenders überbrücken.

Dem amerikanischen Herzchirurgen Denton Cooley, der bereits 29 Transplantationen durchgeführt hatte, wurde 1969 ein Mann namens Haskell Karp vorgestellt, der ohne ein Spenderherz nur noch wenige Tage zu leben hatte. Cooley implantierte ein TAH. Zweieinhalb Tage später war ein Spenderherz gefunden, aber Karp starb kurz nach dessen Implantation an einer Infektion. Cooley erhielt harsche Kritik für den Einsatz eines Geräts, das viele noch nicht reif für den Einsatz am Menschen hielten. Als jedoch immer mehr Patienten aufgrund einer Organabstoßung starben, wurde ein dauerhafter TAH-Einsatz diskutiert.

Anfang der 1980er-Jahre erhielt in den USA eine Reihe von sterbenden Herzpatienten ein elektrisches Herz mit der Bezeichnung Jarvik-7. Eine Person überlebte zwei Jahre. Mit dem Aufkommen des Immunsuppressivums Cyclosporin, das die Überlebensrate mit Spenderherzen in die Höhe schnellen ließ, schwand das Interesse am Kunstherz. Mit der zunehmenden Spenderherzknappheit Anfang des 21. Jahrhunderts verlängert das TAH bei herzkranken Patienten im Endstadium jedoch die Wartezeit.

Das Kunstherz kann entgegen früherer Hoffnungen ein krankes Herz nicht dauerhaft ersetzen. Möglicherweise lassen sich aber eines Tages Herzen und andere Organe aus Stammzellen züchten, wenn auch ein solches revolutionäres Szenario noch in weiter Ferne liegt. Indessen retten Nieren-, Leber- und Herztransplantationen jedes Jahr Zehntausende Leben. Transplantationen gehören zu den größten Errungenschaften der Medizin. ■

Die Liste an transplantierbaren Organen und Geweben wächst stetig. Jüngste Fortschritte sind Hand- und Gesichtsverpflanzungen. Bislang wurden auf der Welt erst einige Hundert Hand- und Gesichtstransplantationen durchgeführt.

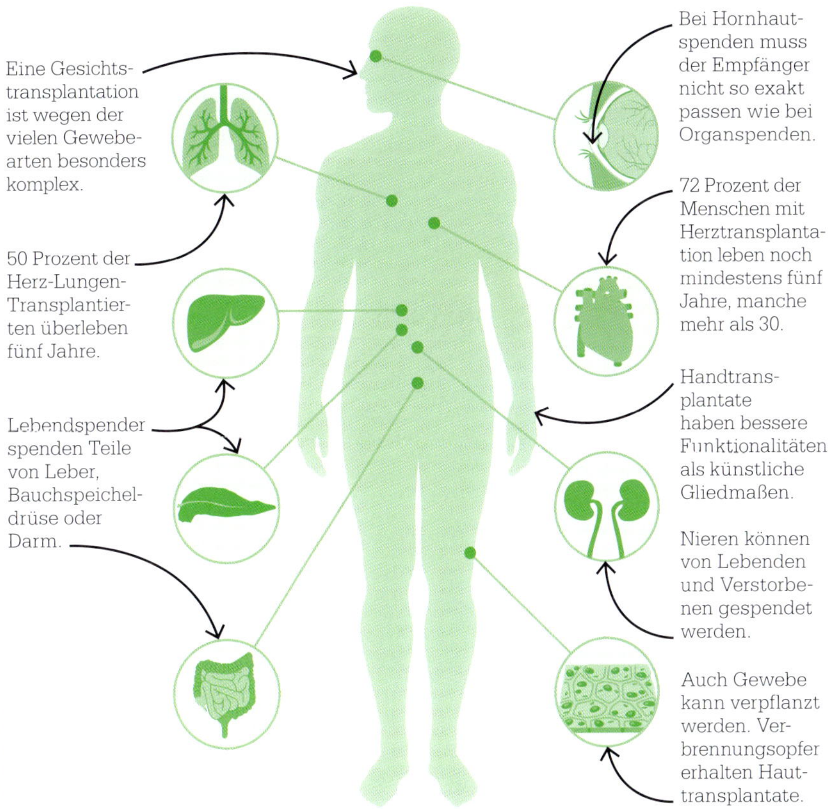

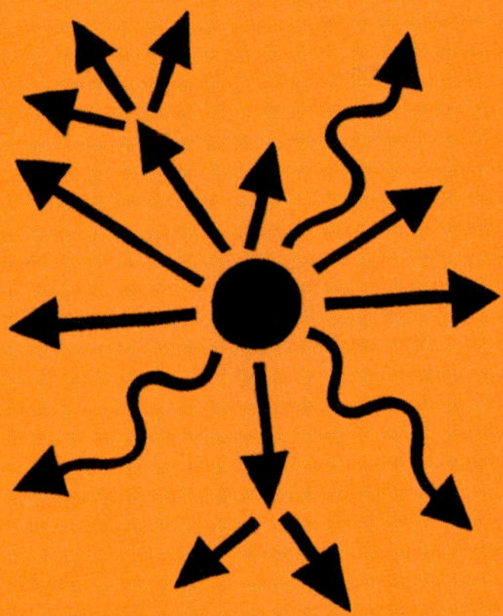

NÜTZLICHES, UNBÄNDIGES MOLEKÜL

INTERFERON

IM KONTEXT

FRÜHER

1796 Edward Jenner führt die erste wirksame Inokulation gegen das Pockenvirus durch.

1882 Ilja Metschnikow entdeckt Phagozyten, einschließlich der Makrophagen (große weiße Blutkörperchen), die Keime angreifen, aufnehmen und zerstören.

1931 Der deutsche Physiker Ernst Ruska entwickelt das Elektronenmikroskop. Zum ersten Mal können Viren direkt beobachtet werden.

SPÄTER

1959 Jacques Miller entdeckt T-Zellen. Diese für die Immunreaktion auf Viren essenziellen Zellen produzieren die Gamma-Form des Interferons.

2016 In den USA beschreiben Matthew Halpert und Vanaja Konduri dendritische Zellen. Zusammen mit den Makrophagen produzieren sie die Alpha-Form von Interferon.

Seine Fähigkeit, bei Infektionen zu interferieren (einzugreifen), gab diesem Protein den Namen: Interferon. Zur Klasse der Zytokine gehörend, ist es Teil des natürlichen Abwehrsystem des Körpers gegen Viren. Beschrieben wurde Interferon zum ersten Mal 1957 von den Virologen Alick Isaacs und Jean Lindenmann am nationalem Institut für medizinische Forschung von Großbritannien.

Körperzellen, die von Viren gekapert werden, schütten Interferone aus, um die Zellteilung zu verlangsamen und das Virus auszubremsen. Interferone alarmieren auch gesunde Zellen. Die drei Haupttypen Alpha-, Beta- und Gamma-Interferon haben leicht unterschiedliche Funktionen.

Am Anfang war die Hoffnung groß, aus Interferonen, die das Zellwachstum verlangsamen, neue Viren- oder Krebsmedikamente herzustellen. Der finnische Wissenschaftler Kari Cantell entdeckte in den 1960er-Jahren, dass mit dem Sendaivirus infizierte weiße Blutzellen Alpha-Interferon produzieren. Und in einem Schweizer Labor wurde in den 1980er-Jahren durch Gentechnik das Alpha-Interferon-Gen zur Massenproduktion verschiedener Interferone ausgerüstet.

> »Genau wie im Showbusiness gibt es auch in der Wissenschaft keine Sensation über Nacht.«
>
> **Mike Edelhart und Jean Lindenmann**
> *Interferon*
> (1981)

Was im Tierversuch vielversprechend aussah, verursachte im Menschen jedoch starke Nebenwirkungen wie Grippesymptome, Übelkeit und Depression. Gering dosiert wird Interferon dagegen noch heute bei Krebs, Leberentzündung und multipler Sklerose eingesetzt. ■

Siehe auch: Impfung 94–101 ▪ Immunsystem 154–161 ▪ Virologie 177 ▪ Antibiotika 216–223 ▪ HIV und Autoimmunerkrankungen 294–297

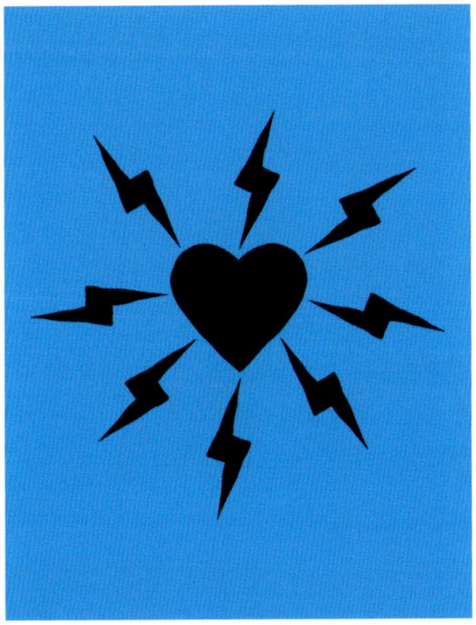

SENSATION FÜR DEN PATIENTEN

HERZSCHRITTMACHER

IM KONTEXT

FRÜHER

1887 Augustus D. Waller misst die elektrische Aktivität vor jedem Herzschlag.

1903 Willem Einthovens Elektrokardiograf gibt die Herzaktivität als ablesbares Elektrokardiogramm (EKG) heraus.

1928 In Australien beleben Mark Lidwill und Edgar Booth das Herz eines Neugeborenen mit einer an eine Stromquelle angeschlossenen Nadel wieder.

SPÄTER

Um 1990 Mikroprozessoren ermöglichen eine situative Anpassung des Herzschlags.

2012 Am Homolka-Krankenhaus in Prag implantieren Chirurgen einen drahtlosen Herzschrittmacher in Pillengröße.

2019 Amerikanische und chinesische Wissenschaftler erfinden einen Schrittmacher, der seine Energie aus dem Herzschlag selbst bezieht.

Mehr als 2 Mrd. Mal schlägt das menschliche Herz durchschnittlich im Leben – und das macht es normalerweise sehr regelmäßig. Allerdings sind auch mehr als 3 Mio. Menschen auf den korrigierenden Impuls eines Herzschrittmachers angewiesen.

Von groß nach klein

Den ersten funktionierenden Herzschrittmacher entwickelte der kanadische Ingenieur John Hopps 1951. Es war eine sperrige Maschine, die kabelversorgt in einem Koffer nebenherzurollen war. Mit kleineren Batterien und neuen Transistoren bauten sieben Jahre später der schwedische Ingenieur Rune Elmqvist und der Herzchirurg Åke Senning ein implantierbares Gerät.

Else-Marie Larsson überredete die beiden, den Schrittmacher ihrem sterbenden Mann Arne einzusetzen. Unter Zeitdruck goss Elmqvist die Komponenten in einem Plastikbecher zusammen und Senning implantierte das Gerät am 8. Oktober 1958. Am nächsten Tag musste es ausgetauscht werden, aber das zweite Modell funktionierte perfekt. In den folgenden 43 Jahren erhielt Larsson noch 25 weitere Schrittmacher und starb 86-jährig.

Patientengesteuerte Herzschrittmacher gab es ab 1960. Die 1972 eingeführten Lithiumbatterien verlängerten die Laufzeit von etwa zwei auf zehn Jahre. Heute gibt es pillengroße Geräte und Sensoren für eine automatische Anpassung an die jeweilige körperliche Aktivität. ■

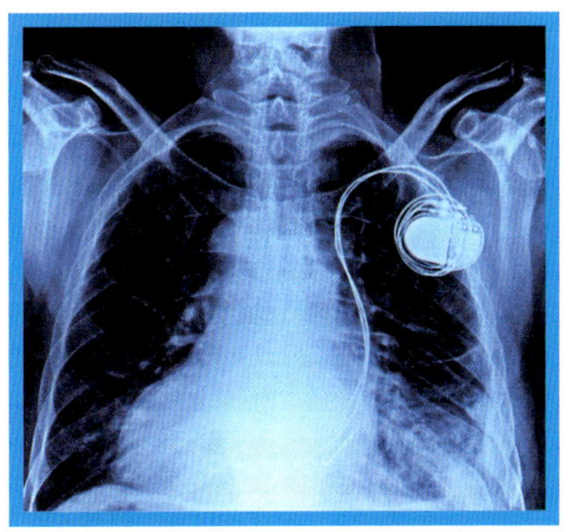

Im Röntgenbild ist der unterhalb des Schlüsselbeins implantierte Schrittmacher gut zu sehen. Der Draht leitet elektrische Impulse an die Herzkammer.

Siehe auch: Blutkreislauf 68–73 ▪ Stethoskop 103 ▪ Elektrokardiografie 188–189 ▪ Transplantation 246–253

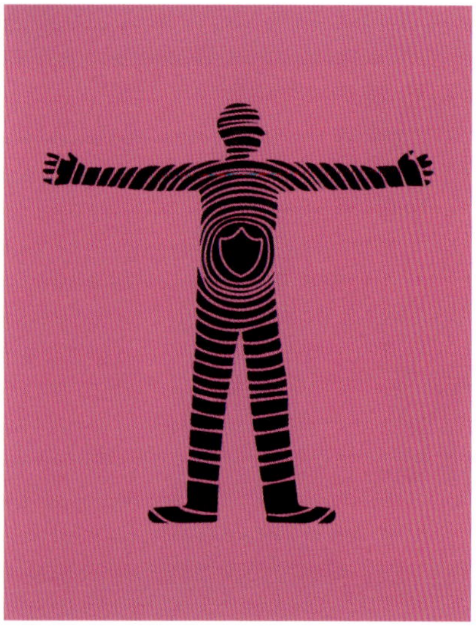

ZENTRUM UNSERER IMMUNANTWORT

LYMPHOZYTEN UND LYMPHSYSTEM

IM KONTEXT

FRÜHER

1651 Der französische Wissenschaftler Jean Pecquet beschreibt den *Ductus thoracicus,* das größte Lymphgefäß.

1652 Thomas Bartholin nennt das den Körper durchziehende System »lymphatisch«.

1701 Der holländische Anatom Frederik Ruysch beschreibt die lymphatische Zirkulation.

1770 William Hewson identifiziert kleine runde Zellen (Lymphozyten).

1784 Der italienische Anatom Paolo Mascagni beschreibt den Weg der Lymphflüssigkeit aus den Zellzwischenräumen zu den Lymphknoten.

SPÄTER

1959 Der gebürtige Franzose Jacques Miller entdeckt T-Lymphozyten (T-Zellen).

1980 Forscher erklären die erworbene Immunität durch die Funktion der B- und T-Lymphozyten.

Über das lymphatische System leitet der Körper Abfallstoffe ab und formiert sein wichtigstes Abwehrsystem gegen Infektionen. In den Lymphgefäßen zirkuliert die Lymphe, eine wässrige Flüssigkeit. Die darin befindlichen weißen Blutkörperchen (Lymphozyten) bekämpfen eingedrungene Keime. Der britische Arzt James Gowans entdeckte 1959, dass sich Lymphozyten zwischen dem lymphatischen System und dem Blut austauschen. Diese Zirkulation erklärte die zentrale Funktion der Lymphozyten für das Immunsystem und die Rolle des lymphatischen Systems.

Zum lymphatischen System gehören Thymus, Knochenmark und Milz – worin die Lymphozyten produziert werden und reifen. Aktiviert werden sie in den Lymphknoten (kleine »Drüsen«), wo sie Antigene erkennen.

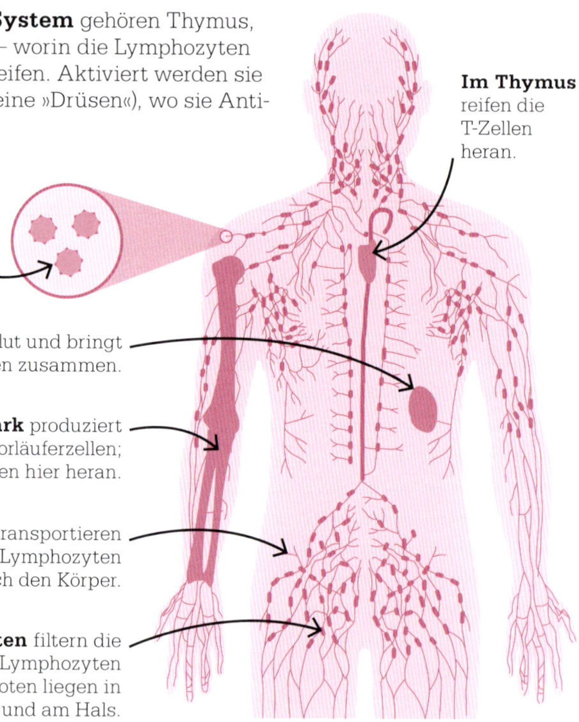

Siehe auch: Blutkreislauf 68–73 ▪ Impfung 94–101 ▪ Immunsystem 154–161 ▪ Krebstherapie 168–175 ▪ Gezielte Medikamentenabgabe 198–199 ▪ Monoklonale Antikörper 282–283

»[Gowans] Arbeiten haben die Gesellschaft und die gesamte Menschheit reicher gemacht.«

Andrew Copson
Chef der Humanists UK
(*1980)

Vorwissen

Bereits im 5. Jahrhundert v. Chr. beschrieb der griechischen Arzt Hippokrates Lymphknoten (»Drüsen« als Sammelpunkt für Lymphozyten). Im 2. Jahrhundert n. Chr. erwähnte Galen von Pergamon Lymphgefäße. Unabhängig voneinander entdeckten der dänische Arzt Thomas Bartholin und der schwedische Forscher Olaus Rudbeck erst in den 1650er-Jahren, dass der ganze Körper von Lymphgefäßen durchzogen ist. In den folgenden Jahrhunderten setzten Wissenschaftler Stück für Stück ein geschlossenes Bild über Aufbau und Funktion des Lymphsystems zusammen.

Lebenswichtig

Nachdem das Blut Körperzellen mit Nährstoffen und Sauerstoff versorgt hat, transportiert es Abfallstoffe mit dem Blutplasma ab. Ein Teil des Plasmas geht ins Körpergewebe über und wird als Lymphe in die Lymphgefäße abgeleitet.

Wie das Blutplasma ist die Lymphe eine klare Flüssigkeit. In einer langsamen Bewegung durch den Körper transportiert sie Abfallstoffe aus den Zellen und wird schließlich in den Blutstrom zurückgeführt. Um die 600 Lymphknoten filtern ständig mit einem netzartigen Gewebe Keime und Toxine aus der Lymphe heraus. Vor allem in der Milz und den Lymphknoten finden sich kleine weiße Blutkörperchen, die Lymphozyten. Der britische Chirurg William Hewson hatte sie 1770 zum ersten Mal beschrieben, aber ihre Funktion war unklar. Lymphozyten fanden sich auch in Entzündungsgewebe, aber bis zu James Gowans' Entdeckung galten sie als kurzlebig, weil sie immer wieder aus dem Blut verschwanden.

Gowans zeigte nun, dass diese Zellen nicht vollständig weg waren. Vielmehr treten sie lediglich ins Lymphsystem über, zirkulieren durch Gewebe und Lymphknoten und kehren wieder ins Blut zurück. Lymphozyten werden sogar bis zu 15 Jahre alt. Gowans vermutete, dass die Lymphozyten Antikörper enthalten und diese bei ihrer Zirkulation durch die Gewebe im Körper verteilen. Er entdeckte, dass ihre Reaktion mit Antigenen (Molekülen auf der Oberfläche eines Erregers) eine Immunantwort auslöst. Heute gelten Lymphozyten als das Zentrum des gerichteten, adaptiven Immunsystems. ■

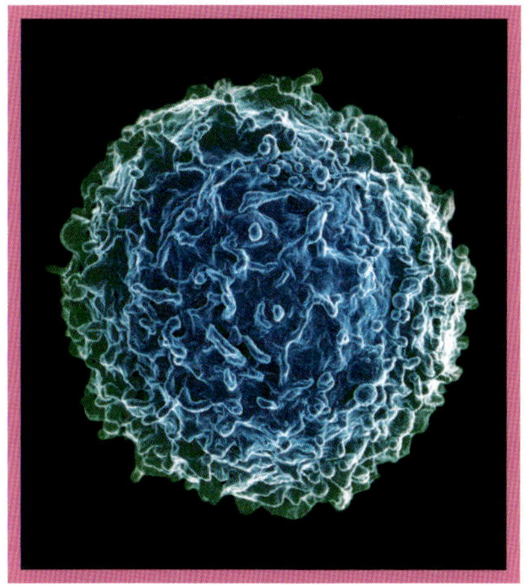

Lymphozyten, einschließlich der T- und B-Zellen (Bild), sind weiße Blutkörperchen, die auf Fremdkörper reagieren und ein Gedächtnis haben. Unter ihnen produzieren die B-Zellen Antikörper.

James Gowans

Der 1924 in Sheffield in Großbritannien geborene James Gowans studierte am King's College in London und machte vor seinem Abschluss 1947 einen Freiwilligendienst im gerade befreiten Konzentrationslager Bergen-Belsen. Von 1955 bis 1960 erforschte Gowans am Exeter College die Rückzirkulation von Lymphozyten.

Gowans wurde 1963 zum Fellow der Royal Society gewählt, in der er 15 Jahre lang die Stellung eines Forschungsprofessors bekleidete. Von 1977 bis 1987 war er Sekretär im Medical Research Council, im Jahr 1989 wurde er zum ersten Generalsekretär des Human Science Frontier Programs in Straßburg gewählt, einem internationalen Programm zur Förderung exzellenter Forschung. Im Jahr 1982 wurde er zum Ritter geschlagen. Gowans starb 2020.

Hauptwerke

1959 *Rückzirkulation der Lymphozyten aus dem Blut in die Lymphe bei Ratten*
1995 *The mysterious lymphocyte*
2008 *The origin and function of lymphocytes*

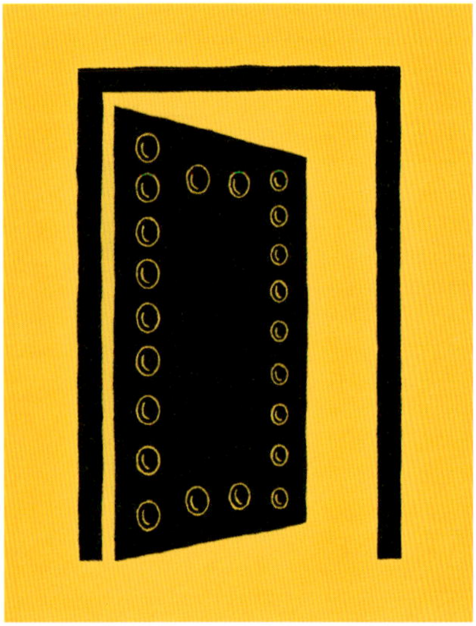

DIE MACHT, SELBST ZU ENTSCHEIDEN

HORMONALE KONTRAZEPTION

IM KONTEXT

FRÜHER

Um 1920 George W. Corner beschreibt die Rolle von Progesteron und Östrogen im weiblichen Zyklus.

Um 1930 In Europa und den USA isolieren Wissenschaftler Östrogen und Progesteron.

SPÄTER

1965 Etwa 6,5 Mio. Amerikanerinnen verwenden die Pille. Auf der ganzen Welt sind es 151 Mio. im Jahr 2019.

1968 Eine Enzyklika von Papst Paul VI. verbietet Katholikinnen die Verwendung von Kontrazeptiva.

1999 Die amerikanische Lebens- und Arzneimittelbehörde (FDA) lässt die »Pille danach« zu. Sie verhütet bis zu 72 Stunden nach dem Geschlechtsverkehr.

2014 Nach einem Bericht der *Bloomberg Businessweek* sorgt die Pille für ein Drittel Lohnzuwachs bei Frauen.

Mitte des 20. Jahrhunderts wurde hauptsächlich mit Kondom oder Diaphragma verhütet. Schon in den 1920er-Jahren waren aber die Grundlagen der hormonellen Kontrazeption bekannt. Im Jahr 1951 forderte die US-amerikanische Vorkämpferin der Geburtenkontrolle Margaret Sanger den Biologen Gregory Pincus auf, eine einfache, hormonbasierte Pille zu entwickeln. Zu dieser Zeit synthetisierte der Chemiker Carl Djerassi beim Pharmaunternehmen Syntex in Mexiko Norethindron, eine künstliche Form des weiblichen Geschlechtshormons Progesteron.

Hohe Progesteronspiegel hemmten im Tierversuch die Ovulation, wie Pincus wusste. Zusammen mit dem Gynäkologen John Rocks begann er 1953 mit Studien zu einer kontrazeptiven Tablette – die später »die Pille« genannt wurde. US-Gesetze und die katholische Kirche ließen Pincus und Rocks ihre Versuche 1955 nach Puerto Rico verlegen. Die Pille Enovid enthielt zehnmal mehr Östrogen und Progesteron als die modernen Varianten. Den 200 Freiwilligen wurde über die heftigen Nebenwirkungen wie Schwindel, Übelkeit, Kopfschmerzen und Blutgerinnsel nichts gesagt.

Trotz der Nebenwirkungen (die Hormonmenge wurde 1961 halbiert) ließ die US-Lebensmittel- und Arzneimittelbehörde (FDA) Enovid als orales Kontrazeptivum zu. Pincus und Djerassi gelten heute beide als »Väter der Pille«. ■

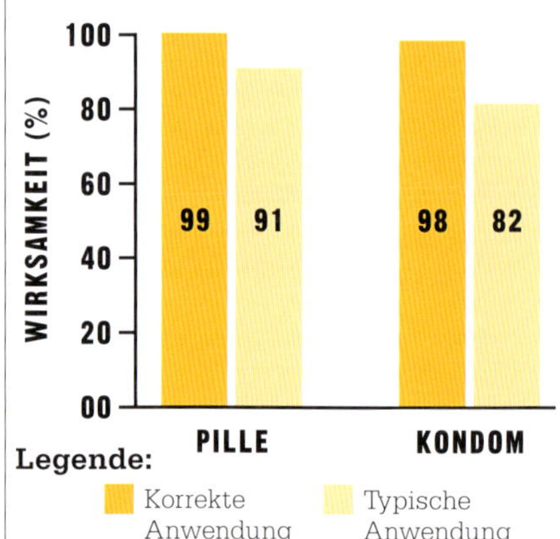

Legende:
Korrekte Anwendung
Typische Anwendung

Korrekt angewandt liegen Kondom und Pille nur ein Prozent in ihrer Wirksamkeit auseinander. Bei typischer Anwendung sind es neun Prozent.

Siehe auch: Frauen in der Medizin 120–121 ▪ Hormone und Endokrinologie 184–187 ▪ Geburtenkontrolle 214–215 ▪ Gesundheitsbehörde und Thalidomid 259

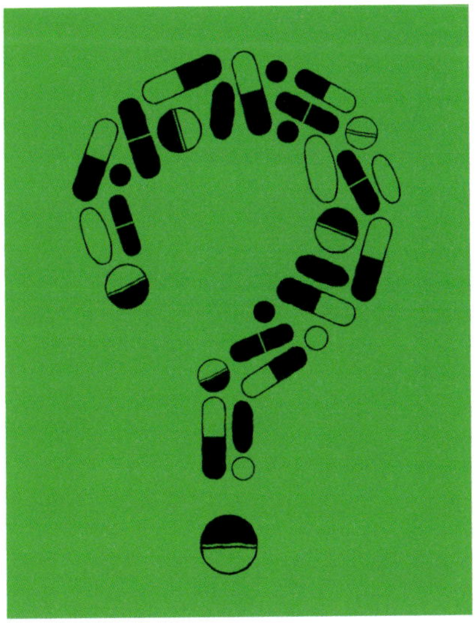

FRAGE NACH DER SICHERHEIT

GESUNDHEITSBEHÖRDE UND THALIDOMID

IM KONTEXT

FRÜHER

1848 In den USA wird ein Gesetz zur Verhinderung der Einfuhr von verunreinigten Arzneimitteln erlassen.

1875 Ein Gesetz soll in Großbritannien den Versatz von Lebensmitteln und Medikamenten mit schädlichen Inhaltsstoffen verhindern.

1930 In den USA wird die Food and Drug Administration (FDA) als Lebens- und Arzneimittelbehörde gegründet.

SPÄTER

1962 Der US-Kongress ermächtigt die FDA zur Erstellung von neuen umfassenden Prüf- und Zulassungsstandards.

2001 Die klinische Forschung wird in der EU durch eine Verordnung reguliert.

2018 Ein US-Gesetz gestattet todkranken Patienten den Zugang zu experimentellen Wirkstoffen.

Nach der Einnahme eines neuen Medikaments namens »Elixir Sulfanilamide« starben 1937 mehr als 100 US-Bürger qualvoll, darunter viele Kinder. Das Elixir war auf Geschmack und Erscheinungsbild untersucht worden, aber eine Toxizitätsprüfung war nicht Pflicht. Der Wirkstoff Sulfanilamid selbst war unbedenklich. Giftig war jedoch das Lösemittel, Diethylenglykol. Die Katastrophe führte zum Gesetz von 1938 zu Lebensmitteln, Arzneimitteln und kosmetischen Produkten und einem neuen Regulierungsmechanismus. Firmen müssen seitdem die Sicherheit ihrer Medikamente nachweisen und staatliche Überprüfungen zulassen.

Zum Team der Lebensmittel- und Arzneimittelbehörde (FDA) gehörte 1960 auch die Doktorandin in Pharmakologie Frances Oldham Kelsey. Sie sollte die US-Zulassung eines Medikaments namens Thalidomid überprüfen, das gegen Schwangerschaftsübelkeit helfen sollte. Trotz bereits erfolgter Zulassung in über 40 Ländern verweigerte Kelsey die US-Zulassung. Mögliche Effekte auf den Fötus waren nicht untersucht worden.

> »[Kelseys] außergewöhnliche Urteilskraft … hat in den Vereinigten Staaten eine große Tragödie … verhindert.«
>
> **John F. Kennedy**
> 35. US-Präsident
> (1961–1963)

Im Jahr 1961 mehrten sich in Deutschland und Großbritannien Berichte über schwere Fehlbildungen bei Neugeborenen, deren Mütter Thalidomid eingenommen hatten. Diese plazentagängige Substanz hinterließ mindestens 10 000 Kindern auf der ganzen Welt mit Verstümmelungen. In den USA waren nur 17 Personen betroffen. ■

Siehe auch: Pharmazie 54–59 ▪ Frauen in der Medizin 120–121 ▪ Steroide und Cortison 236–239 ▪ Evidenzbasierte Medizin 276–277

FUNKTION ZURÜCKGEBEN

ORTHOPÄDISCHE CHIRURGIE

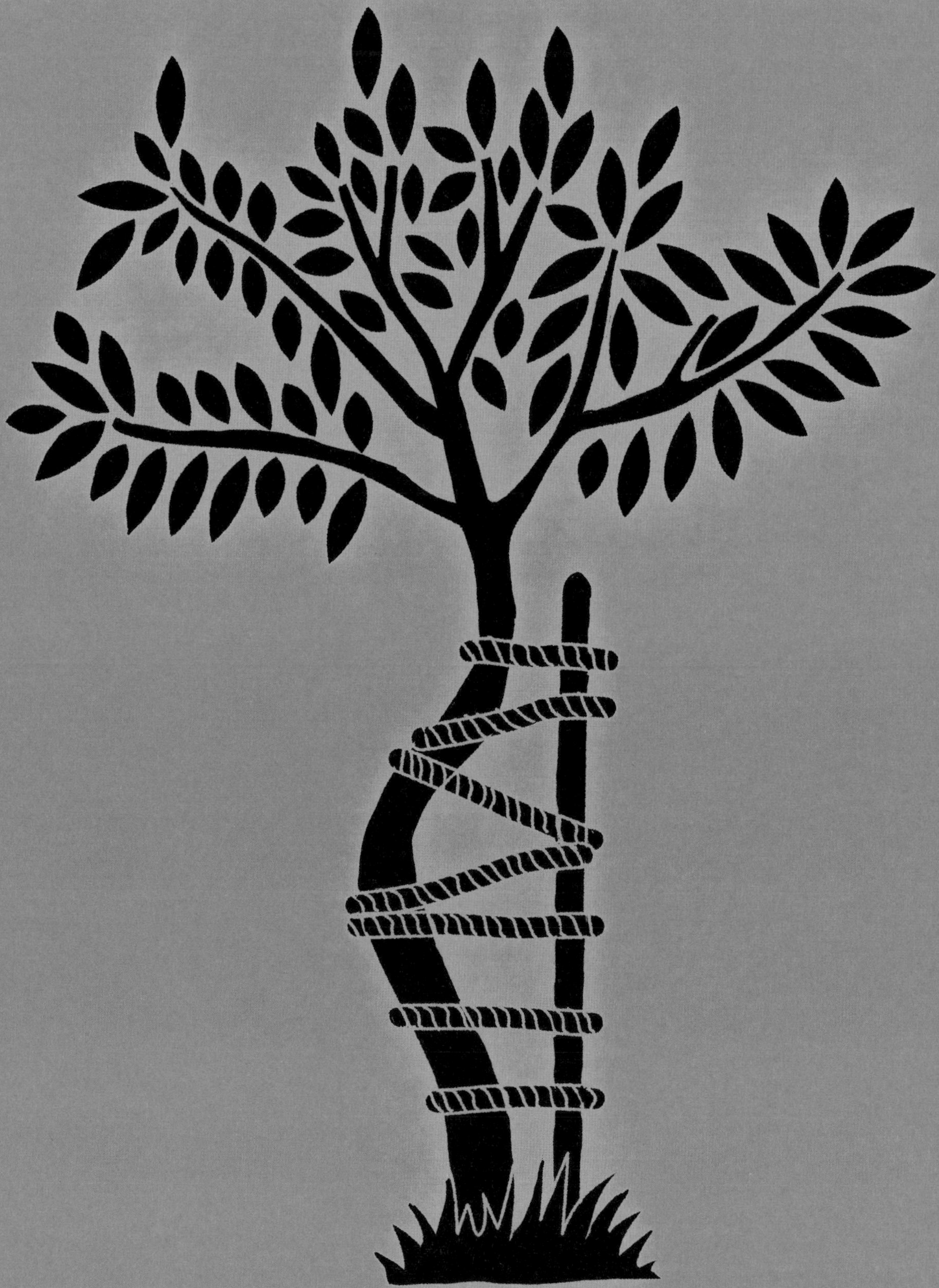

IM KONTEXT

FRÜHER

1650 v. Chr. In Altägypten stabilisieren Ärzte Frakturen mit Schienen.

Um 1000 n. Chr. In der medizinischen Enzyklopädie *Kitab al-Tasrif* beschreibt Al-Zahrawi detailliert orthopädische Praktiken.

1896 Die von Wilhelm Röntgen im Jahr zuvor entdeckten Röntgenstrahlen machen Schäden am Skelett sichtbar.

SPÄTER

1968 Frank Gunston ersetzt ein vollständiges Kniegelenk.

1986 Der japanische Medizintechniker Kazunori Baba erfindet den 3-D-Ultraschall zur hochaufgelösten Knochenbildgebung.

Um 1990 Hüft- und Knieersatzoperationen werden von Robotern unterstützt.

Am Wrightington Hospital von Wigan in Großbritannien wurde 1962 erstmals eine vollständige Hüftgelenksendoprothese eingesetzt, ein Meilenstein der orthopädischen Chirurgie. Ersonnen vom britischen Orthopäden John Charnley, gehört das Ersetzen des natürlichen Hüftgelenks heute zu den am häufigsten durchgeführten Großoperationen.

Von einer Arthrose des Hüftgelenks sind schätzungsweise zehn Prozent der über 60-Jährigen betroffen. Die Abnutzung von Hüftkopf und Hüftpfanne verursacht höllische Schmerzen. Als Gelenkersatz wurden verschiedene Materialien ausprobiert, aber von Stahl bis Glas war keines durchgängig erfolgreich.

Nach vielen Jahren Forschung und einigen Fehlstarts verwendete Charnley eine Cobalt-Chrom-Legierung für den Oberschenkelkopf. Damit ließ er sich gut in den Femur (Oberschenkelknochen) einpassen und das Kugelende schmiegte sich fast reibungs- und abnutzungsfrei in eine Hüftpfanne aus hochdichtem Polyethylen. Nach fünf Jahren ausgetauschten Hüftgelenken erklärte Charnley das Verfahren für sicher und andere Chirurgen übernahmen die Methode. Allein in den USA wurden 2019 jährlich mehr als 300 000 Hüftgelenksendoprothesen eingesetzt. Charnleys Verfahren wirkte sich auch auf andere Gelenkersatzoperationen aus.

> »Hier wurde das Pferd beim Schwanz aufgezäumt; das künstliche Gelenk existiert und wir versuchen jetzt herauszufinden, was und warum es nicht geht.«
>
> **John Charnley**
> *The Journal of Bone and Joint Surgery*
> (1956)

Skelettkorrektur

Orthopädische Chirurgen reparieren Knochen und anliegendes Weichgewebe (Bänder, Sehen und Knorpel), korrigieren Deformitäten wie z. B. Skoliosen (Wirbelsäulenverkrümmung), erneuern oder ersetzen beschädigte Gelenke (Arthroplasik), entfernen Knochentumore und behandeln eine Reihe anderer, Knochenerkrankungen.

Das Wort »Orthopädie« setzt sich aus den griechischen Wörtern *ortho* für gerade und *pais* für Kind zusammen. Der französische Arzt Nicolas Andry beschrieb damit 1741 eines der frühen Einsatzgebiete:

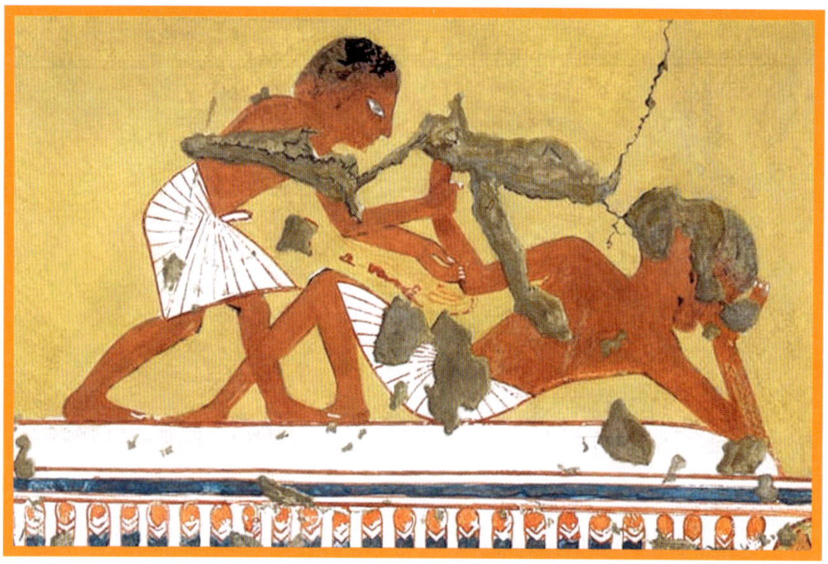

Auf einer Wandmalerei aus dem 13. Jh. v. Chr. im Grab des Ipui in Luxor aus der Zeit von Ramses II. renkt ein Arzt eine ausgekugelte Schulter nach einer heute noch üblichen Methode ein.

Siehe auch: Altägyptische Medizin 20–21 ▪ Griechische Medizin 28–29 ▪ Islamische Medizin 44–49 ▪ Feldmedizin 53 ▪ Wissenschaftliche Chirurgie 88–89 ▪ Röntgenstrahlen 176 ▪ Ultraschall 244 ▪ Minimalinvasive Chirurgie 298 ▪ Roboterchirurgie 305

Durch belastenden **Sport oder Einflüsse** wie Arthrose oder Frakturen **nutzt sich das Hüftgelenk** mit der Zeit **ab oder wird geschädigt.**

→ **Ein schmerzendes, geschädigtes Hüftgelenk verringert die Mobilität.**

→ Ersatzmaterialien dürfen vom Körper nicht abgestoßen werden, müssen lange halten und sollen die natürliche Bewegung wiederherstellen. **Solche Materialien sind sehr schwer zu finden.**

→ Die in den 1940er- und 1950er-Jahren eingesetzte **Hüftgelenksendoprothesen** (Ersatz des Hüftgelenks) bleiben **unbefriedigend.**

→ John Charnley setzt 1962 erstmals ein **vollständiges künstliches Hüftgelenk** mit **neuen, abriebsfesteren und langlebigeren Materialien** ein.

die Begradigung von krummen Wirbelsäulen und Gliedmaßen von Kindern. Bis in die 1890er-Jahre befasste sich die Orthopädie vor allem mit der Korrektur von Skelettverformungen bei Kindern und der Heilung von Knochenbrüchen.

Frühe Entwicklungen

Die Wurzeln der Orthopädie liegen aber viel tiefer. Frühe Zivilisationen entwickelten Techniken, um orthopädische Verletzungen zu versorgen. Der *Papyrus Edwin Smith* aus Altägypten zeigt im 17. Jahrhundert v. Chr. Ärzte, die gebrochene Gliedmaßen mit gepolsterten Platten aus Palmrinde und Leinenwickel stabilisieren. Im antiken Griechenland beschrieb Hippokrates (um 460–375 v. Chr.) das Einpacken von verletzten Gliedmaßen in wachs- und harzgetränkte Bandagen.

In der Blütezeit des Islam operierte in Córdoba in Spanien der berühmte Chirurg al-Zahrawi (936–1013 n. Chr.) Spinalverletzungen und Schädelbrüche. In Frankreich führte Guy de Chauliac, Autor der chirurgischen Abhandlung *Chirurgia magna* (1363), eine Flaschenzugstreckung für Gliedmaßen ein.

Jahrhundertelang gab es wenig Neuentwicklungen. Vielerorts auf der Welt war aber die Technik des Knocheneinrenkens oder Knochensetzens ausgereift, auch wenn die Ausübenden meist keine formale medizinische Ausbildung hatten. In China und Japan spezialisierten sich Kampfkunstschulen auf die Behandlung von Trainings- und Kampfverletzungen. Das Knochensetzen galt als eigene Kunst namens *die-da* oder *sekkotsu*. Eine berühmte Knochensetzerin in Großbritannien war die »verrückte« Sally Mapp, die Anfang des 18. Jahrhunderts bei London ihr Handwerk ausübte.

Vorreiter

Hugh Owen Thomas, Sohn eines berühmten Waliser Knochensetzers, beschrieb seine revolutionäre Hüft- und Knieschiene in der Abhandlung *Diseases of the Hip, Knee, and Ankle Joints*. Als Schiene, um den Bruch zu »

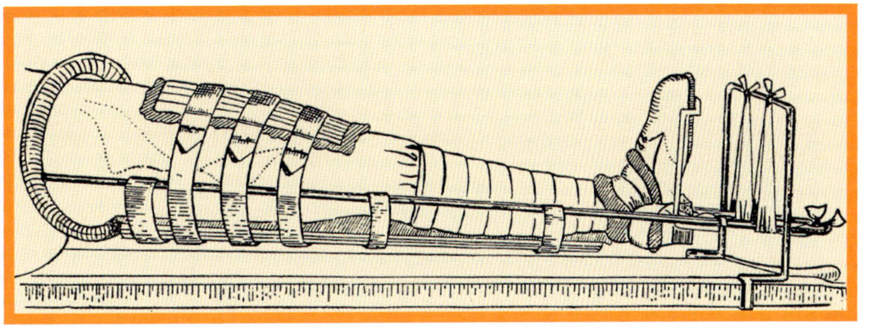

Mit einer Beinschiene nach Hugh Owen Thomas wurden im Ersten Weltkrieg Mehrfachbrüche versorgt. Vor ihrer Einführung war die Amputation oft die einzige Option.

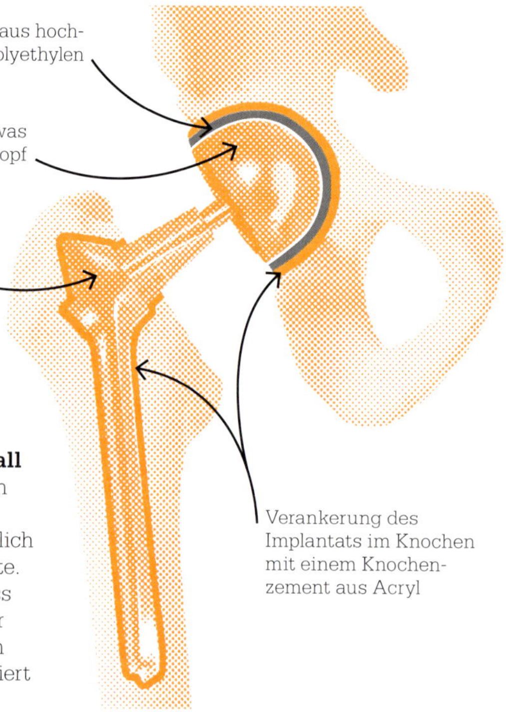

Aus Kunststoff und Metall fertigte John Charnley einen widerstandsfähigen Hüftgelenkersatz, der eine natürlich fließende Bewegung erlaubte. Charnley hatte erkannt, dass bei einem Hüftimplantat vor allem die Reibung zwischen Hüftpfanne und -kopf reduziert werden muss.

stabilisieren und die Heilung zu unterstützen, diente eine Stahlstange mit Lederriemen. Als sein Neffe, der Direktor der Militärorthopädie Robert Jones, die Erfindung im Ersten Weltkrieg einsetzte, sank die Sterblichkeit von Oberschenkel-Mehrfachfrakturen von mehr als 80 Prozent auf weniger als 20 Prozent. Andere Innovationen waren die Thomas-Halskrause (Nackenstütze), der Thomas-Handgriff (bei Hüftfehlhaltungen) und der Thomas-Absatz (bei Plattfüßen).

Eine weitere wichtige Entwicklung war der Gipsverband – eine gipsgetränkte, ausgehärtete Bandage – durch den holländische Wundarzt Anthonius Mathijsen im Jahr 1851. Und mit den 1896 entdeckten Röntgenstrahlen ließ sich eine Gewehrkugel im Handgelenksknochen eines Jungen genau lokalisieren. Röntgenbilder sollten in der Orthopädie des 20. Jahrhunderts eine immer größere Rolle spielen.

Zu Beginn des Zweiten Weltkriegs erfand der deutsche Chirurg Gerhard Küntscher die Marknagelung, um die Heilung von Frakturen durch einen längs in das Knochenmark gesteckten Metallstift zu unterstützen. Die Patienten – nicht zuletzt deutsche Soldaten – wurden dadurch rasch wieder mobil. Vielfach verfeinert wird diese Technik heute für Frakturen von Femur und Tibia (Schienbein) angewandt.

Ein anderes Metallimplantat – Haken an einem Stahlstab – entwickelte der amerikanische Chirurg Paul Harrington in den 1950er-Jahren zum Begradigen der Wirbelsäule. In den 1980er-Jahren wurde er durch das Cotrel-Dubousset-Instrumentarium ersetzt. Der in den 1950er-Jahren vom russischen Chirurgen Gawriil Ilizarow erfundene Ringfixateur korrigierte falsche Winkel, unterschiedliche Beinlängen oder schloss Brüche, für die sich ein Gipsverband nicht eignete.

John Charnleys revolutionäre Hüftgelenksendoprothesen Anfang der 1960er-Jahre inspirierten den kanadischen Chirurgen Frank Gunston zum Versuch eines künstlichen Kniegelenks. Ein Knie hat aber drei Teile: das untere Femurende, das obere Tibiaende und die Kniescheibe. Der deutsche Chirurg Thermistocles Gluck hatte es 1860 mit Elfenbein versucht, aber ein wirklich funktionierendes künstliches Kniegelenk gab es erst 1968, als Gunston die gleichen Materialien wie für das künstliche Hüftgelenk verwendete.

An das Femurende heftete Gunston eine gekrümmte Komponente aus einer Cobalt-Chrom-Legierung, die sich auf einer auf der Tibia aufsitzenden Plattform aus Polyethylen wie bei der natürlichen Beug- und Streckbewegung hin- und herbewegte. Heute führen Chirurgen jedes Jahr allein in den USA etwa 600 000 Knieersatzoperationen durch. Seit Gunstons Arbeiten wurde nur das Design angepasst, die Materialien haben sich kaum verändert.

Heutige Orthopädie

Die moderne Orthopädie und Unfallchirurgie deckt ein breites Feld ab,

» Sir John war ein Perfektionist … er war nicht zufrieden, bevor ein Instrument nicht genau das machte, was er sich dafür vorgestellt hatte. «

Maureen Abraham
Britische OP-Schwester

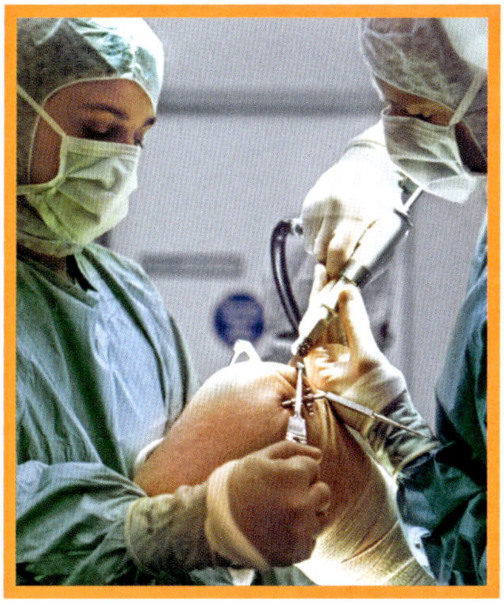

Der technologische Fortschritt führte zu einer neuen Ära der minimalinvasiven orthopädischen Chirurgie, etwa die Schlüssellochchirurgie.

aber mit der höheren Lebenserwartung und den veränderten Anforderungen durch Beruf und Lebensstil stellen sich neue Herausforderungen. Charnley's bahnbrechende Arbeit zum Gelenkersatz hat ihre Aktualität nicht verloren. Arthrose und andere Skeletterkrankungen nehmen angesichts der alternden Gesellschaft und der immer stärkeren Fettleibigkeit zu. Die Weltgesundheitsorganisation sagte 2013 voraus, dass 2050 130 Mio. Menschen Arthrose haben werden und mit Knorpelverlust an Knie, Hüfte und Wirbelsäule kämpfen werden. Obwohl Gehhilfen die Beweglichkeit verbessern und die Palliativmedizin Schmerzmittel bereitstellt, bleibt ein Gelenkersatz häufig der einzige wirksame Ansatz.

In den USA müssen jedes Jahr mehr als 6 Mio. Knochenbrüche versorgt werden. Während Handgelenksfrakturen die häufigsten Brüche bei den unter 75-Jährigen sind, werden bei den über 75-Jährigen am meisten Hüftfrakturen behandelt. Die Behandlungsmethode ähnelt immer noch der Technik seit der Antike: Einschränkung der Bewegung, entweder durch eine Schiene oder durch einen Gipsverband. Um die Verfahren weiter zu verbessern und Knochen schneller zusammenwachsen zu lassen, verfeinern Ärzte und Techniker weiter die Methoden und entwickeln neue Verfahren.

Innovationen

Durch die Einführung des 3-D-Ultraschalls im Jahr 1986 konnten Knochen und Gelenke ohne physischen Eingriff genau erfasst werden. Neben der besseren Diagnose und Behandlung unterstützt die Technik auch die orthopädische und unfallmedizinische Ausbildung. Die Schlüssellochchirurgie ermöglicht computergestützte Operationen auf kleinstem Raum und reduziert somit die Belastung des Patienten.

Davon profitiert insbesondere die orthopädische Onkologie, deren Aufgabe es ist, kanzerogene Tumore in Knochen und dem umliegenden Weichgewebe zu entfernen. Durch Schlüssellochtechniken, Chemotherapie und Bestrahlung lassen sich somit Amputationen vermeiden.

Seit Charnleys Arbeiten in den 1960er-Jahren wird der Gelenkersatz intensiv erforscht. Neue Möglichkeiten bieten Materialien aus Metall, Keramik und Kunststoffen sowie eine »Resurfacing«-Technik, bei der Patienten mehr ihres eigenen Knochens behalten können.

Um geschädigte Sehnen und Bänder in den Gelenken zu ersetzen, erforschen Chirurgen die Möglichkeiten einer Knorpeltransplantation und einer Gewebezüchtung mit Stammzellen. Obwohl sich die Ziele wenig geändert haben und die Behandlung auf der gleichen Mechanik beruht wie seit jeher, liegen zwischen der Rindenschiene und der heutigen orthopädischen Chirurgie Welten. ■

> »Er hatte dieses technische Händchen und gestaltete die Natur wirklich neu.«
>
> **Lady Jill Charnley**
> Über ihren Ehemann John Charnley

John Charnley

Im Jahr 1911 in Bury in Großbritannien geboren, diente John Charnley im Zweiten Weltkrieg als Militärarzt. Nach dem Krieg wandte er sich der Kompressionsheilung von Knochenbrüchen und Schmierstoffen für künstliche Gelenke zu.

Bei der Entwicklung künstlicher Gelenke setzte Charnley auf die Zusammenarbeit mit Ingenieuren und errichtete am Wrightington Hospital in Wigan 1958 ein chirurgisches Zentrum. Nach unbefriedigenden Versuchen mit Teflon verlegte er sich auf Polyethylen als Hüftpfannenmaterial. Jahrelang entwickelte er die Hüftersatz-OP weiter. Zudem gelang ihm unter anderem die Zurückdrängung von Infektionen, wofür er 1975 die angesehene Lister-Medaille erhielt. Er starb 1982.

Hauptwerke

1950 *The Closed Treatment of Common Fractures*
1979 *Low Friction Arthroplasty of the Hip*

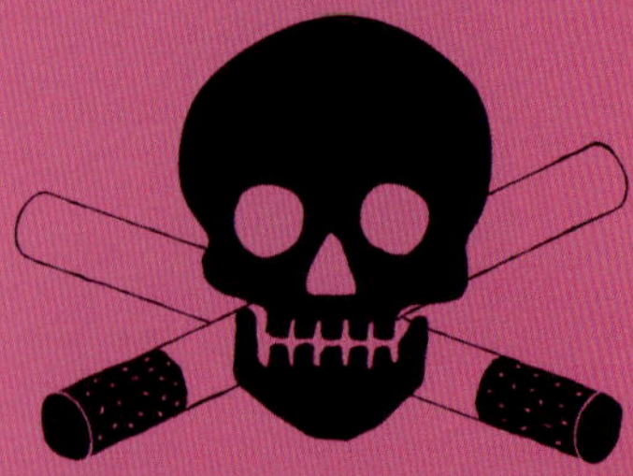

RAUCHEN TÖTET

TABAK UND LUNGENKREBS

IM KONTEXT

FRÜHER

1761 Der italienische Arzt und Anatom Giovanni Battista Morgagni erkennt Lungenkrebs als eine Erkrankung.

1929 In Deutschland weist Fritz Lickint den statistischen Zusammenhang von Lungenkrebs und Tabakrauchen nach.

1952–1954 Aus einer Erhebung unter 188 000 rauchenden Männern in den USA folgt, dass Raucher häufiger an Lungenkrebs sterben als Nichtraucher.

SPÄTER

1966 In den USA werden Zigarettenpackungen mit gesundheitlichen Warnhinweisen versehen.

1986 Die internationale Krebsforschung bestätigt die Karzinogenität von Passivrauchen.

2015 Die amerikanische Lebensmittel- und Arzneimittelbehörde lässt Immuntherapien gegen Lungenkrebs zu.

Lungenkrebs ist die häufigste Krebsart der Welt, wie Daten der Weltgesundheitsorganisation von 2018 belegen. Weltweit wurden 2,1 Mio. Diagnosen gestellt und 1,76 Mio. Todesfälle – 22 Prozent aller krebsbedingten Sterbefälle – verzeichnet. Etwa 80 Prozent davon gehen auf das Rauchen zurück. Jahrzehntelang leugneten die Zigarettenhersteller den Zusammenhang von Tabak und Lungenkrebs. Unterstützt sahen sie sich von einer Forschung, die sie selbst finanzierten, und von eigens eingestellten Statistikern, die jede Evidenz ins Gegenteil verkehrten.

Wissenschaftliche Studie

Die britischen Epidemiologen Richard Doll und Austin Bradford Hill wollten 1951 im Rahmen der British Doctors Study den Zusammenhang von Rauchen und Lungenkrebs beweisen. Zu der Zeit rauchten in Großbritannien die meisten Männer, einschließlich der Ärzte (Mitte der 1960er-Jahre lag der Höchststand bei Frauen bei 45 Prozent). Doll und Hill befragten mehr als 40 000 Ärzte über ihre Rauchgewohnheiten und führten bis 2001 Folgeerhebungen durch. Wie die Studie 1965 klar zeigte, bekommen Raucher häufiger Lungenkrebs und andere Krankheiten als Nichtraucher. Menschen, die vor dem Zweiten Weltkrieg mit dem Rauchen begonnen hatten, verloren im Durchschnitt zehn Jahre ihres Lebens. Hill prüfte die Daten an neun Kriterien (den Bradford-Hill-Kriterien), um die Robustheit der Korrelation gegenüber den Tabakfirmen zu behaupten zu können.

Krebsverursacher

Lungenkrebs kann auch durch Umweltfaktoren und durch den berufsbedingten Kontakt mit Radon,

»Die stete Erweiterung des Wissens … schenkt uns nicht die Freiheit, Wissen, das wir schon haben, zu ignorieren.«

Austin Bradford Hill
Umwelt und Krankheit: Assoziation oder Kausalität?
(1965)

Siehe auch: Arbeitsmedizin 78–79 ▪ Epidemiologie 124–127 ▪ Zellularpathologie 134–135 ▪ Immunsystem 154–161 ▪ Krebstherapie 168–175

Bradford-Hill-Kriterien

Die im Jahr 1965 vorgestellten Bradford-Hill-Kriterien sollen bei der Suche nach der Krankheitsursache helfen. Diese neun Prinzipien sind trotz neuer Forschungsmöglichkeiten durch Genetik und Molekularbiologie immer noch gültig.

Prinzip	Frage
1. Stärke	Wie stark sind Ursache und Wirkung miteinander verknüpft?
2. Konsistenz	Führen andere Studien zu ähnlichen Ergebnissen?
3. Spezifität	Liegt gleichzeitig eine andere Erkrankung vor?
4. Zeitabhängigkeit	Liegt die Ursache vor der Wirkung?
5. Dosisabhängigkeit	Erhöht sich die Wirkung mit zunehmender Exposition?
6. Plausibilität	Ist die Beziehung von Ursache und Wirkung glaubwürdig?
7. Kohärenz	Passen die Laborergebnisse zur Epidemiologie?
8. Experiment	Lässt sich die Erkrankung durch Intervention verändern?
9. Analogie	Wurde für einen ähnlichen Fall mit schwächerer Evidenz eine ausreichend starke Ursache-Wirkungs-Beziehung gefunden?

Asbest oder Luftschadstoffen entstehen. Acht Prozent der Fälle sind erblich und beruhen auf Mutationen auf dem Chromosom 5, 6 oder 15. Meistens ist aber Rauchen die Ursache. Tabakrauch enthält einen Cocktail an Kleinstpartikeln, die Onkogene aktivieren können. Diese Gene für Krebs lösen abnormales Zellwachstum aus oder deaktivieren die natürlichen, das abnorme Wachstum unterdrückenden Gene (Tumorsuppressorgene).

Auch Lungenentzündung kann Lungenkrebs hervorrufen. Emphyseme (Luftansammlung im Lungengewebe) und Bronchitis werden z. B. durch eingeatmete Teilchen verursacht. Die Lunge kann die Reizstoffe nicht mehr loswerden und wird krebsanfällig.

Therapie

Seit der ersten erfolgreichen Pneumektomie (operative Entfernung eines Lungenflügels) im Jahr 1933 durch Evarts Graham in den USA wurde erst die Strahlentherapie (in den 1940er-Jahren) und dann (in den 1970er-Jahren) die Chemotherapie eingeführt. Heute werden zumeist Strahlen- und Chemotherapie kombiniert, häufig nach einer Operation. Die Heilungsaussichten sind jedoch in der Regel gering.

Eine jüngere Entwicklung ist die TRAIL-Therapie. Diese stützt sich auf das Protein TRAIL oder CD253, ein Zytokin, das in geringen Mengen von Zellen abgegeben wird, an bestimmte Krebszellen bindet und bei ihnen den Zelltod auslösen kann. TRAIL beeinträchtigt gesundes Gewebe nicht und lässt sich intravenös über einen Tropf zuführen. Allerdings scheinen Krebszellen recht schnell resistent zu werden. Dennoch gilt TRAIL als Hoffnungsträger für künftige Krebstherapien. ■

Gesetzgebung zum Nichtraucherschutz

Als wirksames Mittel zur Senkung der Krebsrate gelten weltweit Nichtraucherkampagnen sowie staatliche Eingriffe, wie etwa Tabaksteuer, Werbeverbote und Rauchverbot auf öffentlichen Plätzen. In Deutschland gilt seit dem 1. September 2007 ein bundesweites Nichtraucherschutzgesetz. Seither gilt in öffentlichen Gebäuden und Verkehrsmitteln Rauchverbot. Seitdem sinkt die Anzahl der Raucher.

Weltweit wird aber immer noch sehr viel geraucht, in manchen Ländern, wie China, Brasilien, Russland und Indien, sogar immer mehr. In China ist das Rauchen seit 2015 in Bars, Restaurants, Büros, Einkaufszentren und in öffentlichen Transportmitteln verboten. In den USA variiert die Gesetzgebung in den Bundesstaaten. Viele Menschen sind sich aber der Gefahr durch das Rauchen bewusst und insgesamt gehen die Lungenkrebsfälle zurück.

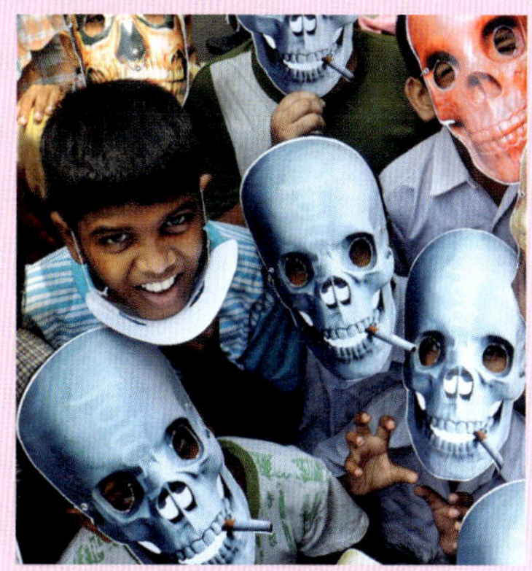

Kinder bei einer Kundgebung zum Weltnichtrauchertag in Kolkata (Indien), der jedes Jahr Ende Mai begangen wird.

DAS STERBEN ERLEICHTERN

PALLIATIVMEDIZIN

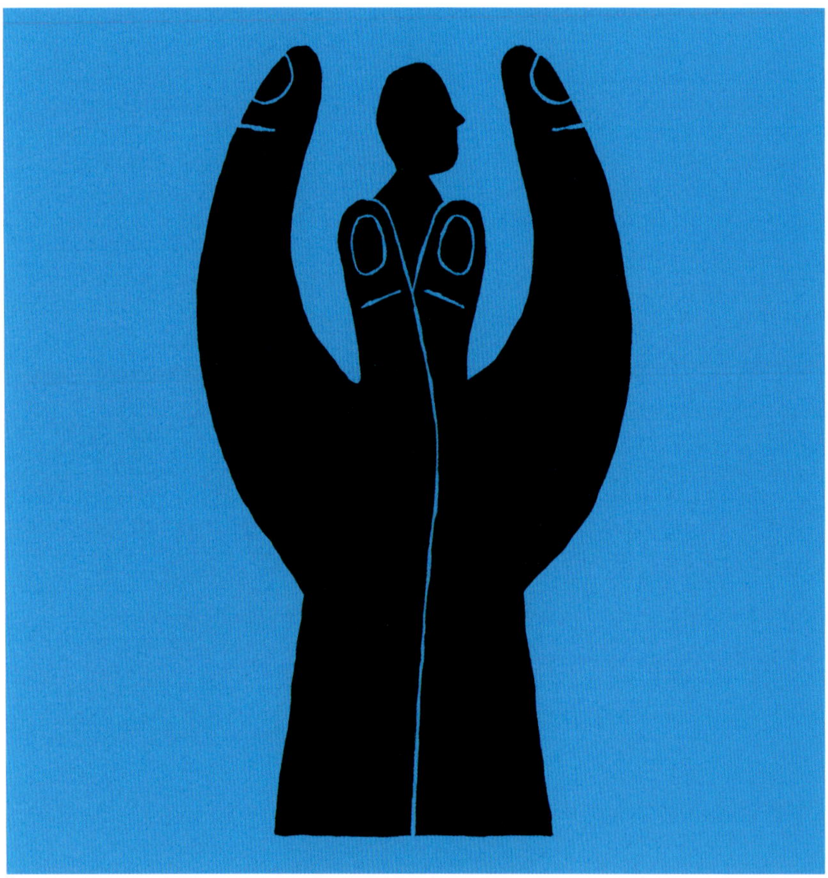

IM KONTEXT

FRÜHER

1843 Jeanne Garnier errichtet in Lyon eine Pflegeeinrichtung für Sterbenskranke.

1879 In Adelaide entsteht in einem Konvent das erste Hospiz Australiens.

1899 In New York eröffnet das St. Rose's Hospiz für unheilbar Krebskranke.

1905 Der Wohltätigkeitsorden der Religious Sisters of Charity gründet in London das St. Joseph's Hospice.

SPÄTER

1976 Der Kanadier Balfour Mount hält in Montreal die erste Konferenz Nordamerikas zu *Palliative Care* ab.

1987 Großbritannien, Neuseeland und Australien erkennen *Palliative Care* als medizinische Fachrichtung an.

1990 Die Weltgesundheitsorganisation (WHO) erklärt, dass die »Kontrolle über Schmerz … und über die psychosozialen und spirituellen Probleme von überragender Bedeutung« sind.

Das Konzept einer umfassenden Begleitung und Versorgung von Menschen im Endstadium einer Krankheit – *Palliative Care* – wurde von der britischen Krankenschwester, Sozialarbeiterin und Ärztin Cicely Saunders ins Leben gerufen. Das 1967 von ihr begründete St. Christopher's Hospice in London verfolgte als erste Einrichtung dieses Prinzip.

Saunders glaubte, dass die Pflege und Versorgung von Sterbenden Mitgefühl, Respekt und Würde

Siehe auch: Ayurvedische Medizin 22–25 ▪ Pflanzenheilkunde 36–37 ▪ Krankenhäuser 82–83 ▪ Anästhesie 112–117

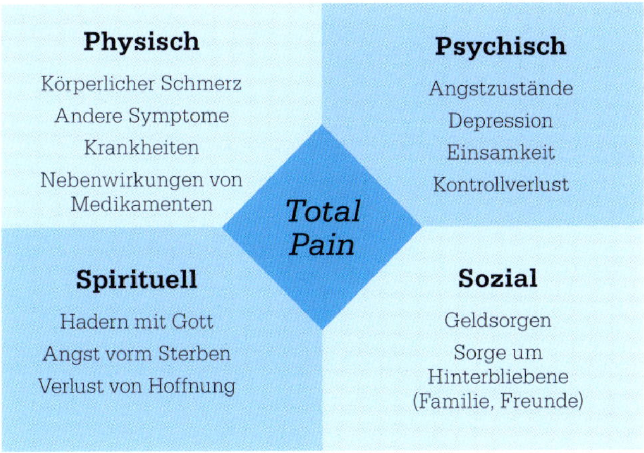

Saunders erkannte bei Sterbenskranken verschiedene Arten von physischer und mentaler Belastung, die sie in ihrem Konzept des *Total Pain* (Gesamtschmerz) zusammenfasste.

verlange und dass die Menschen stets Zugang zu Schmerzmitteln haben sollten. Dieses Ethos fasste sie in ihrer Theorie des *Total Pain* zusammen. Saunders hielt den physischen Schmerz für nur einen Aspekt der Beschwerden. Nicht minder wichtig seien die emotionale, soziale und spirituelle Belastung. Am St. Christopher's Hospice wurde jeder Patient als Individuum geführt, erhielt auf ihn zugeschnittene Medikamente und wurde von einem Team aus Spezialisten ganzheitlich bis zum Tod betreut.

Als Saunders ihre Ideen ausarbeitete, befand sich das britische Gesundheitssystem im Umbruch. Der 1948 gegründete Nationale Gesundheitsdienst (NHS) sah für jeden eine kostenlose medizinische Versorgung vor. Für Kranke im Endstadium gab es aber keine besonderen Regeln. Viele verbrachten ihre letzte Zeit – lediglich allgemein gegen Schmerzen versorgt – auf einer normalen Krankenstation.

Geänderte Praxis

Dass sich ein Arzt am Sterbebett befindet, ist eine moderne Errungenschaft. Ärzte hatten stets die Aufgabe, Menschen gesund zu machen, nicht Sterbende zu betreuen. Im mittelalterlichen Europa war der Tod durch Unfall oder eine Erkrankung normal, häufig ohne langen Leidensweg. Ende des 19. Jahrhunderts erhöhte der medizinische und wissenschaftliche Fortschritt die Lebenserwartung immer mehr. Bei tödlichen Krankheiten wie Krebs bedeutete das jedoch zumeist auch eine verlängerte Leidenszeit. Einen Arzt zu haben, der Opium oder Laudanum (eine Opiumtinktur) in vernünftiger Dosierung verschreiben konnte, wurde so wichtig wie einst der Priester am Totenbett.

Anfang des 20. Jahrhunderts dachte noch kaum jemand an Verfahren zur Medikamentierung bei Sterbenden. Üblich waren Morphingaben, die erst erneuert wurden, wenn die Wirkung nachließ. Ständig mussten die Patienten die nächste Schmerzwelle fürchten.

Eine weitere Angstquelle war die Vereinsamung. Hätten sie die Wahl, würden die meisten Patienten ihr Lebensende zu Hause verbringen, aber nur Wohlhabende konnten sich einen Privatarzt »

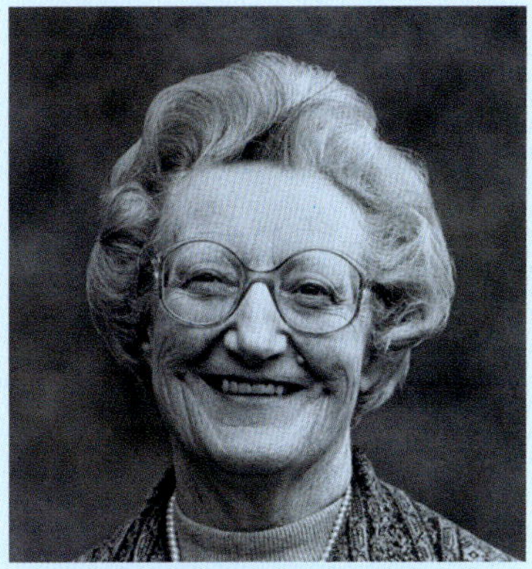

Cicely Saunders

Cicely Saunders wurde 1918 als ältestes von drei Kindern in Hertfordshire in Großbritannien geboren. Nach einem Politik- und Philosophiestudium in Oxford ließ sie sich im Zweiten Weltkrieg zur Krankenschwester ausbilden und arbeitete später in einem Krankenhaus als Sozialhelferin.

Saunders entwickelte ihre Ideen zur Begleitung Todkranker bei der Begegnung mit dem sterbenskranken polnischen Flüchtling David Tasma im Jahr 1948, der sie in seinem Testament für die Einrichtung eines solchen Heims bedachte. Zehn Jahre nach ihrer ärztlichen Ausbildung eröffnete Saunders 1967 in London das St. Christopher's Hospice.

Saunders erhielt 1989 den Verdienstorden und starb 2005 im St. Christopher's. Ihre Schriften zur Palliativversorgung wurden in viele Sprachen übersetzt.

Hauptwerke

1959 *Schmerzkontrolle bei Krebs im Endstadium*
1970 *Individualansatz zur Schmerzentlastung*
1979 *Art und Handhabung von terminalem Schmerz und das Hospizkonzept*

leisten. Von 1948 an starben in Großbritannien die meisten Kranken im Endstadium in Krankenhäusern des NHS. Es gab auch Hospize, aber diese waren zumeist in kirchlicher oder anderweitiger Trägerschaft und operierten unabhängig. Manche boten innovative Ansätze, die aber nicht die gesamte Versorgung Sterbender abdeckten und auch nicht reguliert waren.

Schmerzmanagement

Saunders wollte diese Situation grundlegend ändern. Als Freiwillige im Schwesterndienst am St. Luke's Hospital in London hatte sie sich intensiv mit den Theorien des dortigen Gründers Dr. Howard Barrett auseinandergesetzt. Barrett vertrat die Auffassung, dass Schmerzmittel regelmäßig zu geben seien, um eine Wiederkehr des Schmerzes zu verhindern, nicht erst bei einem Nachlassen der Wirkung. Nach ihrer Arztausbildung übernahm Saunders diesen Ansatz am St. Joseph's Hospice im Osten Londons. Sie hatte beobachtet, dass sich viele Patienten vom Arzt im Stich gelassen fühlten, und wollte die hospizliche Betreuung umgestalten. Neben den Ärzten, die nur noch die Hälfte der Belegschaft ausmachen sollten, sollte ein Team aus Spezialisten eine ganzheitliche Versorgung, Pflege und Schmerzentlastung der Patienten sicherstellen.

Saunders entdeckte, dass Schmerzen häufig schneller zurückgingen, wenn der Patient weniger Angst davor hatte. Das machte lang wirkende Mittel obsolet. Saunders teilte den Schweregrad von Schmerzen in leicht, mittel und schwer ein. Statt ein Universalmittel zu geben, etwa Morphin, sollten jeder Schmerzgrad anders behandelt werden.

Gemäß ihrer *Total-Pain*-Theorie setzte sich der Schmerz aus der gesamten körperlichen, psychosozialen und spirituellen Belastung zusammen. Jede dieser Schmerzarten sollte auf individueller Basis behandelt werden. Um zu verstehen, was für den Patienten das jeweils Richtige war, sollten die Ärzte genau auf die Beschreibung der Schmerzen hören. Schmerz als Syndrom benötigte demnach die gleiche Aufmerksamkeit wie die ihn verursachende Erkrankung. Mit der Eröffnung des St. Christopher's setzte Saunders ihre Ideen um. Hier kombinierte sie Schmerztherapie und ganzheitliche Pflege zu einer bedürfnisorientierten Patientenversorgung, die auch Angehörige und Freunde berücksichtigte. Das Hospiz erlangte rasch einen hervorragenden Ruf und kam 1970 unter den Finanzschirm des NHS. Nach seinem Vorbild eröffneten bald in ganz Großbritannien neue Hospize.

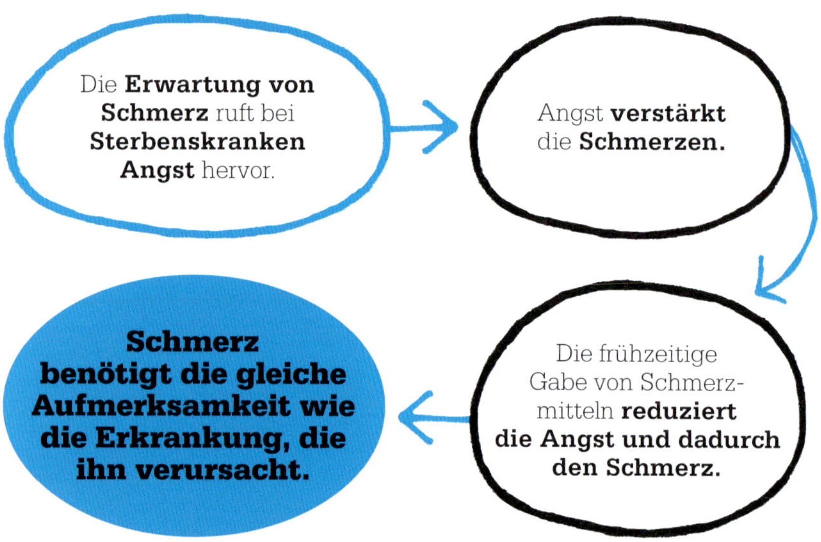

»Du bist wichtig, weil du du bist, und du bist wichtig bis zum Ende deines Lebens.«

Cicely Saunders

Palliativbewegung

Hospizarbeit und Palliativmedizin waren in Großbritannien und anderswo in den 1970er-Jahren bald Gegenstand öffentlicher Debatten. So diskutierten 1972 auf einem eigens angesetzten Symposium der britischen Regierung Fachleute über die unorganisierte und unzureichende Versorgung von Sterbenden.

Der kanadische Arzt und Anhänger Saunders' Balfour Mount führte Mitte der 1970er-Jahre den Begriff der *»Palliative Care«* ein, um es vom Wort »Hospice« zu differenzieren, das im französischsprachigen Québec etwas anders gehandhabt wurde. Die Bezeichnung setzte sich für Saunders' Hospizbewegung durch, obwohl Saunders selbst den Namen anfangs nicht mochte. Mount eröffnete 1975 in Québec

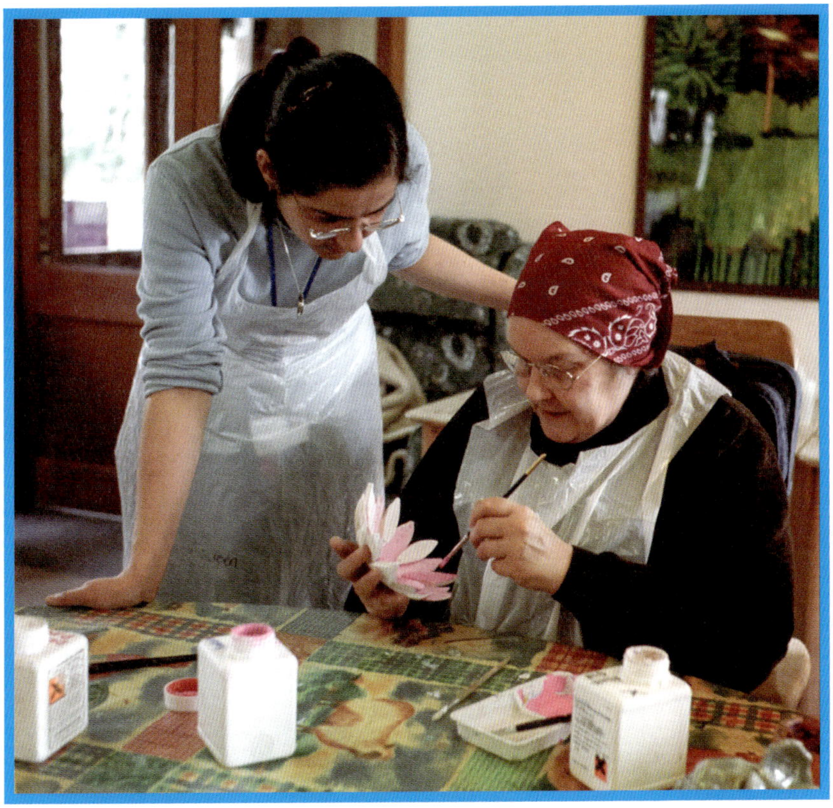

Die Hospizmitarbeiter am St. Christopher's sind ausgebildet, Sterbenskranke nicht nur nach ihren physischen Bedürfnissen zu versorgen, sondern in ihrer Gesamtsituation aktiv zu begleiten.

die erste Palliativstation, wobei er auch die Lehren von Elisabeth Kübler-Ross einbezog. Diese schweizerisch-amerikanische Psychiaterin forderte von Ärzten einen respektvolleren Umgang mit Sterbenskranken ein.

Im Zuge der neuen weltweiten Palliativbewegung erklärten Australien, Neuseeland und Großbritannien 1987 *Palliative Care* zum eigenständigen medizinischen Fachgebiet. Im selben Jahr gründete der Onkologe Declan Walsh das Cleveland Cancer Center in Ohio als erste Palliativklinik in den USA. Sie nahm Patienten mit unheilbarer Erkrankung auf, die aus dem Raster der allgemeinen Gesundheitsversorgung gefallen waren.

Moderne Versorgung

Heute ist die Palliativversorgung in vielen Ländern ein eigenständiger medizinischer Bereich, in dem Ärzte, Pfleger, Seelsorger, Therapeuten und Sozialarbeiter interdisziplinär zusammenarbeiten. Im Zentrum steht die Schmerzlinderung. Dass es verschiedene, aber miteinander verzahnte Ausprägungen von Schmerz gibt – im Anklang an Saunders' These des *Total Pain* – gilt heute als Konsens.

Die verschiedenen, von Palliativpatienten erfahrenen Schmerzformen werden heute als physisch, psychosozial, psychologisch und spirituell oder existenziell definiert. Spezialisten lassen sich den empfundenen Schmerz genau beschreiben und beurteilen ihn anhand der persönlichen Geschichte des Patienten und seiner Gesamtsituation. Die Weltgesundheitsorganisation (WHO) stellt Instrumente zur Verfügung, um die Schmerzstärke einzuschätzen und die richtigen Schlussfolgerungen zu ziehen.

Zwischen dem früheren Prinzip, Schmerz mit einem Universalmittel zu betäuben, und der heutigen individuell zugeschnittenen Medikamentierung liegen Welten. Zum Schmerzmittelcocktail gehören opioide und nichtopioide Schmerzkiller sowie Adjuvanzien, die bei der Schmerzverarbeitung helfen, z. B. Antidepressiva, Muskelrelaxanzien und Angstlöser. Ganzheitliche Programme und die Hospizarbeit sind das medizinische Vermächtnis von Cicely Saunders.

Nicht nur Patienten und Angehörige profitieren von *Palliative Care,* sondern auch der Gesundheitsdienst, der entlastet wird. Eine alternde Weltbevölkerung mit schätzungsweise 40 Mio. Betroffenen jedes Jahr lässt den palliativen Bedarf immer weiter steigen. Laut einem WHO-Bericht von 2020 erhalten derzeit nur 14 Prozent der Bedürftigen tatsächlich eine angemessene palliative Versorgung. ■

»Das Konzept des »Total Pain« [und] die Beobachtung, dass Patient und Familie als eine versorgungsbedürftige Einheit gesehen werden müssen, sind Cicelys überdauernde Beiträge.«

Balfour Mount

GENE UN TECHNO

1970 BIS HEUTE

D

LOGIEN

1971
In einer Londoner Klinik wird der erste **Computertomograf (CT)** für Kopfaufnahmen installiert.

1974
Der britische Physiker Peter Mansfield führt die **erste Kernspintomografie (MRT)** am Menschen durch.

1975
Der **erste Positronenemissionstomograf (PET)** nimmt in St. Louis im US-Bundesstaat Missouri den Dienst auf.

1978
In Großbritannien kommt Louise Brown als erster durch **In-vitro-Fertilisation** gezeugter Mensch auf die Welt.

1980
Die WHO erklärt, dass **die Pocken ausgerottet seien.**

1981
In den USA treten die **ersten Fälle von Aids** auf. Zwei Jahre später finden Luc Montagnier und Françoise Barré-Sinoussi in Frankreich das verursachende Virus: **HIV.**

1983
In den USA erfindet Kary Mullis die **Polymerasekettenreaktion (PCR).** Die Technik bescheunigt die **genetische Analyse.**

1988
Die WHO startet eine **globale** Initiative zur **Ausrottung von Polio.**

Immense Fortschritte in Zellbiologie, Genetik und Immunologie prägen seit den 1970er-Jahren die Medizin. Was vorher als Science-Fiction galt, zog als neue Technik in die Kliniken ein. Wissenschaftler klonen Zellen, analysieren und modifizieren DNA und züchten Körpergewebe. Diagnostik und Therapie wurden auf neue Füße gestellt.

Aber auch vollständig neue Herausforderungen konfrontierten Ärzte und Wissenschaftler. Niemand hatte in den 1970er-Jahren vorausgesehen, dass in den kommenden Jahrzehnten mehr als 30 Mio. Menschen an einem neuen Virus namens HIV sterben würden. Oder dass Bakterien wie die Erreger von Lungenentzündungen und Tuberkulose gegen Antibiotika so schnell und massiv Resistenzen aufbauen würden.

Viele Durchbrüche sind technischen Revolutionen zu verdanken. Mit neuen Diagnoseverfahren wie Computertomografie (CT), Magnetresonanztomografie (MRT) und Positronenemissionstomografie (PET) erblickten Ärzte jedes Detail im Innern des menschlichen Körpers. Minimalinvasive Techniken machten Eingriffe sicherer, Laserverfahren leichter. Eine ferngesteuerte Roboterchirurgie ließ selbst Tausende Kilometer Entfernung keine Rolle mehr spielen. Und durch die Nanomedizin – Diagnose und Therapie auf molekularer Ebene – werden Ärzte gezielt einzelne Zellen therapieren können.

Sieg über Krankheiten

Die Weltgesundheitsorganisation (WHO) führt internationale Bemühungen an, einige der gefährlichsten Infektionskrankheiten auszurotten. Im Jahr 1980 erklärte sie die Pocken für ausgerottet, acht Jahre später setzte sie eine globale Initiative zur Eradikation von Polio (Kinderlähmung) in Gang. Diese lebensgefährliche Krankheit war 2020 nur noch in zwei Ländern (Afghanistan und Pakistan) endemisch. Derzeit laufen verschiedene Programme zur Auslöschung von Malaria, einer von Mücken übertragenen Krankheit mit 228 Mio. Infizierten und 405 000 Todesfällen im Jahr 2018.

Es gibt neue Erkrankungen. Im Jahr 1983 wurde das HI-Virus entdeckt, das Aids (erworbenes Immundefizienzsyndrom) auslöst und sich zu der Zeit schon stark ausbreitete. Die daraufhin entwickelten antiretroviralen Medikamente unterdrücken Aids im Körper, heilen es aber nicht: Im Jahr

1995

Die in den USA entwickelte **Femtosekundenlaser** transformieren die **Augenchirurgie.**

1996

In Großbritannien klonen Wissenschaftler das Schaf Dolly, indem sie **Genmaterial** einer reifen Zelle eines Schafs in eine zellkernlose Eizelle **transferieren.**

1999

Im Human Genome Project entschlüsseln Forscher den **genetischen Code von Chromosom 22.** Es ist das erste kartierte Chromosom.

2001

In New York (USA) entfernt ein Chirurg einer Patientin in Frankreich die Gallenblase mit **ferngesteuerter Roberterchirurgie.**

2005

Die **UN-Erklärung zum menschlichen Klonen** verbietet alle Formen des Klonens am Menschen.

2006

Der japanische Forscher Shinya Yamanaka **programmiert** bestimmte **Stammzellen so um,** dass sie sich in jeden Zelltyp umwandeln können.

2018

Nach einem Bericht der WHO sind weltweit **32 Mio. Menschen** an der **Aids-Epidemie** gestorben.

2019

In Wuhan (China) tritt **Covid-19** auf, das von einem **neuen Coronavirus** ausgelöst wird. Im März 2020 erklärt die WHO den Ausbruch zur Pandemie.

2018 lebten 38 Mio. HIV-Infizierte, zwei Drittel davon in Afrika südlich der Sahara. Wie gefährlich Infektionskrankheiten sind, zeigte Covid-19. Neun Monate, nachdem das Virus im Dezember 2019 in Wuhan (China) aufgetreten war, dokumentierten nur zwölf Länder keine Fälle.

Umwälzungen

Neue Therapien haben in den letzten Jahrzehnten Millionen Leben gerettet. Die Immunologen César Milstein und Georges Köhler entdeckten 1975 eine Technik, identische Antikörper in unbegrenzter Anzahl herzustellen. Monoklonale Antikörper verhindern seitdem die Abstoßung von Organtransplantaten, transportieren Wirkstoffe und radioaktive Marker zu Zellen und helfen im Kampf gegen Autoimmunerkrankungen wie rheumatoide Arthritis.

Eine Lösung bei Unfruchtbarkeit brachte die 1978 eingeführte In-vitro-Fertilisation. Ein menschliches Ei wird mit einem Spermium befruchtet und der Embryo in die Gebärmutter eingepflanzt. In den folgenden 40 Jahren schenkte die künstliche Befruchtung 8 Mio. Menschen das Leben.

Neue mikrochirurgische Techniken und Immunsuppresiva erweiterten die Möglichkeiten der plastischen Chirurgie. Ein besonders heikles Unterfangen war 2008 eine erste Gesichtstransplantation, die ein Team in Frankreich ausführte.

Einige ihrer größten Fortschritte verdankt die Medizin den enormen Entwicklungssprüngen in der Genetik, seit Frederick Sanger eine Methode der DNA-Sequenzierung erfand. Diese Technik ermöglichte das Human Genome Project, eine vollständige Kartierung des menschlichen Genoms. Krankheiten ließen sich jetzt auf Gene zurückführen und diese lassen sich mit Geneditierung verändern.

Technische Revolutionen bringen ethische Zwickmühlen hervor. Die Gentherapie, das Ersetzen von fehlerhafter DNA mit gesunder DNA, heilt Genkrankheiten, lässt sich aber auch zur »Verbesserung« des Menschen missbrauchen. Auch die Gewebezüchtung aus embryonalen Stammzellen für die regenerative Medizin ist hoch umstritten.

Nie war es so dringlich, ethische Fragen mit dem Wunsch der Rettung und Verbesserung von Leben in Einklang zu bringen. Stammzellenforschung und Geneditierung könnten für unsere Gesundheit einmal genauso bedeutend sein wie Narkose, Antibiotika und Impfstoffe. ■

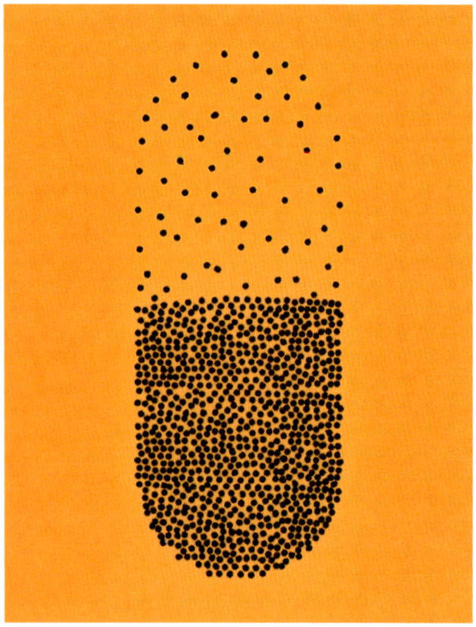

RANDOMISIEREN, BIS ES WEHTUT

EVIDENZBASIERTE MEDIZIN

IM KONTEXT

FRÜHER

Um 1643 Der flämische Arzt Jan Baptista van Helmont entwirft eine randomisierte kontrollierte klinische Studie zum Aderlass.

1863 In den USA vergleicht Austin Flint die Wirkung eines Präparats mit einer an 13 Patienten ausgegebenen Attrappe.

1943 In Großbritannien gibt der Medical Research Council eine kontrollierte Doppelblindstudie (bei der weder Empfänger noch Forscher wissen, wer die echte Therapie erhalten hat) in Auftrag.

SPÄTER

1981 Die McMaster University in Kanada gibt eine Artikelreihe für Ärzte über die Informationsgewinnung aus medizinischer Literatur heraus.

1990 Der Arzt Gordon Guyatt von der McMaster University verwendet die Bezeichnung »evidenzbasierte Medizin«.

Der Patient ist optimal versorgt, wenn der Arzt:

aus dem Problem des Patienten eine **klare klinische Frage** formuliert,

zu dieser Frage **die neueste klinische Evidenz** einholt,

diese Evidenz zum **jeweiligen Patienten in Beziehung setzt,**

eine begründete **klinische Entscheidung** trifft,

Behandlungen und Eingriffe nach **aktuellen Erkenntnissen** vornimmt.

Evidenzbasierte Medizin hat das Ziel, Antworten auf medizinische Fragen anhand der besten und neuesten Forschung zu finden. Ärzte und Patienten sollen eine Therapie nach der Evidenz auswählen können.

Im Mittelpunkt der evidenzbasierten Medizin stehen randomisierte kontrollierte Studien. Sie messen die Effektivität einer oder mehrerer medizinischer Maßnahmen durch den Vergleich von Gruppen, die zufällig diesen Maßnahmen zugeordnet wurden. Auf den Wert dieser Studien und die Gefahren einer unwirksamen Behandlung machte der schottische Epidemiologe Archie Cochrane in einer einflussreichen Schrift aus dem Jahr 1972 über Wirksamkeit und Nutzen aufmerksam.

Die erste randomisierte kontrollierte Studie unternahm der

Siehe auch: Nosologie 74–75 ▪ Anamnese 80–81 ▪ Skorbutvorsorge 84–85 ▪ Epidemiologie 124–127 ▪ Vitamine und Ernährung 200–203

Nicht alle Evidenz hat die gleiche Gewichtung. Der höchste Wert liegt bei systematischen Reviews oder Übersichten, die Ergebnisse aus sorgfältigen randomisierten kontrollierten Studien auswerten und zusammenfassen. Sie bilden die Pyramidenspitze.

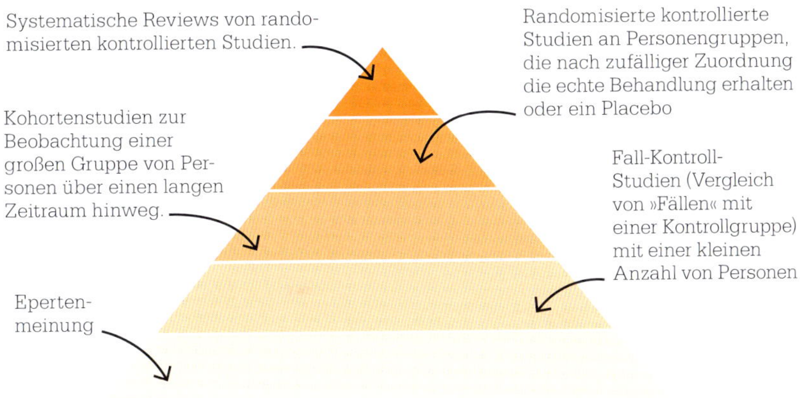

schottische Marinearzt James Lind. Er teilte im Jahr 1747 zwölf skorbutkranke Seeleute in sechs Paare ein, die sich gleich ernähren sollten. Jedes Paar erhielt sechsmal am Tag ein bestimmtes Skorbutmittel aus Meerwasser, Essig, Apfelmost oder zwei Orangen plus einer Zitrone. Am besten wirkten die Zitrusfrüchte, danach der Apfelmost. Die Studie belegte die Wirkung von Vitamin C gegen Skorbut.

Mehr Studien

Bis ins 19. Jahrhundert trieben vor allem Einzelpersonen klinische Studien voran. Im 20. Jahrhundert begannen dann nationale Gesundheitsämter wie der 1913 in Großbritannien gegründete Medical Research Council (MRC) die Studien zu koordinieren, zu finanzieren und zu standardisieren.

Cochrane führte seine erste randomisierte Studie im Zweiten Weltkrieg als Kriegsgefangener in Saloniki (Griechenland) durch. Er wollte wissen, welches Vitamin Gelenkschwellungen durch gestaute Flüssigkeit am besten bekämpfte, und teilte sechs Bedürftigen Hefe (mit B-Vitaminen) und sechs anderen Vitamin C zu. Hefe war so wirksam, dass sich die Lageraufseher zu einer täglichen Hefedosis für alle Gefangenen verpflichtet sahen.

Nach dem Krieg erforschte Cochrane an einer MRC-Einheit in Wales die Pneumokoniose (Staublunge) bei Kohlearbeitern. Minutiös achtete er hier wie in seiner weiteren Karriere auf Genauigkeit, Standardisierung und Reproduzierbarkeit der Daten.

Globale Organisation

Cochrane wollte die wissenschaftliche Evidenz verbessern, um medizinische Interventionen zu validieren. Die 1993 in Großbritannien gegründete und heute in 43 Ländern tätige Cochrane Collaboration sammelt klinische Studien und wertet sie aus. Damit hilft sie Medizinern, Maßnahmen nach der besten vorhandenen Evidenz auszuwählen und anzuwenden. ■

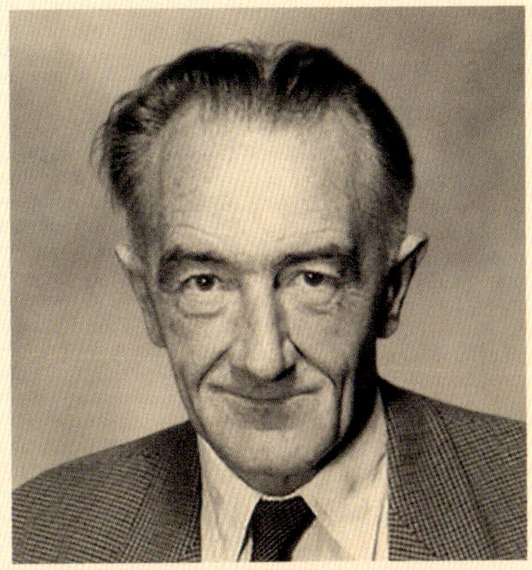

Archibald Cochrane

Geboren wurde Archibald (Archie) Cochrane 1909 als Sohn eines Stoffmachers in Galashiels in Schottland. Nach einem Studienabschluss am King's College in Cambridge im Jahr 1930 absolvierte er eine medizinische Ausbildung am University College Hospital in London, die er 1938 nach Freiwilligeneinsätzen als britischer Sanitäter im Spanischen Bürgerkrieg von 1935 und 1937 abschloss. Im Zweiten Weltkrieg geriet er als Mitglied des medizinischen Korps der Royal Army in Kriegsgefangenschaft.

Cochrane ging 1948 zu einer Forschungseinheit zu Atemwegserkrankungen des MRC in Wales. Er erhielt 1960 eine Professur an der Welsh National School of Medicine und ging 1969 als Direktor an eine epidemiologischen Forschungseinheit in Cardiff, wo er randomisierte kontrollierte Studien durchführte.

Der passionierte Gärtner und Sammler moderner Kunst starb 1988 79-jährig nach einer Krebserkrankung.

Hauptwerk

1972 *Effectiveness and Efficiency: Random Reflections on Health Services*

IN DEN KÖRPER SCHAUEN

MRT UND RASTERVERFAHREN

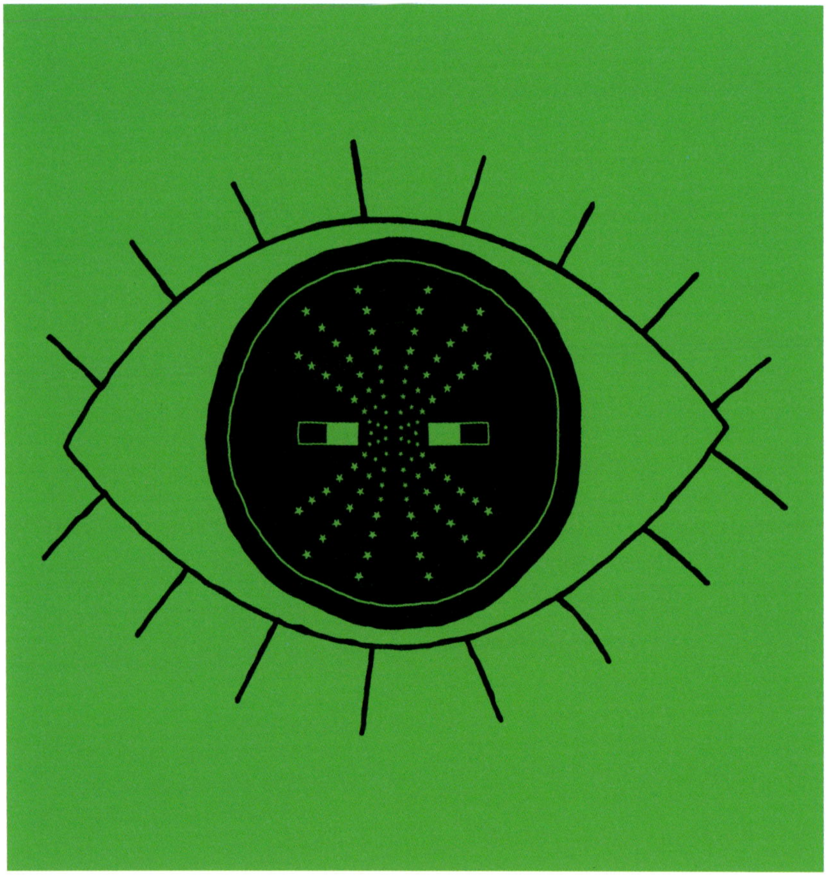

IM KONTEXT

FRÜHER

1938 Der polnisch-amerikanische Physiker Isidor Rabi entdeckt die kernmagnetische Resonanz.

1951 Robert Gabillard lokalisiert Radiowellenstrahlung mithilfe von Magnetfeldgradienten.

1956 David Kuhl baut ein Gerät zur Detektion von radioaktiven Isotopen im Körper.

SPÄTER

1975 An der Washington University in St. Louis (USA) geht ein Positronenemissionstomograf (PET) in Betrieb.

1977 Peter Mansfield beschleunigt Kernspinverfahren durch Echo-Planar-Technik.

2018 In Neuseeland wird das erste 3-D-Farb-MRT entwickelt.

Medizinische Rasterverfahren wie Röntgenstrahlung, Ultraschall, Magnetresonanztomografie (MRT), Computertomografie (CT) und Positronenemissionstomografie (PET) ermöglichen einen diagnostischen Blick in den Körper. Röntgenstrahlen wurden Ende des 19. Jahrhunderts entdeckt und medizinisch verwendet, aber die meisten anderen Methoden stammen aus den 1960er- oder frühen 1970er-Jahren. Da die neuen Verfahren zwischen Weichgewebetypen unterscheiden konnten, ließen sich jetzt leichter innere Verletzungen, Tumore oder andere medizinische Störungen erkennen.

Physikalische Experimente

Grundlage für die MRT ist die Kernspinresonanz (NMR). Magnet-

Siehe auch: Krebstherapie 168–175 ▪ Röntgenstrahlung 176 ▪ Nervensystem 190–195 ▪ Krebsscreening 226–227 ▪ Ultraschall 244 ▪ Nanomedizin 304

Das Element **Wasserstoff** ist im Körper nahezu unbegrenzt vorhanden. Seine **Atomkerne** verhalten sich wie **kleine Magneten.**

→ Im **Magnetfeld** eines MRT-Geräts **richten sich** die Atomkerne **aus.** Eingestrahlte **Radiowellen heben diese Ausrichtung auf.**

→ Nach **Abschaltung** der Radiowellen **richten sich** die Kerne **erneut aus.** Dabei senden sie **Radiosignale** aus.

→ Ein Computer setzt aus den **registrierten Radiosignalen** ein **hochaufgelöstes Bild** des untersuchten Körperbereichs zusammen.

felder wirken auf Materie ein, woraufhin die Kerne von Wasserstoffatomen Energie abgeben. Die gemessene Energie lässt auf den Aufbau der Materie schließen.

Mit NMR-Verfahren wurden seit 1945 Materialien erforscht. Auch der Chemiker Paul Lauterbur, der Physiker Raymond Damadian (beide USA) und der britische Physiker Peter Mansfield kannten die Technologie. Damadian glaubte, dass sich Krebszellen von gesunden Zellen durch NMR unterscheiden lassen müssten. Krebszellen enthalten mehr Wasser und müssten folglich mehr Wasserstoffe enthalten. Zwei Jahre später bewies er seine Hypothese durch Experimente an toten Ratten.

Lauterbur arbeitete 1972 an der Stony Brook University in New York. Er zeigte, dass ein Magnetfeldgradient klarere Bilder produzierte. Dadurch konnten die Beziehung der Atome untereinander besser studiert und die einzelnen Resonanzsignale unterschieden werden. (Diese Idee hatten zuerst unabhängig voneinander Robert Gabillard in Frankreich und Hermann Carr in den USA, aber beide Physiker verfolgten sie nicht weiter.) Lauterbur wandte das Verfahren auf zwei Proberöhrchen an, eines war mit normalem und eines mit schwerem Wasser (dessen Wasserstoffatome »

Paul Lauterbur

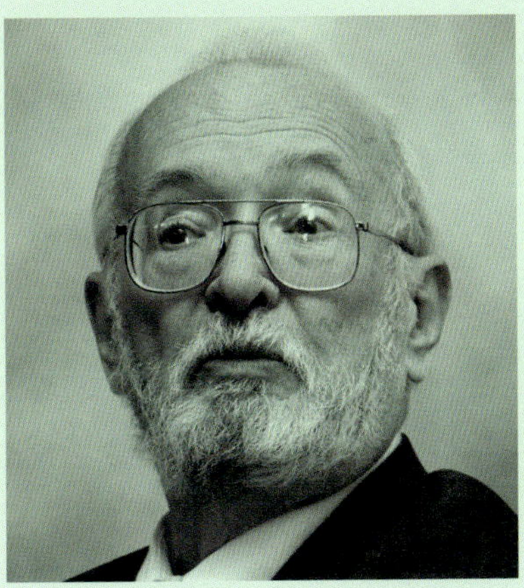

Geboren im Jahr 1929 in Sidney im US-Bundesstaat Ohio, baute der chemiebegeisterte Paul Lauterbur als Jugendlicher ein eigenes chemisches Labor im Elternhaus auf. Nach seiner Promotion an der University of Pittsburgh im Jahr 1962 lehrte er von 1963 bis 1985 Chemie an der Stony Brook University in New York.

Lauterbur hatte mit der NMR-Technologie schon mehrere Jahre gearbeitet, als ihm 1971 eine medizinische Nutzungsmöglichkeit einfiel. Seine Eingebung dafür kam ihm in einem Lokal in Pittsburgh beim Burger-Essen. Er entwarf die Technik auf einer Papierserviette und entwickelte seine Idee in Form der Magnetresonanztomografie weiter.

Für ihre Arbeiten zum MRT erhielten Lauterbur und Mansfield im Jahr 2003 gemeinsam den Nobelpreis für Physiologie oder Medizin. Lauterbur starb 2007.

Hauptwerk

1973 *Bilderzeugung durch induzierte lokale Wechselwirkung – Beispiele mit kernmagnetischer Resonanz*

ein zusätzliches Neutron im Atomkern besaßen) befüllt. Die NMR-Bilder unterschieden sich deutlich – zum ersten Mal war in einem Bildgebungsverfahren leichtes von schwerem Wasser unterscheidbar. Lauterbur studierte auch eine Muschel, die seine Tochter gefunden hatte. Der Muschelaufbau war deutlich zu erkennen. Möglicherweise ließ sich das Verfahren auch auf menschliches Gewebe anwenden, ohne den Patienten zu verletzen.

Körperscans

Mansfield nahm 1974 das erste MRT an einem Menschen auf, wobei er den Finger eines Studenten scannte. Die Aufnahme dauerte 23 Minuten und brachte ein Querschnittsbild des Fingers. Deutlich beschleunigt wurde der Scan mit der Echo-Planar-Technik. Ihre Innovation war es, einen einzigen Anregungsimpuls zu geben und viele Kernresonanzen gleichzeitig zu messen. Die Aufnahmezeit verkürzte sich auf den Bruchteil einer Sekunde. Jetzt ließen sich auch schnelle physiologische Prozesse erfassen, z. B. Atmung und Herzschlag.

»Unsere Bilder waren schon gar nicht so schlecht … im Verlauf der 1980er-Jahre reichte ihre Qualität immer mehr an die Anforderungen unsere medizinischen Kollegen heran.«

Peter Mansfield

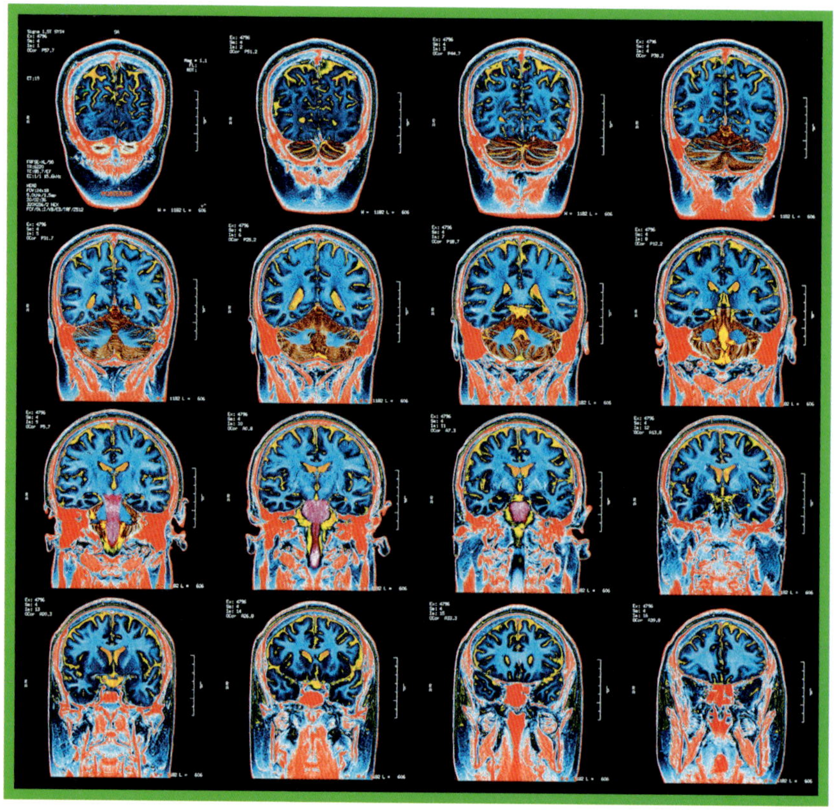

MRT-Aufnahmen bestehen aus einer Serie von 1–4 mm dicken »Schnitten« des Gehirns. Falschfarben machen die Gewebe sichtbar.

Ein Prototyp mit Mansfields Echo-Planar-Technologie wurde 1978 in den Dienst genommen. Das erste Ganzkörper-MRT baute Damadian im Mai 1977 in den USA. Es wurde 1984 von der Lebensmittel- und Arzneimittelbehörde (FDA) für die Anwendung zugelassen.

Ein MRT liefert außerordentlich gut aufgelöste Bilder. Gehirn und Rückenmark, Knochen und Gelenke, Brust, Blutgefäße, Herz und andere Organe lassen sich detailreich untersuchen, ohne den Körper zu öffnen. Allerdings sind die Geräte mit 1,6 Mio. Euro pro Stück enorm teuer. Ein weiterer Nachteil ist, dass die Technik nicht bei Patienten mit Metallimplantaten angewendet werden kann. Dennoch verrichteten 2018 mehr als 50 000 Magnetresonanztomografen ihren Dienst. Die meisten pro Kopf stehen in Japan: 55 auf 1 Mio. Menschen.

Mit Magneten, die Felder von 3 T (Tesla) produzieren, lassen sich kleinste Details im Skelettmuskel- und Nervensystem abbilden. Noch stärkere Magneten sollen nach dem Willen der Ingenieure noch genauere Bilder in kürzerer Zeit produzieren.

Computertomografie

Der britischen Elektroingenieur Godfrey Hounsfield und der amerikanische Physiker Allan MacLeod Cormack entwickelten die Computertomografie zur medizinischen Diagnose. Hounsfields erster Tomograf benötigte noch neun Tage, um ein 3-D-Bild eines vollständigen Schweinehirns aufzunehmen. Mit Röntgenstrahlen dauerte es später

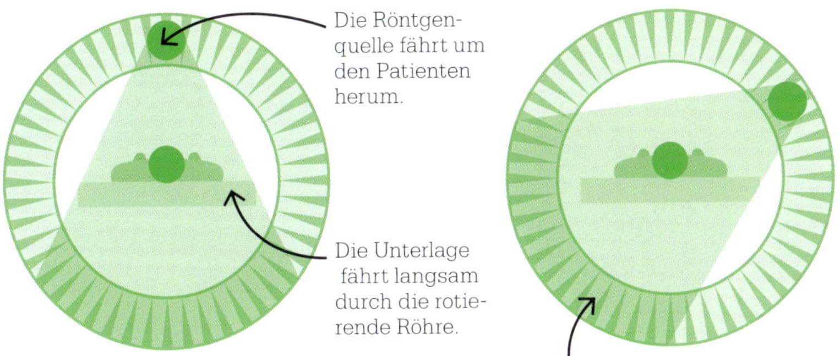

Bei der Computertomografie fährt eine Röntgenquelle um den Patienten herum. Die gesamte Bildaufnahme dauert 10–20 Minuten.

nur noch Stunden. Hounsfields Tomograf bestand aus einer Gammastrahlenquelle, die sich mit einer Bogengeschwindigkeit von einem Grad pro Aufnahme um das Gehirn bewegte und dabei Tausende Querschnittsbilder produzierte. Ein Computerprogramm setzte diese »Schnitte« (das Wort Tomografie stammt vom griechischen Wort *tomei* für schneiden) zu einer 3-D-Struktur zusammen.

Der erste Kopf-Tomograf wurde 1971 am Atkinson Morley Hospital in London eingerichtet. Seine erste Aufnahme machte er von einem Patienten mit einem Tumor im Frontallappen. Das erste Ganzkörper-CT wurde 1976 eingeführt.

Mit einem CT lassen sich Tumore und Frakturen erkunden und das Fortschreiten einer Krankheit wie Krebs beobachten. Die heutigen Computertomografen sind deutlich fortgeschrittener als in den 1970er-Jahren und zudem schneller und leiser als Magnetresonanztomografen. Im Vergleich zum MRT liefern sie aber weniger genaue Bilder. Zudem liegt die Strahlenbelastung bis zu 1000-mal höher als bei einer normalen Röntgenaufnahme. Auch das ist nicht viel, aber die Dosis sammelt sich an und setzt den Patienten einem Krebsrisiko aus.

PET

Mit der Positronenemissionstomografie (PET) werden biochemische Vorgänge auf der Ebene der Zelle abgebildet, wozu CT und MRT nicht in der Lage sind. Der Patient schluckt oder erhält eine injizierte radioaktive Substanz. Diese Tracer genannte Substanz, die Positronen (subatomare Teilchen) aussendet, sammelt sich in Körperbereichen mit verstärkter chemischer Aktivität an. Beim Zusammenstoß der Positronen mit den Elektronen vom untersuchten Körpergewebe entstehen Gammastrahlen, die von einem Detektorenring um den Körper registriert werden. Ein Computer registriert die empfangene Strahlung und setzt sie zu einem 3-D-Bild der Tracerkonzentration zusammen.

Die PET-Technologie führte David Kuhl 1956 in den USA als Fotoscanner ein, der Bilder von einer im Körper detektierten Strahlenquelle erzeugte. Grundlage waren die Arbeiten des Physikers Benedict Cassen. Nach Verbesserungen in den 1960er- und 1970er-Jahren kam 1975 PET (III) als erster Ganzkörperscanner in den klinischen Einsatz. Eine PET-CT-Kombination verknüpft die PET-Diagnostik mit der Leistungsfähigkeit des CT. PET-MRT-Kombinationen sind ebenfalls möglich.

Mediziner beobachten mit PET die Entwicklung von Krebs, planen Operationen und behandeln neurologische Leiden wie Parkinson, Demenz und Epilepsie. Bei Schwangeren ist die Technik nicht möglich, da die vom Tracer erzeugte Radioaktivität den Fötus schädigen kann. Wegen der Einnahme von Glucose ist PET auch für Diabetiker problematisch. ■

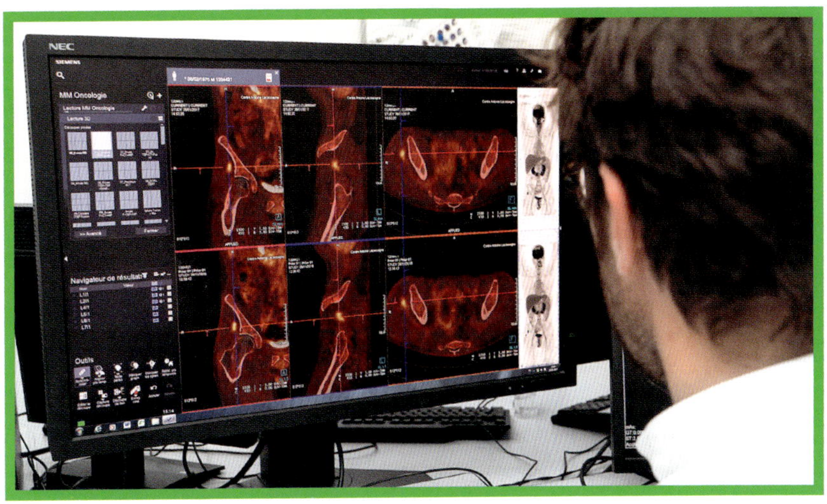

PET-Aufnahmen enthüllen für Krebs typische chemische Aktivitäten. So zeigt der Marker Fluordesoxyglucose (FDG) in PET-Aufnahmen eine schnellere Verarbeitung von Glucose an.

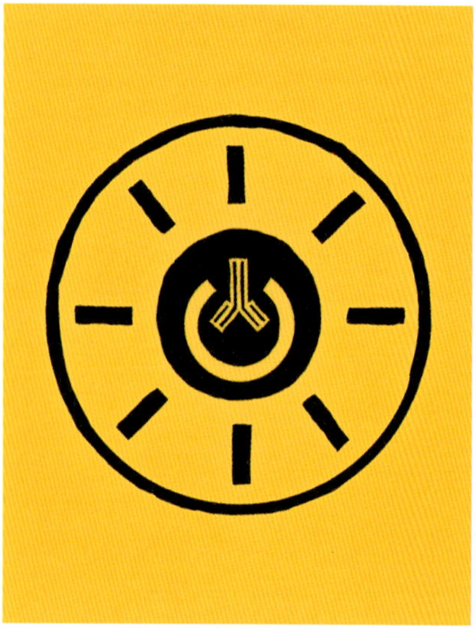

ANTIKÖRPER NACH BEDARF

MONOKLONALE ANTIKÖRPER

IM KONTEXT

FRÜHER

1882 Der russische Mikrobiologe Ilja Metschnikow entdeckt Phagozyten, bakterienfressende weiße Blutkörperchen.

1890 Emil von Behring und Shibasaburo Kitasato beschreiben Antitoxine – Antikörper im Blutserum, die bakterielle Toxine bekämpfen.

1906 Paul Ehrlich möchte Antikörper mit »magischen Kugeln« als Wirkstoff nachahmen.

1957 Frank Macfarlane Burnet entwirft die Klon-Selektionstheorie.

SPÄTER

1981 Ein Krebspatient erhält monoklonale Antikörper.

1982 Monoklonale Antikörper werden zur Bluttypisierung hergestellt.

1997 Ein Wirkstoff des polnischen Virologen Hilary Kroprowski aus monoklonalen Antikörpern wird zugelassen.

Monoklonale Antikörper (mAK) sind in unbegrenzter Menge herstellbare identische Kopien eines künstlich erzeugten Antikörpers. Die Technik wurden 1975 von den beiden Immunologen César Milstein aus Argentinien und Georges Köhler aus Deutschland entwickelt. Monoklonale Antikörper haben sich trotz einer noch anhaltenden Forschung in der modernen Therapie und Diagnostik als hilfreich erwiesen, etwa als Bestandteil von Krebsmedikamenten und Blutteststreifen.

Antikörper sind Proteine, mit denen der Körper Fremdkörper wie z. B. Keime identifiziert und bekämpft. Ein Antikörper passt jeweils zu seinem eigenen Fremdprotein (oder Antigen). Ist das Antigen gefunden, neutralisieren es die Antikörper oder markieren es für andere Immunzellen des Körpers.

Paul Ehrlich prägte 1891 den Begriff »Antikörper« und sagte, Antikörper und Antigen passten zusammen wie Schlüssel und Schloss. In den 1960er-Jahren wussten die Forscher, dass B-Zellen oder

Plasmazellen produzieren als Reaktion auf ein **Pathogen** einen **Antikörper-Cocktail.**

Maligne **Myelomzellen teilen sich undendlich.**

Aus der Fusion einer Myelomzelle mit einer Plasmazelle, die nur **einen Antikörpertyp** produziert, entsteht eine **Hybridzelle.**

Die **Hybridzelle teilt sich** und **liefert unbegrenzt** Antikörper nur dieses einen Typs.

Siehe auch: Impfung 94–101 ▪ Zellularpathologie 134–135 ▪ Immunsystem 154–161 ▪ Krebstherapie 168–175 ▪ Gezielte Medikamentenabgabe 198–199

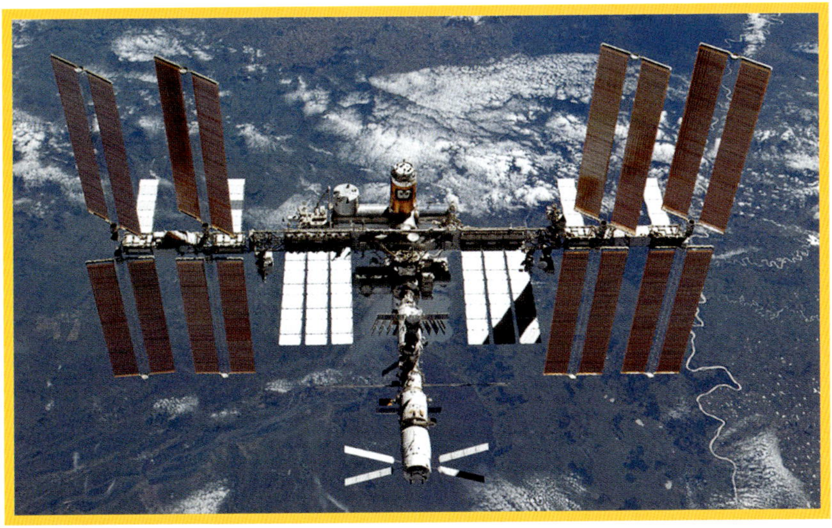

Bei Experimenten auf der Internationalen Raumstation wurden monoklonale Antikörper als Kristalle gezüchtet. In dieser Form lassen sie sich in der Krebstherapie besser einsetzen.

B-Lymphozyten genannte weiße Blutkörperchen Antikörper gegen ein bestimmtes Antigen produzieren. Bei Kontakt mit dem Antigen teilt sich die B-Zelle und produziert Massen an Plasmazellen, die eine Flut von Antikörpern freisetzen. Da Plasmazellen mehr als einen Antikörpertyp produzieren, wird der Vorgang als polyklonal bezeichnet.

Immunzellen nutzen

Milstein und Köhler gelang es nun, mit eigens hergestellten Hybridzellen unbegrenzt identische (»monoklonale«) Antikörper zu gewinnen. Die Hybridzellen erhielten sie durch Verschmelzung (Fusion) von Plasmazellen mit Myelomzellen, also abnormalen Plasmazellen, die Krebs verursachen und sich unendlich teilen. Die Hybridzellen dienten also als unbegrenzte Quelle für einen gewünschten Antikörper.

Obwohl ursprünglich nur zu Forschungszwecken entwickelt, bemerkten Milstein und Köhler rasch das Potenzial ihrer mAK als »magische Kugeln«. Jede Krankheit könnte jetzt mit maßgeschneiderten Antikörpern bekämpft werden.

Hilfreiches Instrument

Ein Allheilmittel sind monoklonale Antikörper noch nicht. Aber es gibt immer mehr Anwendungsgebiete, sogar für den Nachweis von biologischen Waffen. In Schwangerschaftstests detektieren mAK das Hormon HCG und helfen bei Transplantationen, die Abstoßung des Spenderorgans zu unterdrücken, indem sie die Immunantwort blockieren. Sie identifizieren Blutgerinnsel und abnorme Zellen und transportieren Wirkstoffe oder Strahlungsmarker zu Tumorzellen.

Gegen Autoimmunerkrankungen wie rheumatoide Arthritis gibt es bereits mAK, viele stehen gegen Malaria, Influenza und HIV kurz vor dem Start. Auch gegen das Coronavirus SARS-CoV-2 wurden 2020 neutralisierende mAK entdeckt. ▪

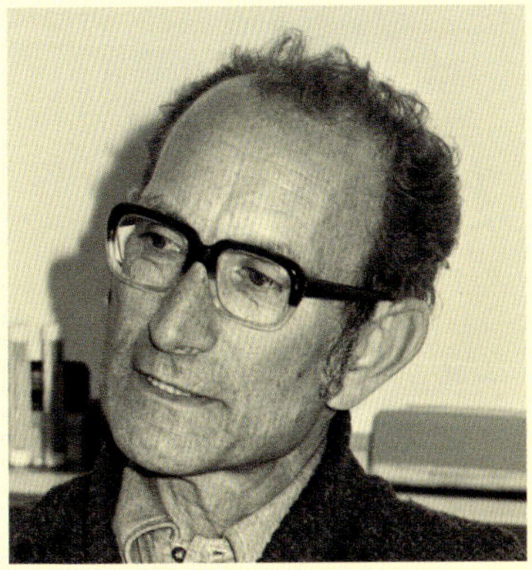

César Milstein

Der 1927 in Argentinien geborene César Milstein erhielt nach seiner Promotion an der Universität von Buenos Aires eine Einladung des biochemischen Departments der Cambridge University in Großbritannien. Milsteins Forschungsschwerpunkt lag auf der körpereigenen Abwehr, den Großteil seiner Berufslaufbahn widmete er der Antikörperforschung.

In Cambridge arbeitete Milstein mit dem Biochemiker und zweifachen Nobelpreisträger Frederick Sanger und später mit Georges Köhler zusammen. Milstein und Köhler zogen aus ihren bahnbrechenden Arbeiten zu den monoklonalen Antikörpern kein Geld, da sie kein Patent angemeldet hatten, aber ihnen wurde 1984 gemeinsam der Nobelpreis für Physiologie oder Medizin verliehen. Milstein entwickelte die Antikörpertechnik weiter, er starb 2002.

Hauptwerke

1973 *Fusion zweier Immunglobulin produzierenden Myelomzellen*
1975 *Fortlaufende Kultur von Fusionszellen, die spezifische Antikörper ausschütten*

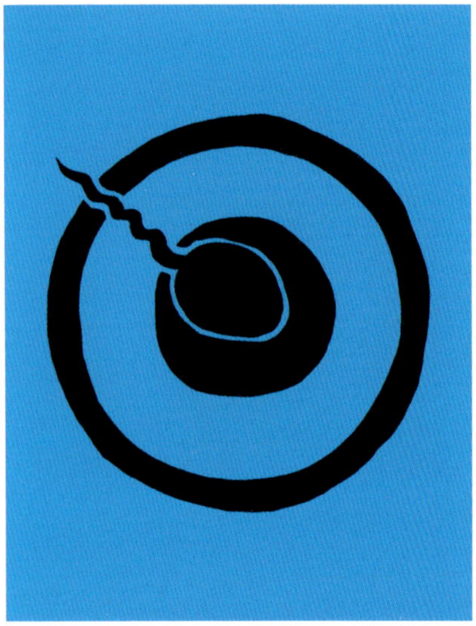

NATÜRLICH GING ES NICHT

IN-VITRO-FERTILISATION

IM KONTEXT

FRÜHER

1959 Die für die Worcester Foundation (USA) arbeitende Min Chueh Chang befruchtet Eizellen von Kaninchen.

1969 Robert Edwards befruchtet eine menschliche Eizelle außerhalb des Körpers.

1973 Eine Australierin erleidet nach einer künstlichen Befruchtung an der Monash University eine Fehlgeburt.

SPÄTER

1979 In Glasgow (Schottland) kommt nach einer IVF von Robert Edwards und Patrick Steptoe ein Baby auf die Welt.

1981 Die Monash University erklärt die Geburt von neun Kindern nach IVF.

1992 In Belgien wird ein ICSI-gezeugtes Baby geboren.

2018 Etwa 8 Mio. Kinder kommen weltweit nach IVF oder ähnlichen Methoden künstlicher Befruchtung auf die Welt.

Am 25. Juli 1978 feierte die Medizin die Geburt von Louise Brown, dem ersten durch künstliche Befruchtung (In-vitro-Fertilisation) gezeugten Menschen. Die Pioniere dieses bahnbrechenden Ereignisses waren der britische Wissenschaftler und Gynäkologe Patrick Steptoe.

Das Konzept der In-vitro-Fertilisation (IVF) war nicht neu. Der österreichische Embryologe Samuel Schenk entdeckte bereits 1878, dass sich Eizellen von Kaninchen unter Zusatz von Spermien außerhalb des Körpers teilen konnten. Der amerikanische Arzt Gregory Pincus reklamierte die erste künstlich erzeugte Trächtigkeit eines Kaninchens für sich, aber hier hatte die Befruchtung wahrscheinlich *in vivo* (»im Körper«) und nicht *in vitro* (»im Glas«, also außerhalb des Körpers) stattgefunden. Nachdem der chinesisch-amerikanische Wissenschaftler Min Chueh Chang 1951 gezeigt hatte, dass Spermatozoen erst mit einem gewissen Reifungsgrad eine Eizelle befruchten können, gelang ihm 1959 eine künstlich erzeugte Trächtigkeit eines Kaninchens.

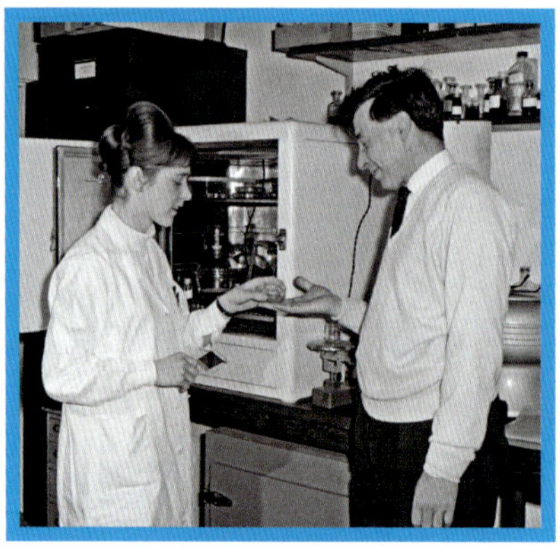

Purdy überreicht Edwards eine Petrischale mit künstlich befruchteten menschlichen Eizellen (Foto von 1968). Der Medical Research Council hielt die Forschung für unethisch.

Durchbruch

Edwards schloss sich 1968 mit Steptoe zusammen, einem Experten der Laparoskopie (Schlüssellochchirurgie). Mit dieser Technik konnten die Wissenschaftler ohne eine Bauchoperation Eizellen entnehmen. Steptoe hatte in Oldham viele freiwillige Spenderinnen. Mit Unterstützung der Embryologin Jean Purdy erreichten Edwards und Steptoe eine Befruchtung in der Petrischale mit anschließender Zellteilung. Ihr Ziel einer erfolgreichen Einpflanzung in die Gebärmutter erfüllte sich aber noch nicht.

Im Jahr 1976 traten John und Lesley Brown an Edwards und Step-

Siehe auch: Geburtshilfe 76–77 ▪ Vererbung und Erbkrankheiten 146–147 ▪ Geburtenkontrolle 214–215 ▪ Ultraschall 244 ▪ Genetik und Medizin 288–293 ▪ Minimalinvasive Chirurgie 298

Stadien der IVF

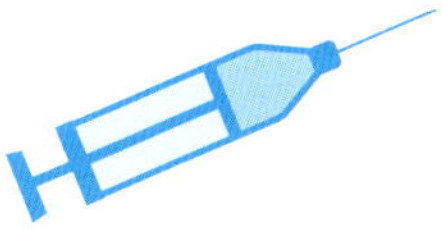

1. Nach einer hormonellen Stimulation werden den Eierstöcken der Mutter reife Eizellen entnommen. Der Vater spendet das Sperma zur Befruchtung.

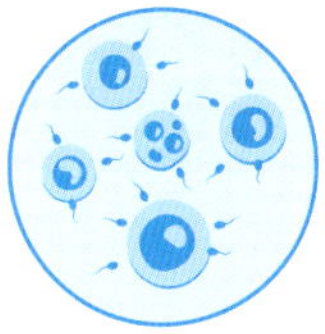

2. Eizelle und Spermien werden zusammengebracht und in einer Petrischale mehrere Stunden lang für eine Befruchtung inkubiert.

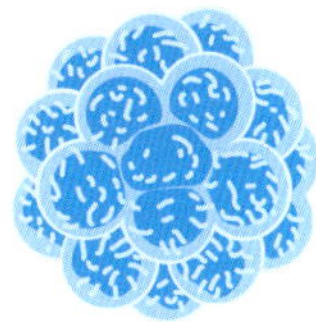

3. Befruchtete Eizellen werden sehr genau auf ihre Teilung hin überprüft. Aus jeder befruchteten Eizelle bildet sich ein Zellhaufen, der Embryo.

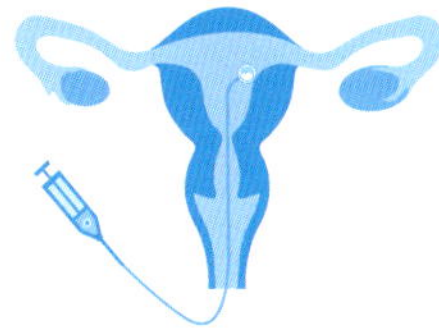

4. Nach mehreren Tagen wird ein Embryo in die Gebärmutter eingepflanzt. Nistet er sich dort ein, ist die Wahrscheinlichkeit einer Schwangerschaft groß.

toe heran. Seit neun Jahren hatten sie wegen einer Eileiterblockade vergeblich versucht, schwanger zu werden. Pünktlich zu Lesleys natürlichem Eisprung entnahmen ihr Edwards und Steptoe eine Eizelle und versetzten sie in der Petrischale mit Johns Spermien. Unter Purdys Beobachtung teilte sich die befruchtete Eizelle. Nach zweieinhalb Tagen setzten Edwards und Steptoe den achtzelligen Embryo in Lesleys Gebärmutter ein. Neun Monate später wurde Louise Brown geboren.

Die Geburt von Louise kam trotz der medizinischen Sensation nicht überall gut an. Viele hielten das »Reagenzglasbaby« für unnatürlich. Als aber immer mehr gesunde, künstlich befruchtete Kinder zur Welt kamen, änderte sich die Haltung. Als Edwards 2010 für seine Pionierarbeit mit dem Nobelpreis ausgezeichnet wurde, gab es bereits über 4,5 Mio. durch In-vitro-Fertilisation gezeugte Menschen.

IVF heute

Immer vielfältigere Gründe, eine Behandlung aufzusuchen, führten zu einer regen Entwicklung der unterstützten Befruchtung. Gleichgeschlechtliche Paare, alleinstehende Frauen und Leihmütter nehmen IVF-Dienste in Anspruch. Zumeist wird die Reifung mehrerer Eizellen hormonell angestoßen, um die Wahrscheinlichkeit von lebensfähigen Embryos zu erhöhen. Ungenutzte Embryos, Eier und Spermien werden tiefgefroren aufbewahrt. Bei der intrazytoplasmatischen Spermieninjektion (ICSI), einer Technik bei männlicher Unfruchtbarkeit, befruchtet ein einziges Spermium eine Eizelle. Einst heftig bekämpft, ist die IVF jetzt sicherer, erfolgreicher und beliebter als je zuvor. ■

Robert Edwards

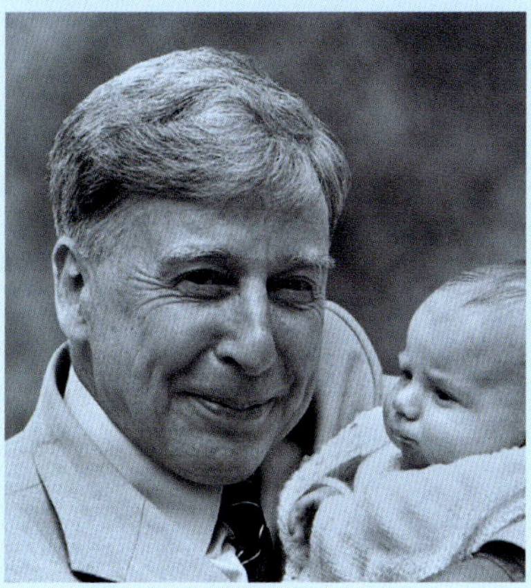

Geboren im Jahr 1925 im englischen Yorkshire, studierte Robert Edwards nach seinem Militärdienst im Zweiten Weltkrieg an der Universität von Wales in Bangor Landwirtschaft und Zoologie. In Genetik wurde er an der Edinburgh University 1951 über künstliche Besamung und Mausembryos promoviert.

Mit dem selbst gesteckten Ziel einer künstlichen Befruchtung beim Menschen ging Edwards 1963 nach Cambridge. Ab 1968 arbeitete er zusammen mit dem Gynäkologen Patrick Steptoe daran. Das Paar eröffnete nach der Geburt von Louise Brown 1980 in Bourn Hall bei Cambridge die erste IVF-Klinik der Welt. Edwards erhielt 2010 den Nobelpreis und ein Jahr später den Ritterschlag. Er starb 2013.

Hauptwerke

1980 *A Matter of Life: The Story of a Medical Breakthrough*
2001 *Der schwierige Weg zur In-vitro-Fertilisation*
2005 *Ethik und Moralphilosophie am Anfang von IVF, Präimplantationsdiagnostik und Stammzellforschung*

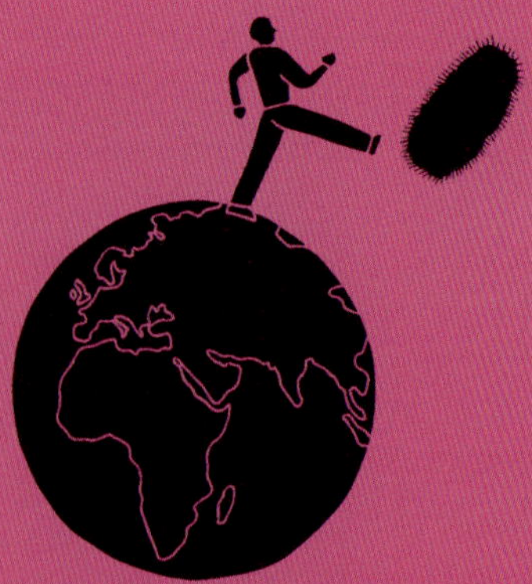

SIEG ÜBER DIE POCKEN

AUSROTTUNG VON KRANKHEITEN

IM KONTEXT

FRÜHER

1796 Edward Jenner impft mit Rinderpocken erfolgreich gegen Pocken.

1909 Die Rockefeller Foundation startet eine Kampagne zur Ausrottung des Hakenwurms.

1927 Fred Soper initiiert Programme zur Ausrottung von Gelbfieber und Malaria.

1955 Die WHO setzt ein Programm zur globalen Ausrottung der Malaria auf.

SPÄTER

1988 Nach einer Zusammenkunft der Weltgesundheitsversammlung startet die WHO ihre Initiative zur globalen Ausrottung von Polio.

2011 Als zweite Erkrankung gilt die Rinderpest als ausgerottet.

2020 Die Kommission zur regionalen Zertifizierung in Afrika erklärt die Ausrottung des Polio-Wildtyps in Afrika.

Eine **Infektionskrankheit** kann **unter Kontrolle** sein, **eliminiert** oder **ausgerottet** werden.

Ist sie **unter Kontrolle,** liegen **neue Fälle** und die **Mortalität** am Ort auf einem **akzeptablen Niveau.**

Bei einer **Eliminierung** treten in einer **definierten Region keine neuen Fälle** mehr auf.

Bei einer **Ausrottung (Eradikation)** gibt es **weltweit keine neuen Fälle mehr.**

Am 8. Mai 1980 erklärte die Weltgesundheitsorganisation (WHO) die Pocken für ausgerottet – als erste größere Krankheit und als bislang einzige, die den Menschen betrifft. Jahrhundertelang waren die Pocken eine Geißel der Menschheit. Millionen starben jedes Jahr daran. Noch in den 1950er-Jahren gab es jährlich mehr als 50 Mio. Infizierte.

Nachdem Edward Jenner 1796 die Impfung entdeckt hatte und sich die Impfung verbreitete, nahmen die Todesfälle langsam ab. Impfstoffe immunisieren nicht nur den Einzelnen, sondern schützen auch die Gemeinschaft. Je mehr Personen geimpft und immun sind, desto weniger Wirte findet der Keim und umso schleppender breitet er sich aus.

Allerdings schürten Fälle von Kontamination, z. B. mit dem Syphiliserreger, immer wieder heftigen Widerstand gegen die Impfung. In den 1890er-Jahren erfand der britische Arzt Sydney Copem eine Aufbewahrungsmethode in Glycerin, was den Impfstoff deutlich sicherer machte. Das Vertrauen stieg wieder – und bis 1953 waren die Pocken in den USA und Europa eliminiert.

Siehe auch: Impfung 94–101 ▪ Epidemiologie 124–127 ▪ Malaria 162–163 ▪ Weltgesundheitsorganisation 232–233 ▪ Pandemien 306–313

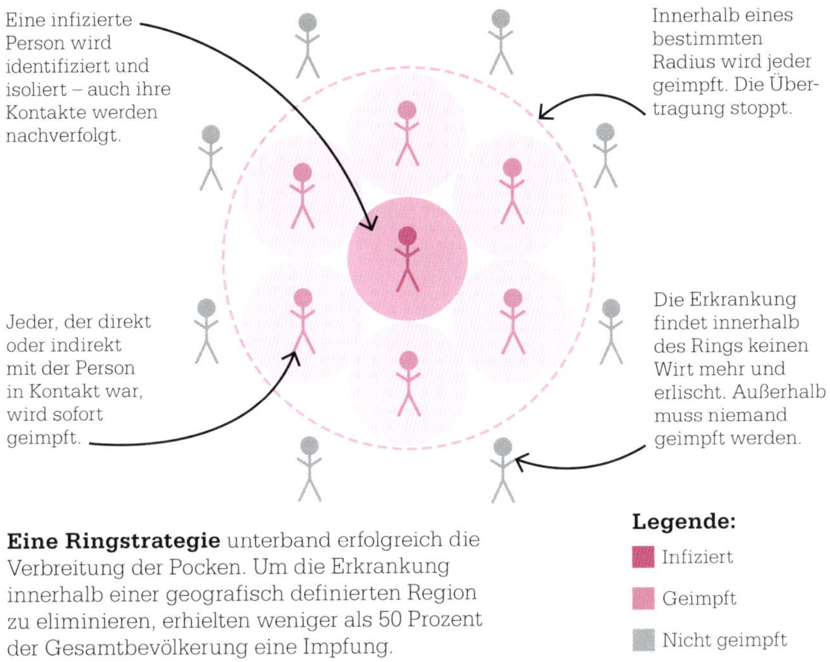

Eine Ringstrategie unterband erfolgreich die Verbreitung der Pocken. Um die Erkrankung innerhalb einer geografisch definierten Region zu eliminieren, erhielten weniger als 50 Prozent der Gesamtbevölkerung eine Impfung.

Impfprogramme auf die tropischen Regionen auszuweiten, gestaltete sich wegen der Wärmeempfindlichkeit des Impfstoffs als schwierig. Zwei große Innovationen führten zum Durchbruch. Zuerst entdeckte der britische Wissenschaftler Leslie Collier, dass gefriergetrockneter Impfstoff als Pulver bis zu sechs Monate auch in der Wärme haltbar war. Dann erfand der amerikanische Mikrobiologe eine zweigeteilte Nadel (Bifurkationsnadel), mit der das Pulver einfach in die Haut eingestochen werden konnte.

Bis zur Ausrottung

Die WHO startete 1967 ihr Programm der Ausrottung der Pocken in Südamerika, Asien und Afrika. Eine entscheidende Rolle spielte die »Ringstrategie«, das Einschließen eines Ausbruchs in einer definierten Zone (Ring) durch Immunisierung, um die weitere Verbreitung anzuhalten. Eine infizierte Person wurde isoliert und alle ihre möglichen Kontakte wurden sofort nachverfolgt und geimpft. Brachte das keinen Erfolg, erhielt jeder innerhalb eines bestimmten Radius eine Impfung. Mit dieser Strategie war eine Massenimpfung nicht nötig.

Der letzte natürlich an den echten Pocken erkrankte Mensch war 1975 ein dreijähriges Kind aus Bangladesh, der letzte Fall der milderen Variante trat 1977 in Somalia auf. Nach der Ringstrategie in beiden Fällen war der Kampf gegen die Pocken gewonnen.

Als Tiererkrankung wurde bislang nur die Rinderpest ausgerottet, und zwar 2011. Nach dem Erfolg mit den Pocken lenkte die WHO ihr Impfprogramm auf Masern, Tetanus, Diphtherie und Keuchhusten. Auch Polio und die Wurmerkrankung Dracunculiasis könnten auf diese Weise besiegt werden. ▪

Krieg den Vektoren

Die ersten größeren Versuche, Krankheiten auszurotten, unternahm Fred Soper von der Rockefeller Foundation in den USA. Er setzte aber nicht auf Impfstoffe, sondern bekämpfte die Vektoren – Fliegen, Mücken oder Wurmparasiten – die Krankheiten auf den Menschen übertragen.

Ganz oben auf seiner Liste standen die vektorübertragenen Ancylostomatidose (Hakenwurmkrankheit), Gelbfieber und Malaria. Seine Programme waren durchaus erfolgreich, versandeten aber Ende der 1950er-Jahre, als sich immer mehr Debatten um die Gesundheits- und Umweltgefahren bei dem flächendeckenden Einsatz von Insektiziden entsponnen.

Nach Schätzungen der WHO sind heute 17 Prozent der Infektionskrankheiten vektorübertragen, mit jährlich 700 000 Todesfällen weltweit. Gegen Malaria, die als eine der größten Bedrohungen gilt, werden nun unter anderem genetische Programme zur Unterbindung der Vermehrung der Mücken aufgesetzt.

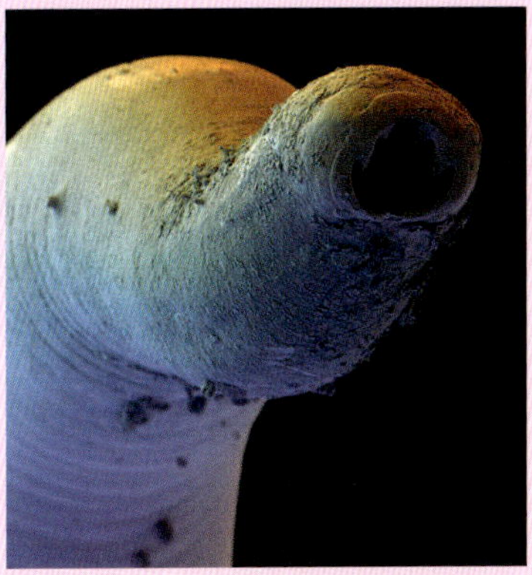

Diese Spezies des *Ancylostoma duodenale* löst beim Menschen die Ancylostomatidose aus, eine Infestation mit Hakenwürmern.

DAS SCHICKSAL LIEGT IN UNSEREN GENEN

GENETIK UND MEDIZIN

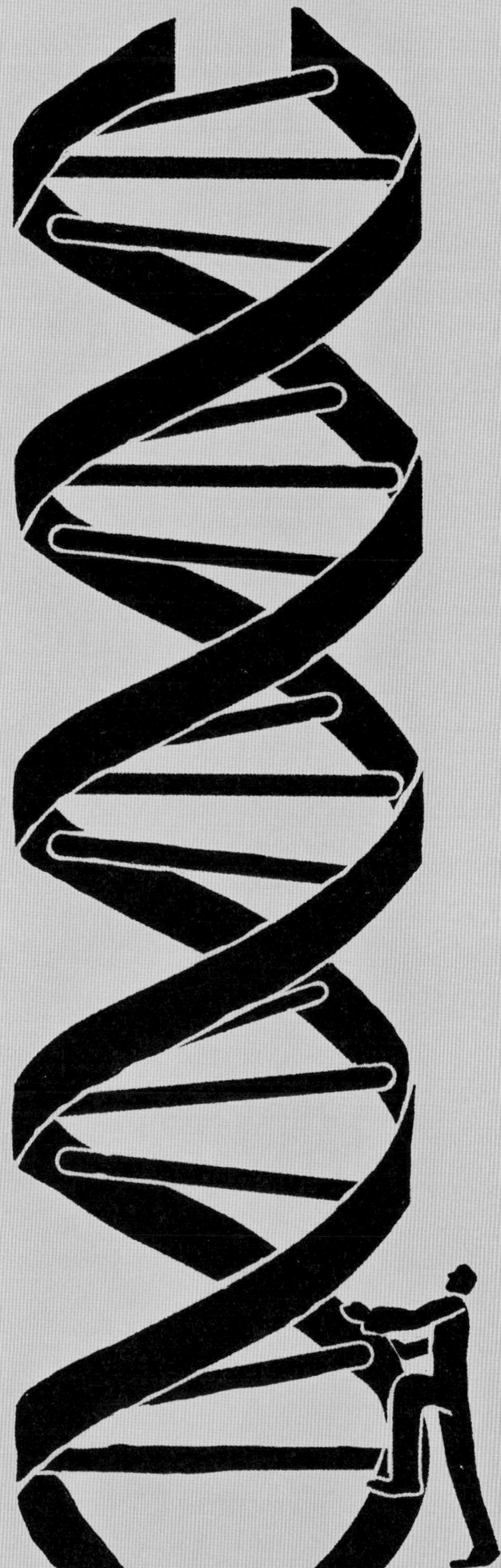

IM KONTEXT

FRÜHER

1842 Der Schweizer Botaniker Carl Wilhelm von Nägeli entdeckt pflanzliche Chromosomen.

1865 Gregor Mendel leitet aus Versuchen mit Erbsen allgemeine Vererbungsregeln ab.

1869 Der Schweizer Physiologe Friedrich Miescher entdeckt das DNA-Molekül.

1879 Walther Flemming findet in sich teilenden Wirbeltierzellen eine fadenartige Substanz, – die Chromosomen.

SPÄTER

1999 Das Chromosom 22 wird kartiert.

2003 Das Human Genome Project – eine Kartierung aller menschlicher Gene – ist abgeschlossen.

Der amerikanische Biochemiker Kary Mullis erfand 1983 eine neue, rasche Klonierungstechnik von kleinen DNA-Segmenten. Die DNA (Desoxyribonukleinsäure) trägt als Erbmolekül der Zelle ihren Bauplan und liegt in Chromosomen verpackt im Zellkern vor. Mullis' Methode der Polymerasekettenreaktion (PCR) wurde später von Randall Saiki verfeinert. Sie revolutionierte die Genetik und eröffnete neue Bereiche der medizinischen Forschung und Diagnostik. Die PCR deckt Genmutationen, die Erbleiden wie Chorea Huntington, zystische Fibrose und Sichelzellenanämie verursachen.

Genetisches Verständnis

Die Entwicklung der PCR baute auf dem enormen Erkenntnisgewinn in der Genetik seit den 1940er-Jahren auf. Dass die chromosomale DNA für die Vererbung notwendig ist (»genetische Transformation«), hatte 1944 ein Team von Chemikern um Oswald Avery am Rockefeller-Institut in New York festgestellt. Zuvor war vermutet worden, dass Proteine in den Chromosomen die Erbanlagen weitergeben.

Das wissenschaftliche Verständnis der genetischen Zusammenhänge erweiterte sich rasch. Anfang der 1950er-Jahre erkannte der österreichisch-amerikanische Biochemiker Erwin Chargaff, dass die DNA bei verschiedenen Spezies nicht gleich war, und die britische Chemikerin Rosalind Franklin machte (in Zusammenarbeit mit dem Physiker Maurice Wilkins) 1952 die erste Röntgenaufnahme der DNA. Ein Jahr später bauten der amerikanische Molekularbiologe und der britische Physiker Francis Crick am Cavendish-Laboratorium in Cambridge (Großbritannien) auf dieser Grundlage ein Modell der DNA. Darin bildeten

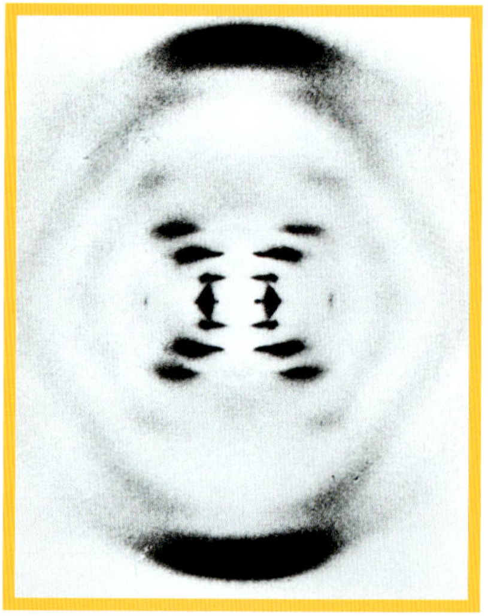

Das erste Röntgenbild eines DNA-Strangs (»Foto 51«) zeigte zum ersten Mal den räumlichen Aufbau der DNA. Die X-förmige Anordnung der Reflexe beweist ihre Doppelhelixstruktur.

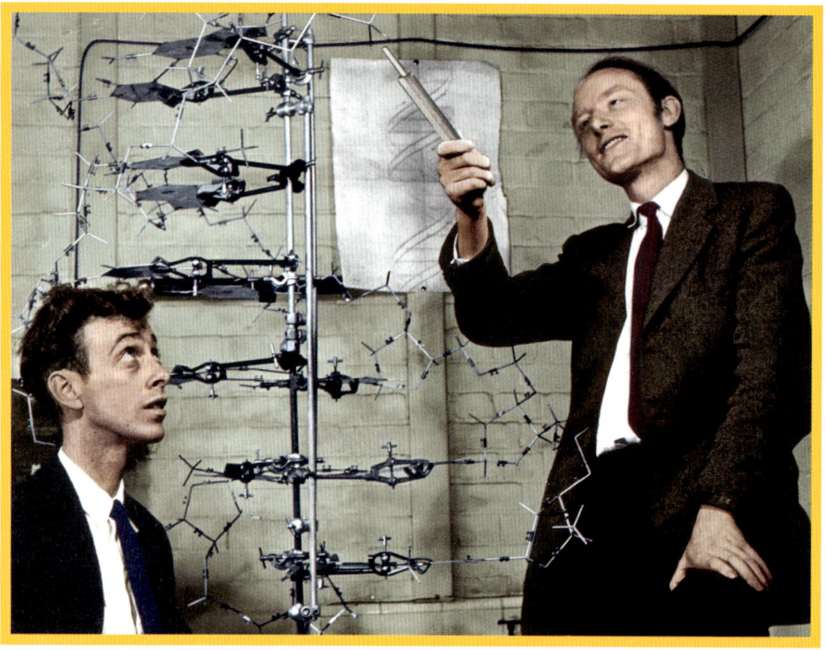

James Watson (links) und Francis Crick mit ihrem 3-D-Modell der DNA. In den spiraligen Aufbau mit Metallstäben waren alle verfügbaren Informationen zur DNA mit eingeflossen.

Siehe auch: Vererbung und Erbkrankheiten 146–147 ▪ Alzheimer-Krankheit 196–197 ▪ Chromosomen und Down-Syndrom 245 ▪ In-vitro-Fertilisation 284–285 ▪ Human Genome Project 299 ▪ Gentherapie 300

zwei miteinander verbundene DNA-Stränge eine Doppelhelix. Watson entdeckte die leitersprossenartige Paarung der vier chemischen Basen im DNA-Molekül: Guanin paart nur mit Cytosin und Adenin nur mit Thymin. Watson, Crick und Wilkins wurden 1962 für ihre Arbeit zu Nukleinsäuren und deren Informationsspeicherung mit dem Nobelpreis für Physiologie oder Medizin geehrt.

Kartierung der DNA

15 Jahre lang arbeitete der britische Biochemiker Frederick Sanger an einer Technik, um die Basenabfolge (Sequenz) in einem DNA-Strang möglichst rasch bestimmen zu können. Dann stellte er 1977 die Didesoxy- oder Sanger-Methode vor, nach der mit chemischen Reaktionen bis zu 500 Basenpaare pro Ansatz sequenzierbar waren. Die Technik revolutionierte die DNA-Analyse. Moderne Pyrosequenzierer lesen heute bis zu 20 Mio. Basen pro Ansatz aus.

Durch DNA-Sequenzierung lassen sich die Gene für Erbkrankheiten identifizieren. So verläuft das seit mindestens dem Mittelalter bekannte Erbleiden der Chorea Huntington über erste Koordinationsschwierigkeiten und Sprachprobleme bis zu Demenz und Tod. Der amerikanische Arzt George Huntington hatte die Erkrankung, die zum fortschreitenden Abbau der Gehirnzellen führt, im Jahr 1872 genau beschrieben. Im Jahr 1979 begann die Hereditary Disease Foundation, eine Stiftung mit dem Ziel der Erforschung von Erbkrankheiten, mit der DNA-Analyse von 18 000 Menschen in zwei stark betroffenen venezolanischen Dörfern. Nachdem 1993 das Gen nach einer ersten Kartierung genau lokalisiert wurde, entwickelten Wissenschaftler einen Gentest zur frühzeitigen Erkennung.

Medizinische Revolution

Durch Mullis' Erfindung der PCR von 1983 ließ sich die DNA zielgenauer und leichter analysieren. Besonders die Diagnostik profitierte massiv. Die PCR wurde auch molekulares Fotokopieren genannt. Eine DNA-Probe wird aufgeheizt, »

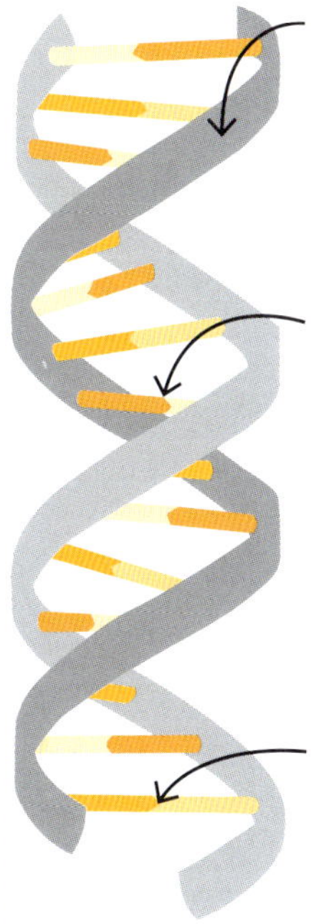

Das DNA-Molekül hat die Form einer Wendeltreppe, die Doppelhelix genannt wird. Darin enthält jede Hälfte oder jeder DNA-Strang eine einzigartige Basensequenz, den genetischen Code.

Kary Mullis

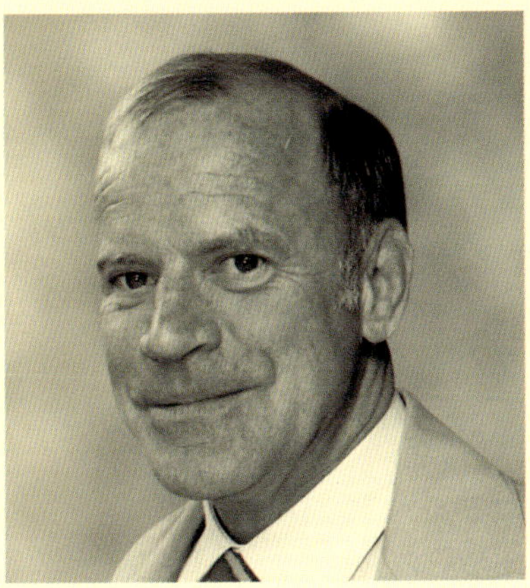

Der 1944 am Fuß der Ridge Mountains in North Carolina (USA) geborene Kary Mullis kam als Jugendlicher über den Bau von kleinen Feststoffraketen zur Chemie. Er wurde 1973 an der University of California in Berkeley promoviert und schrieb kurzzeitig Science-Fiction-Romane, bevor er an verschiedenen Universitäten als Forscher tätig war.

Mullis ging 1979 zum kalifornischen Biotechnologieunternehmen Cetus. Hier erfand er die PCR-Technik, für die er 1993 den Nobelpreis für Chemie erhielt. Später erfand Mullis eine Tinte, die im UV-Licht reagiert, und war Berater zur Chemie der Nukleinsäuren.

Einige von Mullis' Ansichten waren kontrovers: Er stellte die Evidenz für den Klimawandel und den Ozonrückgang infrage und bezweifelte den Zusammenhang von HIV und Aids. Mullis starb 2019.

Hauptwerk

1986 *Spezifische enzymatische Vervielfältigung von DNA in vitro: die Polymerase-Kettenreaktion*

sich das Molekül in zwei Einzelstränge aufspaltet. An einem der Stränge baut dann ein Enzym namens *Taq*-Polymerase wie an einer Matrize den zweiten Strang auf. Aus jedem neuen Strang können Biochemiker durch den Prozess in einem Thermozykler zwei neue bilden. Nach zwölf Zyklen gibt es bereits 212-mal so viel DNA, also über 4000 Stränge, und nach 30 Wiederholungen sind es 230-mal mehr oder über 1 Mrd. Stränge. Die PCR ermöglicht den raschen Nachweis von Viren und Bakterien, Gendefektdiagnosen und das DNA-Fingerprinting in der Forensik.

Die PCR hat das Human Genome Project erst physisch möglich gemacht. In einem gewaltigen wissenschaftlichen Unterfangen kartierten Forscher von 1990 bis 2003 fast alle der 3 Mrd. Basenpaare der menschlichen DNA. In der Klinik hilft die PCR, durch Gewebetypisierung Organspender rasch mit dem Empfänger abzugleichen und Blutkrebs wie Leukämien und Lymphome frühzeitig zu erkennen.

Pränataldiagnostik

Durch PCR wurde auch eine vorgeburtliche Diagnose erheblich vereinfacht. Der britische Genetiker Alan Handyside stellte 1989 die Präimplantationsdiagnostik vor und führte sie im folgenden Jahr zusammen mit den Ärzten Elena Kontogianni und Robert Winston erfolgreich am Hammersmith Hospital in London ein.

Paare, bei denen ein erhöhtes Risiko für eine genetische Erkrankung ihrer Kinder besteht, können sich für eine In-vitro-Fertilisation mit Gendiagnostik entscheiden. Ärzte implantieren dann nur Embryos ohne Gendefekt. Die Präimplantationsdiagnostik weist bereits fast 600 Gendefekte nach, darunter zystische Fibrose und Sichelzellenanämie. Bei normalen Schwangerschaften untersucht der Arzt Zellen aus der Plazenta oder vom Fötus. Liegt eine Genmutation vor, besprechen Mediziner und Eltern die Optionen. Manche Gendefekte lassen sich zukünftig vielleicht sogar vor der Geburt korrigieren.

Die Präimplantationsdiagnostik kann Embryos auch auf eine Veranlagung zu Brust- und Eierstockkrebs hin untersuchen. Diese Krebsarten sind in den meisten Fällen nicht erblich. 1994/95 identifizierten Wissenschaftler aber zwei Gene (*BRAC1* und *BRAC2*) für eine

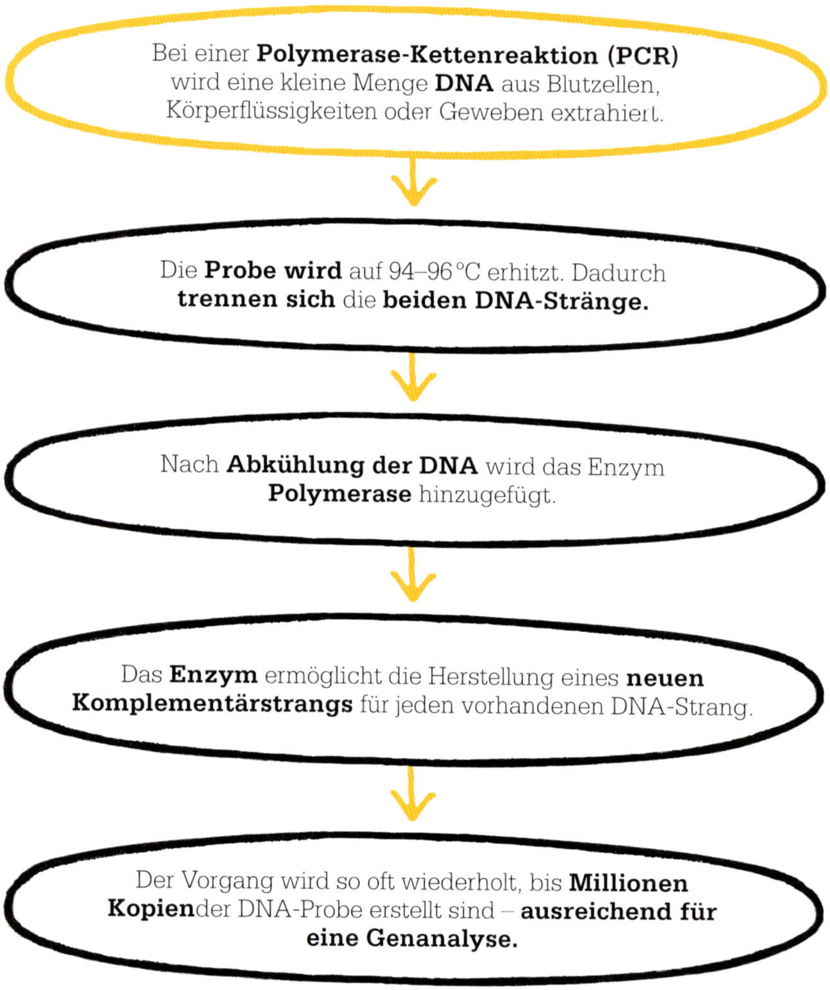

»Aus einem einzigen Molekül der Erbsubstanz DNA kann die PCR an einem Nachmittag 100 Mrd. ähnliche Moleküle erzeugen.«

Kary Mullis
Scientific American
(1990)

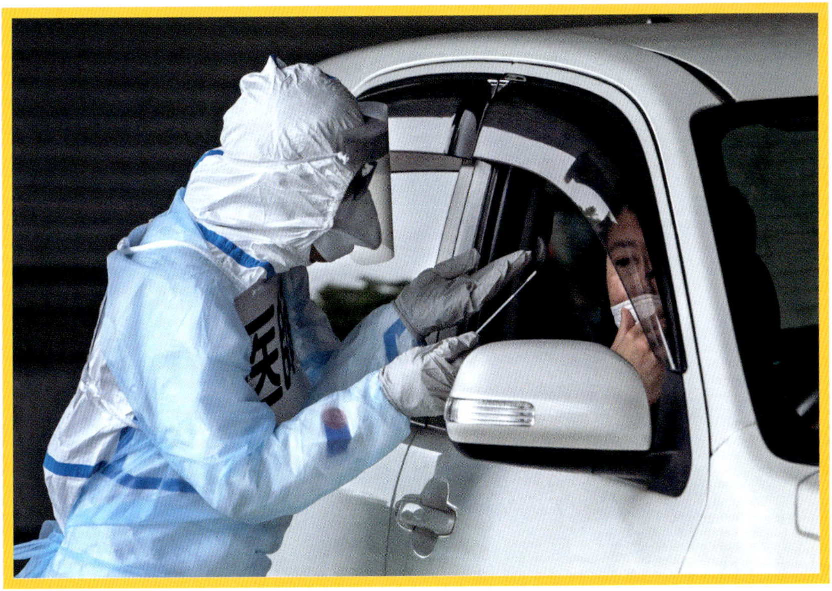

Ein medizinischer Mitarbeiter in Japan nimmt einen Nasenabstrich für einen PCR-Test, um Virusgene bei Covid-19 nachzuweisen.

erbliche Form. Eine Frau, die in diesen Genen Mutationen hat, entwickelt Brustkrebs mit einer Wahrscheinlichkeit von 50–85 Prozent und mit 15–50 Prozent Eierstockkrebs. Männer mit Mutationen haben ein erhöhtes Risiko für Prostata- und Brustkrebs. Eine Mutation des *BRAC2*-Gens erhöht auch die Wahrscheinlichkeit für Haut-, Speiseröhren-, Magen-, Bauchspeicheldrüsen- und Gallengangkrebs.

Virusbekämpfung

Der chilenische Biochemiker Pablo Valenzuela entwickelte 1986 an der University of California in San Francisco durch Gentechnik den ersten rekombinanten Impfstoff, um durch Stimulation des Immunsystems Kinder vor Hepatitis B zu schützen. Das Hepatitis-B-Virus, das der amerikanische Genetiker Baruch Blumberg 1965 entdeckte, greift die Leber an und verursacht eine Zirrhose und Leberkrebs. Hepatitis B gehört zu den tödlichsten Krankheiten. Nach Angaben der WHO haben sich bereits 2 Mrd. Menschen mit dem Virus infiziert, bei 260 Mio. ist die Krankheit chronisch und ungefähr 887 000 sterben jedes Jahr daran. Am häufigsten verläuft die Ansteckung von der Mutter auf ihr Kind bei der Geburt.

Valenzuela isolierte einen nicht infektiösen Teil des Virus, der das Oberflächenprotein HBsAg produziert, und schloss ihn in Hefezellen ein. Bei der Vermehrung bildeten die Hefezellen das Protein, das dann als Impfstoff verwendet werden konnte. Nach der Impfung produzierte das Immunsystem des Babys einen eigenen Impfschutz gegen die Krankheit.

Fortlaufende Suche

Das Wissen über den Zusammenhang von Genetik und Gesundheit hat sich enorm erweitert, aber vieles ist noch unklar. So gelten 70 Prozent der Alzheimer-Erkrankungen als genetisch bedingt, aber was genau zur Krankheit führt, ist noch nicht vollständig verstanden. Forscher verknüpfen die frühe Erkrankungsform (Early-onset-Alzheimer) mit Mutationen in drei Genen auf den Chromosomen 1, 14 und 21, die jeweils fehlerhafte Proteine produzieren.

Für die spät ausbrechende Alzheimer-Demenz besteht ein Zusammenhang mit dem *APOE*-Gen (für Apolipoprotein E) auf Chromosom 19. Dieses Gen hilft bei der Synthese eines Proteins, das Cholesterin und andere Fette im Blut transportiert. *APOE* hat drei Formen oder Allele. Zwei sind nicht mit Alzheimer verknüpft, aber *APOE4* erhöht das Risiko für die Erkrankung. Ungefähr 25 Prozent der Menschen tragen eine, und zwei bis drei Prozent sogar beide Kopien des Allels. Dennoch entwickeln manche *APOE4*-Träger nie Alzheimer, während andere ohne das Allel erkranken.

Die genetisch verursachte Alzheimer-Krankheit kann erst therapiert werden, wenn die genetischen Varianten identifiziert und verstanden sind. Heutige Medikamente können nur die Symptome lindern, aber nicht heilen. Durch Genforschung ließen sich diese und andere Krankheiten früher detektieren und den Ausbruch verzögern oder sogar ganz verhindern. ■

»Die Genomik ist … eine spannende Wissenschaft, die Potenzial für unglaubliche Verbesserungen in der Vorsorge, im Gesundheits-schutz und in der Therapie hat.«

Sally Davies
Chief Medical Officer des Vereinigten Königreichs (2017)

DAS GEHT JEDEN ETWAS AN

HIV UND AUTOIMMUNERKRANKUNGEN

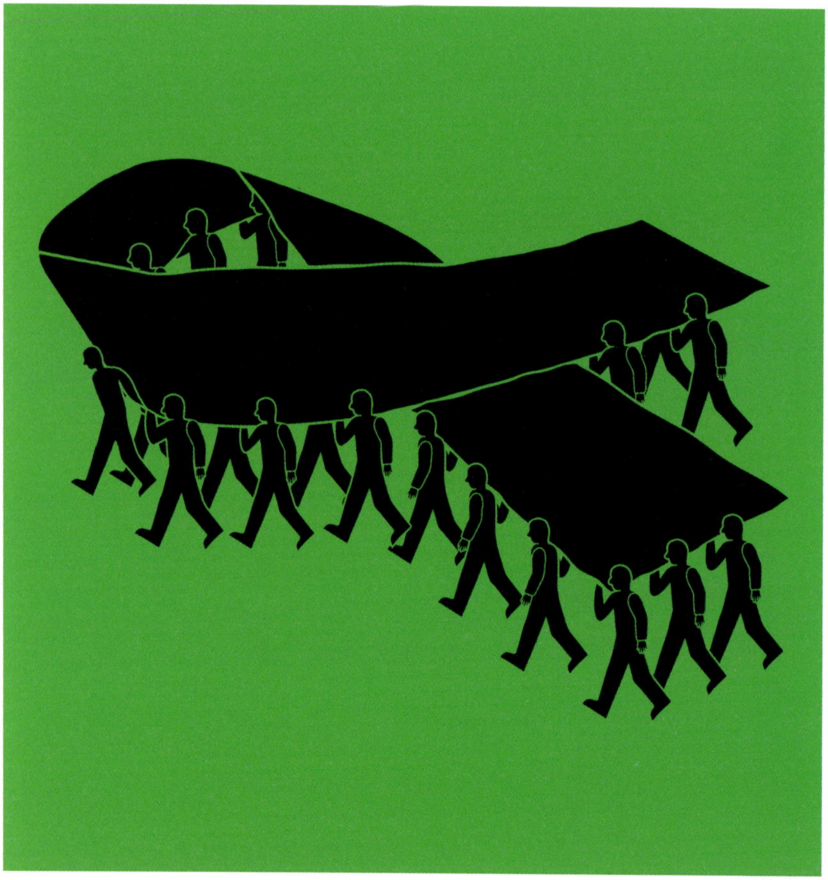

IM KONTEXT

FRÜHER

Um 1950 Der US-Mediziner Noel Rose beweist die zuvor umstrittene These, dass es Autoimmunität gibt, mit Experimenten an Kaninchen

1974 In Großbritannien entdecken Gian Franco Bottazzo und Deborah Doniach die autoimmune Ursache von Diabetes Typ 1.

1981 Unter zuvor gesunden schwulen Männern treten in Kalifornien und New York City die ersten Fälle von Aids auf.

SPÄTER

1996 Als HIV-Therapie wird eine antiretrovirale Therapie (HAART) eingeführt.

2018 Neuseeland finanziert als erstes Land bei Personen, die ein erhöhtes Risiko einer HIV-Ansteckung haben, präexpositionsprophylaktische (PrEP) Medikamente.

In der Zeitschrift *Science* berichteten die französischen Virologen Luc Montagnier und Françoise Barré-Sinoussi 1983, dass sie das Aids (erworbenes Immunschwächesyndrom) auslösende Virus gefunden hätten. Es war ein Retrovirus. Dieser Virustyp enthält nicht DNA, sondern RNA als genetisches Material. Die RNA wird in der Wirtszelle in DNA umgewandelt und in deren Erbgut für die Vervielfältigung eingebaut.

Zu dem Zeitpunkt waren in den USA schon mehr als 500 Menschen an Aids gestorben, Ende 1993 waren es mehr als 1000. Das französische Team isolierte das Virus von einem Patienten, der über die

Siehe auch: Epidemiologie 124–127 ▪ Immunsystem 154–161 ▪ Virologie 177 ▪ Nervensystem 190–195 ▪ Diabetes 210–213 ▪ Steroide und Cortison 236–239

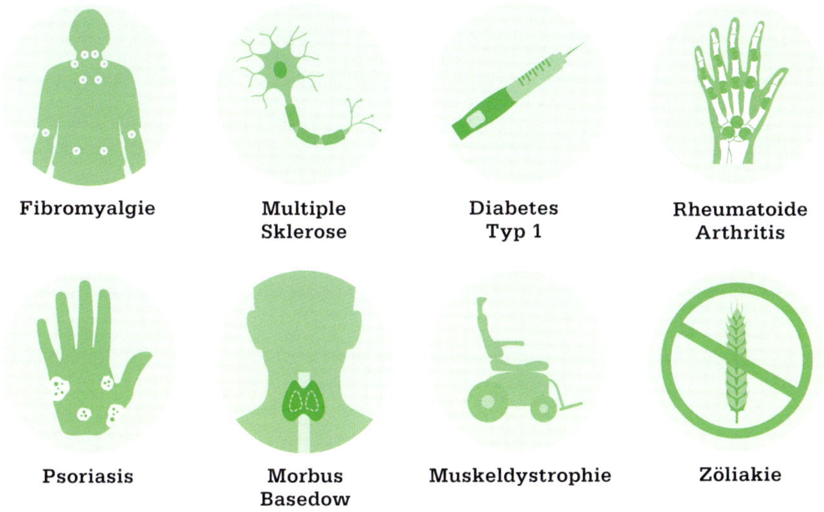

Mehr als 80 Autoimmunerkrankungen sind bekannt. Die meisten davon können nur in Schach gehalten, aber nicht geheilt werden. Viele flackern in Schüben immer wieder auf.

klassischen Aids-Symptome wie geschwollene Lymphknoten und Erschöpfung klagte. Das Virus, das Montagnier und Barré-Sinoussi Lymphadenopathie-assoziiertes Virus (LAV) getauft hatten, wurde drei Jahre später in HI-Virus oder HIV (Human Immunodeficiency Virus) umbenannt. Seine Entdeckung lüftete das Geheimnis einer der tödlichsten Störungen des Immunsystems überhaupt.

Abnormale Abwehr

Bei Störungen des Immunsystems ist die natürliche Produktion von Antikörpern unterbrochen. Für die Medizin bedeutet das ein kaum lösbares Problem. Was diese häufig chronischen und lebensbedrohlichen Erkrankungen auslöst und ihre Pathogenese (Entwicklung im Körper) weiter antreibt, verstehen Mediziner erst allmählich.

Störungen des Immunsystems fallen in zwei Gruppen: Das Immunsystem kann überreagieren oder es ist zu schwach. Bei einer Überaktivität reagiert der Körper auf harmlose Stoffe mit heftiger Abwehr (bei Allergien) oder er wehrt eigenes Gewebe und Organe ab (Autoimmunität). Bei einer Immunschwäche oder Immundefizienz verliert der Körper die Fähigkeit, Infektionen zu bekämpfen. Aids ist eine solche Erkrankung.

Autoimmunerkrankungen

Dass es Autoimmunität geben könnte, also Antikörper, die sich gegen den eigenen Körper richten, vermutete Alexandre Besredka vom Institut Pasteur in Paris bereits 1901. Seine Idee stieß auf wenig Resonanz. Erst Mitte des 20. Jahrhunderts begannen Wissenschaftler, die komplexen Mechanismen von Autoimmunerkrankungen zu erforschen.

Erkrankungen mit autoimmuner Ursache sind nicht selten. Diabetes vom Typ 1 gehört dazu, ebenso rheumatoide Arthritis, chronische Darmentzündung, Lupus (Schmetterlingsflechte) und Psoriasis (Schuppenflechte). Weltweit leiden 2,3 Mio. Menschen an multipler Sklerose (MS), die mit Erschöpfung und abfallender Koordinations- und Bewegungsfähigkeit einhergeht. Sie wurde in den 1960er-Jahren als Autoimmunerkrankung identifiziert. Bei der MS greift das Immunsystem myelinproduzierende Zellen (Oligodendrozyten) an und vernichtet somit die Schutzhüllenschicht um die Neuronen (Nervenzellen).

Eine andere Autoimmunerkrankung ist die Basedow-Krankheit (Morbus Basedow). Hier produziert das Immunsystem Antikörper, die an Rezeptoren für das Thyreoidea-stimulierende Hormon (TSH) auf der Schilddrüse binden. Die Bindung stimuliert die Schilddrüse zu einer übermäßigen Hormonproduktion. Schlaflosigkeit, Muskelschwund, Herzrhythmusstörungen, Wärmeintoleranz und Doppelsichtigkeit sind die Folge.

Viele Autoimmunerkrankungen sind schon lang bekannt. Der britische Arzt Samuel Gee beschrieb »

» Wenn wir als globale Gemeinschaft zusammenarbeiten, lassen sich die Herausforderungen von Aids lösen. «

Weltwirtschaftsforum
(1997)

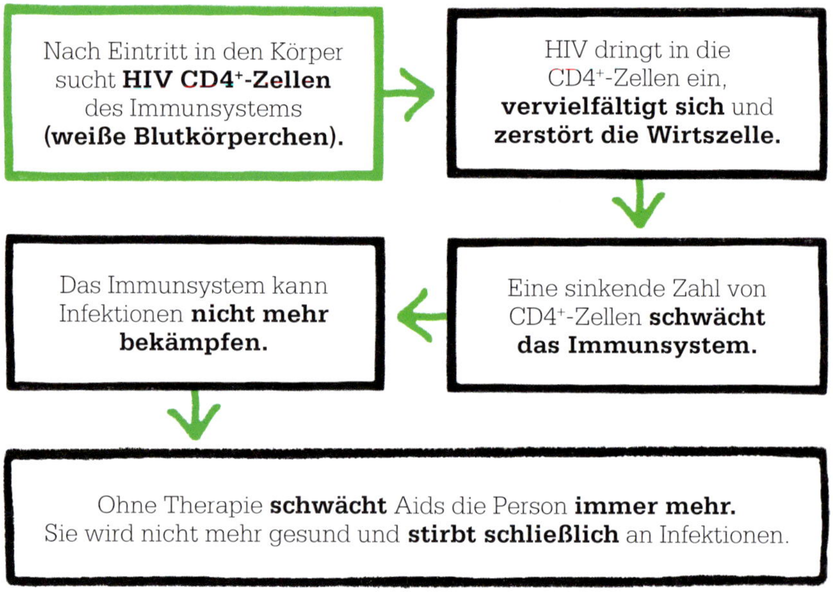

1887 die Zöliakie, deren Symptome durch den Verzehr von Gluten hervorgerufen werden. Erst 1972 erkannten Wissenschaftler die immunologische Ursache dieses Leidens. Bei Kontakt mit Gluten zerstört das Immunsystem allmählich die fingerförmigen Ausstülpungen der Dünndarmschleimhaut (Darmzotten). Die verminderte Nährstoffaufnahme führt bei Kindern zu Wachstumsstörungen und bei Erwachsenen zu häufigeren koronaren Erkrankungen und Darmkrebs.

HIV und Aids

Immundefizienzen sind entweder angeboren (primäre Immundefizienz) oder sie werden durch äußere Faktoren erworben (sekundäre Immundefizienz). Das HI-Virus stammt wahrscheinlich aus Menschenaffen in Westafrika und sprang Anfang des 20. Jahrhunderts durch Blutkontakt auf den Menschen über. Das Überspringen von Tier auf Mensch und umgekehrt wird als Zoonose bezeichnet. Montagnier und Barré-Sinoussi entdeckten 1983, dass durch einen Befall mit dem HI-Virus weiße Blutkörperchen vom Typ der $CD4^+$-Zellen (T-Helferzellen, die Infektionen bekämpfen) zugrunde gehen. Bei Aids-kranken Personen sinkt die Anzahl der T-Helferzellen von 500–1500 pro mm^3 auf unter 500 pro mm^3. Unter 200 pro mm^3 nimmt die Infektionsgefahr von Bakterien und Viren übermäßig zu.

Ohne Behandlung leben HIV-Infizierte selten länger als zehn Jahre. In der Frühzeit der Epidemie entwickelten viele Personen mit fortgeschrittener HIV-Infektion ein Karposi-Sarkom, das vom Herpesvirus HHV8 hervorgerufen wird. Dieses Virus kommt bei vielen Menschen vor, aber nur bei einem geschwächten Immunsystem bildet es das Sarkom. In der Haut und Schleimhaut greift es in den genetischen Bauplan ein und ein unkontrolliertes Zellwachstum führt zu Tumoren und Hautläsionen, die sich auf den ganzen Körper erstrecken.

Ausbreitung von Aids

Das HI-Virus geht von einem Menschen auf einen anderen durch den Kontakt mit Körperflüssigkeiten wie Blut, Samenflüssigkeit und Muttermilch über. Da anfangs hauptsächlich homosexuelle Männer betroffen waren, kursierte schnell die Fehlannahme, dass Aids nur deren Problem war. Andere Bevölkerungsgruppen informierten sich kaum über die »Schwulenseuche«. Wissenschaftler stellten 1984 fest, dass sich auch Frauen durch Sexualkontakt sowie Drogenabhängige durch das gemeinsame Nutzen von Nadeln ansteckten.

Das HI-Virus verbreitete sich rasant. Waren 1985 noch 20000 Fälle registriert (hauptsächlich in den

»Die Geschichte wird mit Sicherheit über uns ein Urteil fällen …,wenn wir nicht mit aller Energie und allen möglichen Ressourcen … im Kampf gegen HIV/Aids reagieren.«

Nelson Mandela
(1918–2013)

»Das HI-Virus hat den Wissenschaften den Weg gewiesen.Man kann sich nicht im Labor isolieren. Man muss mit anderen zuammenarbeiten.«

Françoise Barré-Sinoussi

USA), lebten 1999 nach Schätzungen der Weltgesundheitsorganisation (WHO) bereits 33 Mio. Menschen mit dem Virus. Aids war weltweit die vierthäufigste Todesursache geworden, in Afrika mit 14 Mio. Toten sogar die häufigste. Die WHO stellte 2018 fest, dass seit Beginn der Epidemie 74,9 Mio. Menschen infiziert worden waren, 32 Mio. waren an Aids gestorben. Im Jahr 2019 trugen 38 Mio. Menschen das Virus, darunter 18 Mio. Kinder. Zwei Drittel der HIV-Infizierten lebten in Afrika südlich der Sahara.

In Schach halten

Die meisten HIV-Positiven erhalten heute eine antiretrovirale Therapie oder kurz ART. Diese Behandlungsmethode verlängert das Leben und reduziert das Übertragungsrisiko drastisch. Die hochaktive antiretrovirale Therapie (HAART) wurde im Jahr 1996 eingeführt. Sie kombiniert verschiedene, jeweils auf eine andere Weise antiretroviral wirkende Medikamente. Diese Wirkstoffe können in verschiedene Stadien des Lebenszyklus eingreifen: Bestimmte Arzneistoffe unterdrücken den Zugang zu $CD4^+$-Zellen, nukleosidische und nichtnukleosidische Reverse-Transkriptase-Inhibitoren hemmen die Translation (Übersetzung) der viruseigenen RNA in DNA und somit die Vermehrung, Integrase-Inhibitoren verhindern die Einschleusung der Virus-DNA in die Chromosomen einer $CD4^+$-Zelle und Proteaseinhibitoren unterdrücken den Reifungsprozess des Virus. Durch den Einsatz von mindestens zwei dieser Wirkstoffklassen verringert HAART das Problem der Resistenzbildung. Bei Infizierten lässt sich das HI-Virus somit sehr erfolgreich unterdrücken. Die Medikamente reduzieren die Viruslast und verringern die Wahrscheinlichkeit einer weiteren Übertragung.

Wie andere Erkrankungen des Immunsystems ist Aids noch nicht besiegt. Die Erforschung dieser Erkrankungen macht jedoch schnelle Fortschritte. Eines Tages werden Ärzte nicht nur Symptome behandeln und den Verlauf der Krankheit verlangsamen, sondern Maßnahmen zu wirklicher Heilung anbieten. ■

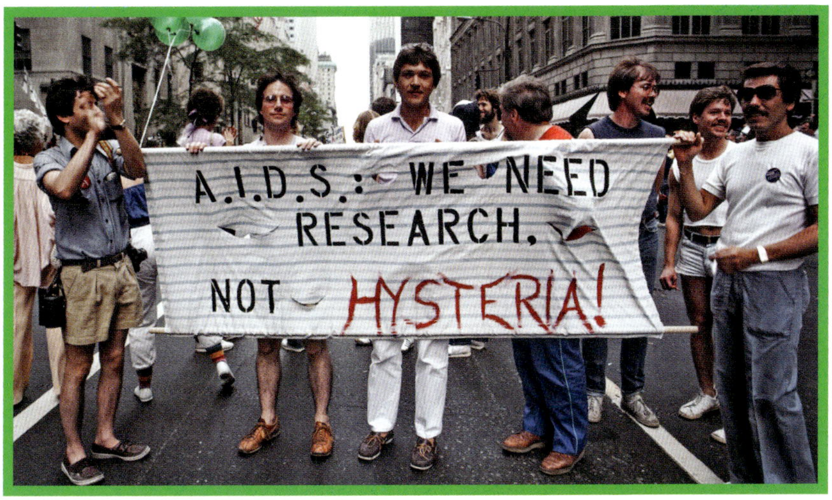

Auf einem Gay-Pride-Marsch in New York fordern Männer 1983 mehr Aids-Forschung. Nach einer Ablehnung im Vorjahr stimmte der Kongress im Juli 1983 einer Finanzierung zu.

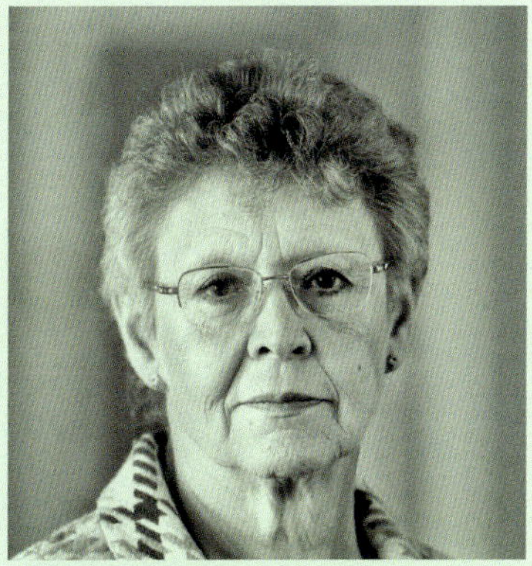

Françoise Barré-Sinoussi

Geboren im Jahr 1947 in Frankreich, war Barré-Sinoussi schon als Kind von der Natur fasziniert. Zunächst an einer medizinischen Laufbahn interessiert, studierte sie Lebenswissenschaften an der Universität von Paris. Anfangs arbeitete sie auch am Institut Pasteur. Nach ihrer Promotion im Jahr 1974 über Retroviren und Leukämie ging sie zum Virologen Luc Montagnier. Für die Entdeckung des HI-Virus im Jahr 1983 wurde beiden 2008 der Nobelpreis für Physiologie oder Medizin verliehen.

Barré-Sinoussi verbrachte mehr als 30 Jahre mit der Suche nach einer Heilung von Aids. 1996 wurde sie Leiterin der Forschungseinheit zur Biologie der Retroviren am Institut Pasteur und stand von 2012 bis 2014 der International AIDS Society vor. Im Jahr 2013 wurde Barré-Sinoussi als eine der höchsten Auszeichnungen Frankreichs zum Grand Officier der Légion d'honneur ernannt.

Hauptwerk

1983 *Isolation eines T-lymphotropischen Retrovirus von einem Patienten mit Aids-Risiko*

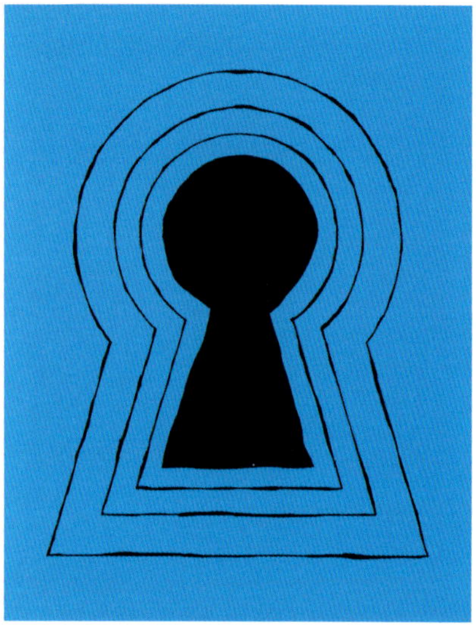

REVOLUTION DURCHS SCHLÜSSELLOCH

MINIMALINVASIVE CHIRURGIE

IM KONTEXT

FRÜHER

1805 Der deutsche Wundarzt Philipp Bozzini baut ein Endoskop mit einer Kerze in einem Lederrohr als »Lichtleiter«.

1901 Georg Kelling führt ein Zystoskop durch die Bauchwand eines Hundes ein – in die Bauchhöhle gepumpte Luft verhindert die Blutung.

1936 Der Schweizer Gynäkologe P. F. Boesch unternimmt eine laparoskopische Sterilisation durch Eileiter-Elektrokauterisation.

SPÄTER

1997 Chirurgen in den USA überbrücken verschlossene große Blutgefäße in Unterleib und Leiste (aortofemoraler Bypass) mittels Schlüssellochchirurgie.

2005 Die US-Lebensmittel- und Arzneimittelbehörde (FDA) lässt das Da-Vinci-Robotersystem für eine Hysterektomie (Gebärmutterentfernung) zu.

Minimalinvasive Techniken in Form einer Schlüssellochchirurgie gab es bereits Anfang des 20. Jahrhunderts. Einen Meilenstein setzte aber der deutsche Gynäkologe Kurt Semm, als er 1981 zum ersten Mal eine Appendektomie (Entfernung des Wurmfortsatzes) minimalinvasiv durchführte. Was zuerst als unethisch und gefährlich galt, setzte sich ab Mitte der 1980er-Jahre allmählich durch. Heute umfassen Schlüssellochoperationen nicht nur laparoskopische (an der Bauchhöhle), sondern auch arthroskopische (am Gelenk) und thorakoskopische (am Brustkorb) Eingriffe.

Der schwedische Chirurg Hans Jacobaeus unternahm 1910 eine laparoskopische Blasenspiegelung mit einem durch die Bauchwand geführten Zystoskop. Er erkannte Gefahren und Potenzial der Technik. In den USA erlangte die Laparoskopie durch die Praktiken des Internisten John Ruddok in den 1930er-Jahren eine gewisse Popularität.

Neue Techniken wie die 3-D-Bildgebung machten in den 1980er-Jahren minimalinvasive Operationen sicherer und genauer. Die meisten Bauch-OPs sind heute minimalinvasiv, in der Urologie verlaufen sie sogar häufig roboterunterstützt. Vorteile eines minimalinvasiven Eingriffs sind die kleine Fläche (ein einziger Schnitt von 5–15 mm Länge), weniger Schmerzen und eine geringere Blutung. Zudem reicht oft eine Teilnarkose aus und der Patient erholt sich rasch. ■

» Die Laparoskopie hat … als perfekte Technik … die Wissenschaft der Gynäkologie revolutioniert. «

Hans Troidl
Präsident des 1st World Congress on Surgical Endoscopy von 1988

Siehe auch: Wissenschaftliche Chirurgie 88–89 ▪ Anästhesie 112–117 ▪ Orthopädische Chirurgie 260–265 ▪ Roboterchirurgie 305

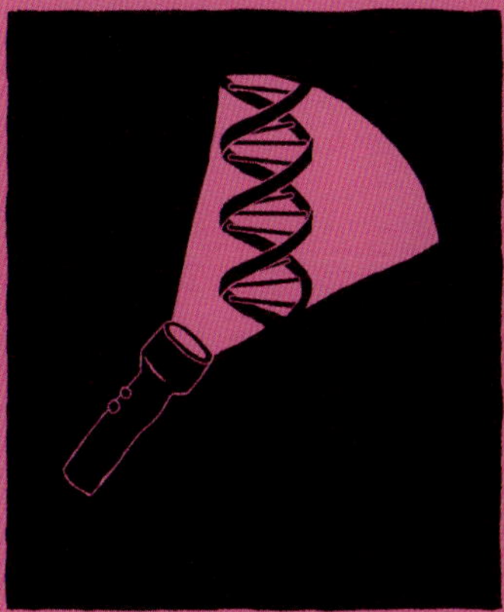

ERSTER BLICK AUF UNSEREN BAUPLAN

HUMAN GENOME PROJECT

IM KONTEXT

FRÜHER

1953 Francis Crick und James Watson entdecken die chemische Struktur der DNA.

1988 James Wyngaarden, Direktor der Nationalen Gesundheitsinstitute der USA (NIH), leitet das Human Genome Project ein.

SPÄTER

2005 In einer Erklärung der Vereinten Nationen soll jede Form des Klonens von Menschen verboten sein.

2013 Laut einem Beschluss des Obersten Gerichtshofs der USA ist natürlich vorkommende DNA nicht patentierbar.

2015 Das 1000 Genomes Project erstellt einen umfassenden Katalog der genetischen Variation bei ethnischen Gruppen.

2018 Chinesische Wissenschaftler klonen zwei weibliche Langschwanzmakaken durch SCNT.

Das Genom umfasst die Gesamtheit des genetischen Bauplans eines Organismus in der Form des chemischen Moleküls der DNA. Im Human Genome Project sequenzierten Wissenschaftler von 1990 bis 2003 alle genetisch aktiven Bereiche des menschlichen Genoms: 92,1 Prozent. Danach war es möglich, Gene für Krankheiten zu identifizieren und zu erforschen, inwieweit eine Erkrankung durch Veränderung an einem Gen verhindert werden kann

Zu der Zeit untersuchten Forscher um Ian Wilmut am Roslin Institute in Schottland eine Klontechnik, bei der genetisches Material von einer somatischen (reifen) Zelle in eine Eizelle ohne Zellkern gebracht wird. Mit dieser SNCT genannten Technik übertrugen sie den Zellkern einer Euterzelle eines Schafs in eine unbefruchtete Eizelle und erschufen somit Dolly als Ebenbild ihres Spenderschafs. Dollys Entstehung ebnete den Weg für die Erforschung des therapeutischen Klonens – die Heilung von Krankheiten mit dem eigenen Zellmaterial.

Das Human Genome Project und die SCNT-Technik erschlossen neue Forschungsgebiete, aber sie werfen auch soziale, ethische und juristische Fragen auf. Kritisch sind der Zugang zu Genomdaten sowie eine mögliche Diskriminierung von Trägern bestimmter Genmutanten. ■

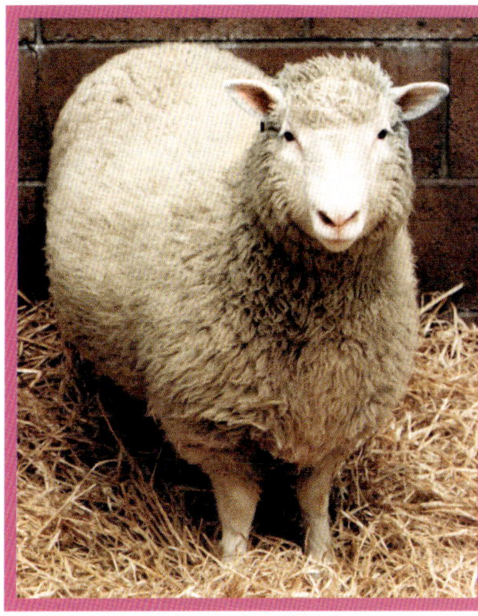

Das Schaf Dolly war das erste geklonte erwachsene Säugetier. Der Embryo wurde im Labor erzeugt und in eine Leihmutter implantiert.

Siehe auch: Krebstherapie 168–175 ▪ In-Vitro-Fertilisation 284–285 ▪ Genetik und Medizin 288–293 ▪ Gentherapie 300 ▪ Stammzellforschung 302–303

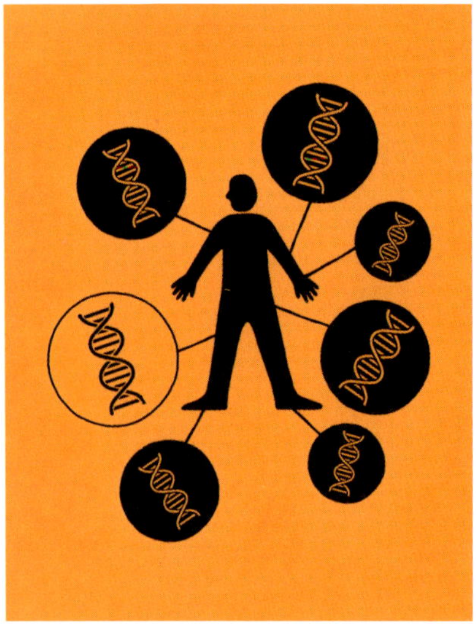

REPARATUR VON GENEN

GENTHERAPIE

IM KONTEXT

FRÜHER

1972 Die Amerikaner Theodore Friedmann und Richard Roblin haben die Idee, bei Erbkrankheiten fehlerhafte mit »guter« DNA auszutauschen.

1984 Ein neues retrovirales Vektorsystem ermöglicht die Genübertragung mit Viren. Die Viren dringen in die Zelle ein und bauen ein »Fremdgen« in das Chromosom ein.

SPÄTER

2003 Einige Länder stoppen klinische Studien zu Gentherapien, nachdem zwei SCID-Patienten in einer französischen Studie eine Leukämie entwickelt haben.

2011 Die Editiermethode »TALEN« bietet höchste Präzision bei der Geneditierung.

2015 In Großbritannien wird die Leukämie von zwei Babys durch Geneditierung behandelt.

Bei der Gentherapie wird gesunde DNA in eine Zelle gebracht, um fehlerhafte DNA zu ersetzen. Im Jahr 1990 heilte der amerikanische Genetiker William French Anderson ein Mädchen, das an einem schweren kombinierten Immundefekt (SCID) litt. Ihr fehlte das Enzym Adenosindeaminase, ohne das der Körper keine weißen Blutkörperchen zur Infektionsabwehr bilden kann. SCID-Patienten hatten damals drei Optionen: Injektion des Enzyms (was nicht immer half), eine Knochenmarktransplantation oder Leben in einer keimfreien Umgebung.

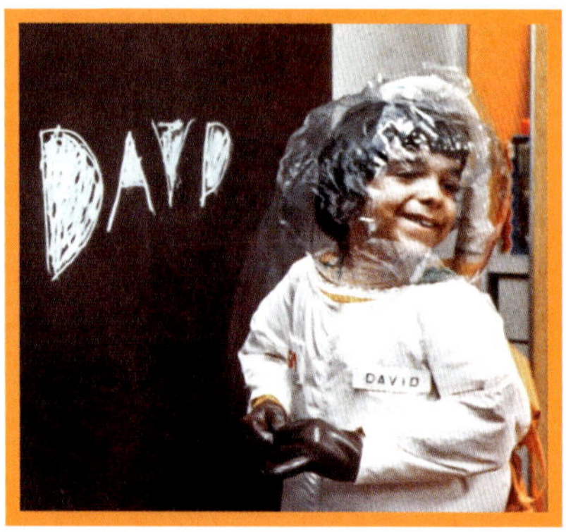

Andersons Team entnahm dem Mädchen weiße Blutzellen, schleuste ihnen das ADA-Gen mit einem Virusvektor ein und führte die Zellen wieder in die Blutbahn zurück. Sechs Monate später hatten die weißen Blutkörperchen normales Niveau. Die Technik hatte jedoch einen Haken. Da die neue DNA nicht an der natürlichen Position im Genom saß, war die Zellfunktion gestört und einige Empfänger entwickelten Leukämien.

Das Problem ist inzwischen gelöst – und sogar eine Geneditierung im Körper ist möglich. Ein breiter Einsatz der Gentherapie wirft aber ethische Fragen auf, so z. B. über die Definition von »krank« und inwiefern die Technik missbraucht werden kann, um Menschen zu »verbessern«. Eine Gentherapie ist derzeit riskant und wird nur eingesetzt, wenn es keine andere Option mehr gibt. ■

Vor der Gentherapie gab es für SCID-Kinder kaum Optionen. Der 1971 geborene David Vetter (»Bubble Boy«) lebte zwölf Jahre in einer sterilen Blase.

Siehe auch: Immunsystem 154–161 ▪ Genetik und Medizin 288–293 ▪ HIV und Autoimmunkrankheiten 294–297 ▪ Stammzellforschung 302–303

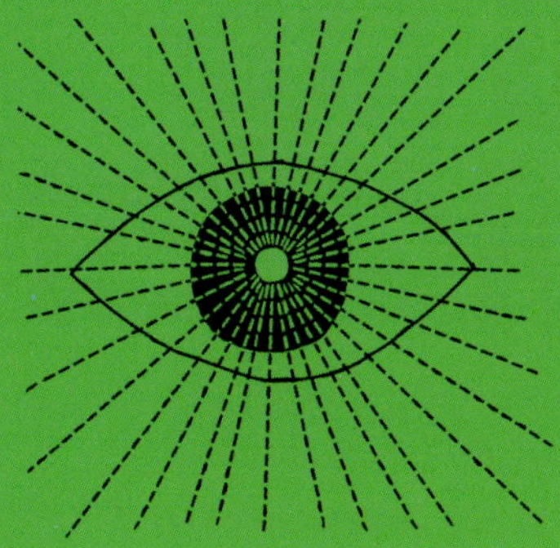

MACHT DES LICHTS

LASERCHIRURGIE AM AUGE

IM KONTEXT

FRÜHER

1961 In den USA zerstört Charles Campbell mit Laserstrahlen einen Retinatumor, Leon Goldman lasert ein Melanom.

1967 Der amerikanische Augenchirurg Charles Kelman und der slowenische Ingenieur Anton Banko brechen den grauen Star durch Ultraschall (Phakoemulsifikation) auf.

1988 In den USA korrigiert Marguerite McDonald Fehlsichtigkeit durch Laser.

1989 Gholam Peyman erfindet die LASIK-Technik (Laser-in-situ-Keratomileusis).

SPÄTER

2001 In den USA wird der Femtosekundenlaser bei LASIK-Eingriffen zugelassen.

2008 In Ungarn führen Zoltan Nagy und sein Team Femtosekundenlaser-unterstützte Katarakt-OPs durch.

Laser dienen in manchen medizinischen Bereichen als Skalpell – auch in der Ophthalmologie (Augenheilkunde). Die Laserstrahlen reparieren die Netzhaut und korrigieren Fehlsichtigkeiten. Sicherer, präziser und besser vorhersagbar wurde die Augenchirurgie mit dem Laser aber erst seit der Entwicklung des Femtosekundenlasers durch die Amerikaner Tibor Juhasz und Ron Kurtz in den Jahren 1995 bis 1997.

Die LASIK-Technik korrigiert seit Mitte der 1990er-Jahre Kurz- und Weitsichtigkeit. Ursprünglich wurde dafür mit einem Mikrokeratom (sehr feinem Messer) eine Hornhautkuppe (Flap) erzeugt und die Hornhaut darunter mit einem Laser neu geformt. Inzwischen übernehmen Femtosekundenlaser beide Arbeitsschritte. Diese sehr schnellen Laser zerteilen das Augengewebe mit ultrakurzen Lichtpulsen deutlich feiner und präziser als jedes Keratom.

Auch der graue Star oder Katarakt (Eintrübung von Linsenbereichen) ist mit Femtosekundenlasern behandelbar. Jedes Jahr werden mehr als 30 Mio. Katarakt-OPs durchgeführt. Dennoch sind unbehandelte Katarakte weltweit eine der Hauptursachen von Blindheit. Der Laser bohrt erst winzige Löcher in die Hornhaut und schneidet dann eine kreisförmige Öffnung in die Linsenkapsel, die die Linse umhüllt. Das Linsenmaterial wird zerstäubt und eine künstliche Linse in die leere Kapsel gesetzt. Die Hornhaut heilt natürlich ab. ■

»Dass wir [den Menschen] das Augenlicht wiedergeben können, ist der größte Lohn.«

Patricia Bath
Afroamerikanische Augenchirurgin (1942–2019)

Siehe auch: Wissenschaftliche Chirurgie 88–89 ▪ Ultraschall 244 ▪ Minimalinvasive Chirurgie 298 ▪ Roboterchirurgie 305

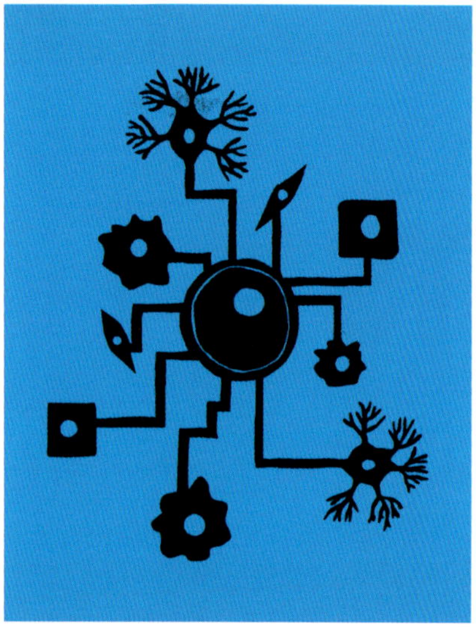

HOFFNUNG AUF NEUE THERAPIEN

STAMMZELLFORSCHUNG

IM KONTEXT

FRÜHER

1961 Die kanadischen Wissenschaftler Ernest McCulloch und James Till entdecken Stammzellen in Mäusen.

1962 Der britische Forscher John Gurdon lässt aus dem Zellkern einer reifen Zelle einen neuen Organismus entstehen und legt damit den Grundstein für das Klonen.

1995 James Thomson isoliert embryonale Stammzellen aus Rhesusaffen.

1996 In Schottland ist das Schaf Dolly das erste aus einer spezialisierten adulten Stammzelle geschaffene geklonte Säugetier.

SPÄTER

2006 Shinya Yamanaka programmiert Zellen zu pluripotenten Stammzellen um.

2010 In den USA wird ein Querschnittsgelähmter mit menschlichen embryonalen Stammzellen behandelt.

James Thomson, ein amerikanischer Zellbiologe, und sein Team kultivierten 1998 aus gespendeten Embryos menschliche embryonale Stammzellen. Das bedeutete, es war möglich, nahezu jeden Zelltyp des Körpers zu erzeugen. Stammzellen sind nichtspezialisierte Zellen, die sich in alle anderen spezialisierten Zellen umwandeln können. Nachdem sich eine Zelle geteilt hat, bleibt die Tochterzelle entweder eine Stammzelle oder sie wandelt sich in einen von 200 Zelltypen um. Embryonale Stammzellen sind pluripotent: Durch Programmierung entwickeln sie sich zu fast jeder spezialisierten Zelle. Das macht sie für Forscher unglaublich wertvoll. Die meisten adulten (ausgereiften) Stammzellen sind jedoch nur multipotent und können sich in einige, aber nicht in alle anderen Zelltypen umwandeln.

Vor Thomsons Entdeckung nutzten Krebsforscher (Onkologen) in den 1960er-Jahren adulte Stammzellen zu klinischen Zwe-

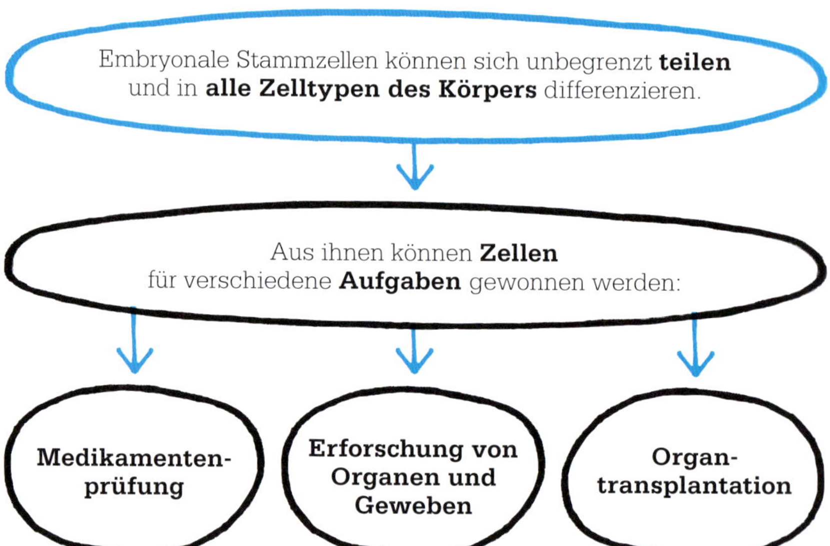

Siehe auch: Zellularpathologie 134–135 ▪ Vererbung und Erbkrankheiten 146–147 ▪ Immunsystem 154–161 ▪ Krebstherapie 168–175 ▪ Transplantation 246–253 ▪ In-vitro-Fertilisation 284–285 ▪ Regenerative Medizin 314

cken. Sie transplantierten Knochenmark, um eine Reihe von Blutkrebserkrankungen zu therapieren. Bei dieser Prozedur entnehmen Chirurgen hämatopoetische Stammzellen (aus denen alle Blutzellen entstehen) aus dem Beckenmark des Patienten oder eines passenden Spenders. Sie werden aufbewahrt, während eine hoch dosierte Strahlung sämtliche Krebszellen im Knochenmark vernichtet. Dann werden die Stammzellen wieder in die Blutbahn zurückgeführt.

Umstrittene Technik

Thomson nahm nur Embryos von Spenderinnen, die kein Kind mehr aus den Embryos wollten. Die Lebensmittel- und Arzneimittelbehörde der USA billigte das Projekt, aber die katholische Kirche war dagegen. Der US-Präsident George W. Bush verbot 2001 die Erzeugung neuer Zelllinien, was aber von seinem Nachfolger Barack Obama teilweise wieder zurückgenommen wurde.

Auch heute noch ist die Stammzellforschung hoch umstritten. Ein Embryo kann sich nicht mehr entwickeln, wenn Zellen entnommen wurden. Für die Gegner haben Embryos ein Recht auf Leben. Andere streiten sich um den Punkt, an dem ein Embryo zum Menschen wird. Denn es bestehe die moralische Verpflichtung, nach Heilung für gefährliche Krankheiten und degenerative Leiden zu suchen.

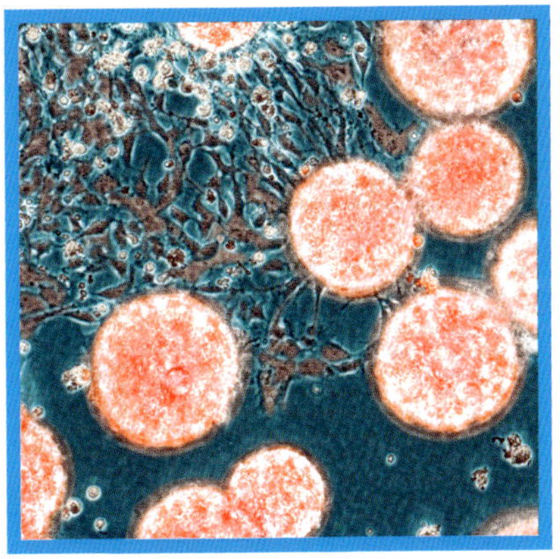

Die lichtmikroskopische Aufnahme zeigt die Teilung (Meiose) von Stammzellen (pink). Wissenschaftler können an dieser Stelle die Differenzierung zu spezialisierten Zellen einleiten.

Weitere Entwicklung

Shinya Yamanaka aus Japan entdeckte 2006 eine Möglichkeit, wie multipotente Stammzellen in pluripotente Zellen umgewandelt werden können. Das bedeutet, dass Stammzellen nicht nur aus Embryos gewonnen werden müssen, sondern normale Körperzellen sein können. Ob diese Zellen das gleiche Potenzial haben wie embryonale Zellen, ist aber noch Gegenstand der Forschung.

Während der Mitose (Zellteilung) kann sich eine der Tochterzellen einer pluripotenten Stammzelle leicht spezialisieren. Mit jeder neuen Teilung spezialisiert sie sich mehr, bis die Zelle ausgereift ist. Durch gerichtete Differenzierung wandeln Wissenschaftler diese Stammzellen in den gewünschten Zelltyp um. Daraus lassen sich Zellgewebe für Herzmuskeln, Gehirn und Netzhaut züchten oder synthetische Organe beschichten, um eine Abstoßung zu verhindern. Umprogrammierte Stammzellen werden in klinischen Studien bei Herzerkrankungen, neurologischen Leiden, Netzhauterkrankungen und Diabetes Typ 1 eingesetzt. ▪

James Thomson

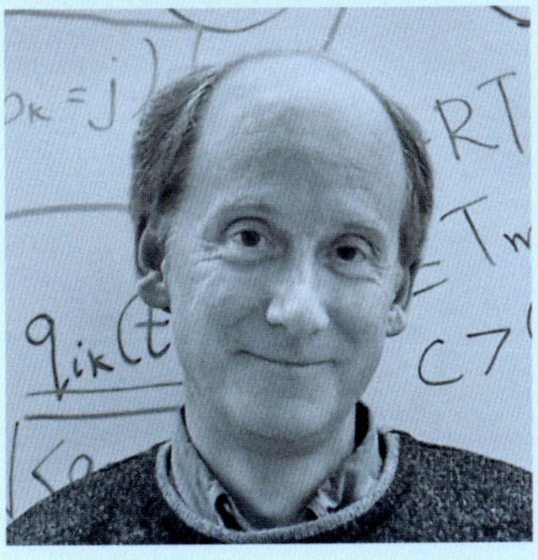

James Thomson, der 1958 in Chicago (USA) geboren wurde, studierte an der University of Illinois Biophysik und wurde 1985 an der University of Pennsylvania in Tiermedizin promoviert. Einen zweiten Doktortitel erwarb er später in Molekularbiologie.

Nach maßgeblichen Arbeiten zur Stammzellentwicklung in Rhesusaffen wandte er sich als Leiter der Pathologie des regionalen (jetzt nationalen) Primatenforschungszentrums von Wisconsin menschlichen Embryos zu. Sein großer Durchbruch kam 1998. 2007 beschrieb er die Rücktransformation von menschlichen Hautzellen in pluripotente Zellen. Solche Zellen, die embryonalen Stammzellen stark ähneln, könnten ethisch weniger umstritten sein als die Arbeit mit menschlichen Embryos.

Hauptwerke

1998 *Embryonale Stammzelllinie aus Blastozysten*
2007 *Induzierte pluripotente Stammzelllinien aus humanen somatischen Zellen*

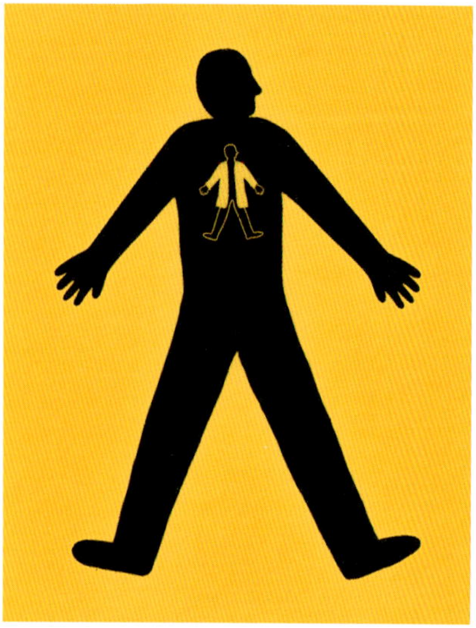

KLEINER IST BESSER

NANOMEDIZIN

IM KONTEXT

FRÜHER

1959 Der amerikanische Physiker Richard Feynman glaubt, dass Wissenschaftler eines Tages molekülgroße Strukturen bauen können.

1980 Alexei Jekimow, russischer Physiker, entdeckt fluoreszierende Nanokristalle oder »Quantenpunkte«.

1992 K. Eric Drexler formuliert in seinem Buch *Nanosystems* die Idee von Nanomaschinen.

1993 Dem amerikanischen Chemiker Moungi Bawendi gelingt die Herstellung von Quantenpunkten.

1998 Quantenpunkte werden anstelle von Farbstoffen für die biologische Bildgebung verwendet.

SPÄTER

2011 Die dänische Nanotechnologin Karen Martinez untersucht, wie Zellen auf Wirkstoffe in Nanoröhren reagieren.

Nanostrukturen, die nur aus wenigen Atomen oder Molekülen bestehen, finden in der Nanomedizin ihren Einsatz. Sie messen weniger als 100 Nanometer (nm) in einer oder mehr Dimensionen (ein Blatt Papier ist 100 000 nm dick) und dienen der Überwachung, der Reparatur, dem Bau und der Steuerung von Körpersystemen. Von der Lebensmittelverpackung bis zur Elektronik setzen viele Bereiche schon lang auf Nanotechnologie. Richtig angekommen ist sie in der Medizin erst 1999 mit dem Erscheinen von Robert Freitags erstem Band *Nanomedicine*.

Quantenpunkte

Ein medizinischer Einsatzbereich sind Quantenpunkte. Diese winzigen Halbleiterkristalle haben weniger als 20 nm Durchmesser und werden als Biomarker für Diagnostik und Therapie verwendet. Nach »Anregung« mit Licht bestimmter Wellenlänge senden sie farbige Lichtpakete (Photonen) aus: größere Quantenpunkte rote oder orange, kleinere blaue oder grüne.

Quantenpunkte bestehen häufig aus giftigen Chemikalien, z. B. Zinksulfid, und müssen in eine Schutzhülle aus Polymeren eingepackt werden. Diese Hülle kann so gestaltet sein, dass sie an Rezeptoren auf Körperzellen bindet. So markieren angedockte Quantenpunkte etwa Krebszellen, bevor Symptome auftreten. Mit Quantenpunkten könnten auch gezielt Medikamente in kranke Zellen gebracht werden. ■

»Wir sind viel weiter gekommen, als ich noch vor ein paar Jahren gedacht hätte, als die Forschung Science-Fiction ähnelte.«

Karen Martinez
(2011)

Siehe auch: Immunsystem 154–161 ▪ Krebstherapie 168–175 ▪ Genetik und Medizin 288–293 ▪ Gentherapie 300 ▪ Stammzellforschung 302–303

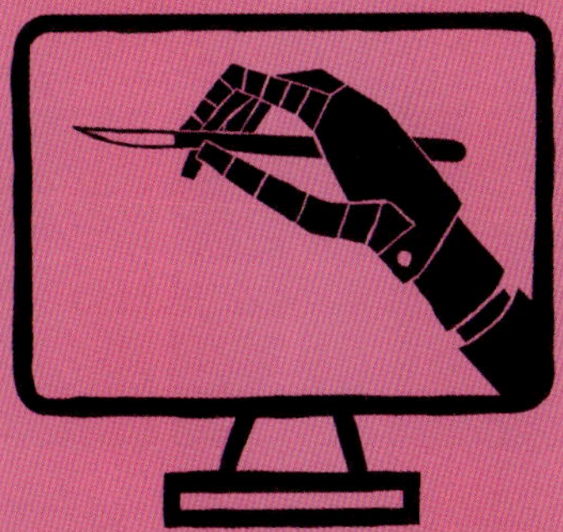

BARRIEREN VON RAUM UND ENTFERNUNG SIND GEFALLEN

ROBOTERCHIRURGIE

IM KONTEXT

FRÜHER

1984 In Vancouver (Kanada) passt ein Roboter (»Arthrobot«) während einer Operation die Beinposition des Patienten an.

1994 AESOP wird in den USA als erstes kamerageführtes laparoskopisches Roboter-Operationssystem zugelassen.

1995 Ein Prototyp des ZEUS-Systems kommt in den USA heraus.

1998 In Deutschland legen Chirurgen mit dem in den USA entwickelten Da-Vinci-System einen Herz-Bypass.

2000 Der amerikanische Herzchirurg Stephen Colvin operiert über Fernsteuerung eine Herzklappe.

SPÄTER

2018 In Cleveland (USA) führen Chirurgen mit einem Roboter die erste Single-Port-Transplantation einer Niere durch. Nur ein einziger Einschnitt wird benötigt.

Aus einem Gebäude in New York City (USA) heraus operierte der französische Chirurg Jacques Marescaux 2001 eine Frau in Straßburg (Frankreich). Dabei steuerte er mit einen Telemanipulator die Arme von ZEUS, einem medizinischen Robotersystem, um der Patientin minimalinvasiv die Gallenblase zu entfernen.

Medizinische Roboter werden seit den 1980er-Jahren entwickelt. In Großbritannien entwarf der Ingenieur Brian Davies das halbautomatische System PROBOT, mit dem 1991 in einer ersten klinischen Studie eine Prostata operiert wurde. In den USA konnte bald darauf AESOP ein Endoskop im Körper manövrieren. Die erste koronare Bypassoperation gelang 1998 mit dem ZEUS-System. ZEUS war bereits mit 28 chirurgischen Handlungen ausgestattet, als Marescaux ihn in seiner Fern-OP verwendete.

Es gibt drei Arten von Roboterchirurgie. Unterstützende Roboter wirken als Handhilfe, können aber nicht autonom agieren. Telechirurgische Systeme wie ZEUS werden von einem Operateur ferngesteuert: Die Roboterarme sind Skalpell, Schere, Greifer und Kamera. Bei einem gänzlich autonomen System programmiert der Chirurg den Roboter, der danach selbstständig operiert. Das ist derzeit nur bei sehr einfachen Eingriffen möglich. Für die Zukunft werden jedoch Robotersysteme erwartet, die durch künstliche Intelligenz auch komplexe Operationen vornehmen können. ■

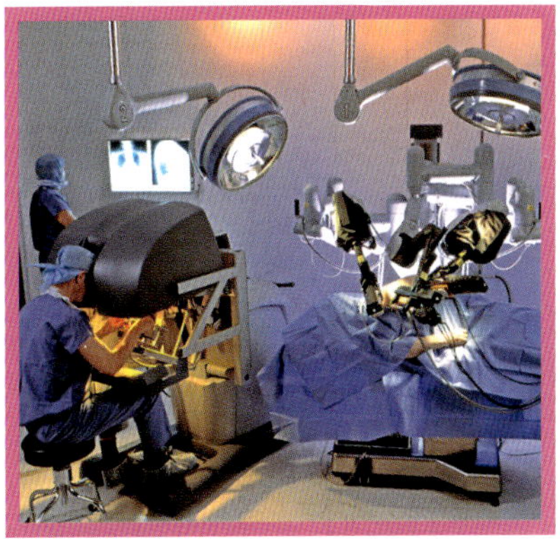

Ein Chirurg führt das Da-Vinci-System bei einer ferngesteuerten Herzoperation. Da-Vinci-Roboter helfen bei mehr als 200 000 Operationen im Jahr.

Siehe auch: Plastische Chirurgie 26–27 ▪ Transplantation 246–253 ▪ Orthopädische Chirurgie 260–265 ▪ MRT und Rasterverfahren 278–281 ▪ Minimalinvasive Chirurgie 298

STAATSFEIND NUMMER EINS

PANDEMIEN

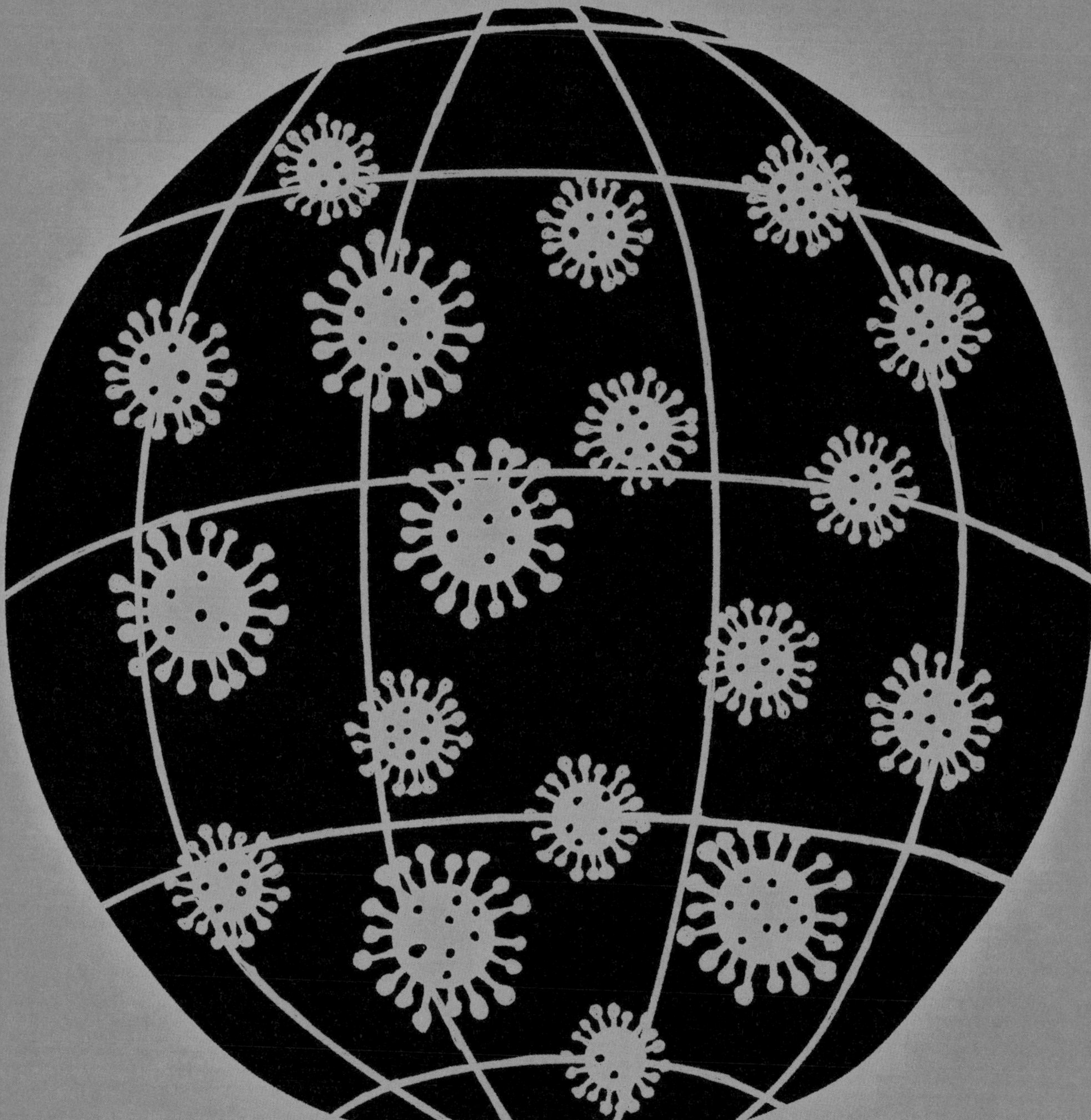

IM KONTEXT

FRÜHER

165–180 n. Chr. Ein Viertel der Bevölkerung im Römischen Reich stirbt an der Antoninischen Pest.

1347 Die Pest kommt über Handelsschiffe aus Asien nach Europa.

Um 1500 Von Europäern eingeschleppte Krankheiten töten in Mittel- und Südamerika 90 Prozent der indigenen Bevölkerung.

1918 Die Spanische Grippe fordert bis 1920 weltweit etwa 50 Mio. Tote.

1981 HIV breitet sich aus. Bis 2018 sterben 32 Mio. Menschen an der Krankheit.

SPÄTER

2013 Ein Ebolaausbruch in Westafrika schürt die Befürchtung einer Pandemie.

2019 Covid-19 wird in Wuhan (China) erstmals nachgewiesen; im März 2020 wird eine Pandemie erklärt.

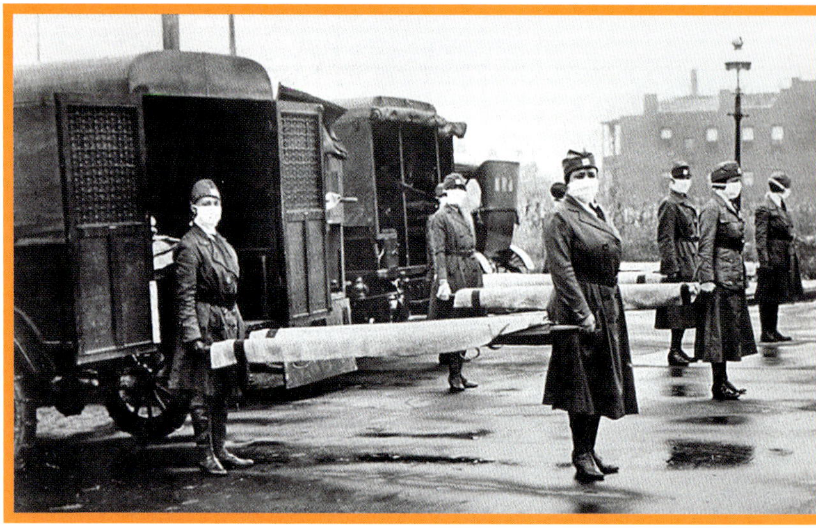

Die medizinischen Schutzmaßnahmen bei Pandemien haben sich seit 1918 kaum verändert. Hier warten Rotkreuzschwestern in den USA mit Gesichtsmaske auf Influenzapatienten.

Pandemien sind Ausbrüche von Infektionskrankheiten, die sich über viele Länder erstrecken. Das kann sehr schnell gehen, aber ungefährlich sein wie bei der Schweinegrippe von 2009. Ebola als eine sehr tödliche Krankheit verbreitet sich dagegen langsam. Eine Erkrankung mit rasend schneller Verbreitung und vielen schweren Verläufen ist das 2020 ausgebrochene Covid-19.

Eine der verheerendsten Pandemien der Geschichte war die Spanische Grippe, die kurz nach dem Ersten Weltkrieg mehr als 50 Mio. Tote forderte. Wie bei Covid-19 war ein Virus die Ursache – wie wir heute wissen, eine tödliche Variante des H1N1-Influenzavirus. In dem Jahrhundert zwischen diesen Ausbrüchen fanden Wissenschaftler heraus, dass bei diesen Viren (dem Influenza- und dem Coronavirus, das Covid-19 verursacht) eine winzige Zufallsmutation eine ganze Pandemie auslösen kann. Mutierte Viren erkennt das Immunsystem nicht. Leben Menschen und Tiere eng zusammen, sind solche Mutationen sehr wahrscheinlich.

Pandemien sind komplexe globale Bedrohungen, die Menschen und Staaten an ihre Grenzen bringen. Epidemiologen wissen inzwischen genau, wie sich eine Epidemie aus einer Region in viele Länder ausbreitet (und dadurch zur Pandemie wird). Auch Gegenmaßnahmen wurden detailliert beschrieben. Dennoch ist die einzige Waffe mit eindeutig belegter Wirkung die Impfung. Im Jahr 2005, mehr als 80 Jahre nach der Spanischen Grippe, veröffentlichte Jeffery Taubenberger die vollständige Genomsequenz des H1N1-Virus von 1918. Durch Kenntnis der Gensequenz können Wissenschaftler Mutationen genau charakterisieren, das Virus rekonstruieren und schneller Impfstoffe entwickeln.

Bevor der Mensch sesshaft wurde, waren Ansteckungskrankheiten wahrscheinlich selten. Zwischen den verstreuten Gruppen von Jägern und Sammlern konnten sich Keime kaum ausbreiten. Die

> »Die Leichen blieben in den leeren Häusern liegen, und niemand war da, der ihnen ein christliches Begräbnis geben würde.«
>
> **Samuel Pepys**
> Englischer Chronist
> (1633–1703)
> zum großen Pestausbruch 1665/66

Siehe auch: Medizinschulen und Chirurgie im Mittelalter 50–51 ▪ Impfung 94–101 ▪ Epidemiologie 124–127 ▪ Keimtheorie 138–145 ▪ Virologie 177 ▪ Weltgesundheitsorganisation 232–233 ▪ Ausrottung von Krankheiten 286–287

Menschen blieben auch nicht lang genug an einem Ort, um Wasserstellen zu verseuchen, zudem hielten sie keine keimbelasteten Nutztiere so wie heute. Mit der aufkommenden Landwirtschaft um 10 000 v. Chr. war dann ausreichend Nahrung für eine stark wachsende Bevölkerung da. Gleichzeitig bot sie den idealen Nährboden für Infektionskrankheiten.

Brutstätten

Menschen und ihre Nutztiere teilen sich viele Krankheitserreger. Tuberkulose, Pocken und Masern stammen ursprünglich von Rindern, den Schnupfen haben wir wahrscheinlich von Vögeln. Die Grippe könnte von Hühnern oder Schweinen zu uns gelangt sein oder sie war vom Menschen zurückgesprungen. Mit intensivierter Landwirtschaft bot sich dann im gülleverseuchten Wasser ein Nährboden für Polio (Kinderlähmung), Cholera, Typhus und Hepatitis. Bewässerte Flächen waren Brutstätten für parasitäre Krankheiten wie Malaria und Schistosomiasis (Organbefall durch Pärchenegel).

»Wenn ich über eine Krankheit nachdenke, denke ich nicht, wie ich ein Heilmittel finden, sondern wie ich den Ausbruch verhindern kann.«

Louis Pasteur
Französischer Chemiker und Mikrobiologe
(1884)

Mit jeder überstandenen Infektion entwickelten die Überlebenden Resistenzen. Noch im Mutterleib sowie beim Stillen erwarben Säuglinge eine erste Immunausstattung gegen viele Krankheiten. Aber Bevölkerungswachstum und Migration schürten die Epidemien. In Rom starben 189 n. Chr. jeden Tag 2000 Menschen an der Antoninischen Pest (wahrscheinlich Pocken). Ab etwa 1300 grassierte der »Schwarze Tod« (die Beulenpest) in Eurasien und Afrika. Auf dem Höhepunkt der Pandemie 1347–1351 starben allein in Europa mindestens 25 Mio. Menschen.

Unberührte Völker sind besonders anfällig. Pocken und Schweinegrippe, die europäische Siedler im 16. und 17. Jahrhundert auf den amerikanischen Kontinent brachten, richteten unter der noch schutzlosen indigenen Bevölkerung Verheerungen an.

Spanische Grippe

Im Jahr 1918 grassierte die Spanische Grippe. Der Ursprung der Pandemie war wahrscheinlich in den schlammigen Schützengräben des Ersten Weltkriegs zu finden, wo Millionen Soldaten eng mit Schweinen als wichtiger Nahrungsquelle zusammenlebten. Mit der Verbreitung unter den Soldaten wurde das Virus virulenter. Die ersten Berichte über die Grippe kamen aus Spanien, aber tatsächlich fand der Ausbruch auf der ganzen Welt mehr oder weniger gleichzeitig statt.

Die Pandemie hinterließ die Welt im Schock. Ärzte hielten ein Bakterium für den Erreger, aber »

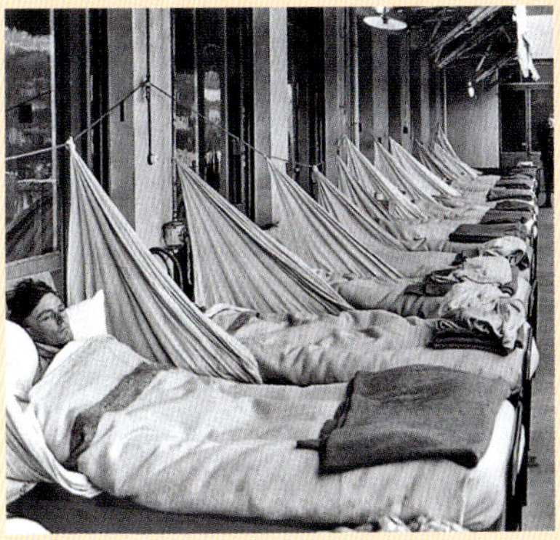

Manche Krankenhäuser verlegten ihre Stationen ins Freie, um die Übertagungsgefahr zu verringern.

Tödliches Fieber

Ab 1918 breitete sich die Spanische Grippe rasend schnell unter der kriegsgebeutelten Bevölkerung aus. Etwa ein Drittel der Menschen weltweit wurde infiziert. Wer besonders hart betroffen war, litt an heftigen Schmerzen und Hustenanfällen bis zum Rippenbruch und blutete aus Haut, Augen und Ohren. Da die entzündete Lunge das Blut nicht mehr ausreichend mit Sauerstoff versorgen konnte, verfärbte sich die Haut blau. Nach wenigen Stunden oder höchstens Tagen erstickten die Menschen an Flüssigkeit in der Lunge. Heute sind die Symptome als akutes Lungenversagen oder ARDS bekannt, damals hießen sie »atypische Lungenentzündung«.

Anders als andere Influenzastämme, die besonders für Kinder und Ältere gefährlich sind, tötete das Virus von 1918 vor allem Erwachsene zwischen 20 und 40 Jahren. Als immer mehr Menschen immun wurden, flaute die Pandemie im Jahr 1920 ab.

er war nicht auffindbar. Viren sind zu klein für das Mikroskop – und Elektronenmikroskope wurden erst 1931 erfunden. Erst als Wilson Smith, Christopher Andrewes und Patrick Laidlaw 1933 vom National Institute of Medical Research in London aus infizierten Frettchen einen Erreger isolierten, der filtrierbar war, sich aber im Gegensatz zu Bakterien nicht in Kultur vermehren ließ, war die Existenz des Influenzavirus bewiesen.

Viele hofften, dass eine derartige globale Gesundheitskrise nicht wiederkehrt. Mit dem erneuten Einzug von Soldaten im Zweiten Weltkrieg fürchteten Mediziner jedoch das Schlimmste. In den USA entwickelten Thomas Francis und Jonas Salk von der Influenzakommission 1939 einen ersten Grippeimpfstoff für US-Soldaten. Da er jedoch auf dem Virusstamm der 1930er-Jahre aufgebaut war, konnte er gegen die neuen Mutanten von 1947 nichts ausrichten. Diese Grippeepidemie von 1947 verlief zum Glück nur mild.

Chamäleonartiges Virus

Bald war klar, dass das Grippevirus äußerst wandelfähig ist. Es gibt mehrere Typen. Der Grippetyp C (IFCV) verursacht nur Erkältungssymptome. Die typische Wintergrippe kommt von Typ B. Sie kann schwer verlaufen, wird aber nur zwischen Menschen übertragen. Am gefährlichsten ist Typ A, der eigentlich ein Vogelvirus ist. Er kann über einen Zwischenwirt wie z. B. Schweine oder auch direkt auf den Menschen überspringen. Wenn das geschieht, trifft er auf nahezu ungeschützte Personen. Die Gefahr einer Pandemie ist da.

> »Lieber ein Vakzin ohne Epidemie als eine Epidemie ohne Vakzin.«
>
> **Edwin Kilbourne**
> (1976)

Die amerikanischen Wissenschaftler Heinz Fraenkel-Conrat und Robley Williams entdeckten 1955, dass manche Viren nur aus einem einzigen Strang der Erbsubstanz RNA und einer Proteinhülle (Kapsid) bestehen. Im Menschen ist das Erbmaterial eine doppelsträngige DNA in Doppelhelixform, wie James Watson und Francis Crick 1953 entdeckt hatten. Sowohl Influenza- als auch Coronaviren sind aber RNA-Viren.

Identitätsverschiebung

Die Zelle kopiert ihre DNA nahezu fehlerfrei. Vervielfältigen aber RNA-Viren wie das Corona- oder das Influenzavirus ihre RNA in der Wirtszelle, passieren häufig Fehler. Nun produziert das Immunsystem immer nur Antikörper gegen eine Virenversion. Ein RNA-Fehler kann die Virushülle so verändern, dass die Antikörper nicht mehr passen. Wird das Virus nicht mehr erkannt, unterläuft es das Immunsystem.

Wegen dieser sogenannten Antigendrift kommt die Grippe immer wieder. Andere Virenerkrankungen wie die Masern treffen Menschen dagegen in der Regel nur einmal. Der Körper baut Antikörper auf, die Masernviren erkennen und beseitigen. Doch immer neue Grippe-

Menschliche Aktivität bedeutet häufig einen **engen Kontakt mit Tieren.**

→ Ein fortdauernder Kontakt mit Tieren verstärkt die Möglichkeit, dass **Viren mutieren und vom Tier auf den Menschen überspringen.**

→ Gegen ein mutiertes Tiervirus haben Menschen vielleicht noch keine Resistenz erworben. Das Virus **vermehrt sich im Körper** und lässt ihn **erkranken.**

→ **Vermehrt** sich eine Virusmutante **in einem Wirt,** kann sie **leicht** von Person zu Person **übertragen werden.**

→ **Durch den globalen Austausch und Flugreisen** kann ein Virus in Stunden über die ganze Welt befördert werden und **eine Pandemie auslösen.**

Wie Viren mutieren

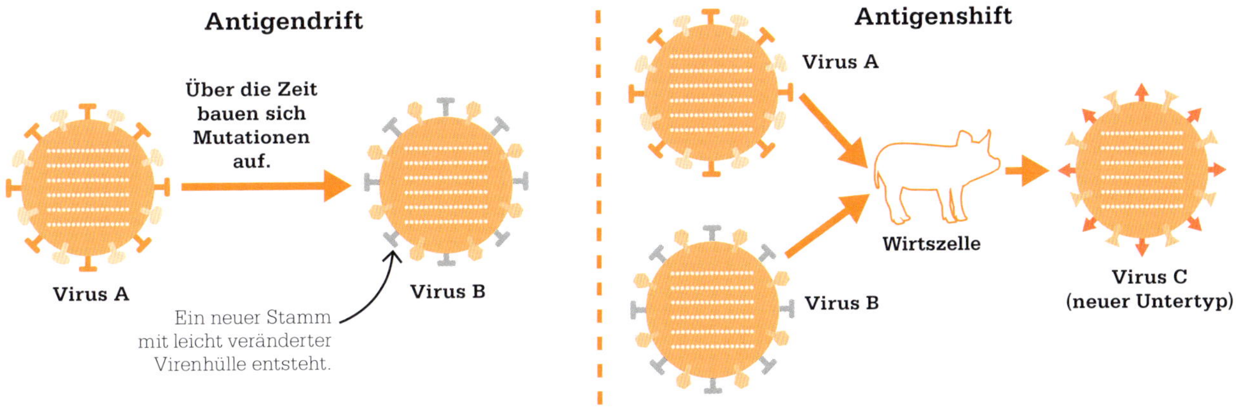

Mit jeder neuen Kopie mutieren (verändern sich) die auf der Virushülle liegenden Antigene Hämagglutinin (H) und Neuraminidase (N) leicht. Gegen diese neuen Grippestämme sind viele Menschen zumindest etwas resistent.

Infizieren zwei Virusvarianten dieselbe Zelle in einer Wirtsart (z. B. Schwein), bildet sich ein ganz neuer Untertyp, der die Speziesgrenzen überwinden und sich wegen der fehlenden Immunität rasch ausbreiten kann.

varianten entziehen sich der Antikörpererkennung. Ganz unbekannt sind die Viren aber dennoch für uns nicht, weshalb die jährliche Grippe eher mild verläuft.

1955 schrieb der australische Virologe Frank Macfarlane Burnet, dass Viren möglicherweise ganze Abschnitte austauschen können, wenn sich verschiedene Virenstämme in derselben Zelle ansiedeln. Dann könnten sich die Hüllproteine so verändern, dass der Antikörperschutz vollkommen verloren geht. Diese Veränderung wird als Antigenshift bezeichnet.

Die Asiatische Grippe von 1957 verbreitete sich rasch und unterlief jeden Impfschutz. Trotz der häufig noch milden Symptome starben mehr als 2 Mio. Menschen. Wie Christopher Andrewes und sein amerikanischer Kollege Edwin Kilbourne zeigten, hatte sich tatsächlich ein Antigenshift ereignet.

Stacheln der Identität

Im Elektronenmikroskop sind winzige Stacheln (Spikes) auf der Hülle des Influenzavirus erkennbar. Sie werden vom Protein Hämagglutinin (H) und dem Enzym Neuraminidase (N) gebildet. Mit den H-Spikes bindet das Virus außen an die Zelle, die N-Spikes ermöglichen die Freisetzung neuer Viren aus der Zelle. Beide Spikeproteine sind Antigene, über die die Zelle das Virus identifizieren kann. Andrewes und Kilbourne zeigten, dass sich bei der Asiatischen Grippe beide Spikeproteine verändert hatten. Folglich erhielt das Virus der Spanischen Grippe den Namen H1N1, das der Asiatischen Grippe H2N2. Bis jetzt identifizierten Wissenschaftler 16 H- und neun N-Varianten und deren Kombinationen.

Das erklärte jedoch nicht die Gefährlichkeit des H1N1-Virus von 1918. Johan Hultin, ein Mikrobiologe aus Schweden, untersuchte 1951 mit Erlaubnis des Dorfs den Friedhof von Brevig Mission in Alaska, auf dem 80 Todesopfer – zumeist Inuit – begraben waren. Durch den Frost war das Lungengewebe gut erhalten, aber die damalige Technologie reichte für weitergehende Informationen nicht aus. Im Jahr 1997 veröffentlichte Taubenberger, der am Pathologischen Institut der US-Streitkräfte arbeitete, eine Teilanalyse des Virus von 1918. Grundlage war ein Gewebefragment der Lunge eines amerikanischen Militärangehörigen, der an der Grippe gestorben war. Als Hultin davon las, kehrte er nach Brevig Mission zurück. Dieses Mal entnahm er Proben der Leiche einer jungen Frau, die er »Lucy« nannte.

Auferstandenes Virus

Mit Hultins Probe lösten Taubenberger und seine Kollegin Ann Reid 2005 schließlich das Rätsel des H1N1-Virus von 1918. Da sie das Genom vollständig sequenziert hatten, gelang es dem amerikanischen Mikrobiologen Terrence Tumpey ein Jahr später, das Virus neu zusammenzubauen. Das wiederauferstandene Virus wird am Center for Disease Control and Prevention sicher aufbewahrt.

Tumpeys DNA-Analyse zeigte, dass das Virus ursprünglich aus Vögeln und nicht aus Schweinen stammte. Das H-Spike ähnelte frappierend dem des Vogelgrippe- »

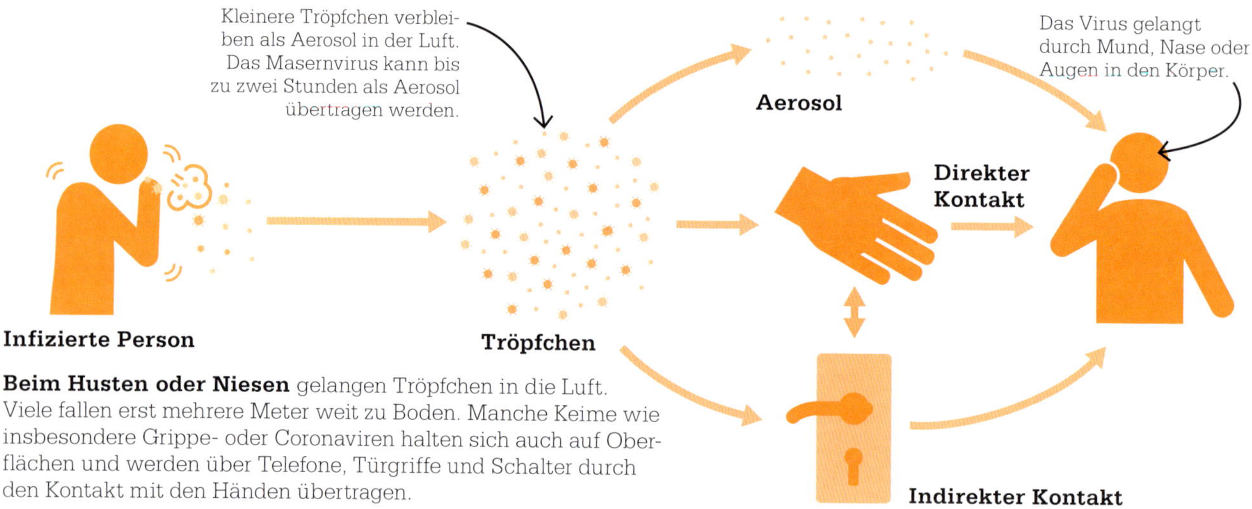

Beim Husten oder Niesen gelangen Tröpfchen in die Luft. Viele fallen erst mehrere Meter weit zu Boden. Manche Keime wie insbesondere Grippe- oder Coronaviren halten sich auch auf Oberflächen und werden über Telefone, Türgriffe und Schalter durch den Kontakt mit den Händen übertragen.

virus von 2005. Warum jedoch eine Mutante viel gefährlicher ist als eine andere, bleibt unklar. Wahrscheinlich machte nicht nur eine einzige genetische Komponente das Virus von 1918 so tödlich, sondern eine Kombination von mehreren. Um schnell auf neue Mutanten mit einer Impfung reagieren zu können, erforschen Wissenschaftler die Funktion von Viren noch genauer.

Coronaviren

Gerade als Grippeviren beherrschbar wurden, trat mit Coronaviren eine neue pandemische Bedrohung auf. Coronaviren wurden zum ersten Mal in den 1930er-Jahren aus Hühnern isoliert. Ihren Namen erhielten sie 1967 von der schottischen Virologin June Almeida. Mit »Corona« (vom lateinischen Wort für »Krone«) beschrieb sie die zackenartige Umrandung auf den elektronenmikroskopischen Aufnahmen.

An einer Klinik in Hanoi (Vietnam) entdeckte 2003 der italienische Arzt Carlo Urbani, dass ein Patient nicht die Grippe, sondern eine ganz neuen Erkrankung hatte. Diese jetzt als SARS bekannte Krankheit griff die Lunge anders an. Die Weltgesundheitsorganisation (WHO) schlug sofort Alarm. Selbst in Toronto (Kanada) wurden SARS-Patienten identifiziert und isoliert. In Guangdong in China, dem Ursprungsort der Erkrankung, wurde eine groß angelegte Hygieneaktion durchgeführt. Nach einem Jahr war SARS unter Kontrolle gebracht. Wissenschaftler identifizierten es als Coronavirus, das in Guangdong von Tieren wie dem Larvenroller, der in der chinesischen Medizin verwendet wird, auf den Menschen übergegangen war.

Es gibt viele Coronaviren. Die meisten zirkulieren unter Tieren wie Schweinen, Kamelen, Fledermäusen und Katzen. Sieben können in einem »Spillover«-Ereignis auf den Menschen überspringen. Davon lösen vier nur milde Symptome aus, die anderen drei haben teilweise schwere Krankheitsverläufe. Nach SARS von 2002 kamen 2012 MERS (Middle East Respiratory Syndrome), das wahrscheinlich von Kamelen übertragen worden war, und danach, 2019, Covid-19.

> »Wir haben laut und deutlich die Alarmglocke geläutet.«
>
> **Tedros Adhanom Ghebreyesus**
> Generaldirektor der WHO (seit 2017)

Zoonosen

Verstädterung, intensive Landwirtschaft und Entwaldung schaffen einen Nährboden für virale Erkrankungen. Durch die Zerstörung von Ökosystemen kommt der Mensch in engeren Kontakt mit Tieren und deren Krankheitskeimen, die in einer Zoonose auf den Menschen überspringen. Ungefähr drei Viertel aller neuen Erreger stammen von Wildtieren. Die Wahrscheinlichkeit ist hoch, dass einer davon zu einer pandemischen Variante mutiert.

Neben Grippe- und Coronaviren traten viele neue Viren in den Tropen auf, so das Ebola-, Lassa-, Dengue-, West-Nil-, Hanta- und HI-Virus. Manche davon sind vollkommen »neue« Mutationen, während andere durch die menschliche Aktivität erst verbreitet wurden.

> »Manche sagen, dass uns Aids viel wachsamer gegenüber neuen Viren gemacht hätte. Ich wünschte, das wäre wahr.«
>
> **Joshua Lederberg**
> Amerikanischer Molekularbiologe (1925–2008)

Das Virus, das Covid-19 verursacht, stammt wahrscheinlich von Fledermäusen im Wald, denen Menschen und andere Tiere zu nahe gekommen sind.

Wann und wo und mit welcher Gefährlichkeit eine neue pandemische Mutante auftaucht, ist nicht zu sagen. Epidemiologen können jedoch aufgrund von vergangenen Ausbrüchen ziemlich genau vorhersagen, wie und wie schnell sie sich ausbreitet. Damit ist ihre Entwicklung einschätzbar, wenn ein bestimmtes Stadium erreicht ist.

Um möglichst früh auf pandemische Bedrohungen zu reagieren, hat die WHO eine Handlungsanweisung herausgegeben. Sie ist in sechs Phasen aufgegliedert. In den ersten drei Phasen sollen Viren beobachtet werden, die unter Tieren zirkulieren. Dadurch werden Erreger identifiziert, die für den Menschen gefährlich werden könnten oder bereits mutiert und übergesprungen sind. Wird in einem Gebiet oder Land (Phasen 4–5) eine Übertragung zwischen Menschen festgestellt, müssen schnell Maßnahmen zur Eindämmung getroffen werden. Kommt die Ansteckung zwischen Menschen in einer oder mehr WHO-Regionen vor (Phase 6), wird eine Pandemie ausgerufen.

Bei frühzeitiger Erkennung können Infizierte isoliert werden, bevor die Krankheit außer Kontrolle gerät. Das funktionierte 2003 bei SARS, aber nicht bei Covid-19. Epidemiologen zufolge läuft eine Pandemie mit mehreren Monaten Abstand in zwei oder drei Wellen um den Globus. Jede Welle dauert mehrere Monate an und hat ihren Höhepunkt an einem Ort nach etwa fünf Wochen.

Bremsen und Eindämmen

Globalisierung und Flugverkehr machen Pandemien heute gefährlicher. Zur Zeit der Pest dauerte es Jahre, bis ein Ausbruch viele Länder erreicht hatte. Covid-19 trat Ende 2019 in Wuhan (China) zum ersten Mal auf. Bereits im März 2020 wurden aus mindestens 140 Ländern Fälle gemeldet.

Je mehr über Viren bekannt ist, desto leichter kann ein Impfstoff entwickelt werden. Aber auch der schnellste Impfstoff steht immer erst nach der ersten Welle zur Verfügung. Antivirale Medikamente können Symptome lindern, Antibiotika helfen gegen Sekundärinfektionen. Gut ausgestattete Krankenhäuser versorgen – etwa durch künstliche Beatmung – Schwerkranke. Am wirkungsvollsten ist es aber immer, Ansteckungen von vornherein zu verhindern.

Als 2005 die Vogelgrippe drohte, wandte sich Großbritanniens Gesundheitsdienst NHS an die Öffentlichkeit: »Da Impfstoffe und antivirale Medikamente zu wenig zur Verfügung stehen, … bilden gesundheits- und sozialbezogene Maßnahmen die einzige Möglichkeit, die Ausbreitung der Krankheit zu verlangsamen. Händewaschen und der Verzicht auf Reisen und Massenveranstaltungen können das Virus eindämmen, um seine Auswirkung zu verkleinern und wertvolle Zeit zu gewinnen.« Das hat sich bei Covid-19 bewahrheitet. ■

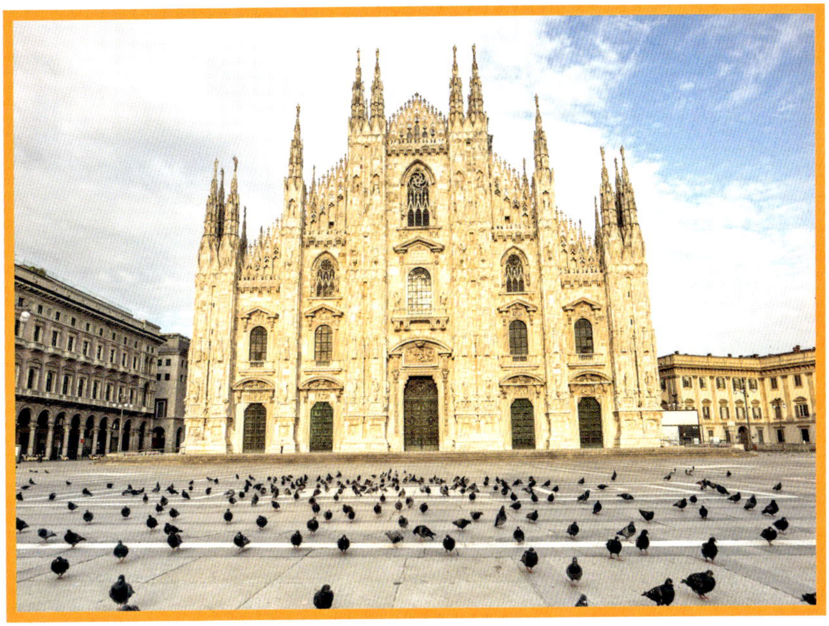

Der Mailänder Dom war im März 2020 wegen eines Reiseverbots und der Schließung von Kirchen, Geschäften und Schulen menschenleer. Der strenge Lockdown in der Covid-19-Pandemie half die Ausbreitung des Virus zu verlangsamen.

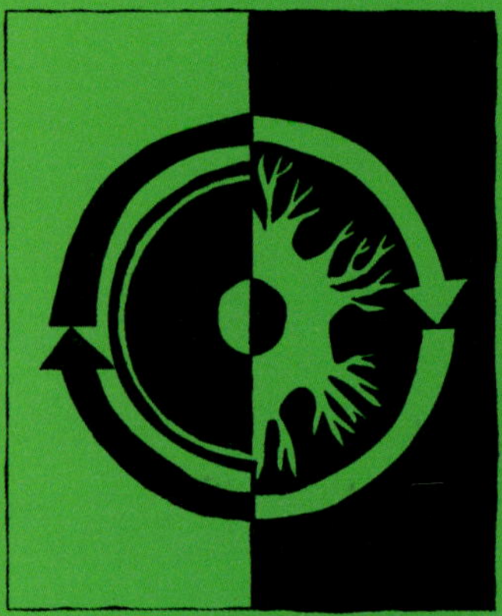

ZELLEN UMPROGRAMMIEREN

REGENERATIVE MEDIZIN

IM KONTEXT

FRÜHER

1962 Der britische Biologe John Gurdon programmiert das genetische Material einer reifen Zelle um.

1981 An der Universität von Cambridge züchten die Biologen Martin Evans und Matt Kaufman embryonale Stammzellen der Maus in Kultur.

2003 Der amerikanische Biomedizintechniker Thomas Boland baut mit einem modifizierten Tintenstrahldrucker übereinanderliegende Zellschichten als künstliches Gewebe.

SPÄTER

2012 Deutsche Forscher drucken Hautgewebe zur Wundheilung bei Mäusen.

2019 Forscher der Universität von Tel Aviv in Israel drucken mit dem 3-D-Drucker aus Zellen ein menschliches Miniaturherz mit Blutzellen, Blutgefäßen und Kammern.

Organtransplantationen haben oft das Problem, dass es zu wenig Spenderorgane gibt und das Gewebe abgestoßen wird. Eine Lösung könnte die »Regeneration« von menschlichen Zellen und Geweben sein. Diese Technik stellt die Weichen für die Züchtung von Organen im Labor.

Im Jahr 2006 gelang es dem japanischen Forscher Shynia Yamanaka, multipotente Stammzellen (die sich in viele spezialisierte Zellen eines Organs entwickeln können) in pluripotente Zellen (die sich in jeden beliebigen Zelltyp entwickeln können) umzuprogrammieren. Damit kehrte Yamanaka die Zellreifung um: Multipotente Zellen wurden wieder in ein unreifes, differenzierbares Stammzellstadium zurückversetzt. An der Heriot-Watt University in Edinburgh in Schottland entwickelten Forscher 2015 mit Yamanakas Technik einen 3-D-Drucker, der menschliche Stammzellen aus körpereigenem Gewebe druckt. Damit gelangt laborgezogenes menschliches Gewebe auch für breitere Anwendungen in Reichweite – für die Transplantation und die pharmazeutische Forschung.

Brasilianische Wissenschaftler programmierten 2019 menschliche Blutzellen so um, dass ein hepatisches Organoid entstand. Diese »Mini«-Leber konnte wie eine normale Leber Vitamine speichern, Enzyme produzieren und Gallenflüssigkeit sekretieren. Bislang gibt es nur gezüchtete Mini-Lebern, doch die Produktion ganzer Organe zur Transplantation wäre denkbar. ■

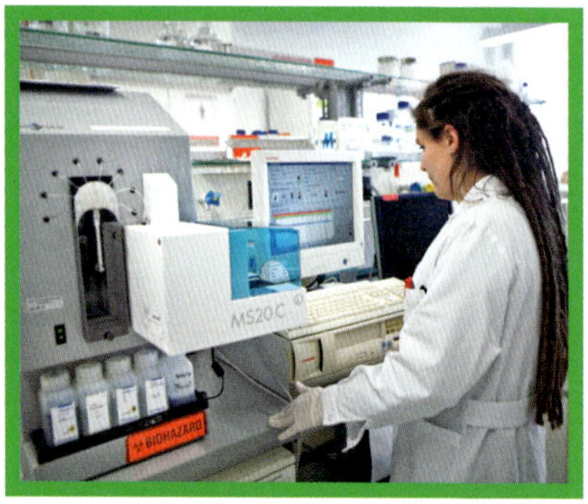

Ein Biodrucker druckt an der ETH Zürich menschliches Gewebe. Es wird dann in eine Zellkultur gesetzt, um weiter zu reifen.

Siehe auch: Histologie 122–123 ▪ Zellularpathologie 134–135 ▪ Transplantation 246–253 ▪ Genetik und Medizin 288–293 ▪ Stammzellforschung 302–303

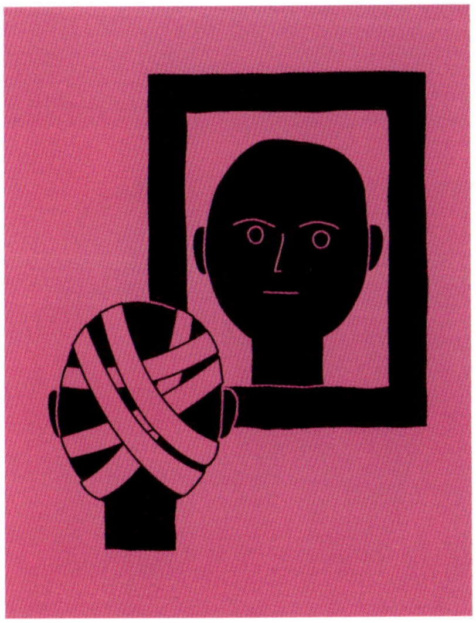

MEIN NEUES GESICHT

GESICHTSTRANSPLANTATION

IM KONTEXT

FRÜHER

1597 Der italienische Chirurg Gaspare Tagliacozzi beschreibt das Ersetzen von im Duell abgeschlagenen Nasen mit aufgepfropfter Haut.

1804 In Italien entdeckt Giuseppe Baroni, dass blutleere Hautstreifen neu anwachsen.

1874 Der deutsche Chirurg Karl Thiersch versorgt großflächige Verbrennungen mit sehr dünnen Hauttransplantaten.

1944 Die Neuseeländer Harold Gillies und Archibald McIndoe entwickeln wichtige Techniken der plastischen Chirurgie, z. B. das Hauttransplantat mit Stiel.

SPÄTER

2011 Der belgische Chirurg Phillip Blondeel transplantiert ein 3-D-gedrucktes Gesicht.

2017 An der Cleveland Clinic in den USA transplantiert Frank Papay ein Gesicht mithilfe von Augmented Reality (erweiterter Realität).

Die plastische Chirurgie ist eine uralte Kunst, wie Dokumente aus Ägypten um 1600 v. Chr. bezeugen. Seit den 1970er-Jahren ist es mit mikrochirurgischen Techniken möglich, Haut und Körperteile samt Nerven und Blutversorgung neu anzuheften. Als plastische Chirurgen in Indien 1994 einem Mädchen ihr Gesicht wiedergaben, schienen ganze Gesichtstransplantationen möglich.

Transplantation

Der französische Chirurg Bernard Devauchelle verpflanzte 2005 einer Frau ein Teilgesicht. Sein Kollege Laurent Lantieri führte 2008 an einem 30-jährigen Mann erstmals eine Vollgesichtstransplantation durch. Das war eine Pionierleistung, obwohl spanische Mediziner 2010 eine möglicherweise noch »vollere« Transplantation unternahmen. Acht der 42 Gesichtstranstransplantationen führte Lantieris Team bis 2020 durch – darunter auch eine zweite Operation 2018, nachdem der Körper des Patienten das 2008 verpflanzte Gesicht abgestoßen hatte.

»Ein Gesicht hilft uns zu verstehen, wer wir sind und woher wir kommen.«

Royal College of Surgeons
(2004)

Gesichtstransplantationen benötigen »freies«, also blutleeres Spendergewebe, das an die Blutversorgung des Empfängers angeschlossen wird. Bei den Operationen folgen Chirurgen 3-D-Gesichtsmodellen von Spender und Empfänger. In den USA leitete 2017 eine computergenerierte Augmented-Reality-Visualisierung die Operateure an. Allerdings gibt es keine Garantie auf dauerhaften Erfolg, die abstoßungsverhindernden Immunsuppressiva erhöhen zudem das Infektionsrisiko. ■

Siehe auch: Plastische Chirurgie 26–27 ▪ Hauttransplantation 137 ▪ Immunsystem 154–161 ▪ Transplantation 246–253 ▪ Regenerative Medizin 314

ANHANG

WEITERE MEDIZINER

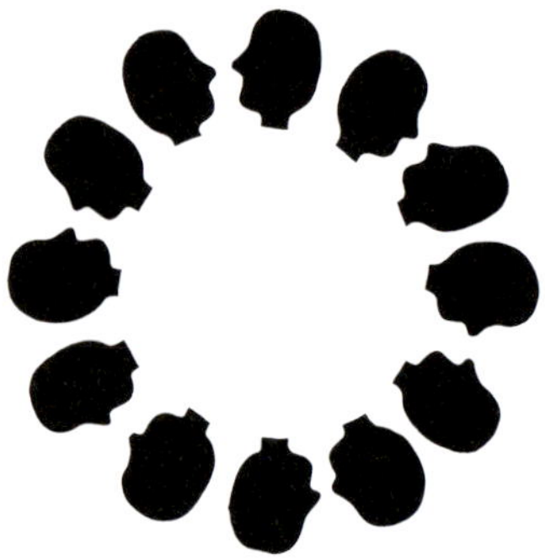

Weit mehr Menschen waren an der Entwicklung der medizinischen Wissenschaft beteiligt, als in diesem Buch ausführlich vorgestellt werden konnten. Die folgenden Seiten würdigen weitere Persönlichkeiten, die ebenfalls eine wichtige Rolle gespielt haben. Sie waren Wissenschaftler, Arzt oder Patient und brachten die medizinische Praxis, die Technologie oder das Wissen um den Aufbau und die Funktion des Körpers entscheidend voran. Manche waren Koryphäen ihres Fachs und berühmt, bei Außenstehenden jedoch kaum bekannt. Andere trugen unwissentlich oder posthum als Organ- oder Gewebespender oder Forschungsobjekt zum Kenntnisgewinn bei oder aber sie schrieben bahnbrechende Texte und kämpften für die großen Gesundheitsreformen.

AMMAR AL-MAWSILI
um 996–1020

Gebürtig in Mossul (heutiger Irak), lebte der innovative Augenheilkundige Ammar al-Mawsili in Ägypten. Seine einzige bekannte Schrift führt unter anderem Kataraktoperationen (Entfernung des grauen Stars) auf. Seine Methode, die trübe Linse mit einer dünnen Hohlnadel abzusaugen, war in der islamischen Augenmedizin weitverbreitet.
Siehe auch: Islamische Medizin 44–49

HILDEGARD VON BINGEN
1098–1179

Als Tochter einer deutschen Adelsfamilie trat Hildegard von Bingen mit 14 Jahren in das Kloster Disibodenberg ein, das sie später auch leitete. Ihre tiefgehende theoretische und praktische Kenntnis der Pflanzenheilkunde legte sie in zwei maßgeblichen Schriften nieder: *Physica,* eine Beschreibung von Pflanzen und Mineralen, und *Causae et Curae,* die sich mit Ursachen und Behandlungsmethoden von Leiden und Beschwerden befasst. 2012, mehr als 800 Jahre nach ihrem Tod, wurde sie kanonisiert und als eine von erst vier Frauen in den Rang einer Kirchenlehrerin erhoben.
Siehe auch: Pflanzenheilkunde 36–37 ▪ Medizinschulen und Chirurgie im Mittelalter 50–51 ▪ Pharmazie 54–59

HIERONYMUS FABRICIUS
1537–1619

Häufig als »Vater der Embryologie« bezeichnet, war Fabricius ein äußerst einflussreicher Lehrer für Chirurgie und Anatomie an der Universität von Padua in Italien. Mit Tiersektionen erforschte er die Fötusbildung und den Aufbau von Eingeweiden, Magen und Speiseröhre. Er beschrieb den zerebralen Spalt zwischen Frontal- und Schläfenlappen und entdeckte die Venenklappen. 1594 errichtete er den ersten öffentlichen Operationssaal.
Siehe auch: Anatomie 60–63 ▪ Blutkreislauf 68–73 ▪ Wissenschaftliche Chirurgie 88–89 ▪ Physiologie 152–153

NICHOLAS CULPEPER
1616–1654

Nicholas Culpeper war Botaniker, Kräuterkundler, Arzt und politischer Aktivist, aber am bekanntesten ist wohl seine systematische Evaluation der Pflanzenheilkunde im heute noch aufgelegten Buch *The English Physician* (oder *Culpeper's Herbal*) von 1653. Das Werk machte die »astrologische Botanik« populär, die an den Zusammenhang von Pflanzenheilkraft mit Sternen und Planeten glaubte. Als Reformer und Aderlassgegner befand Culpeper, dass die Medizin nicht auf Überlieferung, sondern Vernunft gründen und nicht nur den Reichen, sondern allen Menschen zur Verfügung stehen sollte.
Siehe auch: Pflanzenheilkunde 36–37 ▪ Geburtshilfe 76–77

STEPHEN HALES
1677–1761

Der britische Landpfarrer Stephen Hales ließ sich an der Cambridge University von Vorlesungen des

italienischen Chemikers Giovanni Francisco Vigani für die Biologie begeistern. Als Laie stieg er zu einem der größten Physiologen seiner Zeit auf, maß als Erster den Blutdruck und beschrieb die Funktion der Aorta- und Mitralklappen. 1733 schrieb er das Buch *Haemastaticks,* in dessen dritter Auflage von 1740 er, lang vor Luigi Galvanis Beweis von 1791, eine elektrische Muskelanregung vorschlug.
Siehe auch: Blutkreislauf 68–73 ▪ Nervensystem 190–195

JAMES BARRY
um 1789–1865

Da Frauen für eine höhere Bildung nicht zugelassen waren, schrieb sich die gebürtige Irin Margaret Bulkley an der Edinburgh University in Schottland als Mann namens Barry ein. Barry wurde 1813 Militärchirurg in der britischen Armee und stieg bis zum General auf. Er behandelte auch Angehörige der Soldaten und setzte sich für bessere Hygiene und bessere Lebensbedingungen von Sklaven und Leprakranken ein. Als einer der Ersten führte er Kaiserschnitte aus. Barry wurde 1857 zum Generalinspektor der Militärkrankenhäuser in Kanada berufen.
Siehe auch: Feldmedizin 53 ▪ Geburtshilfe 76–77 ▪ Frauen in der Medizin 120–121 ▪ Pflege- und Hygienewesen 128–133

THOMAS WAKLEY
1795–1862

Nach einigen Jahren als niedergelassener Arzt in London wechselte der britische Chirurg Thomas Wakley zum Journalismus. Um Vetternwirtschaft, Geheimnistuerei und Inkompetenz im medizinischen Establishments bloßzustellen, gründete er 1823 die Zeitschrift *The Lancet*. Das Organ prangerte auch soziale Ungerechtigkeiten wie die Ausbeutung in Arbeitshäusern und das Strecken von Lebensmitteln an. 1835 wurde Wakley ins Parlament gewählt, wo er mit dem »Medical Act« von 1859 die Registrierung von Medizinern durchsetzte.
Siehe auch: Wissenschaftliche Chirurgie 88–89 ▪ Epidemiologie 124–127

JOHN HARRIS
1798–1849

Der amerikanische Arzt John Harris bot ab 1827 in seinem Haus in Bainbridge (Ohio) Vorbereitungskurse für Collegeanwärter an. Indem er die damals häufig ignorierte Zahnmedizin mit einschloss, richtete er die Aufmerksamkeit auf eine fundierte zahnmedizinische Ausbildung. Unter den vielen davon inspirierten, versierten Zahnärzten war auch sein Bruder Chapin, der 1840 in Baltimore das erste amerikanische College für Zahnchirurgie gründete. Fünf Jahre später folgte James Taylor mit einem zahnchirurgischen College in Ohio.
Siehe auch: Wissenschaftliche Chirurgie 88–89

KARL VON ROKITANSKY
1804–1878

Die Neue Wiener Schule, die auf den Methoden des innovativen Pathologen Karl von Rokitansky aufbaute, stieg zum medizinischen Exzellenzzentrum Österreichs auf. Sie etablierte die anatomische Pathologie (das Studium von Geweben und Organen zur Diagnose) als medizinische Wissenschaft. Die Ergebnisse seiner mehr als 30 000 Obduktionen dokumentierte Rokitansky in seinem *Handbuch der Pathologischen Anatomie* von 1842 bis 1846. Indem er Krankheitssymptome auf Körperanomalien zurückführte, erweiterte er das Verständnis über körperliche Fehlfunktionen.
Siehe auch: Anatomie 60–63 ▪ Zellularpathologie 134–135

CAMPBELL DE MORGAN
1811–1876

Nach 30 Jahren am Londoner Middlesex Hospital fasste der britische Chirurg Campbell de Morgan seine Beobachtungen zu Entwicklung und Fortschritt von Krebs im Körper in einer Artikelreihe von 1871 bis 1874 zusammen. Seine Erläuterungen zur Metastasenbildung beendeten eine jahrzehntelange Debatte zum Ursprung von Krebs. Er riet zu sofortigen Therapien und erkannte, dass der Anfang der Krankheit oft symptomlos verläuft.
Siehe auch: Krebstherapie 168–175 ▪ Krebsscreening 226–227

HENRY DUNANT
1828–1910

Der Schweizer Geschäftsmann Henry Dunant wurde auf einer Italienreise von 1859 Zeuge der blutigen Nachwehen der Schlacht von Solferino. Erschüttert von der katastrophalen Lage der Verwundeten, setzte er sich für eine neutrale Einsatzeinheit ein. Seine Arbeit führte zur Gründung des Internationalen Komitees des Roten Kreuzes von 1863 und ein Jahr später der Genfer Konvention. Diese forderte eine bestmögliche Versorgung aller verwundeten Soldaten und Kriegsgefangenen, ungeachtet ihrer

Nationalität, sowie eine Sicherheitsgarantie für Ärzte und Sanitäter.
Siehe auch: Feldmedizin 53 ▪ Triage 90

JOHN MARSHALL HARLAN
1833–1911

John Marshall Harlan, Richter am Obersten Gerichtshof der USA, urteilte 1905 im Fall *Jacobson vs. Massachusetts*, dass die Bundesstaaten Impfungen verpflichtend machen können. Nach einem Pockenausbruch in Massachusetts hatte Henning Jacobson argumentiert, dass eine Impfung ihn seiner Freiheitsrechte beraube. Das Urteil bekräftigte jedoch, dass die Verpflichtung des Staats auf Sicherheit der öffentlichen Gesundheit Vorrang vor der persönlichen Freiheit hat.
Siehe auch: Impfung 94–101 ▪ Ausrottung von Krankheiten 286–287

ORONHYATEKHA
1841–1907

Der aus einem Reservat nahe Brantford in Kanada stammende Mohawk Oronhyatekha (»Brennende Wolke«) beeindruckte den britischen Hofarzt Henry Acland 1860 so sehr, dass er ihn zum Studium an die Oxford University nach England einlud. Nach seinem Abschluss in Toronto 1863 praktizierte Oronhyatekha als eines der Mitglieder der First Nations als ausgebildeter Arzt und wurde 1871 zum medizinischen Berater der Tyendinaga-Mohawk in Ontario berufen. Eine Stiftung in seinem Namen ermöglicht auch heute noch Mitgliedern der First Nations das Medizinstudium.
Siehe auch: Weltgesundheitsorganisation 232–233

DANIEL HALE WILLIAMS
1856–1931

Der afroamerikanische Chirurg Daniel Hale Williams operierte als einer der Ersten am offenen Herzen. In Chicago hatte er 1891 die erste Klinik mit gemischtrassigem Personal gegründet. Zwei Jahre später versorgte er eine schwere Stichverletzung am Herzen. Er wurde 1913 Gründungsmitglied des American College of Surgeons.
Siehe auch: Transplantation 246–253 ▪ Herzschrittmacher 255

THEODOR BOVERI
1862–1915

Mit seinem Buch *Zur Frage der Entstehung maligner Tumoren* von 1914 stellte der deutsche Biologe Theodor Boveri die Krebsforschung auf eine neue Grundlage. Darin erklärte er, wie chromosomale Defekte zu Krebs führen und sich Tumore aus einzelnen Zellen entwickeln können. Seine Ergebnisse zeigten außerdem, dass die Veranlagung zu Krebs erblich ist.
Siehe auch: Zellularpathologie 134–135 ▪ Vererbung und Erbkrankheiten 146–147 ▪ Krebstherapie 168–175

HARVEY CUSHING
1869–1939

Als einer der Wegbereiter der Neurochirurgie des 20. Jahrhunderts entwickelte Harvey Cushing Techniken, die die Mortalitätsrate bei neurologischen Eingriffen entscheidend senkten. Cushing lehrte und praktizierte an der John Hopkins University, in Harvard und Yale (USA). Als führender Experte zur Diagnose und Behandlung von Gehirntumoren beschrieb er auch die Rolle der Hypophyse in dem nach ihm benannten Cushing-Syndrom.
Siehe auch: Krebstherapie 168–175 ▪ Hormone und Endokrinologie 184–187

ALFRED ADLER
1870–1937

Die vom österreichischen Psychiater Alfred Adler begründete Individualpsychologie sieht den Einzelnen als Teil seiner sozialen Gesamtheit. Adler suchte die Gründe für Minderwertigkeitsgefühle der Menschen im sozialen Status, im kindlichen Umfeld oder in physischen Beeinträchtigungen und entwickelte Therapien, um das Selbstbewusstsein zu stärken. Seine Ideen wurden Bestandteil der Kinder- und Entwicklungspsychologie.
Siehe auch: Psychoanalyse 178–183 ▪ Verhaltens- und Wahrnehmungstherapien 242–243

OSWALDO CRUZ
1872–1917

In Brasilien geboren, studierte Oswaldo Cruz am Institut Pasteur in Paris (Frankreich) Bakteriologie. 1902 wurde der Epidemiologe zum Generaldirektor des Bundesinstituts für Serumtherapie in Rio de Janeiro berufen, das er zu einer weltweit führenden Einrichtung weiterentwickelte. 1903 wurde er Brasiliens Generaldirektor für öffentliche Gesundheit. Cruz führte erfolgreich Kampagnen gegen Gelbfieber, Beulenpest und Malaria und initiierte ein Impfprogramm gegen Pocken.
Siehe auch: Impfung 94–101

ANTÓNIO EGAS MONIZ
1874–1955

Der portugiesische Neurologe António Egas Moniz entwickelte die Technik der zerebralen Angiografie. Sie bildet Gehirngefäße mittels Kontrastmitteln in Röntgenaufnahmen ab. Moniz erfand auch einen Eingriff am Frontallappen (Lobotomie) zur Therapie von Psychosen. Obwohl er dafür den Nobelpreis für Physiologie oder Medizin von 1949 erhielt, wurde die Lobotomie wegen schwerer Nebenwirkungen später nicht mehr angewandt.
Siehe auch: Humanes Anstaltswesen 92–93 ▪ MRT und Rasterverfahren 278–281

CARL GUSTAV JUNG
1875–1961

Von 1907 bis 1912 arbeitete der Schweizer Psychiater C.G. Jung eng mit dem österreichischen Psychoanalytiker Sigmund Freud zusammen. Ihre Wege trennten sich, weil Jung Freuds Fokussierung auf die Sexualität in der Persönlichkeitsbildung nicht teilte. Jung glaubte an introvertierte und extravertierte Persönlichkeiten, Archetypen und die Macht des Unbewussten. Persönlichkeitsbildend seien die vier Bewusstseinselemente Gefühl, Gedanke, Empfindung und Intuition.
Siehe auch: Psychoanalyse 178–183 ▪ Verhaltens- und Wahrnehmungstherapien 242–243

UGO CERLETTI
1877–1963

Die Idee zur Elektrokrampftherapie (EKT) kam dem italienischen Neurologen Ugo Cerletti, als er etwas Ähnliches zur Betäubung von Schweinen vor der Schlachtung sah. Die EKT, bei der ein starker, durch das Gehirn fließender Strom einen Krampfanfall auslöst, kann bei sonst untherapierbaren psychischen Störungen helfen. Cerletti begann mit dieser Behandlung 1938 an der Sapienza-Universität in Rom. Heute wird sie noch als letzte Behandlungsoption bei schweren Depressionen eingesetzt.
Siehe auch: Lithium und bipolare Störung 240 ▪ Chlorpromazin und Neuroleptika 241

HAROLD GILLIES
1882–1960

Der gebürtige Neuseeländer und »Vater der plastischen Chirurgie« Harold Gillies wurde in Großbritannien zum Chirurgen ausgebildet. Nachdem er im Ersten Weltkrieg in Frankreich gesichtsentstellende Verletzungen gesehen hatte, initiierte er in London die Gründung eines ersten, rein auf Gesichtsrekonstruktionen spezialisierten Hospitals. Für die Behandlung von Männern mit schwer entstellenden Schuss- und Schrapnellverletzungen entwickelte Gillies neue Techniken der Hauttransplantation.
Siehe auch: Plastische Chirurgie 26–27 ▪ Hauttransplantation 137 ▪ Gesichtstransplantation 315

WILLIAM AUGUSTUS HINTON
1883–1959

Als Sohn eines befreiten Sklaven entkam William Augustus Hinton Armut und Rassismus und stieg zum führenden Pathologen und ersten afroamerikanischen Professor an der Harvard University auf. Sein 1927 entwickelter Test auf Syphilis produzierte deutlich weniger falsch positive Ergebnisse und wurde 1934 vom amerikanischen Gesundheitsdienst übernommen. Hinton veröffentlichte als erster Afroamerikaner ein medizinisches Lehrbuch, *Syphilis and its Treatment*.
Siehe auch: Keimtheorie 138–145 ▪ Antibiotika 216–223

LINUS PAULING
1901–1994

Der amerikanische Wissenschaftler und Autor Linus Pauling war zweifacher Nobelpreisträger, für Chemie und für Frieden. 1949 entdeckte er, dass Hämoglobinmoleküle, die eine Mutation tragen, die Form der roten Blutkörperchen bei der Sichelzellanämie verändern. Damit führte er zum ersten Mal eine Krankheit auf eine molekulare Eigenschaft zurück, die vererbt werden kann. Das legte einen Grundstein für die Molekulargenetik und wies der modernen Genomforschung den Weg.
Siehe auch: Vererbung und Erbkrankheiten 146–147 ▪ Genetik und Medizin 288–293

CHARLES RICHARD DREW
1904–1950

Der Afroamerikaner und Pionier der Blutkonservierung Charles R. Drew wechselte durch ein Postgraduiertenstipendium der Columbia University in New York City von der Chirurgie zur Blutlagerung. Drew entwickelte eine Methode zur Verarbeitung und Konservierung von Blutplasma (Blut ohne Zellen), das sich viel länger hält als Vollblut. Im Zweiten Weltkrieg entwickelte er als Leiter von »Blood for Britain« einen Prozess aus Sammeln, Prüfen

und Transportieren von Blutplasma, um Versorgungsengpässe der Briten mit Blutplasma aus den USA abzufangen. Drew wurde 1941 zum Direktor der Blutbank des Amerikanischen Roten Kreuzes ernannt, trat aber wegen der dortigen Trennung des Bluts von Afroamerikanern und Weißen wieder zurück.
Siehe auch: Bluttransfusion und Blutgruppen 108–111

HENRIETTA LACKS
1920–1951

Die 31-jährige Afroamerikanerin Henrietta Lacks erhielt 1951 nach einer Biopsie am Johns Hopkins Hospital Baltimore in Maryland die Diagnose Eierstockkrebs. Einige ihrer Zellen wurden an den Pathologen George Geyme geschickt, der für seine Forschung frische Tumorzellen benötigte. Anders als alle anderen Zellen gingen Lacks' Zellen nicht schon nach kurzer Zeit zugrunde. Sie teilten sich stattdessen immer weiter und wurden intensiv erforscht. Unter der Bezeichnung »HeLa-Zellen« gingen sie in unzählige Forschungsprojekte ein, von der Entwicklung eines Polio-Impfstoffs bis zu Aids-Studien. Nur Monate nach der Diagnose starb Lacks, aber ihre Zelllinie bleibt Teil der Medizinforschung.
Siehe auch: Krebstherapie 168–175 ▪ Krebsscreening 226–227 ▪ HIV und Autoimmunerkrankungen 294–297

PETER SAFAR
1924–2003

Peter Safar berief sich auf seine jüdische und entkam in Wien im Zweiten Weltkrieg den Nazis. 1949 ging er in die USA, wo er sich an der Yale University als Chirurg ausbilden ließ. Als Leiter der Anästhesieabteilung am John Hopkins Hospital in Baltimore (Maryland) entwickelte er 1958 die kardiopulmonale Reanimation (CPR). Um seine Studenten die Wiederbelebung und Mund-zu-Mund-Beatmung üben zu lassen, bestellte er bei einem norwegischen Puppenhersteller funktionale Dummys. Seitdem werden lebensrettende Maßnahmen an diesen Puppen vorgeführt und geübt.
Siehe auch: Triage 90

JAMES BLACK
1924–2010

Den schottischen Pharmakologen James Black interessierte der Einfluss der Hormone auf den Blutdruck. Adrenalin und andere Hormone kurbeln den Herzschlag an, wenn der Sauerstoffspiegel im Blut abfällt. Kommt dabei, wie z. B. bei Angina-Pectoris-Patienten, der Kreislauf nicht nach, setzen heftige Brustschmerzen ein. Black begann 1958 bei der Pharmafirma ICI mit der Suche nach einer Therapie. Sechs Jahre später brachte ICI den Betablocker Propranolol auf den Markt, der heute noch gegen Bluthochdruck eingesetzt wird. Black arbeitete auch an Medikamenten gegen Magenkrebs und Magengeschwüren. Er erhielt 1988 den Nobelpreis für Physiologie oder Medizin.
Siehe auch: Hormone und Endokrinologie 184–187

EVA KLEIN
*1925

Inspiriert von Marie Curie, studierte Eva Klein, geborene Fischer, Ungarin jüdischer Abstammung, in Budapest Medizin. Sie versteckte sich vor den Nazis und verließ 1947 Ungarn Richtung Schweden, wo sie am Karolinska-Institut in Stockholm eine Anstellung bekam. Anfang der 1970er-Jahre entdeckten sie und ihr Team einen neuen Typ weißer Blutkörperchen, die später natürliche Killerzellen (NK-Zellen) genannt wurden. Als zentraler Teil des Immunsystems vernichten sie Virus-infizierte Zellen und spüren Krebszellen auf. Klein entwickelte auch eine Burkitt-Lymphom-Zelllinie.
Siehe auch: Immunsystem 154–161 ▪ Krebstherapie 168–175

GILLIAN HANSON
1934–1996

Nach Abschluss ihres Studiums 1957 arbeitete die britische Ärztin Gillian Hanson ihre gesamte Berufslaufbahn am Whipps Cross Hospital in London. Als Expertin für Lungen- und Nierenversagen und andere akute Stoffwechselstörungen erhielt sie 1968 die Leitung der neuen Intensivabteilung, die bald für ihre Exzellenz und Innovation international bekannt wurde. Unter ihrer Führung etablierte sich die Intensivmedizin als eigenständige medizinische Fachrichtung.
Siehe auch: Diabetes 210–213 ▪ Dialyse 234–235

DOLORES »DEE« O'HARA
*1935

Dolores O'Hara war OP-Schwester in Oregon (USA), als sie 1955 zur U.S. Air Force ging und Mitglied des Project Mercury wurde, dem in Cape Canaveral in Florida stationierten ersten bemannten Raumfahrtprogramm der USA. Dort entwickelte sie die medizinischen Test- und Trainingsprogramme für die NASA,

denen sich jeder Astronaut der Mercury-, Gemini- und Apollo-Missionen unterziehen musste und mit denen die Auswirkung der Raumflüge auf den Körper untersucht werden.
Siehe auch: Pflege- und Hygienewesen 128–133

GRAEME CLARK
*1935

Als Sohn eines tauben Vaters entwickelte der Ohrenchirurg Graeme Clark in Australien ab Mitte der 1960er-Jahre implantierbare elektronische Hörgeräte. Das erste Cochlea-Implantat setzte er im Jahr 1978 einem Patienten in Melbourne in die Hörschnecke ein. Dieses »bionische Ohr« wandelt Schall in elektrische Impulse um, die den Hörnerv stimulieren. Clarks Geräte schenkten Tausenden Menschen ein neues Hörvermögen.
Siehe auch: Nervensystem 190–195

ROBERT BARTLETT
*1939

In den 1960er-Jahren entwickelte der amerikanische Thoraxchirurg Robert »Bob« Bartlett die extrakorporale Membranoxygenierung (ECMO), um Patienten mit eingeschränkter Lungenfunktion künstlich mit Sauerstoff zu versorgen. ECMO rettete 1975 einem neugeborenen Mädchen (»Baby Esperanza«) mit schwacher Atmung das Leben. Sie wurde vollständig gesund. Heute unterstützt ECMO routinemäßig Patienten mit lebensbedrohendem Herz- oder Lungenversagen bei der Atmung.
Siehe auch: Transplantation 246–253 ▪ Herzschrittmacher 255

HIDEOKI OGAWA
*1941

Der japanische Immunologe und Dermatologe Hideoki Ogawa entdeckte 1993, dass Neurodermitis (ein chronisches Hautekzem) auch von einer schlechten Hautdurchlässigkeit verursacht wird. Eine Fehlfunktion des Immunsystems war bereits bekannt, aber mit der »Barriere«-Theorie ließ sich die Krankheit, die mehr als zehn Prozent der Kinder und bis zu drei Prozent der Erwachsenen betrifft, deutlich besser verstehen und behandeln.
Siehe auch: Zellularpathologie 134–135 ▪ Immunsystem 154–161

DENIS MUKWEGE
*1955

Der kongolesische Gynäkologe Denis Mukwege gilt als der führende Experte für Vergewaltigungstraumata. Ausgebildet als Pädiater, Gynäkologe und Geburtshelfer, widmete Mukwege seine gesamte Karriere der Hilfe von Opfern sexueller Gewalt. 1999 errichtete er in der Demokratischen Republik Kongo das Panzi-Hospital, das seitdem 85000 gynäkologisch verletzte Frauen versorgt hat. 60 Prozent der Patientinnen hatten sexuelle Gewalt als Kriegswaffe erlitten, eine Strategie, die Mukwege 2012 in seiner Rede vor den Vereinten Nationen anprangerte. Mit seiner 2016 gegründete Mukwege-Stiftung will er »ein Ende der sexuellen Gewalt im Krieg« erreichen. Mukwege und Nadia Murad (die als Jesidin im Irak Vergewaltigungen überlebte) wurden 2018 gemeinsam mit dem Friedensnobelpreis ausgezeichnet.
Siehe auch: Weltgesundheitsorganisation 232–233

FIONA WOOD
*1958

Die gebürtige Britin Fiona Wood ging als plastische Chirurgin nach Australien. 1999 ließ sie ihre »Spray-on-Skin«-Technologie patentieren, bei der Zellen eines kleinen Stücks gesunder Haut mit einem Enzym aufgelöst und auf geschädigte Haut aufgesprüht werden. Die so regenerierte Haut heilt schneller und vernarbt nicht so stark wie bei klassischen Hauttransplantaten. Wood behandelte erfolgreich Verbrennungsopfer des Bombenanschlags von Bali von 2002, obwohl die klinische Prüfung der Methode noch nicht abgeschlossen war. Danach wurde sie in vielen Ländern zugelassen.
Siehe auch: Hauttransplantationen 137 ▪ Regenerative Medizin 314

JOANNA WARDLAW
*1958

Die schottische Neurologin Joanna Wardlaw gründete 1997 das Brain Research Imaging Centre für neurologische Bildgebung in Edinburgh. Das internationale Exzellenzzentrum für Gehirnforschung beherbergte 2020 eine der größten akademischen radiologischen Forschungsgruppen. Wardlaw ist führende Expertin für MRT, Gehirnalterung und Schlaganfall und erforschte als eine der Ersten die Hintergründe von leichtem Schlaganfall und Demenz, die durch Schäden an den kleinsten Blutgefäßen des Gehirns hervorgerufen werden.
Siehe auch: Alzheimer-Krankheit 196–197 ▪ Elektroenzephalografie 224–225 ▪ MRT und Rasterverfahren 278–281

GLOSSAR

Begriffe mit eigenem Eintrag sind *kursiv* gesetzt.

Aderlass Therapie durch Blutentzug. Der Aderlass wird heute nur zur Therapie eines zu hohen Eisenspiegels angewandt.

Aids Kurzform für *acquired immunodeficiency syndrome,* eine durch das *HI-Virus* erworbene Schwächung des *Immunsystems*.

Akut Beschreibt eine abrupt einsetzende Erkrankung von eher kurzer Dauer. Siehe auch *Chronisch*.

Analgesie Unterdrückung der Schmerzempfindung.

Anatomie 1) Aufbau des Körpers. 2) Studium des Körperaufbaus durch *Sektion*. Siehe auch *Histologie*.

Antibiotikum Arznei oder Wirkstoff, der *Infektionen* verursachende *Bakterien* abtötet oder deren Wachstum hemmt.

Antigen Fremdstoff, der im Körper die Produktion von *Antikörpern* und eine Reaktion des *Immunsystems* auslöst.

Antikörper Von *weißen Blutkörperchen* produziertes *Protein*, das Fremdkörper und *Antigene* für eine Reaktion des *Immunsystems* markiert.

Antiseptikum Auf der Haut anzuwendende antimikrobielle Substanz, die *Infektionen* verursachende *Mikroben* abtötet.

Antitoxin *Antikörper,* die im Körper die Wirkung eines *Toxins* oder Giftstoffs aufheben.

Arterie *Blutgefäß,* in dem Blut vom Herzen wegtransportiert wird.

Atemwegssystem Atemwege, Lunge und *Blutgefäße,* über die Sauerstoff in den *Blutkreislauf* aufgenommen und Kohlendioxid aus dem Körper entfernt werden kann.

Autoimmunerkrankung Bei dieser Erkrankung greift das *Immunsystem* gesundes *Gewebe* im Körper an.

Autopsie Untersuchung einer Leiche mit dem Ziel, die Todesursache und/oder die Erkrankung zu identifizieren.

Bakterium Einzelliger *Mikroorganismus* ohne Zellkern oder spezialisierter Membranstruktur, der mit bloßem Auge nicht sichtbar ist.

Biopsie Entnahme von *Gewebe* oder Flüssigkeit zur Analyse.

Blutdruck Druck des vom Herzen durch den Körper gepumpten Bluts auf die Wand der *Blutgefäße*. Er zeigt die kardiovaskuläre Gesundheit an und dient zur *Diagnose*.

Blutgefäß Schlauchförmige Leitung im Körper zum Transport von Blut.

Blutgruppensystem Vorkommen von bestimmten *Antikörpern* und *Antigenen* im Blut, die es bei Kontakt mit dem Blut einer anderen Blutgruppe verklumpen lassen. Wichtig unter mehr als 30 Systemen sind das AB0- und Rhesus-(Rh-)System.

Blutkreislauf Durch den Herzschlag angetriebene kontinuierliche, kreisförmige Blutbewegung durch die *Blutgefäße* des Körpers.

Chemotherapie Krebstherapie mit Wirkstoffen, die *Krebszellen* abtöten.

Chromosom Struktur aus *DNA* und *Protein*, die (als Gene) die Erbinformation der *Zelle* enthält; menschliche *Zellen* enthalten zumeist 23 Chromosomenpaare.

Chronisch Beschreibt eine mehrere Monate anhaltende Erkrankung, die im Körper dauerhafte Veränderungen hervorrufen kann. Siehe auch *Akut*.

Computertomografie (CT) Bildgebungsverfahren mit schwachen Röntgenstrahlen, bei der eine Körperregion scheibenweise aufgenommen wird. Die Scheiben (»Schnitte«) werden dann zu einer dreidimensionalen Ansicht zusammengesetzt.

Coronavirus Häufiger Typ von *Viren*, die bei Tieren und Menschen *Infektionen* der oberen Atemwege hervorrufen.

Diagnose Feststellung aufgrund von (vom Patienten beschriebenen) Symptomen und (vom Arzt beobachteten) Befunden, welche Erkrankung oder Störung vorliegt.

DNA (Desoxyribonukleinsäure) Langes, dünnes Molekül in Form einer Doppelhelix, aus dem die *Chromosomen* der *Zelle* bestehen.

Die DNA beherbergt *Gene* als Erbeinheiten.

Drüse Gruppe von *Zellen* oder ein *Organ*, das chemische Substanzen mit einer bestimmten Funktion produziert, z. B. *Hormone* oder *Enzyme*.

Endokrines System *Drüsen* und *Zellen*, die chemische Botenstoffe *(Hormone)* produzieren.

Endoskop Instrument, das zur Betrachtung des Körperinneren durch eine Körperöffnung oder einen Schnitt eingeführt wird.

Entzündung Reaktion des *Immunsystems* auf eine Schädigung des Körpers, z. B. Verletzung, *Infektion*, Vergiftung durch *Toxine*.

Enzym Molekül (in der Regel ein *Protein*), das als Katalysator chemische Reaktionen im Körper beschleunigt.

Epidemie Ausbruch einer ansteckenden Krankheit mit einer unerwartet hohen Häufigkeit der Erkrankungsfälle. Anders als bei einer *Pandemie* sind Epidemien regional begrenzt.

Epidemiologie Lehre von der Häufigkeit und Ursache von Krankheiten in verschiedenen Bevölkerungsgruppen oder Regionen.

Galle 1) Von der Leber produzierte grünlich gelbe Flüssigkeit, die im Dünndarm die Fettverdauung ermöglicht. 2) Gelbe oder schwarze »Galle« als einer der vier *Säfte* (Humore) nach der Vier-Säfte-Lehre.

Gen Grundlegende Einheit der Vererbung. Gene werden in Form von *DNA*-Abschnitten von den Eltern an die Nachkommen weitergegeben. Gene entsprechen einer codierten Bauanleitung für den Körper.

Genom Vollständiger Satz von *Genen* in einem Lebewesen – ein Mensch hat ungefähr 20 000 Gene.

Gewebe Gruppen von ähnlichen *Zellen* mit gleicher Funktion, z. B. das sich zusammenziehende Muskelgewebe.

Gewebetypisierung Identifizierung von *Antigenen* im *Gewebe* vor einer *Organtransplantation*, um die Gefahr der Abstoßung des Organs zu minimieren.

Histologie Lehre vom mikroskopischen Aufbau von *Zellen*, *Geweben* und *Organen*.

HIV Kurzform für *human immunodeficiency virus*, das *Aids* verursachende *Virus*.

Homöostase Einhaltung eines Gleichgewichtszustands im Körper.

Hormon Chemische Substanz, die von einer *Drüse* des *endokrinen Systems* zur Steuerung eines Körpervorgangs produziert wird.

Immunisierung Meist durch *Impfung* oder *Inokulation* erfolgender Aufbau der Körperabwehr gegen *Mikroben* oder andere Erreger von *Infektionskrankheiten*.

Immunität Fähigkeit des Körpers, mithilfe von *Antikörpern* oder *weißen Blutkörperchen* eine *Infektion* oder ein *Toxin* abzuwehren.

Immunsystem Natürliche Körperabwehr von *Infektionen* und Krankheiten.

Immuntherapie Behandlung einer Erkrankung (in der Regel *Krebs*) mit Substanzen, die im Körper das *Immunsystem* stimulieren.

Impfstoff Präparation einer abgeschwächten oder abgetöteten Form (oder eines Teils) eines *Krankheitserregers* oder eines *Toxins* zur Stimulation des *Immunsystems*.

Impfung Verabreichung eines *Impfstoffs*, um gegen eine Krankheit *Immunität* zu verleihen.

Implantat Operativ in den Körper eingeführter Stoff oder Gegenstand. Implantate können lebend (z. B. Knochenmark), mechanisch (künstliches Hüftgelenk), elektronisch (Herzschrittmacher) oder alles zusammen sein.

Infektion Erkrankung, die durch eindringende *Mikroben*, z. B. *Bakterien*, *Viren* oder ähnliche Lebensformen, verursacht ist.

Inokulation Einbringen einer milden Form von Krankheitserregern *(Mikroben)* in den Körper, um ihm *Immunität* zu verleihen.

Insulin *Hormon* zur Regulation des Blutzuckerspiegels. Fehlt Insulin, liegt Typ-1-Diabetes vor; kann der Körper Insulin nicht nutzen, kann Typ-2-Diabetes entstehen.

Kapillare Kleines, dünnwandiges *Blutgefäß*, das Nährstoffe aus den *Körpergeweben* aufnimmt und Abfallstoffe abführt.

Keim Krankheitsverursachende *Mikrobe*, z. B. *Virus* oder *Bakterium*.

Klinische Medizin Lehre und Praxis der *Diagnose*, Behandlung und Krankheitsvorsorge, die aus der unmittelbaren Untersuchung des Patienten abgeleitet werden.

Krankheitserreger/Pathogen *Mikrobe* oder anderer Organismus, der eine Erkrankung oder einen anderen Körperschaden verursacht.

Krebs/Karzinom Erkrankung durch ein abnormes Wachstum von *Zellen* in *Körpergeweben*.

Laparoskopie *Schlüssellochchirurgische* Untersuchung von *Organen* im Abdomen (Bauchraum).

Laserchirurgie Operationstechnik mit Laserstrahlen, mit der z. B. die Hornhaut zur Verbesserung der Sehstärke angepasst wird.

Lokalanästhetikum Medikament oder Medikamentengemisch, das bestimmte Körperregionen betäubt.

Lymphatisches System Komplexes Netzwerk aus *Geweben* und kleinen *Organen*, das *Lymphflüssigkeit* aus den *Geweben* in den *Blutkreislauf* zurückführt. Es transportiert die *weißen Blutkörperchen*.

Lymphflüssigkeit Körperflüssigkeit, die aus dem Blut in die *Gewebe* übertritt; sie enthält *weiße Blutkörperchen*.

Lymphozyten Gegen *Infektionen* schützende *weiße Blutkörperchen*, die z. B. *Antikörper* produzieren.

Magnetresonanztomografie (MRT)/Kernspintomografie Schichtweises Abbilden des Körpers mithilfe starker Magnetfelder und Radiowellen. Die Schichten (Schnittbilder) werden computerunterstützt zu einem dreidimensionalen Bild zusammengesetzt.

Metastase Ausbreitung von *Krebszellen* aus einem *Tumor* in andere Körperbereiche.

Mikrobe/Mikroorganismus Lebender Organismus, der mit bloßem Auge nicht sichtbar ist, z. B. ein *Bakterium*.

Mikrochirurgie Operationstechnik mit Spezialmikroskopen, z. B. für Eingriffe an *Blutgefäßen* und *Nerven*.

Narkotikum Medikament oder Medikamentengemisch, das Bewusstlosigkeit herbeiführt.

Nerv Bündel von Nervenzellen (Neuronen), die elektrische Impulse zwischen Gehirn und *Rückenmark* und den *Geweben* im Körper hin- und herleiten.

Nervensystem System aus Gehirn, *Rückenmark* und *Nerven*, das Reize empfängt und den Körper mit Anweisungen versorgt.

Onkologie Teilgebiet der Medizin, das sich mit *Krebs* befasst.

Organ Größeres Körperteil mit bestimmten Funktionen, z. B. Herz, Gehirn, Leber und Lunge.

Orthopädie Lehre von den Erkrankungen und Störungen des Bewegungsapparats einschließlich Knochen, Gelenken, Muskeln und Sehnen.

Pädiatrie *Diagnose* und Therapie von Erkrankungen bei Kindern.

Palliativmedizin Schmerzlinderung und psychosoziale Hilfe, um die Lebensqualität von Menschen mit lebensbedrohlicher und zumeist unheilbarer Erkrankung zu erhöhen.

Pandemie Ausbruch einer Infektionskrankheit in vielen Ländern.

Parasit Organismus, der in oder auf einem Lebewesen lebt und ihm schadet.

Pathologie Lehre von den Ursachen, Mechanismen und Auswirkungen von Krankheiten auf den Körper.

Penicillin Natürliches, von einer Blauschimmelart produziertes *Antibiotikum*, das heute synthetisch verfügbar ist.

Pharmakologie Lehre von den Arzneimitteln und ihrer Wirkung auf den Körper.

Physiologie Lehre von den biochemischen Vorgängen in *Zellen*, *Geweben*, *Organen* und im gesamten Körper und deren gegenseitiger Beeinflussung.

Plasma (Blutplasma) Flüssiger Blutbestandteil zum Transport von *Blutkörperchen*, *Proteinen*, *Antikörpern* und *Hormonen* zu den *Zellen*.

Positronenemissionstomografie (PET) Bildgebungstechnik zur Nachverfolgung von radioaktiven Substanzen, die in den Körper gebracht werden, um krankhafte Veränderungen im *Stoffwechsel* eines *Organs* oder *Gewebes* anzuzeigen.

Protein Langes Molekül aus einer Kette von Aminosäuren. Proteine werden für Aufbau, Funktion und Regulation von *Geweben* und *Organen* benötigt.

Psychotherapie Sammelbegriff für eine Reihe von in der Regel Gesprächstherapieformen (z. B. Psychoanalyse und Verhaltenstherapie) zur Ursachenfindung und Behandlung von geistig-seelischen Störungen und Problemen.

Puls 1) Herzschlagrate, die sich im rhythmischen Dehnen und Zusammenziehen einer Arterie, durch die Blut gepumpt wird, widerspiegelt. 2) Messung der Anzahl dieser Dehn- und Zusammenziehereignisse pro Minute.

RNA (Ribonukleinsäure) Molekül, das die in der *DNA* codierte Anleitung zur Herstellung von *Proteinen* decodiert. RNA enthält auch selbst Erbinformationen.

Roboterchirurgie Operationstechnik, bei der ein ferngesteuerter Roboter den Eingriff ausführt.

Röntgenbild Foto oder digitale Aufnahme von inneren Körperbereichen durch Röntgenstrahlen, einer Form von weiches *Gewebe* durchdringender elektromagnetischer Strahlung.

Rote Blutkörperchen Blutzellen, die das sauerstofftransportierende *Protein* Hämoglobin enthalten, das über den *Blutkreislauf* zu den *Geweben* und *Organen* gelangt.

Rückenmark *Nerven*bündel, das vom Gehirn abwärts durch einen Tunnel in der Wirbelsäule verläuft und Teil des *Zentralnervensystems* ist.

Säfte/Humore In der frühen Medizin die vier Körperflüssigkeiten (Temperamente) Blut (sanguinisch), gelbe *Galle* (cholerisch), schwarze *Galle* (melancholisch) und Schleim (phlegmatisch). Nach der Vier-Säfte-Lehre hängt die Gesundheit vom Gleichgewicht der Säfte ab.

Schlüssellochchirurgie Minimalinvasive Operationstechnik mit Spezialinstrumenten und einem *Endoskop*, für die nur ein kleiner Einschnitt notwendig ist.

Sektion Öffnen einer Leiche zum Studium des inneren Aufbaus.

Stammzelle Nicht spezialisierte *Zelle*, aus der andere Zelltypen erzeugt werden können. Stammzellen stellen beim Körperwachstum und beim Austausch von geschädigten Zellen neue Zellen bereit.

Steroide Klasse von chemischen Verbindungen, die *Hormone*, z. B. Testosteron, oder *entzündungs*hemmende Substanzen wie Cortisol sein können.

Stoffwechsel/Metabolismus Lebensnotwendige Prozesse in den *Zellen*, um Energie zu erzeugen und *Proteine* und andere Substanzen zum Aufbau von *Zellen* und *Geweben* herzustellen.

Strahlentherapie/Radiotherapie Behandlung von Erkrankungen, insbesondere *Krebs*, mit örtlich begrenzten Röntgenstrahlen oder anderen Strahlenarten.

Toxine Insbesondere von *Bakterien*, Pflanzen und Tieren produzierte Giftstoffe.

Transfusion Übertragung von Blut von einem Spender auf einen Empfänger.

Transplantation Entnahme von *Geweben* oder *Organen* und *Implantation* in einen anderen Körperbereich oder Empfänger.

Tumor Geschwulst aus abnormal wachsenden *Zellen*, die entweder maligne (bösartig) sind und *Metastasen* bilden oder gutartig sind und sich nicht ausbreiten.

Ultraschall Bildgebendes Verfahren mit hochfrequenten Schallwellen, deren Echo innere Strukturen, z. B. einen Fötus, *Organe* oder anderes *Gewebe*, abbildet.

Vektor Organismus, der Krankheiten überträgt, z. B. *Virus*, *Bakterium* oder Mücke (Malariaüberträger).

Vene *Blutgefäß*, in dem Blut zum Herzen zurücktransportiert wird.

Vererben Weitergeben von Merkmalen von den Eltern auf die Nachkommen über *Gene*.

Virus *Mikrobe*, die nur aus Erbsubstanz und Schutzhülle besteht. Viren können sich nur in lebenden *Zellen* vermehren.

Weiße Blutkörperchen Farblose *Zellen* in Blut und *Lymphflüssigkeit*, die im *Immunsystem* eine wichtige Funktion ausüben.

Zelle Kleinste funktionale Einheit des Körpers, die *Gewebe* und *Organe* bildet, Nährstoffe aufnimmt und verstoffwechselt, Fremdkörper bekämpft und die Erbsubstanz speichert. Der Körper enthält 35–40 Bio. Zellen in mindestens 200 Zelltypen.

Zentralnervensystem Gehirn und *Rückenmark* umfassender Teil des *Nervensystems*, der die Körperfunktionen steuert.

Zytokin Kleines *Protein*, das von bestimmten *Zellen* des *Immunsystems* ausgeschüttet wird und in anderen Zellen Reaktionen auslöst.

REGISTER

Fett gedruckte Seitenzahlen beziehen sich auf Haupteinträge

C

D

E

F

G

H

I J

K

L

M

N O

P Q

R

S

T

U V

W

X Y Z

DANK UND BILDNACHWEIS

Dorling Kindersley dankt Debra Wolter, Ankita Gupta und Arushi Mathur für die redaktionelle Unterstützung, Alexandra Black fürs Korrekturlesen; Helen Peters für die Indexierung, Stuti Tiwari für die grafische Unterstützung sowie Senior DTP Designer Harish Aggarwal, Jackets Editorial Coordinator Priyanka Sharma, Managing Jackets Editor Saloni Singh und Assistant Picture Research Administrator Vagisha Pushp.

BILDNACHWEIS

Der Verlag dankt folgenden Personen und Organisationen für die freundliche Genehmigung zum Abdruck von Fotos:

(Abkürzungen: o = oben, u = unten, m = Mitte, l = links, r = rechts)

19 Alamy Stock Photo: Prisma Archivo (ul). **Getty Images:** Mira Oberman / AFP (or). **20 Alamy Stock Photo:** William Arthur (ur). **21 SuperStock:** DeAgostini (or). **23 Alamy Stock Photo:** Dinodia Photos RM (or). **25 akg-images:** Gerard Degeorge (ol). **27 Alamy Stock Photo:** Photo Researchers / Science History Images (ol). **29 Alamy Stock Photo:** Fine Art Images / Heritage Images (ur); Photo12 / Archives Snark (ol). **34 Alamy Stock Photo:** Science History Images (ol); View Stock (ur). **37 Getty Images:** DEA / A. Dagli Orti (um); **Science Photo Library:** Middle Temple Library (ol). **41 Alamy Stock Photo:** PhotoStock-Israel (ul). **42 Alamy Stock Photo:** Classic Image (ol). **43 Alamy Stock Photo:** The Print Collector (ol). **46 Alamy Stock Photo:** Pictures From History / CPA Media Pte Ltd (mru). **48 Alamy Stock Photo:** Pictures From History / CPA Media Pte Ltd (ur). **49 Alamy Stock Photo:** Chronicle (ol). **Rex by Shutterstock:** Gianni Dagli Orti (ur). **51 Alamy Stock Photo:** Fine Art Images / Heritage Image Partnership Ltd (ol); Werner Forman Archive / National Museum, Prague / Heritage Image Partnership Ltd (ur). **53 Science Photo Library:** Sheila Terry (mr). **56 Alamy Stock Photo:** PhotoStock-Israel (ur). **57 Alamy Stock Photo:** The History Collection (ur). **58 Alamy Stock Photo:** World History Archive (ol). **59 Alamy Stock Photo:** Zoonar GmbH (or). **62 Bridgeman Images:** Christie's Images. **63 Alamy Stock Photo:** Oxford Science Archive / Heritage Images / The Print Collector (ul); **Wellcome Collection:** De humani corporis fabrica libri septem (or). **70 Getty Images:** DeAgostini. **72 Wellcome Collection:** (om). **73 Alamy Stock Photo:** Oxford Science Archive / Heritage Images / The Print Collector (mu); Timewatch Images (or). **74 Alamy Stock Photo:** Photo12 / Ann Ronan Picture Library (um). **75 Alamy Stock Photo:** Science History Images (ul). **77 Alamy Stock Photo:** Album / British Library (ol). **79 Alamy Stock Photo:** The Keasbury-Gordon Photograph Archive / KGPA Ltd (um). **80 Alamy Stock Photo:** The Picture Art Collection (um). **81 Wellcome Collection:** Hermann Boerhaave. Line engraving by F. Anderloni after G. Garavaglia (ul). **83 Getty Images:** Hulton Archive (ol). **84 Alamy Stock Photo:** Robert Thom (um). **85 Alamy Stock Photo:** Science History Images (or). **87 123RF.com:** ivdesign (om/Salicylsäure); **Dreamstime.com:** Alptraum (or); Evgeny Skidanov (ol); Levsh (om); **Getty Images:** SeM / Universal Images Group (ur). **89 Alamy Stock Photo:** Hamza Khan (ul); **Dreamstime.com:** Georgios Kollidas (or). **91 Alamy Stock Photo:** Garo / Phanie (mru). **93 Wellcome Collection:** Tucker, George A. (um); Philippe Pinel / Lithograph by P. R. Vignéron (or). **96 Science Photo Library:** CCI Archives. **97 Alamy Stock Photo:** Fine Art Images / Heritage Image Partnership Ltd (um). **99 Alamy Stock Photo:** The Print Collector / Heritage Images (ul); **Getty Images:** Christophel Fine Art / Universal Images Group (or). **100 Alamy Stock Photo:** Ann Ronan Picture Library / Heritage-Images / The Print Collector (or). **101** Anzahl Todesfälle bei Kindern pro Jahr – Todesursache: https://ourworldindata.org/vaccination. **103 Getty Images:** DeAgostini (mr). **109 Wellcome Collection** (ol). **110 Getty Images:** Keystone-France / Gamma-Keystone (ul). **111 Alamy Stock Photo:** Patti McConville (ur); **Getty Images:** Aditya Irawan / NurPhoto (ul). **114 Alamy Stock Photo:** Granger Historical Picture Archive (ul). **115 Bridgeman Images:** Archives Charmet (ol). **116 Dreamstime.com:** Alona Stepaniuk (o). **117 Alamy Stock Photo:** Medicshots (ul); Photo Researchers / Science History Images (or). **118 Getty Images:** Johann Schwarz / SEPA.Media (um). **119 Alamy Stock Photo:** Pictorial Press Ltd (ul). **121 Alamy Stock Photo:** Mary Evans / Library of Congress / Chronicle (or); **Getty Images:** Topical Press Agency (ul). **123 Alamy Stock Photo:** Historic Images (ul); **Science Photo Library:** Science Source (om). **126 Alamy Stock Photo:** Pictorial Press Ltd (ul). **127 Alamy Stock Photo:** GL Archive (ol); Photo Researchers / Science History Images (um). **131 Alamy Stock Photo:** Pictorial Press Ltd (ur). **132 Wellcome Collection:** Diagram of the causes of mortality in the army (ul). **133 Alamy Stock Photo:** David Cole (ul); World Image Archive (or). **135 Alamy Stock Photo:** Pictorial Press Ltd (or). **136 Getty Images:** Mashuk (ur). **140 Alamy Stock Photo:** INTERFOTO / History (ur). **141 Alamy Stock Photo:** Science History Images (ol). **142 Alamy Stock Photo:** WorldPhotos (ol). **143 Alamy Stock Photo:** Lebrecht Music & Arts (or); **Science Photo Library:** Dennis Kunkel Microscopy (ul). **144 Alamy Stock Photo:** Photo12 / Ann Ronan Picture Library (um). **145 Alamy Stock Photo:** GL Archive (ul); **Dreamstime.com:** Helder Almeida (om/Hand); Mikhail Rudenko (om/Nase); Valentino2 (or). **147 Alamy Stock Photo:** FLHC 52 (or). **149 Alamy Stock Photo:** GL Archive (ul); **Getty Images:** Bettmann (or). **151 Alamy Stock Photo:** IanDagnall Computing (ur); **Dreamstime.com:** Coplandj (o). **152 Alamy Stock Photo:** Pictorial Press Ltd (ur). **153 Alamy Stock Photo:** Granger Historical Picture Archive (or). **157 Internet Archive:** L'immunité dans les maladies infectieuses (ol); **Science Photo Library:** National Library of Medicine (ur). **159 Alamy Stock Photo:** Juan Gaertner / Science Photo Library (or); **Rex by Shutterstock:** AP (ul). **160 Alamy Stock Photo:** Geoff Smith (ul). **161 Dreamstime.com:** Juan Gaertner (ur). **162 Alamy Stock Photo:** The History Collection (ur). **163 Alamy Stock Photo:** Pictorial Press Ltd (or). **171 Alamy Stock Photo:** Photo Researchers / Science History Images (om); **Wellcome Collection** (ul). **172 Unsplash:** nci (ul). **174 Alamy Stock Photo:** Everett Collection Inc (ul). **175 Science Photo Library:** Steve Gschmeissner (ol). **176 Alamy Stock Photo:** Science History Images (mr). **180 Alamy Stock Photo:** Granger Historical Picture Archive (ur). **181 Alamy Stock Photo:** World History Archive (ol). **183 Alamy Stock Photo:** Heeb Christian / Prisma by Dukas Presseagentur GmbH (mu); **Pictorial Press Ltd** (or). **185 Alamy Stock Photo:** GL Archive (or). **187 Science Photo Library:** LENNART NILSSON, TT (or). **189 Alamy Stock Photo:** Granger Historical Picture Archive (ul); World History Archive (or). **193 Alamy Stock Photo:** Archive Pics (or); Granger, NYC. / Granger Historical Picture Archive (ul). **195 Science Photo Library:** Zephyr (ur). **196 Alamy Stock Photo:** Science Photo Library / Juan Gaertner (ur). **197 Alamy Stock Photo:** Colport (ul). **198 Alamy Stock Photo:** Granger Historical Picture Archive (um). **199 Alamy Stock Photo:** World History Archive (or). **203 Getty Images:** The LIFE Images Collection / Herbert Gehr (om, ul). **204 Science Photo Library:** LEE D. SIMON (um). **205 Alamy Stock Photo:** The Picture Art Collection (or). **208 Getty Images:** Keystone-France\Gamma-Rapho (ul). **209 Alamy Stock Photo:** Niday Picture Library (ol). **211 Alamy Stock Photo:** Everett Collection Historical (or); **Dreamstime.com:** Vichaya Kiatyingangsulee (ol); Reddogs (ol/1). **213 Getty Images:** Chris Ware / Keystone Features (ul). **215 Alamy Stock Photo:** Everett Collection Historical (ol); Everett Collection Historical (or). **218 Alamy Stock Photo:** Keystone Pictures USA / Keystone Press (ul); **Getty Images:** Bettmann (or). **220 Alamy Stock Photo:** Alpha Stock (or); **Science Photo Library:** Corbin O'Grady Studio (ul). **221 University of Wisconsin, Madison:** Dr. Cameron Currie (ur). **222 Alamy Stock Photo:** Science Photo Library (ur). **225 Getty Images:** Science & Society Picture Library (ol); **Science Photo Library:** SOVEREIGN, ISM (um). **227 Alamy Stock Photo:** Everett Collection Inc (or); **Wellcome Collection** (ol). **233 Szeming Sze Estate:** (or). **235 Alamy Stock Photo:** INTERFOTO (ul). **237 Science Photo Library:** (ol). **239 Alamy Stock Photo:** Granger Historical Picture Archive (ul). **243 Alamy Stock Photo:** Granger Historical Picture Archive (ul). **245 Alamy Stock Photo:** WENN Rights Ltd (mr). **249 Science Photo Library:** Jean-Loup Charmet. **251 Alamy Stock Photo:** Pictorial Press Ltd (ul). **252 Getty Images:** Rodger Bosch / AFP (ol). **255 Dreamstime.com:** Kaling Megu (ur). **257 Alamy Stock Photo:** Photo Researchers / Science History Images (or). **262 Alamy Stock Photo:** Cultural Archive (ul). **263 Alamy Stock Photo:** The Reading Room (ur). **264 Dreamstime.com:** Sebastian Kaulitzki (om). **265 Alamy Stock Photo:** Mike Booth (ol). **267 Getty Images:** Dibyangshu Sarkar / AFP (ur). **269 Alamy Stock Photo**: PA Images (or). **271 Alamy Stock Photo:** BH Generic Stock Images (ol). **277 Cardiff University Library:** Cochrane Archive, University Hospital Llandough.: (or). **279 Alamy Stock Photo:** DPA Picture Alliance (ul). **280 Alamy Stock Photo:** Science Photo Library (or). **281 Getty Images:** BSIP / Universal Images Group (ur). **283 Getty Images:** Bettmann (or); NASA: (ol). **284 Getty Images:** Central Press / Hulton Archive (mu). **285 Alamy Stock Photo:** PA Images / Rebecca Naden (ul). **287 Science Photo Library:** David Scharf (ur). **290 Alamy Stock Photo:** Photo Researchers / Science History Images (or); **Science Photo Library:** A. Barrington Brown, © Gonville & Caius College (ul). **291 Rex by Shutterstock:** Karl Schoendorfer (ul). **293 Getty Images:** Tomohiro Ohsumi (ol). **297 Getty Images:** AFP / Stephane De Sakutin (or); Barbara Alper (ul). **299 Getty Images:** Handout (ur). **300 Alamy Stock Photo:** Science History Images (um). **303 PLOS Genetics:** © 2008 Jane Gitschier (ul); **Science Photo Library:** NIBSC (om). **305 Science Photo Library:** Peter Menzel (mru). **308 Alamy Stock Photo:** Everett Collection Historical (or). **309 Alamy Stock Photo:** Everett Collection Inc (ul). **313 Alamy Stock Photo:** Cultura Creative Ltd / Eugenio Marongiu (ur). **314 Alamy Stock Photo:** BSIP SA (mu).

Cover: Vorn und Hinten: Alle Bilder von Dorling Kindersley.

Weitere Informationen finden Sie unter: www.dkimages.com

ZITATNACHWEIS

Der Verlag hat sich bemüht, alle Rechteinhaber ausfindig zu machen. Eventuelle Auslassungen werden wir bei entsprechendem Hinweis gerne in einer späteren Auflage korrigieren.

Wenn nicht anders angegeben, wurden die Zitate frei übersetzt.

12 Hippokrates, 4. Jh. v. Chr. **13** Carl Sagan, *Dark*, 1996. **18** Mircea Eliade, *Shamanismus und archaische Ekstasetechnik*, 1975. **20** Herodot, *Historien*, 5. Jh. v. Chr. **22** *Ashtanga Hridaya*, 5. Jh. v. Chr. **24** Sprichwort aus dem Ayurveda. **25** Charaka, *Charaka Samhita*, 1.–2. Jh. v. Chr. **26** Gaspare Tagliacozzi, *De Curtorum Chirurgica per Insitionem*, 1597. **26** Heinrich v. Pfolsprundt, *Buch der Bündt-Ertznei*, 1460. **27** Sushruta, *Sushutra Samhita*, 6. Jh. v. Chr. **28** Hippokrates, 4. Jh. v. Chr. **30** Eu Yan Sang, Website. **33** Huangdi, *Huangdi Neijing*, 300 v. Chr. **34** Wang Shu He, *Mai Jing*, 280–316 **35** Bian Qiao, 310 v. Chr. **36** Hippokrates, 4. Jh. v. Chr. **38, 41** Claudius Galen, *De usu partium corporis humani*, 165–175 n. Chr. **43** Andreas Versalius, *De humani corporis fabrica*, 1543. **44** Ibn Sina, *Kanon der Medizin*, um 1020. **46, 47** al-Razi, *Kitab al-Hawi fi al-Tibb (Physiognomia)*, um 900. **48** Ibn Sina, *Kanon der Medizin*, um 1020. **49** al-Razi, *Kitab al-Hawi fi al-Tibb (Physiognomia)*, um 900. **50** Überschrift: Guy de Chauliac, *Chirurgia magna*, 1363. **50** unten: Thomas v. Aquin, 13. Jh. **52** Überschrift: Spitzname von François Broussais, um 1800. **52** Benjamin Rush, *A defence of blood-letting, as a remedy for certain disease, Medical Inquiries and Observations*, 1815. **53** Emil Geist, *Some of the things that orthopedic surgery has done for the war*, 1919. **54, 57** Paracelsus, *Große Wundartzney*, 1536. **59** Peter Mere Latham, *Desk Reference of Clinical Pharmacology*, 2008. **60** William Harvey, *De motu cordis et sanguinis*, 1628. **61, 62** Andreas Versalius, *De humani corporis fabrica*, 1543. **68** William Harvey, *De motu cordis et sanguinis*, 1628. **71** Ibn al-Nafis, *Kommentar zur Anatomie bei Ibn Sina*, um 1275. **73** William Harvey, *De motu cordis et sanguinis*, 1628. **74** Irisches Sprichwort. **76** Eucharius Rösslin, *Der Rosengarten*, 1513. **77** Jane Sharp, *The Midwives Book*, 1671 **78** Bernardino Ramazzini, *De morbis artificum diatriba*, 1713. **79** Alice Hamilton, *Exploring the Dangerous Trades*, 2013. **80** Herman Boerhaave, *Kurze Lehrsätze über Erkennung und Heilung der Krankheiten*, 1709. **82** Florence Nightingale, *Notes on Hospitals*, 1863. **84** Richard Hawkins, 1593. **85** James Lind, *Eine Schrift über den Skorbut*. **86, 87** Edward Stone, *Brief an die Royal Society*, 1763. **88** James Paget, *J. Hunter, Man of Science and Surgeon*, 1897. **90** Überschrift: Dominique-Jean Larrey, *Mémoires*, 1812. **90** rechts: Lynn Sayre Visser, *Fast Facts for the Triage Nurse*, 2015. **91** John Dalton, *Extraordinary Facts Relating to the Vision of Colours*, 1798. **92** Marquis de Sade zugeschrieben. **93** Philippe Pinel, *Abhandlung über Geistesverirrungen*, 1801. **94** *PublicHealth.org*, Website. **97** links: Lady Mary Wortley Montagu, Brief an eine Freundin, 1717. **97** rechts: Benjamin Franklin, *Autobiographie*, 1791. **98** Edward Jenner, 1798. **100** Thomas Jefferson, *Brief an Dr. Edward Jenner*, 1806. **102** Überschrift: Samuel Hahnemann, *Organon der Heilkunst*, 1833. **102** rechts: Science and Technology Committee (UK), 2010 **103** René Laënnec, *Abhandlung zu Erkrankungen der Brust*, 1815. **108** Andreas Libavius, 1616. **109** James Blundell, *Researches physiological and pathological*, 1825. **112** Königin Viktoria, *Queen Victoria's Journals*, 1853. **116** John Snow, *On the inhalation of the vapour of ether*, 1847. **118** Website des National Health Service (UK). **119** Oliver Wendell Holmes, *The contagiousness of Puerperal Fever*, 1843. **120** Elizabeth Blackwell, *Medicine as a profession for women*, 1860. **122** Rudolf Virchow, *Zellularpathologie*, 1858. **124** Steven Johnson, *The Ghost Map*, 2006. **125** Edwin Chadwick, *Report on sanitary conditions' poor laws commissioners*, 1842. **126** John Snow, *Medical Times and Gazette*, 1854. **128** Florence Nightingale, *Notes on Hospitals*, 1863. **131** Henry Bellew, 1855. **132** Florence Nightingale, *Notes on Nursing*, 1859. **134** Überschrift: Rudolf Virchow, *Zellularpathologie*, 1858. **134** unten: Rodolf Virchow, 1898. **136** William Smellie, *A treatise on the theory and practice of midwifery*, 1752–1764. **137** Überschrift: Louis Ollier, *A history of plastic surgery*, zit. P. Santoni-Rugiu, P.J. Sykes, 2007 **137** rechts: Wilhelm His, *Carl Ludwig and Carl Thiersch*, 1898 **138** Louis Pasteur, *Rede vor der französischen Akademie der Wissenschaften*, 1878. **140** William Shakespeare, *Das Wintermärchen*, 1611. **141** Antonie van Leeuwenhoek, *Brief an Henry Oldenburg*, 1676. **142** Louis Pasteur, *Vorlesung*, 1854. **143** Joseph Lister, *Rede vor der Royal Society*, 1892. **146** Überschrift: Genetic Disorders UK, Britischer Wohlfahrtsverband, Website. **146** Gregor Mendel, *Versuche über Pflanzenhybriden*, 1865. **148** Joseph Lister, *On a New Method of Treating Compound Fracture, Abscesses, etc*, 1867. **150** Joseph Lister, *Rede vor der British Medical Association*, 1867. **152** Wilhelm Wundt, *Grundzüge der physiologischen Psychologie*, 1874 **154** Ilja Metschnikow, *Vie d'Élie Metschnikow 1845–1916*, zit. Olga Metschnikow, 1920. **156** oben: George Bernard Shaw, *Des Doktors Dilemma*, 1906. **156** unten: Almroth Wright, *Einführungsrede am St. Mary's Hospital*, 1905. **160** Frank Mcfarlane Burnet, *The production of antibodies*, 1949. **162** Website des National Health Service (UK). **168** Bruce Weber, *The Oncologist*, 2013. **170** William Coley, *Contribution to the knowledge of sarcoma*, 1891. **172** Siddartha Mukherjee, *The Emperor of all Maladies: A Biography of Cancer*, 2011 **173** Jane Wright, *Rede zum Empfang des Merit Award*, 1952. **174** Nigel Hawkes, *A Comprehensive History of Cancer Treatment*, 2015. **176** Wilhelm Röntgen, *Über eine neue Art von Strahlen*, 1896. **177** Überschrift: Claus Wilke, Sara Sawyer, *At the Mercy of Viruses*, 2016. **177** unten: Wendel Meredith Stanley, *Nobelpreisrede*, 1946. **178** Sigmund Freud, *Die Traumdeutung*, 1899. **182** Sigmund Freud, *Das Ich und das Es*, 1923. **183** Melanie Klein, *Love, Guilt and Reparation*, 1921–1945. **184** Ernest Starling, 1902, zit. C.J. Martin, 1927. **186** Ernest Starling, *On the Chemical Correlations of the Functions of the Body*, 1905. **187** Gillian Reeves, *BBC News*, 2019. **188** Willem Einthoven, *Nobelpreisrede*, 1925. **190** Charles Scott Sherrington, *Körper und Geist*, 1942. **193** Santiago Ramón y Cajal, zit. Byron Breedlove, 2017. **194** Charles Sherrington, *The Brain and its Mechanisms*, 1933. **196** Alois Alzheimer, *Über eine eigenartige Krankheit der Hirnrinde*, 1907. **198–199** Paul Ehrlich, zit. Max Perutz, 1988. **200** Nikolai Lunin, *The significance of organic salts for the nutrition of animals*, 1881. **201** Frederick Gowland Hopkins, *Journal of Physiology*, 1912. **202** Casimir Funk, *Journal of State Medicine*, 1912. **204** Félix d'Hérelle, *Comptes Rendus Academie des Sciences*, 1917. **206** US Department of Health and Human Services, Website. **207** John Keats, *Ode an eine Nachtigall*, 1819. **208** Erinnerungstafel an Calmette und Guérin, 1933. **210** Frederick Banting, Ernest Starling, zit. V. C. Medei, *A History of Endocrinology*, 1982. **212** Frederick Banting, 1923. **214** Margaret Sanger, *Birth Control Review*, 1919. **215** Margaret Sanger, *Morality and Birth Control*, 1918. **216** *Time Magazine*, 1944. **219** Alexander Fleming, zit. C.R. Rao, *Statistics and Truth*, 1989 **220** Henry Harris, *Breaking the Mould*, 2009. **221** Paul Ehrlich, *Saturday Review*, 1971. **223** Keiji Fukada, WHO news, 2014. **224** Steven Rose, 2005, zit. Frank McNeil, 2009. **226** Chris Groves, zit. NHS news, 2006. **227** Kate Jackson, zit. *Herald Sun*, 2008. **232** Website der WHO. **233** Verfassung der WHO. **234** Willem Kolff, Interview, 1991. **235** Willem Kolff, Interview, 2003. **236** Philip Hench, *Nobelpreisrede*, 1950. **238** *The Lancet*, 1955. **240** John Cade, *Medical Journal of Australia*, 1949. **241** Überschrift: *British Medical Journal*, 2007, **241** unten: Heinz Lehmann, Interview, 1994. **242** Website des NHS (UK). **243** Claire Weekes, *Rede vor der Association for the Advancement of Psychotherapy*, 1977. **244** Überschrift: Ian Donald, *British Medical Journal*, 1979. **244** Ian Donald, zit. Website Univ. Glasgow, 2017. **245** Marthe Gautier, *Fiftieth anniversary of trisomy 21*, 2009. **246** Joshua D. Mezrich, *How Death Becomes Life*, 2019. **249** Dick Cheney, zit. *Scope*, 2014 **250** Joseph Murray, *The New York Times*, 1990. **251** Thomas Starzl, *The New York Times*, 2009. **253** Christiaan Barnard, *Time Magazine*, 1969, **254** Überschrift: Toine Pieters, *Interferon*, 2012. **254** rechts: Mike Edelhart, Jean Lindenmann, *The New Hope For Cancer*, 1981. **255** Arne Larsson, *Rede am International Symposium on Clinical Pacing*, 2000. **256** Website der Bodleian Library, Oxford University (UK). **257** Andrew Copson, zit. Website der Humanists UK, 2020. **258** Letty Cottin Pogrebin, *CNN*, 2010. **259** Überschrift: Frances Oldham Kelsey, *Autobiographical Reflections*, 1993 **259** John F. Kennedy, 1962. **260** Anil Gambhir, zit. BBC News, Website. **262** John Charnley, *The Journal of Bone and Joint Surgery*, 1956. **264** Maureen Abraham, Website des Charnley Trust. **265** Jill Charnley, zit. BBC News, Website. **266** Überschrift: Antiraucher-Slogan, UK. **266** unten: Austin Bradford Hill, *Journal of the Royal Society of Medicine*, 1965. **268** Cicely Saunders, zit. Website des St. Christopher's Hospice. **270** Cicely Saunders, *CSI Newsletter*, 2017–2018. **271** Balfour Mount, *CSI Newsletter*, 2017–2018. **276** Archibald Cochrane, *Effectiveness and Efficiency: Random Reflections on Health Services*, 1972. **278** Website des Fermilab, amerikanisches Labor für Teilchenphysik. **280** Peter Mansfield, *The Long Road to Stockholm: The Story of MRI*, 2013. **282** *BMC Biotechnology*, 2011. **284**PPatrick Steptoe, zit. Associated Press, 1978. **286** Tedros Adhanom, Medienbriefing zu Covid-19, 2020. **288** James Watson zugeschrieben. **292** Kary Mullis, *Scientific American*, 1990. **293** Sally Davies, *Annual Report 2016*, 2017. **294** Bill Clinton, zit. *Structural Interventions for HIV/AIDS Prevention*, 2019. **295** Nelson Mandela, Rede vor dem Weltwirtschaftsforum Davos, 1997. **296** links: Nelson Mandela, Rede auf der 15. Internationalen Aids-Konferenz, 2004. **296** Françoise Barré-Sinoussi, zit. Reuters News, 2015. **298** Überschrift: *The Palgrave Handbook of the History of Surgery*, 2017. **298** rechts: Hans Troidl, Rede vor dem International Congress on Surgical Endoscopy, 1988. **299** Francis Collins, Rede vor dem Weißen Haus, 2000. **300** Theodore Friedmann, zit. *The Future of Gene Therapy*, 2005. **301** Überschrift: Melinda Rose, Hank Hogan, *A History of the Laser: 1960–2019*, 2019. **301** rechts: Patricia Bath, zit. *The Right to Sight: Patricia Bath*, 2005. **302** EuroStemCell, *Embryonic Stem Cell Research: An Ethical Dilemma*. **304** Überschrift: Alpharmaxim Website, *Does size matter?* **304** unten: Karen Martinez, Interview auf ScienceBlog, 2011. **305** Jacques Marescaux, *The Guardian*, 2001. **306** Liam Donaldson, Pharmafile Website News, 2005. **308** Samuel Pepys, *The Diary of Samuel Pepys*, 1893. **309** Louis Pasteur, 1884. **310** Edwin Kilbourne, zit. *Los Angeles Times*, 2011. **312** Tedros Adhanom Ghebreyesu Medienbriefing zu Covid-19, 2020. **313** Joshua Lederbe zit. *Emerging Viruses*, 1993. **314** EuroStemCell, *Stem cells – the Future: an introduction to iPS cells*. **315** Üb schrift: Jérôme Hamon, zit. *The Guardian*, 2018. **315** Royal College of Surgeons of England, *Facial transpla tion: A working Party report*, 2004.

Noch mehr Wissen und Lesefreude!

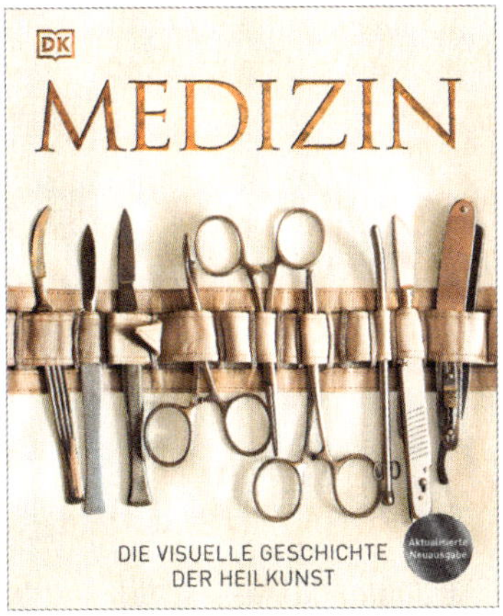

ISBN 978-3-8310-4321-7
€ 34,95 [D] / € 36,00 [A]

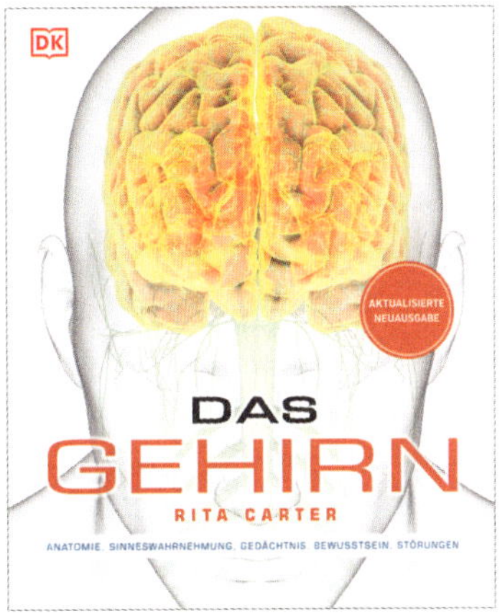

ISBN 978-3-8310-3668-4
€ 39,95 [D] / € 41,10 [A]

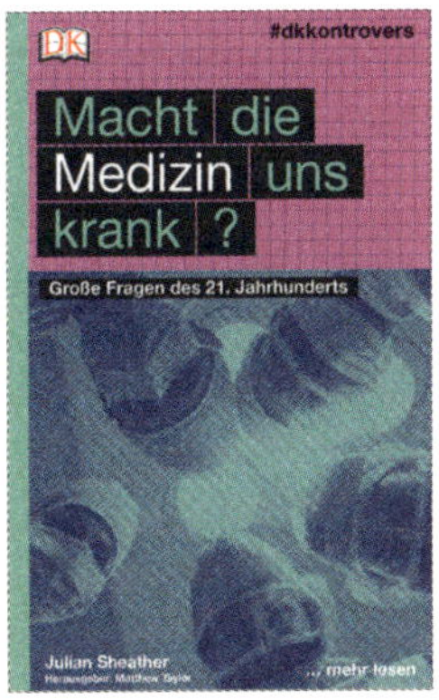

ISBN 978-3-8310-3879-4
€ 12,95 [D] / € 13,40 [A]

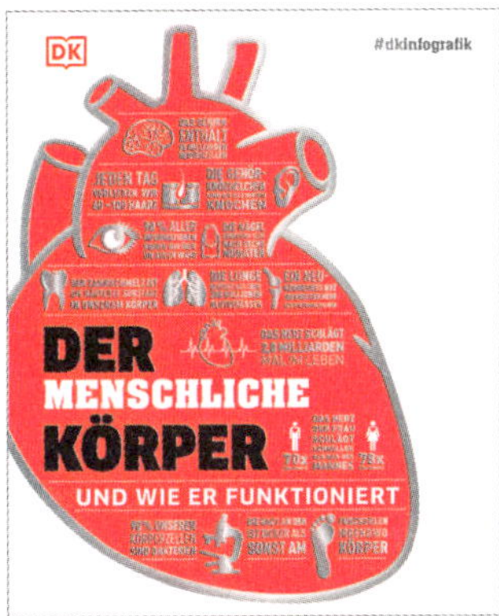

ISBN 978-3-8310-3269-3
€ 19,95 [D] / € 20,60 [A]

DK

www.dk-verlag.de